G. W. Eschweiler ■ B. Wild ■ M. Bartels ■ (Hrsg.)

Elektromagnetische Therapien in der Psychiatrie

G. W. Eschweiler   B. Wild   M. Bartels (Hrsg.)

Elektromagnetische Therapien in der Psychiatrie

Elektrokrampftherapie (EKT)
Transkranielle Magnetstimulation (TMS)
und verwandte Verfahren

Mit 28 Abbildungen

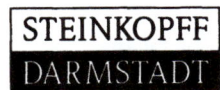

Dr. med. GERHARD W. ESCHWEILER
Dr. med. BARBARA WILD
Prof. Dr. med. MATHIAS BARTELS
Universitätsklinik für Psychiatrie und Psychotherapie
Osianderstraße 24, 72076 Tübingen

ISBN 978-3-642-63248-8   ISBN 978-3-642-57370-5 (eBook)
DOI 10.1007978-3-642-57370-5

Bibliografische Information der Deutschen Bibliothek
Die Deutsche Bibliothek verzeichnet diese Publikation in der Deutschen Nationalbibliografie; detaillierte bibliografische Daten sind im Internet über <http://dnb.ddb.de> abrufbar.

Dieses Werk ist urheberrechtlich geschützt. Die dadurch begründeten Rechte, insbesondere die der Übersetzung, des Nachdrucks, des Vortrags, der Entnahme von Abbildungen und Tabellen, der Funksendung, der Mikroverfilmung oder der Vervielfältigung auf anderen Wegen und der Speicherung in Datenverarbeitungsanlagen, bleiben, auch bei nur auszugsweiser Verwertung, vorbehalten. Eine Vervielfältigung dieses Werkes oder von Teilen dieses Werkes ist auch im Einzelfall nur in den Grenzen der gesetzlichen Bestimmungen des Urheberrechtsgesetzes der Bundesrepublik Deutschland vom 9. September 1965 in der jeweils geltenden Fassung zulässig. Sie ist grundsätzlich vergütungspflichtig. Zuwiderhandlungen unterliegen den Strafbestimmungen des Urheberrechtsgesetzes.

http://www.steinkopff.springer.de
© Springer-Verlag Berlin Heidelberg 2003
Ursprünglich erschienen bei Steinkopff Verlag Darmstadt 2003
Softcover reprint of the hardcover 1st edition

Die Wiedergabe von Gebrauchsnamen, Handelsnamen, Warenbezeichnungen usw. in diesem Werk berechtigt auch ohne besondere Kennzeichnung nicht zu der Annahme, dass solche Namen im Sinne der Warenzeichen- und Markenschutz-Gesetzgebung als frei zu betrachten wären und daher von jedermann benutzt werden dürften.

Produkthaftung: Für Angaben über Dosierungsanweisungen und Applikationsformen kann vom Verlag keine Gewähr übernommen werden. Derartige Angaben müssen vom jeweiligen Anwender im Einzelfall anhand anderer Literaturstellen auf ihre Richtigkeit überprüft werden.

Umschlaggestaltung: Erich Kirchner, Heidelberg
Redaktion: Dr. Maria Magdalene Nabbe   Herstellung: Klemens Schwind
Zeichnungen: Albert und Regine Gattung
Satz: K+V Fotosatz GmbH, Beerfelden

SPIN 10848696   80/7231-5 4 3 2 1 0 – Gedruckt auf säurefreiem Papier

Geleitwort

Seit mehr als hundert Jahren werden in der Tübinger Universitätsklinik für Psychiatrie und Psychotherapie Patienten mit affektiven und schizophrenen Psychosen behandelt. Die Ursachen und Auslöser für diese schwerwiegenden Krankheiten sind pluridimensional. Dementsprechend vielfältig sind auch die Behandlungsmethoden. Sie stützen sich auf psychotherapeutische, pharmakologische und andere somatische Verfahren. Unter den letztgenannten Therapieverfahren haben die Elektrokrampftherapie und in jüngster Zeit auch die transkranielle Magnetstimulation eine große Bedeutung in der Behandlung von therapieresistenten Depressionen gewonnen.

Das vorliegende Buch meiner Tübinger Kollegen behandelt das gesamte Spektrum der elektromagnetischen Therapien (EKT, TMS, tDCS, VNS, MST). Es werden konkrete Vorgaben für Behandlungsabläufe und die Überwachung der psychopathologischen und kognitiven Funktionen der Patienten gegeben. Entsprechende Algorithmen werden dargestellt. Sie dienen der Verbesserung der Qualität und Effizienz der Behandlungen. Aber auch die neurobiologischen Wirkmodelle und Effekte der Therapien werden aufgezeigt. Es handelt sich um ein mutiges und wichtiges Projekt, das zur Verankerung der Psychiatrie in den modernen Neurowissenschaften beiträgt. Ich wünsche ihm eine große Leserschar.

Prof. Dr. med. GERHARD BUCHKREMER
Ärztlicher Direktor
Universitätsklinik für Psychiatrie und Psychotherapie
Eberhard Karls Universität Tübingen

Geleitwort

Die Elektrokrampftherapie ist weltweit eine sehr wichtige Therapie in der Psychiatrie. Tatsächlich ist sie die einzige somatische Therapie, die zu Beginn des 20. Jahrhundert entwickelt wurde und ihren Platz in der modernen psychiatrischen Therapie bewahrt hat. Dies ist insbesondere durch ihre unübertroffene Wirksamkeit in der Behandlung schwerer Depressionen begründet. Auch wenn es übertrieben wäre zu sagen, dass die Elektrokrampftherapie eine Renaissance erfahre, so nimmt doch ihr Einsatz in den meisten Ländern zu, und die wissenschaftlichen Belege, die ihren Nutzen untermauern, wachsen schnell. Es gibt bereits eine Anzahl von Büchern und Manualen sowie eine Fachzeitschrift, die sich der Elektrokrampftherapie besonders widmet, „The Journal of ECT". Sie vermittelt Praktikern und klinischen Wissenschaftlern aktuelle klinische und wissenschaftliche Informationen über die Elektrokrampftherapie. Das vorliegende Buch aus Tübingen steht in der Tradition dieser Literatur. Es wird wichtige Hinweise und Anstöße für Kliniker und Wissenschaftler geben.

Die unmittelbare Zukunft der Elektrokrampftherapie ist viel versprechend. Patienten mit schweren affektiven und psychotischen Erkrankungen können durch den Einsatz der Elektrokrampftherapie auf eine schnelle Besserung ihrer Leiden hoffen. Auf längere Sicht jedoch wird die Elektrokrampftherapie sicherlich durch eine Technik ersetzt werden, die genauso effizient, aber mit weniger Nebenwirkungen belastet ist. Die transkranielle Magnetstimulation, die einfacher als die Elektrokrampftherapie verabreicht werden kann, ist eine faszinierende Technik, um neurophysiologische Untersuchungen des Gehirns beim Menschen durchzuführen, und hat Potenzial als mögliche therapeutische Option. Zum jetzigen Zeitpunkt der Entwicklung hat die TMS nicht annähernd denselben klinischen Stellenwert wie die EKT. Bis ein Ersatz für die EKT gefunden ist, sollten Patienten und Ärzte dankbar dafür sein, dass die moderne Elektrokrampftherapie eine sichere und effektive Behandlungsform für die schwersten psychiatrischen Erkrankungen ist, die unsere Patienten erleiden können.

Professor CHARLES H. KELLNER, M.D.
Professor für Psychiatrie und Neurologie
Medical University of South Carolina, Charleston, USA
Mitglied der Task Force der Amerikanischen Psychiatrischen Gesellschaft (APA)
Herausgeber des „Journal of ECT"

Danksagung

Die Herausgeber möchten allen danken, die am Zustandekommen des vorliegenden Buches beteiligt waren.

Als Erstes sind unsere Patienten zu nennen, die trotz Depression und Psychose bereit waren, über ihr Befinden zu sprechen und auch an wissenschaftlichen Begleituntersuchungen teilzunehmen. Dank gebührt den Krankenpflegern und Krankenschwestern unserer Klinik, die die Patienten entängstigt, ermuntert und überwacht haben, sodass sie durchgehalten haben.

Wir danken unserem Chef, Professor Dr. G. Buchkremer, der eine Klinik geprägt hat, in der Forschung und Bücher schreiben ermöglicht werden. Wir danken den Kollegen – Oberärzten, Ärzten und Psychologen – dafür, dass sie unsere wissenschaftliche Arbeit durch die gute klinische Betreuung der Patienten unterstützen. Die Medizinische Fakultät der Universität Tübingen fördert großzügig unsere Mühen um Optimierung der EKT (AKF 73-0-0 und 73-0-1).

Wir danken den zahlreichen Kollegen der EKT-Studie und der Arbeitsgemeinschaft TMS in der Psychiatrie, mit denen wir bei Klinikbesuchen, Workshops und Kongressen diskutiert haben. Ohne Elke Buletta, Krankenschwester im EEG, wäre das Buch nicht möglich gewesen. Wir danken I. Maier, A. Ayen, E. Gütlein, W. Bayer, U. Pfeffer, G. Bizenberger und allen nichtgenannten Mitarbeitern für ihre Mithilfe.

Wir danken Frau Dr. Nabbe und ihrem Team vom Steinkopff Verlag, die sehr viel Geduld mit uns hatten und manches sprachlich geglättet haben. Der Verlag hatte den Mut, dieses aktuelle Thema im deutschen Sprachraum aufzugreifen, auch wenn bisher nur wenige Kliniken die technischen Voraussetzungen besitzen.

Nicht zuletzt danken wir unseren Familien, unseren Ehefrauen, Ehemännern und Kindern, die in den Zeiten des Recherchierens und Schreibens auf unsere Anwesenheit und unsere Mitarbeit bei Haushalt und Erziehung verzichtet haben.

Wir sind zuversichtlich, dass das Buch die Mühen wert ist.

Für die Autoren

G. W. Eschweiler, B. Wild, M. Bartels

Inhaltsverzeichnis

Elektrokrampftherapie

1 Die Geschichte der Elektrokrampftherapie (EKT) 3
K.-J. SCHOTT

2 Indikationen und Wirksamkeit 6
B. WILD

3 Spezielle Patientengruppen 15
B. WILD

4 Kontraindikationen 23
B. WILD

5 Somatische Nebenwirkungen der Elektrokrampftherapie 25
B. WILD

6 Kognitive Effekte der Elektrokrampftherapie 32
W. SCHLOTTER

6.1 Gedächtnis und EKT 32
6.2 Ergebnisse zum Neugedächtnis 33
6.3 Altgedächtnis 37
6.4 Explizite vs. implizite Gedächtnisstörungen
    bei der EKT 42
6.5 Nicht auf das Gedächtnis bezogene
    kognitive Parameter und EKT 43
6.6 Kognitive Nebenwirkungen verschiedener
    EKT-Parameter 44
6.7 Prädiktoren möglicher kognitiver Nebenwirkungen 46
6.8 Einflussvariablen auf kognitive Nebenwirkungen .. 47
6.9 Subjektive Einschätzung der Gedächtnisleistungen
    nach einer EKT 51
6.10 Praktische Implikationen 52

6.11	Ausblick	53
6.12	Tests zur Überprüfung des kognitiven Status	54

7 Praktische Durchführung der Elektrokrampftherapie .. 63
S. BORK

8 Rückfallverhütung nach erfolgreicher Elektrokrampftherapie 73
B. WILD

8.1	Behandlung in den ersten 6 Monaten nach einer EKT bei Depression (Fortsetzungs-EKT)	75
8.2	Längerfristige Rezidivprophylaxe (Erhaltungs-EKT)	77
8.3	Fortsetzungs- und Erhaltungs-EKT bei unterschiedlichen Diagnosen	78
8.4	Praktisches Vorgehen bei der Fortsetzungs- und Erhaltungs-EKT	79

9 Mögliche Behandlungsalgorithmen für die Elektrokrampftherapie 82
G. W. ESCHWEILER

10 Modelle zum Wirkmechanismus der Elektrokrampftherapie 90
G. W. ESCHWEILER

11 Prädiktoren für den Erfolg der Elektrokrampftherapie 107
G. W. ESCHWEILER

12 Subjektives Erleben der Elektrokrampftherapie 119
S. BORK

13 Zum Stellenwert der Elektrokrampftherapie im deutschsprachigen Raum 122
A. BATRA

14 Neue Entwicklungen in der Elektrokrampftherapie . . . 128
G. W. ESCHWEILER

15 Organisatorische Voraussetzungen für die Elektrokrampftherapie in einer psychiatrischen Klinik 134
M. BARTELS

Transkranielle Magnetstimulation

16 Entwicklung der transkraniellen Magnetstimulation (TMS) 139
G. W. Eschweiler

17 Physikalische und physiologische Grundlagen der transkraniellen Magnetstimulation 143
G. W. Eschweiler

17.1 Die physikalischen Komponenten der TMS 144
17.2 TMS-Spulen 145
17.3 Physiologische Effekte der TMS-Stimuli 146

18 Durchführung der transkraniellen Magnetstimulation . 151
C. Plewnia

18.1 Einzelpulsstimulation 151
18.2 Doppelpulsstimulation 155
18.3 Repetitive transkranielle Magnetstimulation (rTMS) 156

19 Transkranielle Magnetstimulation in der neuropsychiatrischen Forschung 160
C. Plewnia

19.1 Kortikale Exzitabilität 160
19.2 Plastizität 165
19.3 Funktionelles Mapping 167

20 Nebenwirkungen, Kontraindikationen und Sicherheitsrichtlinien der repetitiven transkraniellen Magnetstimulation 179
C. Plewnia

20.1 Unerwünschte Nebenwirkungen 179
20.2 Kontraindikationen 180
20.3 Sicherheitsrichtlinien 182

21 Transkranielle Magnetstimulation zur Behandlung von depressiven Störungen 185
G. W. Eschweiler

21.1 Kasuistiken und offene Studien 185
21.2 Placebokontrollierte Studien 189
21.3 EKT versus TMS 191
21.4 TMS in der Gravidität und Stillzeit 192
21.5 Metaanalysen und Datenbanken 192

22 Transkranielle Magnetstimulation zur Therapie weiterer psychischer Erkrankungen 196
G. W. ESCHWEILER

22.1 Transkranielle Magnetstimulation in der Behandlung von Manien 196
22.2 Transkranielle Magnetstimulation bei Zwangserkrankungen 198
22.3 Transkranielle Magnetstimulation bei Angststörungen einschließlich posttraumatischer Belastungsstörung (PTSD) 199
22.4 Dystoniebehandlung 200
22.5 Transkranielle Magnetstimulation in der Schizophreniebehandlung 200
22.6 Transkranielle Magnetstimulation und Craving ... 202
22.7 Transkranielle Magnetstimulation und Essstörungen 202
22.8 Transkranielle Magnetstimulation bei Konversionsstörungen 203
22.9 Transkranielle Magnetstimulation beim Parkinsonsyndrom 203
22.10 Transkranielle Magnetstimulation bei Kindern und Jugendlichen 204
22.11 Zusammenfassung 204

23 Modelle zum Wirkmechanismus der transkraniellen Magnetstimulation 208
G. W. ESCHWEILER

23.1 TMS-Effekte im Depressionsmodell 208
23.2 Neurotoxische, neuroprotektive und plastizitätsfördernde Effekte der TMS 211
23.3 Effekte auf Hormone und Neuromodulatoren 213
23.4 Effekte auf das vegetative Nervensystem 217
23.5 Frequenzabhängigkeit der TMS-induzierten Effekte 218
23.6 Kortikale Fernwirkungen der TMS am Menschen .. 220
23.7 Nichtlineare Effekte der TMS 221
23.8 Kortikale Hyperaktivitäten bei psychiatrischen Störungen 223
23.9 Zusammenfassung 226

| 24 | **Prädiktoren für die Wirksamkeit der repetitiven transkraniellen Magnetstimulation** ... 232 |

G. W. ESCHWEILER

24.1	Patientenabhängige Faktoren	232
24.2	Stimulusabhängige Parameter	236
24.3	Zusammenfassung	237

Andere Verfahren

| 25 | **Magnetic seizure therapy (MST) als Weiterentwicklung der Elektrokrampftherapie** ... 243 |

G. W. ESCHWEILER

| 26 | **Transkranielle Gleichstromstimulation zur Steigerung der kortikalen Erregbarkeit** ... 247 |

G. W. ESCHWEILER

| 27 | **Die Vagusnervstimulation (VNS) bei therapieresistenter Depression und anderen psychischen Störungen** ... 250 |

G. W. ESCHWEILER

27.1	Anatomische und physiologische Grundlagen	250
27.2	VNS-Effekte bei Epileptikern	251
27.3	Vagusnervstimulation bei depressiven Patienten	252
27.4	Nebenwirkungen der Vagusnervstimulation	255
27.5	Zukunft der Vagusnervstimulation	257
27.6	Weitere potenzielle Indikationen für die VNS	258
27.7	Ausblick für die VNS und verwandte Verfahren	258

Anhang

EKT-Stimulatoren und Pulsformen ... 265

Elektrokrampftherapie-Merkblatt der UKPP Tübingen ... 269

EKT-Leitlinien für Patienten der UKPP Tübingen ... 273

Patientenaufklärungsbogen der UKPP Tübingen ... 275

Überwachungsbogen der UKPP Tübingen ... 278

Modifizierter Mini-Mental-Status-Test ... 280

Major Depression Inventory nach Bech ... 283

Patienteninformationsbroschüre zur EKT ... 286

Patienteninformation zur TMS ... 291

| 24 | **Sachverzeichnis** ... 293 |

Autorenverzeichnis

Prof. Dr. Mathias Bartels

Priv.-Doz. Dr. Anil Batra

Dr. Stephan Bork

Dr. Gerhard Wilhelm Eschweiler

Dr. Christian Plewnia

Dipl.-Psych. Wilfried Schlotter

Priv.-Doz. Dr. Klaus Joachim Schott

Dr. Barbara Wild

Universitätsklinik für Psychiatrie und Psychotherapie
Osianderstraße 24, 72076 Tübingen

Einleitung

Warum stellt man eine alte und umstrittene Therapieform wie die Elektrokrampftherapie (EKT) gemeinsam mit einer modernen und vielversprechenden Therapie wie der transkraniellen Magnetstimulation (TMS) dar? Es gibt mindestens zwei Antworten: Beide Therapien haben eine physikalische Gemeinsamkeit: sie induzieren beide ein elektrisches Feld im Gehirn des Patienten, und es gibt eine klinische Diskrepanz: die EKT ist die wirksamste Therapie der Depression und Katatonie, während die TMS, die sehr schonend und für die Patienten akzeptabel ist, ihre antidepressive Wirksamkeit in größeren Studien noch beweisen muss.

Das Gehirn des Menschen sichert (über-)lebensnotwendige Funktionen und ist in der Lage, Erbauliches wie Sprache, Mathematik oder Musik zu produzieren. Doch von Zeit zu Zeit befällt manche Menschen eine eigenartige Erstarrung. Diese Menschen verfallen in eine tiefe Depression, sie spüren sich nicht, sie empfinden keine Freude und das Denken fällt unendlich schwer. Dieser Zustand ist so leidvoll, dass die meisten den Tod herbeisehnen und manche sich sogar suizidieren. Irgendwann jedoch löst sich bei den meisten diese Erstarrung, die Betroffenen wachen morgens wieder mit Lebensenergie auf und manche werden sogar überschwänglich. Bei vielen wiederholt sich dieser Zyklus in unregelmäßigen Abständen.

Dieser fluktuierende Verlauf deutet auf ein nichtlineares Verhalten der menschlichen Befindlichkeit. Dieses erschwert die Wirksamkeit einer bestimmten Behandlungsform im Krankheitsfall einzuschätzen. Zum klinischen Alltagswissen gehört lediglich die Erkenntnis, dass die Therapieresistenz auf frühere Behandlungsversuche mit Pharma-, Psycho- oder Somatotherapie ein negativer Prädiktor für die Wirksamkeit einer weiteren Behandlung ist. Oszillatorisches Verhalten wie zum Beispiel stärkere Tagesschwankungen oder kurzfristiges Ansprechen auf Schlafentzug sind positive Prädiktoren für den Erfolg einer antidepressiven Therapie.

Nichtlineare instabile Systeme wie unsere Gehirntätigkeit oder ein auf dem Wasser gekentertes Boot sollten sich durch starke Impulse wieder in ein neues Fließgleichgewicht oder stabiles Gleichgewicht versetzen lassen. Ein Schock labilisiert ein System mittels eines starken plötzlichen Impulses und ermöglicht so wieder einen geordneten Neuaufbau von dessen Aktivität. Solche Schockbehandlungen sind schon lange bekannt und genutzt. Bereits im Mittelalter wurden Depressive und Schizophrene mit kalten oder heißen Güssen behandelt. Die Kneippschen Güsse und das Saunieren zum Gefäßtraining sind bis heute sehr beliebt. Insulinkuren mit induzierter Hypoglykämie bis zum Koma waren früher im Einsatz, und sie waren wirksam.

Die Defibrillation ist unverzichtbares Werkzeug der Notärzte, wenn das Herz flimmert. Haben EKT und Magnetstimulation möglicherweise eine ähnliche Wirkung an einem anderen rhythmisch aktiven Organ unseres Körpers, dem Gehirn? Die EKT induziert einen fokal beginnenden und sekundär generalisierenden Krampfanfall, der von einer postiktalen Suppression der Hirnaktivität gefolgt wird. Diese Suppression und nicht der induzierte Krampfanfall wird von vielen zum Wirkprinzip der EKT erklärt. Parallelen zur antidepressiven Wirksamkeit der Antiepileptika Valproat, Carbamazepin und Lamotrigin drängen sich auf.

Was liegt näher, als reine Energie in Form von elektrischem Strom zu nutzen, um diesen pathologischen Zustand der Depression, der emotionalen und geistigen Erstarrung, zu durchbrechen? Die Elektrokrampftherapie ist eine der ältesten, der wirksamsten, aber auch umstrittensten Therapien in der Psychiatrie. In den dreißiger Jahren des vorigen Jahrhunderts verbreitete sich die EKT nach der Erstbeschreibung durch Cerletti in wenigen Jahren um die Welt und war rasch als wirksames Mittel bei der Melancholie, der Katatonie und der Schizophrenie etabliert. Es gab jedoch in den ersten Jahrzehnten viele schwerwiegende Nebenwirkungen, einschließlich Knochenbrüchen aufgrund der fehlenden Narkose und Muskelrelaxation.

Zusätzlich hat der Einsatz der EKT ohne klare Indikation und gegen den Willen der Patienten die Methode in Misskredit gebracht.

Nach Einführung der Neuroleptika und der Antidepressiva in den Fünfzigern und Sechzigern des 20. Jahrhunderts nahm die Bedeutung der EKT ab. Die siebziger und achtziger Jahre waren dann geprägt von einer starken Antipathie gegen diese oft als grausam und unmenschlich gebrandmarkte Therapieform. Die Anschauung vieler Menschen illustrierte Stanley Kubricks Film „Einer flog übers Kuckucksnest", in dem ein brillant schauspielernder Jack Nicholson mittels unfreiwilliger EKT (ohne Narkose) für sein nonkonformes Verhalten bestraft wird. Sein Wille wird schließlich mittels transorbitaler Leukotomie, einem psychochirurgischen Eingriff, gebrochen.

Am Ende der siebziger Jahre des vorigen Jahrhunderts wurden EKTs in Deutschland nur noch an wenigen Landeskrankenhäusern und den meisten Psychiatrischen Universitätskliniken angewendet. Durch die Einführung der Kurzimpulstechnik in den folgenden achtziger Jahren konnte die applizierte Energie und somit die kognitiven Nebenwirkungen gegenüber der früher üblichen Sinuswellen-EKT deutlich gesenkt werden. Insbesondere seit der Publikation des zweiten Task-Force-Reports der American Psychiatric Association von 1990 mit klaren Aussagen zur überlegenen Wirksamkeit der EKT bei der Melancholie und Katatonie gegenüber anderen Therapieformen, nimmt die Akzeptanz und Anwendung der EKT in Deutschland wieder zu. Trotzdem sind die kognitiven Nebenwirkungen in Form von zumindest passageren Einbußen im Gedächtnis und der Merkfähigkeit nicht zu vernachlässigen. Eine gute Dokumentation des kognitiven Befundes vor und während der EKT-Serie, wie in diesem Buch beschrieben, dient dem Patienten. Je nach Art und Ausmaß der kognitiven Störung wird die wöchentliche EKT-Frequenz reduziert bzw. die Elektrodenlokalisation geändert.

In den USA werden jährlich ca. 100 000 Menschen mit EKT behandelt. In Deutschland gibt es keine verlässlichen Daten: In einer Umfrage (Müller et al. 1998) wurden von 1992 bis 1994 in Deutschland im Durchschnitt 985 Patienten pro Jahr mit EKT behandelt. Da die Behandlungshäufigkeit mit der EKT zumindest geringfügig steigt, wurden in 2001 wahrscheinlich mehr als 1200 Patienten in Deutschland behandelt. Von ca. 80 000 jährlich neuerkrankten psychotisch-depressiven Patienten in Deutschland profitieren jedoch mindestens 20 000 nicht ausreichend von einer Pharmakotherapie, sodass ein immenser Bedarf an zusätzlichen wirksamen Therapieverfahren neben der Pharmako- und Psychotherapie besteht.

Die transkranielle Magnetstimulation (TMS) mit Einzelreizen wurde 1985 von dem englischen Neurologen Barker (Barker et al. 1985) zur Diagnostik der Pyramidenbahnfunktion eingeführt. Seither ist eine transkranielle Reizung von Neuronen der Hirnrinde am wachen Menschen durch die intakte Kopfhaut möglich. Seit 1993 sind Doppelpulse und repetitive Reizungen (rTMS) und somit längeranhaltende Maskierungen neuronaler Schaltkreise möglich. In Analogie zur EKT wurde bald versucht, mit rTMS über dem präfrontalen Kortex Depressionen zu lindern, indem man diese vermeintlich blockierten Areale wieder aktivierte. Seit der Lancet-Publikation von A. Pascual-Leone (Pascual-Leone et al. 1996) versuchen viele Arbeitsgruppen mit wechselndem Erfolg die antidepressive Wirksamkeit der rTMS meist bei Patienten mit therapieresistenter Depression zu belegen. Die Gründung von nationalen und internationalen Arbeitsgemeinschaften zur TMS hat unter anderem das Ziel, die Effizienz der Methode zu steigern und Multicenterstudien zum Wirknachweis zu initiieren. Nur wenn dies gelingt oder zumindest Kriterien für eine differenzielle Indikation der Methode bestimmt werden können, wird die therapeutische TMS einen festen Platz im Orchester der somatischen und psychotherapeutischen Instrumente des Psychiaters erhalten.

Im Jahr 2001 wurden die ersten Daten zur „magnetic seizure therapy" (MST) publiziert. Eine amerikanisch-schweizerische Gruppe um H. Lisanby, H. Sackeim und T. Schlaepfer konnte an Primaten und auch an 8 depressiven Patienten (Lisanby et al. 2001) zeigen, dass mittels hochdosierter 50-Hz-rTMS ein generalisierter Krampfanfall induzierbar ist. Diese konvulsive Form der rTMS könnte vielleicht die EKT ablösen, wenn es gelingt, in zukünftigen prospektiven Studien die gleiche Effizienz und weniger kognitive Nebenwirkungen zu belegen. An der Aufrüstung der Stimulatoren wird gearbeitet.

Als weiteres Standbein der elektromagnetischen Therapieverfahren könnte sich die Vagusnervstimulation (VNS) entwickeln. Diese Methode wird seit vielen Jahren bei Patienten mit therapieresistenter Epilepsie angewendet. Die simultan oft zu beobachtende Stimmungsaufhellung der Patienten führte zu einer Pilotstudie bei 30 Patienten mit therapieresistenter nichtpsychotischer Depression, die viel versprechende Ergebnisse zeigte. Nachfolgestudien unter Einschluss europäischer Kliniken sind angelaufen. Da die afferenten Projektionen des Vaguskerns in das Stirnhirn weitläufig sind, wurden erwartungsgemäß auch positive Effekte auf kognitive Funktionen nachgewiesen. Dies lässt auf Besserung anderer neuropsychiatrischer Erkrankungen wie zum Beispiel der Alzheimer-Demenz hoffen. Eine weitere mögliche Indikation könnte die Rückfallverhütung nach erfolgreicher Index-EKT darstellen.

Noch ist es zu früh, den Stellenwert der drei zuletzt genannten Therapieverfahren (rTMS, MST und VNS) zu bewerten. Sie besitzen jedoch ein großes therapeutisches Potenzial und werden vielleicht in der nächsten Dekade die zur Zeit noch so dringend benötigte EKT ersetzen oder zumindest ergänzen.

Wir haben uns bemüht, durch die Einbindung der modernen und revidierten Task-Force-Empfehlungen aus dem Jahr 2001 dem Leser die Expertenmeinung der American Psychiatric Association (APA) (APA u. Weiner, 2001) nahe zu bringen. Die Task-Force umfasste 8 federführende Psychiater (Dr. Coffey, Dr. Fochtmann, Dr. Greenberg, Dr. Isenberg, Dr. Kellner,

Dr. Moench, Dr. Sackeim, Dr. Weiner) und mehr als 100 Psychiater in den USA, die den Report kritisch abgewogen haben. Abweichungen von den Empfehlungen der APA in unserem Buch wurden begründet und als solche gekennzeichnet. Wir haben uns bemüht, den Grad der wissenschaftlich-medizinischen Erkenntnis zu belegen. Mehrere unabhängige doppelblinde placebokontrollierte Studien (sofern ethisch vertretbar) mit großen Fallzahlen haben eine höhere Evidenz als nicht-kontrollierte Studien oder gar Einzelfallbeobachtungen. Checklisten sind im Anhang beigefügt.

Unser Ziel ist es, die komplexen neurobiologischen Hintergründe zu erläutern, aber auch praktische Hinweise und Tipps zum Nutzen des Patienten zu geben.

Ein Spagat auf 320 Seiten – ob es gelingt, möge der Leser beurteilen.

Tübingen, im März 2003

G.W. ESCHWEILER
B. WILD
M. BARTELS

APA, Weiner RD (2001) The Practice of Electroconvulsive Therapy: Recommendations for Treatment, Training and Privileging: a task force report of the American Psychiatric Association, 2nd edn. American Psychiatric Association, Washington, DC

Barker AT, Jalinous R, Freeston IL (1985) Non-invasive magnetic stimulation of human motor cortex. Lancet 1:1106–1107

Lisanby SH, Schlaepfer TE, Fisch HU, Sackeim HA (2001) Magnetic seizure therapy of major depression. Arch Gen Psychiatry 58:303–305

Müller U, Klimke A, Janner M, Gaebel W (1998) Die Elektrokrampftherapie in psychiatrischen Kliniken der Bundesrepublik Deutschland 1995. Nervenarzt 69:15–26

Pascual-Leone A, Rubio B, Pallardo F, Catala MD (1996) Rapid-rate transcranial magnetic stimulation of left dorsolateral prefrontal cortex in drug-resistant depression. Lancet 348: 233–237

Im Text wurde an Stelle der Doppelbezeichnung die männliche Form verwendet. Unabhängig hiervon sind Männer und Frauen gemeint.

Electrokrampftherapie

1 Die Geschichte der Elektrokrampftherapie

K.-J. Schott

Die therapeutische Anwendung von Elektrizität am Menschen ist jahrhundertealt. Schon in der Antike sollen elektrische Stimuli vom Torpedofisch bei Kopfschmerzen eingesetzt worden sein. Aber erst zur Zeit der Aufklärung im 18. Jahrhundert wurden elektrische und magnetische Phänomene differenziert und Elektrisiermaschinen erfunden, die zur Anwendung beim Menschen geeignet waren. Zunächst wurde die „Electrification" bei fast allen Erkrankungen empfohlen, zur Auflösung der „Stauung von Körpersäften", die man als Ursache vieler Krankheiten wähnte, z. B. bei Kopfschmerz, Schnupfen, Brustbeschwerden, bei Fieber und auch bei der Pest. Es wurden auch schon gelähmte Gliedmaßen behandelt, wobei die Elektrizität der Wirkung des „Nervensaftes" als Antriebskraft an Nerven und Muskeln gleichgesetzt wurde. Hier kündigten sich schon frühe elektrophysiologische Vorstellungen an. Zu erwähnen ist auch der Arzt Franz Anton Mesmer, der auf der Grundlage seiner Hypothese der Existenz eines lebensnotwendigen allumfassenden animalischen Magnetismus regelrechte „Magnetkuren" bei seinen häufig psychisch gestörten Patienten durchführte und mit Kräften der Suggestion konversionsneurotische Symptome auflösen konnte. Er wurde damit zu einem Vater der Psychotherapie (Übersichten bei Harms 1955; Endler 1988; Schott 2001).

Schon 1755 wurde in Frankreich psychogene Blindheit mit Elektrizität behandelt (Alexander u. Selesnick 1966) und in England 1814 auch depressive Zustände (Endler 1988). In allen diesen historischen Beispielen kam es aber nicht zu einer der modernen Elektrokrampftherapie vergleichbaren Schockbehandlung mit Auslösung eines epileptischen Anfalls, sondern es wurden z. B. die Hände, der Nacken, die Wirbelsäule, die Nieren usw. elektrisch gereizt.

Die Auslösung epileptischer Anfälle durch Elektroschock wurde erstmals von Battelli 1903 anhand von Tierversuchen beschrieben. Seine Methode der Elektrostimulation durch Elektroden im Maul und am Nacken der Tiere beschrieb er als unschädlich. Der Begründer der späteren Elektrokrampftherapie, Ugo Cerletti, war als postgraduierter Wissenschaftler bei Battelli in Genua tätig, führte diese Experimente auch selber aus und untersuchte die Gehirne der Versuchstiere neuroanatomisch. Somit war ihm die Auslösung epileptischer Anfälle durch Elektroschock schon früh bekannt (Endler 1988).

Die günstige Wirkung epileptischer Anfälle bei Psychosekranken wurde von dem Psychiater v. Meduna erstmals 1934 beschrieben. In der Tradition biologistischer Theorien in der Psychiatrie dieser Jahre postulierte er aufgrund von Beobachtungen eine Unvereinbarkeit der „biologischen Zustände" von Epilepsie und Schizophrenie (wie wir heute wissen: ein Irrtum). Folgerichtig ersann er eine Methode, durch krampfauslösende Kampher- und später Cardiazolinjektionen seine schizophrenen Patienten vorübergehend zu Epileptikern zu machen.

Die Methode zeigte therapeutische Wirkungen und war dem Begründer der Elektrokrampftherapie (EKT), Ugo Cerletti, wohl vertraut. Allerdings führten die durch Cardiazol hervorgerufene Krämpfe initial zu schweren Unruhe- und Angstzuständen. Ugo Cerletti hatte dann die Idee, die therapeutisch wirksamen Krämpfe durch Elektroschock auszulösen. Als er Direktor der Neuropsychiatrischen Universitätsklinik in Rom wurde, begann er zusammen mit seinen Mitarbeitern L. Bini, M. Felici und F. Accornero die EKT zu entwickeln. Zunächst hatte Ugo Cerletti große Zweifel bezüglich der Verträglichkeit der EKT bei Menschen, ließ sich jedoch dann von Beobachtungen im römischen Schlachthof an Schweinen, die zur Betäubung Elektroschocks erhielten, davon überzeugen, dass die Elektroschockanfälle überlebt werden. Zunächst arbeitete man mit Hunden, die Elektroden im Maul und After erhielten. Die Todesrate der so durchgeführten EKT betrug 50–70%. Es war das Verdienst von Bini, erkannt zu haben, dass das Herz nicht in der Stromschleife liegen darf, woraufhin er die bitemporale Schädellage der Elektroden etablierte. Fortan überlebten die Tiere den Elektroschock. Nach Abschluss der umfangreichen Tierversuche wurde dann 1938 erstmals ein schizophrener Patient mit EKT behandelt, der bei der dritten Stimulation krampfte, und bei dem die Psychose im Lauf der Behandlung remittierte (Cerletti 1940; Accornero 1988).

Die Elektrokrampftherapie war 1938 eine der wenigen erfolgversprechenden Somatotherapien der endogenen Psychosen in der Psychiatrie. In der Psychiatrie dieser Zeit gab es für Patienten mit endogenen Psychosen bis auf kustodiale Unterstützung, generell sedierende Medikamente und Formen der Psychotherapie keine verlässliche Therapie.

Im Jahre 1918 führte Wagner von Jauregg die Malariakur für die Paralyse ein, eine der damals häufigsten Nervenkrankheiten, die aber eine Letalität von 30–40% aller Patienten zur Folge hatte. 1922 entwickelte Klaesi die Somnifenschlafkur, die aber schwere Nebenwirkungen (z. B. Pneumonie und Thrombose) hatte, und schnell verlassen wurde (Diethelm 1939). 1933 führte Sakel die Insulinkomabehandlung bei endogenen Psychosen ein, 1934 v. Meduna die Cardiazolkrampftherapie und 1936 Moniz die Psychochirurgie (präfrontale Lobotomie). Von allen diesen „großen Somatotherapien" hat im Zeitalter der Psychopharmaka nur die EKT Bestand gehabt. Die EKT wurde in den Jahrzehnten seit 1938 stetig weiterentwickelt und modifiziert.

Die Elektrokrampftherapie hat einen Siegeszug ohnegleichen in der ganzen Welt angetreten und erfährt jetzt in den letzten zehn Jahren aufgrund ihrer hohen Wirksamkeit, der Ansprechrate und geringen Nebeneffekten eine Renaissance bei depressiven und katatonen Patienten. Im anfänglichen

Überschwang wurde die EKT bei fast allen Nervenkrankheiten eingesetzt. Geblieben ist ihre Anwendung bei den endogenen Psychosen.

Die moderne Elektrokrampftherapie wird heute unter intensivmedizinischen Bedingungen mit Kurznarkose, Muskelrelaxation, Monitoring der Vitalfunktionen, mit neuen Kurzimpulstechniken und modifizierter Elektrodenlage durchgeführt. Die moderne, hochwirksame und nebenwirkungsarme EKT wird in diesem Buch vermittelt. Weit verbreitete „Horrorvorstellungen" über die EKT, der unter anderem Unwirksamkeit, bleibende Schäden im Gehirn und Veränderungen der Persönlichkeit nachgesagt werden, sind wissenschaftlich nicht haltbar.

Literatur

Accornero F (1988) An eyewitness account of the discovery of electroshock. Conv Therapy 4:40–49
Alexander FG, Selesnick ST (1966) The history of psychiatry. Harper & Row, New York
Cerletti U (1940) L'Electroshock. Rivista sperimentale dei Freniatria 64:209–310
Diethelm O (1939) An historial view of somatic treatment in psychiatry. Am J Psychiatry 95:1165–1179
Endler NS (1988) The origins of electroconvulsive therapy (ECT). Conv Therapy 4:5–23
Harms E (1955) The origin and early history of electrotherapy and electroshock. Am J Psychiatry 111:933–934
Meduna LJ (1934) Über experimentelle Campherepilepsie. Arch Psychiatr Nervenkr 102:333–339
Moniz E (1936) Tentatives operatoires dans le traitement de certaines psychoses. Masson, Paris
Sakel M (1935) Neue Behandlungsmethode der Schizophrenie. Moritz Perles, Wien Leipzig
Schott H (2001) Elektrische Medizin – Funken der Aufklärung. Dt Ärzteblatt 98:B2260–B2263
Wagner von Jauregg J (1922) The treatment of general paresis by inoculation of malaria. J Nerv Ment Dis 55:369–375

2 Indikationen und Wirksamkeit
B. Wild

Die wichtigste Indikation für die Elektrokrampftherapie (EKT) ist ein therapieresistentes schweres depressives Syndrom, weil die EKT hier nach wie vor die wirksamste Behandlungsmaßnahme darstellt (Folkerts 2000). Auch unter unseren eigenen Patienten überwiegen eindeutig solche mit der Diagnose Depression: von 35 mit einer EKT behandelten Patienten im Jahr 2000 waren 26 depressiv, die übrigen schizoaffektiv oder schizophren. Weitere relevante Indikationen für die EKT sind die akute Katatonie im Rahmen einer Schizophrenie und die akute Manie. Daneben bestehen andere, seltenere Indikationen, die am Ende des Kapitels dargestellt sind (Tabelle 2.1).

Die Wirksamkeit der Elektrokrampftherapie zur Behandlung depressiver, manischer, katatoner und psychotischer Syndrome ist gut belegt. Konkrete statistische Daten zur Wirksamkeit differieren jedoch zwischen unter-

Tabelle 2.1. Indikationen für eine Elektrokrampftherapie

Schwere depressive Symptomatik (ICD10: F31.4/5, F32.2/3, F33.2/3)	■ Medikamentöse Therapieresistenz ■ Früher schnelle Remission unter EKT ■ Schwere Suizidalität ■ Ausdrücklicher Wunsch des Patienten ■ Kontraindikationen für Medikamente (z. B. Schwangerschaft) ■ Rasche körperliche Verschlechterung
Manisches Syndrom (ICD10: F30, F31.1/2)	■ Therapieresistenz oder Kontraindikationen für Medikamente
Therapieresistente Schizophrenie und schizoaffektive Psychose	■ Insbesondere affektive oder aggressive Symptome ■ Insbesondere bei kurzer Krankheitsdauer, akutem Beginn
Anderes	■ Katatonie ■ Malignes neuroleptisches Syndrom
In Einzelfällen	■ M. Parkinson ■ Epilepsie: Therapieresistenz bei Status epilepticus oder sehr häufigen Anfällen ■ Dystonie

schiedlichen Studien. Dies ist sowohl durch unterschiedliche Stimulationsverfahren bedingt, z. B. mit unterschiedlichen Dosen, als auch durch wechselnde Erfolgskriterien, z. B. vollständige Remission (d. h. z. B. Hamilton-Werte < 9 Punkte) vs. mehr als 50% Besserung der Hamilton-Werte.

Im Folgenden werden bevorzugt Ergebnisse dargestellt, die in prospektiven, randomisierten Studien mit höherer Fallzahl gewonnen wurden. Die verlässlichsten Zahlen liegen für die Behandlung depressiver Patienten vor, was durch deren hohen Anteil an den Behandelten verständlich ist. Erwähnenswert ist, dass die Effektivität der EKT in der Einschätzung der Behandler wie der Patienten unabhängig davon ist, ob die Patienten initial ihre Zustimmung gaben oder nicht (Wheeldon et al. 1999).

Depressive Syndrome

Die Wirksamkeit der EKT bei depressiven Syndromen ist durch eine Vielzahl von Studien belegt (Fink 2000). In den siebziger Jahren des letzten Jahrhunderts wurden sogar Vergleiche mit Placebo, in diesem Fall Narkose ohne EKT, durchgeführt. In einer Metaanalyse dieser Studien kamen Buchan et al. (1992) zu dem Schluss, dass insbesondere Patienten mit wahnhaften Symptomen oder Anergie und psychomotorischer Verlangsamung von der EKT im Vergleich zu Placebo profitierten. Im Durchschnitt aller Studien zeigen Patienten ohne medikamentöse Therapieresistenz in 80–90% der Fälle eine Besserung, therapieresistente Patienten zu etwa 50–60% (APA 2001; Prudic et al. 1996; Devanand et al. 1991).

Die Besserungsraten sind dosisabhängig, d. h. sie nehmen zu, wenn Impulse mit höherer Energie appliziert werden (Abrams 2000; Sackeim et al. 1991, 2000). McCall et al. (2000) berichteten, dass unter einer rechtsunilateralen Hochdosisbehandlung mit 403 mC 67% der depressiven Patienten eine Besserung ihrer Symptome zeigten gegenüber 39% bei einer Behandlung mit dem 2,25fachen der initialen Krampfschwelle, was einer deutlich niedrigeren Dosis entsprach (durchschnittlich 136 mC). Das Kriterium für eine Besserung waren mindestens 60% Reduktion des Hamilton-Wertes und ein Endwert von < 13 auf der Hamilton-Skala. Allerdings nahmen bei höheren Dosen auch die kognitiven Nebenwirkungen zu. Eine ähnliche Wechselwirkung zwischen Erfolgsrate und kognitiven Nebenwirkungen besteht auch bei der bifrontalen und bifrontotemporalen Stimulation (Delva et al. 2000).

Bifrontotemporale Stimulationen haben eine schnellere und höhere Ansprechrate als rechtsunilaterale Stimulationen, führen aber zu mehr kognitiven Nebenwirkungen (Folkerts 1997). Dies hat dazu geführt, dass derzeit in der Bundesrepublik die rechtsunilaterale Stimulation der Standard ist. Eine Alternative bietet möglicherweise die bifrontale Stimulation, die bei gleicher Nebenwirkungsrate einen besseren Effekt haben soll als die rechtsunilaterale Stimulation bzw. eine der bifrontotemporalen Stimulation entsprechende Wirksamkeit bei weniger Nebenwirkungen (Lawson et al. 1990;

Letemendia et al. 1993; Bailine 2000; Delva et al. 2000). Die bislang vorliegenden Daten (von ca. 70 Patienten) sind nicht ausreichend, um dies abschließend beurteilen zu können.

Eine Frequenz von drei Behandlungen pro Woche führt schneller als zwei Behandlungen pro Woche zu einer Besserung, das Endergebnis unterscheidet sich aber nicht (Shapira et al. 1998).

Nach den Leitlinien zur Behandlung der Depression in der Bundesrepublik (Deutsche Gesellschaft für Psychiatrie, Psychotherapie und Nervenheilkunde 2000) wie auch in denen anderer Länder (Japan: Iwanami et al. 1999; Kanada: Kennedy et al. 2001; USA: APA 2001) besteht für die EKT eine Indikation bei der schweren therapieresistenten Depression. In der Literatur existieren allerdings sehr unterschiedliche Definitionen für eine therapieresistente Depression (Devanand 1981; Folkerts 1996, 1997; APA 2001). So differieren die Ansichten darüber, ob mit einem oder mindestens zwei Antidepressiva über einen ausreichend langen Zeitraum (3–6 Wochen) in ausreichender Dosis therapiert worden ist, oder ob auch eine Schlafentzugsbehandlung vorausgegangen sein sollte. Natürlich sollte eine gute Compliance gewährleistet sein, deren Überprüfung anhand des Medikamentenspiegels im Serum deshalb manche Autoren fordern. Übereinkunft besteht in den neueren Arbeiten, dass bei Patienten mit wahnhafter Depression mindestens ein Therapieversuch mit einem Neuroleptikum gemacht worden sein sollte.

> In unserer klinischen Praxis ist die Definition der **Therapieresistenz**: Gabe von zwei Antidepressiva unterschiedlicher Substanzklassen über jeweils mindestens drei Wochen in ausreichend hoher Dosis bei gesicherter Medikamenteneinnahme des Patienten.

Darüber hinaus kann eine EKT bei schwerer Depression auch ohne Therapieresistenz indiziert sein: wenn der Patient bei früheren depressiven Phasen gut auf die EKT reagierte, explizit eine EKT wünscht, schwer suizidal ist oder sich sein körperliches Befinden rasch verschlechtert, z. B. bei Nahrungsverweigerung. Auch wenn Kontraindikationen für eine notwendige medikamentöse Therapie bestehen, oder die Risiken der Medikamenteneinnahme die der EKT übersteigen, z. B. bei älteren Patienten, kann dies eine Indikation für die EKT sein. Ebenso stellt die EKT eine Therapiemöglichkeit während der Schwangerschaft dar (s. Kapitel 3).

Bei Patienten mit wahnhafter Depression ist die Wirksamkeit höher und der Wirkungseintritt rascher als bei solchen ohne wahnhafte Symptome, wie z. B. die prospektive, randomisierte Studie von Petrides et al. (2001) im Vergleich von 176 nichtwahnhaften mit 77 wahnhaft Depressiven unter bifrontotemporaler Stimulation 50% über der Krampfschwelle zeigte. Die Wirkung lässt sich durch die Kombination mit Neuroleptika noch steigern, wenn wahnhafte Symptome vorliegen (Buchan et al. 1992; Coryell 1998; Wheeler Vega et al. 2000).

Bei älteren depressiven Patienten wird von einer 10–20% höheren Ansprechrate als bei jüngeren Patienten berichtet. Dies belegen z. B. O'Connor et al. (2001) in einer prospektiven randomisierten Studie an 253 Patienten unter bifrontotemporaler Stimulation und Tew et al. (1999) in einer retrospektiven Studie an 268 Patienten mit uni- und bilateraler Stimulation. Hierbei ist die Verträglichkeit gut. Die Wirksamkeit der EKT nimmt allerdings ab bei Patienten mit mehr subkortikalen Hyperintensitäten im T2-gewichteten MR (Steffens et al. 2001).

Welcher Art das depressive Syndrom ist, ob z. B. eine unipolare Depression oder eine depressive Symptomatik im Rahmen einer bipolaren Erkrankung vorliegt, ist für die Indikationsstellung weniger relevant (APA 2001). Depressive Patienten mit einem bipolaren Verlauf zeigten in einer prospektiven Studie (Daly et al. 2001) eine raschere Besserung ihrer Symptome als Patienten mit unipolarem Verlauf, aber insgesamt keine höhere Ansprechrate. Das Auftreten manischer Symptome unter der EKT ist eher selten. Es ist umstritten, ob dann die Therapie wegen der antimanischen Wirksamkeit der EKT weitergeführt werden sollte.

Auch bei der Kombination von depressiven und demenziellen Symptomen scheint die EKT Erfolg versprechend zu sein. Neben Einzelfallberichten (z. B. Weintraub und Lippman 2001) existiert eine etwas größere retrospektive Studie mit 35 Patienten mit Demenz unterschiedlicher Genese, die wegen depressiver Symptome mit der EKT behandelt worden waren (Rao u. Lyketsos 2000). Die Autoren kamen zu dem Fazit, dass auch bei diesen Patienten die EKT eine effektive Behandlungsmethode ist. Allerdings scheinen tendenziell mehr Behandlungen notwenig zu sein als bei nichtdementen Patienten, und die Inzidenz von postiktalen Verwirrtheitszuständen ist höher.

Zu depressiven Syndromen im Rahmen anderer Erkrankungen existieren einzelne Berichte über den erfolgreichen Einsatz der EKT: bei Depression im Rahmen eines Parkinsonsyndroms (Mendis et al. 1999), bei postschizophrener Depression (Siris et al. 2001), bei Depression nach zerebralem Insult (Cole et al. 2001), bei Epilepsie (Lambert u. Robertson 1999; Regenold et al. 1998), bei progressiver supranukleärer Parese (PSP, Steele-Richardson-Olchewsky-Syndrom) (Netzel und Sutor 2001), bei einer Patientin mit Tourette-Syndrom, das zusammen mit der Depression im Verlauf der EKT-Serie remittierte (Rapoport et al. 1998) und bei Multisystematrophie (Roane et al. 2000).

Patienten mit zusätzlicher Persönlichkeitsstörung profitieren allerdings geringer von der EKT und sind häufiger rückfällig (Sareen 2000).

Manie

Die Elektrokrampftherapie hat eine gute antimanische Wirkung, obwohl diese durch prospektive, randomisierte Studien weniger gut belegt ist (APA 2001; Ciapparelli et al. 2001; Grunze et al. 1999; Keck et al. 2000; Sikdar et al. 1994). Die Wirkung ist der von Lithium im akuten Zustand mindestens vergleichbar, in zwei retrospektiven Studien auch vergleichbar mit der Gabe von Neuroleptika (Keck et al. 2000). Erfolgsraten bei manischen Syndromen werden eher höher angegeben als bei depressiven Syndromen, so z.B. mit 80% in der Übersichtsarbeit von Mukherjee et al. (1988) über die bis 1986 publizierten Studien. Allerdings sind die meisten dort zitierten Arbeiten vor der Einführung moderner antimanisch wirkender Medikamente und mit alten Stimulationsgeräten entstanden. Bei medikamentöser Therapieresistenz sind etwas niedrigere Ansprechraten zu erwarten (APA 2001). In der randomisierten prospektiven Studie von Small et al. (1988) war die Elektrokrampfbehandlung in den ersten 8 Wochen effektiver als die Gabe von Lithium, danach gab es in beiden Gruppen keinen Unterschied mehr. Ebenso kann die EKT bei Patienten mit gemischt manisch-depressiven Episoden erfolgreich eingesetzt werden (Freeman u. McElroy 1999).

Angesichts der meist guten Wirksamkeit von Lithium und Neuroleptika erscheint die EKT derzeit jedoch nur für Patienten indiziert, die medikamentös nicht ausreichend behandelbar sind (Folkerts et al. 1996; Grunze et al. 1999). Bei unseren eigenen Elektrokrampfbehandlungen sind solche wegen akuter Manie sehr selten, was auch dadurch bedingt ist, dass viele manische Patienten nicht krankheitseinsichtig sind und deshalb einer EKT nicht zustimmen.

Schizophrenie

Ursprünglich wurde die Elektrokrampftherapie als Behandlungsmethode für schizophrene Patienten eingeführt, hier jedoch später durch die neuroleptische Behandlung verdrängt. Bei therapieresistenten Schizophrenien oder Kontraindikationen für die medikamentöse Behandlung ist die EKT jedoch weiterhin aufgrund ihrer guten Wirksamkeit eine Behandlungsoption (Koshino 1999; APA 2001). In einer Studie mit 59 therapieresistenten Patienten fanden Chanpattana et al. (1999a) eine Besserungsrate von 66% unter bifrontotemporaler EKT in Kombination mit Flupenthixol. Wie bei depressiven Patienten wird eine Remission unter drei Behandlungen pro Woche schneller als bei zweimaliger Behandlung erreicht, aber das letztendliche Behandlungsergebnis wird dabei nicht beeinflusst (Chanpattana et al. 1999b). Besonders gut scheinen Patienten mit überwiegend positiven oder mit affektiven Symptomen, mit einem akuten Beginn der Psychose und kurzer Krankheitsdauer zu reagieren (Chanpattana 1998; Chanpattana 1999a; Chanpattana 1999b; Hirose et al. 2001; Tang und Ungvari 2001). Dies sollte jedoch kein Grund sein, bisher medikamentös erfolglos behandelten schizophrenen Patienten ohne diese Charakteristika einen Therapieversuch mit der EKT vorzuenthalten.

Die Wirksamkeit lässt sich durch die Kombination mit Neuroleptika (APA 2001; Hertzmann 1992), auch mit Clozapin (Kales et al. 1999), erhöhen. Es wird deshalb empfohlen, bei schizophrenen Patienten die EKT immer in Kombination mit einem Neuroleptikum durchzuführen, auch wenn dieses allein keine ausreichende Wirkung zeigte (APA 2001).

Seltenere Indikationen

Die Elektrokrampftherapie hat nach wie vor einen wichtigen Platz bei der Behandlung der **perniziösen Katatonie**. Dieser potenziell lebensbedrohliche Zustand reagiert rasch und zu einem hohen Prozentsatz auf die Behandlung mit der EKT (APA 2001; Bridler und Howald 1999; Trollor und Sachdev 1999; Müller et al. 1998; Schott et al. 1992). Hier sollte die Behandlung gegebenenfalls auch als Notfallintervention, also möglichst unmittelbar, durchgeführt werden.

Das **maligne neuroleptische Syndrom** reagiert gut auf eine Behandlung mit der EKT. Addonizio und Susman (1987) berichteten über 17 Patienten mit malignem neuroleptischen Syndrom und kamen zu dem Schluss, dass die EKT sehr wirksam ist, allerdings traten relativ häufig Herzrhythmusstörungen auf. Bemerkenswert war, dass alle Patienten die Gabe von Succinylcholin komplikationslos vertrugen, obwohl bei diesem Medikament ein erhöhtes Risiko für die maligne Hyperthermie bekannt ist, bei der ein ähnlicher Wirkmechanismus wie beim malignen neuroleptischen Syndrom vermutet wird. Nisijimar und Ishiguru (1999) berichteten über 5 Patienten, bei denen die Symptome rasch unter zeitweise täglichen Behandlungen sistierten, meist nach der zweiten oder dritten EKT.

In einzelnen Fällen konnten mit der EKT schwere, **anders nicht beherrschbare, aggressiv agitierte Zustände bei Demenz** gemildert werden (Grant und Mohan 2001). Ein Patient in unserer Klinik mit Demenz vom Lewy-Körper-Typ und fluktuierenden affektiven, psychotischen und kognitiven Störungen profitierte allerdings nicht von einer EKT.

Es gibt Fälle, bei denen eine Besserung der motorischen Symptome des **M. Parkinson** unter einer EKT eintritt (Lebensohn und Jenkins 1975; Rasmussen und Abrams 1991; Fall und Granerus 1999; Hooten et al. 1998; Mendis et al. 1999; Wengel et al. 1998). Allerdings berichtet Amann et al. (1999) auch über den Fall einer Patientin, die unter dem Verdacht einer Depression mehrmals ohne Erfolg eine EKT erhielt und deren Symptome sich erst nach der Diagnose eines M. Parkinson unter dopaminerger Medikation besserten. Der Einsatz einer EKT erscheint hier letztendlich nur unter besonderen Umständen gerechtfertigt.

Schwere Dystonien und andere Bewegungsstörungen scheinen sich unter der EKT zumindest vorübergehend zu bessern (Sandyk 1990; Boshes et al. 1999).

Die Erhöhung der Krampfschwelle im Verlauf einer EKT-Serie ist als Anlass genommen worden, einzelne **Patienten mit sehr häufigen epileptischen Anfällen** hiermit zu behandeln. Einzelerfolge wurden berichtet (Regenold et al. 1998). Ebenso ist es möglich, einen Status epilepticus mit der EKT zu durchbrechen (Fink et al. 1999; Lisanby et al. 2001).

Literatur

Abrams R (2001) Response to Letter by Sackeim et al "Treatment of the modal patient: does one size fit nearly all?" J ECT 17:225-226

Addonizio G, Susman VL (1987) ECT as a treatment alternative for patients with symptoms of neuroleptic malignant syndrome. J Clin Psychiatry 48:102-105

Amann B, Erfurth A, Back T, et al (1999) Schwere therapieresistente Depression als Erstmanifestation eines Morbus Parkinson. Psychiatr Prax 26:45-47

APA, American Psychiatric Association (2001) The practice of electroconvulsive therapy: recommendations for treatment, training and priviledging: a task force report of the American Psychiatric Association. American Psychiatric Association, Washington

Bailine SH, Rifkin A, Kayne E, et al (2000) Comparison of bifrontal and bitemporal ECT for major depression. Am J Psychiatry 157:121-123

Boshes RA, Afonso JA, Tanev K (1999) Treatment of Meige's syndrome with ECT. J ECT 15:154-157

Bridler R, Howald A (1999) Akute lebensbedrohliche Katatonie. Psychiatr Prax 26:202-204

Buchan H, Johnstone E, McPherson K, et al (1992) Who benefits from electroconvulsive therapy? Combined results of the Leicester and Northwick Park trials. Br J Psychiatry 160:355-359

Chanpattana W (1998) Maintenance ECT in schizophrenia: a pilot study. J Med Assoc Thai 81:17-24

Chanpattana W, Chakrabhand ML, Kongsakon R, et al (1999a) Short-term effect of combined ECT and neuroleptic therapy in treatment-resistant schizophrenia. J ECT 15:129-139

Chanpattana W, Chakrabhand ML, Kitaroonchai W, et al (1999b) Effects of twice-versus thrice-weekly electroconvulsive therapy in schizophrenia. J Med Assoc Thai 82:477-483

Ciapparelli A, Dell'Osso L, Tundo A, et al (2001) Electroconvulsive therapy in medication-nonresponsive patients with mixed mania and bipolar depression. J Clin Psychiatry 62:552-555

Cole MG, Elie LM, McCusker J, et al (2001) Feasibility and effectiveness of treatments for post-stroke depression in elderly inpatients: systematic review. J Geriatr Psychiatry Neurol 14:37-41

Coryell W (1998) The treatment of psychotic depression. J Clin Psychiatry 59:122-127

Daly JJ, Prudic J, Devanand DP, et al (2001) ECT in bipolar and unipolar depression: differences in speed of response. Bipolar Disord 3:95-104

Delva NJ, Brunet D, Hawken ER, et al (2000) Electrical dose and seizure threshold: relations to clinical outcome and cognitive effects in bifrontal, bitemporal, and right unilateral ECT. J ECT 16:361-369

Deutsche Gesellschaft für Psychiatrie, Psychotherapie und Nervenheilkunde (Hrsg) (2000) Behandlungsleitlinien Affektive Erkrankungen, Bd 5. Steinkopff, Darmstadt

Devanand DP, Sackeim HA, Prudic J (1991) Electroconvulsive therapy in the treatment-resistant patient. Psychiatr Clin North Am 14:905-923

Fall PA, Granerus AK (1999) Maintenance ECT in Parkinson's disease. J Neural Transm 106:737-741

Fink M, Kellner CH, Sackeim HA (1999) Intractable seizures, status epilepticus, and ECT. J ECT 15:282-284

Fink M (2000) ECT has proved effective in treating depression. Nature 403:826

Folkerts H (1996) The ictal electroencephalogram as a marker for the efficacy of electroconvulsive therapy. Eur Arch Psychiatry Clin Neurosci 246:155-164

Folkerts H (1997) Elektrokrampftherapie. Ein Leitfaden für die Klinik. Enke, Stuttgart

Folkerts H (2000) Elektrokrampftherapie bei depressiven Erkrankungen. Ther Umsch 57:90-94
Freeman MP, McElroy SL (1999) Clinical picture and etiologic models of mixed states. Psychiatr Clin North Am 22:535-546
Grant JE, Mohan SN (2001) Treatment of agitation and aggression in four demented patients using ECT. J ECT 17:205-209
Grunze H, Erfurth A, Schafer M, et al (1999) Elektrokonvulsionstherapie in der Behandlung der schweren Manie. Kasuistik und Wissensstand. Nervenarzt 70:662-667
Hertzman M (1992) ECT and neuroleptics as primary treatment for schizophrenia. Biol Psychiatry 31:217-220
Hirose S, Ashby CR, Jr, Mills MJ (2001) Effectiveness of ECT combined with risperidone against aggression in schizophrenia. J ECT 17:22-26
Hooten WM, Melin G, Richardson JW (1998) Response of the Parkinsonian symptoms of multiple system atrophy to ECT. Am J Psychiatry 155:1628
Iwanami A, Oyamada S, Shirayama Y, et al (1999) Algorithms for the pharmacotherapy psychotic depression. Psychiatry Clin Neurosci 53(Suppl):45-48
Kales HC, Dequardo JR, Tandon R (1999) Combined electroconvulsive therapy and clozapine in treatment-resistant schizophrenia. Prog Neuropsychopharmacol Biol Psychiatry 23:547-556
Keck PE, Jr, Mendlwicz J, Calabrese JR, et al (2000) A review of randomized, controlled clinical trials in acute mania. J Affect Disord 59:S31-S37
Kennedy SH, Lam RW, Cohen NL, et al (2001) Clinical guidelines for the treatment of depressive disorders. IV. Medications and other biological treatments. Can J Psychiatry 46(Suppl 1):38-58
Koshino Y (1999) Algorithm for treatment-refractory schizophrenia. Psychiatry Clin Neurosci 53(Suppl):9-13
Lambert MV, Robertson MM (1999) Depression in epilepsy: etiology, phenomenology, and treatment. Epilepsia 40:1021-1047
Lawson JS, Inglis J, Delva NJ, et al (1990) Electrode placement in ECT: cognitive effects. Psychol Med 20:335-344
Lebensohn ZM, Jenkins RB (1975) Improvement of Parkinsonism in depressed patients treated with ECT. Am J Psychiatry 132:283-285
Letemendia FJ, Delva NJ, Rodenburg M, et al (1993) Therapeutic advantage of bifrontal electrode placement in ECT. Psychol Med 23:349-360
Lisanby SH, Bazil CW, Resor SR, et al (2001) ECT in the treatment of status epilepticus. J ECT 17:210-215
McCall WV, Reboussin DM, Weiner RD, et al (2000) Titrated moderately suprathreshold vs fixed high-dose right unilateral electroconvulsive therapy: acute antidepressant and cognitive effects. Arch Gen Psychiatry 57:438-444
Mendis T, Suchowersky O, Lang A, et al (1999) Management of Parkinson's disease: a review of current and new therapies. Can J Neurol Sci 26:89-103
Mukherjee S, Sackeim HA, Schnur DB (1994) Electroconvulsive therapy of acute manic episodes: a review of 50 years' experience. Am J Psychiatry 151:169-176
Müller U, Klimke A, Janner M, et al (1998) Die Elektrokrampftherapie in psychiatrischen Kliniken der Bundesrepublik Deutschland 1995. Nervenarzt 69:15-26
Netzel PJ, Sutor B (2001) Electroconvulsive therapy-responsive depression in a patient with progressive supranuclear palsy. J ECT 17:68-70
Nisijima K, Ishiguro T (1999) Electroconvulsive therapy for the treatment of neuroleptic malignant syndrome with psychotic symptoms: a report of five cases. J ECT 15:158-163
O'Connor MK, Knapp R, Husain M, et al (2001) The influence of age on the response of major depression to electroconvulsive therapy: a C.O.R.E. Report. Am J Geriatr Psychiatry 9:382-390

Petrides G, Fink M, Husain MM, et al (2001) ECT remission rates in psychotic versus nonpsychotic depressed patients: a report from CORE. J ECT 17:244–253

Prudic J, Haskett RF, Mulsant B, et al (1996) Resistance to antidepressant medications and short-term clinical response to ECT. Am J Psychiatry 153:985–992

Rao V, Lyketsos CG (2000) The benefits and risks of ECT for patients with primary dementia who also suffer from depression. Int J Geriatr Psychiatry 15:729–735

Rapoport M, Feder V, Sandor P (1998) Response of major depression and Tourette's syndrome to ECT: a case report. Psychosom Med 60:528–529

Rasmussen K, Abrams R (1991) Treatment of Parkinson's disease with electroconvulsive therapy. Psychiatr Clin North Am 14:925–933

Regenold WT, Weintraub D, Taller A (1998) Electroconvulsive therapy for epilepsy and major depression. Am J Geriatr Psychiatry 6:180–183

Roane DM, Rogers JD, Helew L, et al (2000) Electroconvulsive therapy for elderly patients with multiple system atrophy: a case series. Am J Geriatr Psychiatry 8:171–174

Sackeim HA, Devanand DP, Prudic J (1991) Stimulus intensity, seizure threshold, and seizure duration: impact on the efficacy and safety of electroconvulsive therapy. Psychiatr Clin North Am 14:803–843

Sackeim HA, Prudic J, Devanand DP, et al (2000) A prospective, randomized, double-blind comparison of bilateral and right unilateral electroconvulsive therapy at different stimulus intensities. Arch Gen Psychiatry 57:425–434

Sandyk R (1990) The relationship between ECT responsiveness and subtypes of tardive dyskinesia in bipolar patients. Int J Neurosci 54:315–319

Sareen J, Enns MW, Guertin JE (2000) The impact of clinically diagnosed personality disorders on acute and one-year outcomes of electroconvulsive therapy. J ECT 16:43–51

Shapira B, Tubi N, Lerer B (2000) Balancing speed of response to ECT in major depression and adverse cognitive effects: role of treatment schedule. J ECT 16:97–109

Sikdar S, Kulhara P, Avasthi A, et al (1994) Combined chlorpromazine and electroconvulsive therapy in mania. Br J Psychiatry 164:806–810

Siris SG, Addington D, Azorin JM, et al (2001) Depression in schizophrenia: recognition and management in the USA. Schizophr Res 47:185–197

Small JG, Klapper MH, Kellams JJ, et al (1988) Electroconvulsive treatment compared with lithium in the management of manic states. Arch Gen Psychiatry 45:727–732

Steffens DC, Conway CR, Dombeck CB, et al (2001) Severity of subcortical gray matter hyperintensity predicts ECT response in geriatric depression. J ECT 17:45–49

Tang WK, Ungvari GS (2001) Electroconvulsive therapy in rehabilitation: the Hong Kong experience. Psychiatr Serv 52:303–306

Tew JD, Mulsant BH, Haskett RF, et al (1999) Acute efficacy of ECT in the treatment of major depression in the old-old. Am J Psychiatry 156:1865–1870

Trollor JN, Sachdev PS (1999) Electroconvulsive treatment of neuroleptic malignant syndrome: a review and report of cases. Aust N Z J Psychiatry 33:650–659

Weintraub D, Lippmann SB (2001) ECT for major depression and mania with advanced dementia. J ECT 17:65–67

Wengel SP, Burke WJ, Pfeiffer RF, et al (1998) Maintenance electroconvulsive therapy for intractable Parkinson's disease. Am J Geriatr Psychiatry 6:263–269

Wheeldon TJ, Robertson C, Eagles JM, et al (1999) The views and outcomes of consenting and non-consenting patients receiving ECT. Psychol Med 29:221–223

Wheeler Vega JA, Mortimer AM, Tyson PJ (2000) Somatic treatment of psychotic depression: review and recommendations for practice. J Clin Psychopharmacol 20:504–519

3 Spezielle Patientengruppen

B. Wild

Bei Jugendlichen

Die Elektrokrampftherapie bei Jugendlichen scheint dieselbe Wirksamkeit und auch ähnliche Nebenwirkungen zu haben wie bei Erwachsenen (Cohen et al. 2000; Strober et al. 1998; Walter et al. 1999). Es existieren jedoch keine kontrollierten prospektiven Studien. In einer Nachuntersuchung mit allerdings nur 10 Patienten fanden Cohen et al. (2000) nach durchschnittlich 3,5 Jahren keine kognitiven Langzeitfolgen. Im Gegensatz zu den USA ist der Einsatz von EKT bei Jugendlichen in der Bundesrepublik Deutschland wie auch in anderen europäischen Ländern sehr selten (Duffett et al. 1999). So haben wir selbst keine Erfahrungen mit dem Einsatz bei Jugendlichen. Man sollte diese Patienten jedoch nicht prinzipiell von einer Behandlung mit der EKT ausschließen, wenn eine entsprechende Behandlungsindikation vorliegt (s. Kapitel 2 Indikationen und Wirksamkeit).

Im Alter

Zur Elektrokrampftherapie bei älteren Patienten existieren sehr viel mehr Berichte als zu der bei Jugendlichen. Zum einen hat die Inzidenz depressiver Phasen im Alter einen zweiten Gipfel. Andererseits leiden ältere Patienten häufiger unter Medikamentennebenwirkungen und können deshalb oft nur mit niedrigeren Dosen und mit manchen Medikamenten gar nicht behandelt werden. Deshalb wird hier die EKT häufiger eingesetzt als bei jüngeren Patienten.

Prinzipiell unterscheiden sich die Indikationen bei älteren Patienten nicht von denen bei jüngeren. Generell gilt die EKT gerade auch bei Patienten über 65 als wirksam und sicher (Gormley et al. 1998; Kelly und Zisselman 2000; Manly et al. 2000; Oshima und Higuchi 1999; Wetterling et al. 1998). In einer retrospektiven Studie mit 93 EK-Behandlungen bei Patienten über 75 Jahren zeigten nur 11% Nebenwirkungen, insbesondere verlängerte Verwirrtheitszustände und Hypomanie (Gormley et al. 1998). Zudem scheinen unter einer EKT bei sehr alten Patienten tendenziell weniger kardiovaskuläre und gastrointestinale Nebenwirkungen aufzutreten als unter adäquater medikamentöser Therapie, wie Manly et al. (2000) in einer Fall-Kontroll-Studie zeigten.

Zur Depression wird bei älteren Patienten von einer 10–20% höheren Ansprechrate (75–90% Besserung unter EKT) als bei jüngeren Patienten berichtet (Wetterling et al. 1998; Gormley et al. 1998; O'Connor et al. 2001; Tew et al. 1999). Dies belegten z. B. O'Connor et al. (2001) in einer prospektiven randomisierten Studie an 253 Patienten unter bifrontotemporaler Stimulation und in einer retrospektiven Studie an 268 mit uni- und bilateraler Stimulation.

Patienten mit vermehrten subkortikalen Hyperintensitäten scheinen etwas weniger auf die Behandlung mit einer EKT zu reagieren als solche ohne diese Veränderungen (Steffens et al. 2001). Dies gilt auch für andere, medikamentöse antidepressive Therapeutika (Simpson et al. 1998).

Eine zusätzlich zur Depression bestehende Demenz ist keine Kontraindikation. Allerdings treten hier mehr kognitive Nebenwirkungen auf und die Wirksamkeit ist etwas geringer (s. a. Kapitel 2).

Schwangerschaft, Stillzeit

In Schwangerschaft und Stillzeit ist die Auswahl der einsetzbaren Pharmaka eingeschränkt. Die für eine Kurznarkose verwendeten Medikamente können jedoch gegeben werden. Deshalb ist für schwangere oder stillende Patientinnen mit schwerer Depression in manchen Ländern die EKT eine wichtige Behandlungsalternative. Allerdings gehen wir auch aufgrund eigener Erfahrungen davon aus, dass in der Bundesrepublik letztendlich nur sehr wenige dieser Patientinnen mit einer EKT behandelt werden. Konkrete Zahlen liegen ebenso wenig vor wie kontrollierte Studien.

Die Amerikanische Psychiatrische Gesellschaft (APA 2001) befürwortet den Einsatz der EKT in allen Trimestern der Schwangerschaft. Hier wird darauf hingewiesen, dass das Teratogenitätsrisiko der Prozedur niedriger ist als das von Benzodiazepinen, Neuroleptika und Lithium. Für Trizyklika und Antidepressiva seien allerdings keine speziellen teratogenen Risiken identifiziert worden. Andererseits gibt es Fallberichte über die Auslösung vorzeitiger Wehen unter der EKT (Polster u. Wisner 1999; Bhatia et al. 1999).

Laut Roter Liste (Bundesverband der Pharmazeutischen Industrie 2001) tritt in der Schwangerschaft und unmittelbar postpartum eine Reduktion der Pseudocholinesteraseaktivität um 20–30% auf, was zu einer Wirkungsverlängerung von Succinylcholin führen kann. Das Narkosemittel Etomidat ist allerdings in der Schwangerschaft kontraindiziert, da ausreichende Erfahrungen am Menschen nicht vorliegen. Das insbesondere in den USA bevorzugte Methohexital kann in der Schwangerschaft angewendet werden.

Empfohlen wird das folgende Prozedere:
- Schwangere Patientinnen müssen vor der EKT gynäkologisch untersucht werden.

- Die Patientin sollte ab dem zweiten Trimester mit einem Polster unter der rechten Hüfte gelagert werden, um den Uterus von Aorta und Vena cava hinweg zu verlagern.
- Da in der Schwangerschaft durch die zunehmende Verlagerung des Magens nach oben generell ein erhöhtes Refluxrisiko besteht, sollte der Oberkörper etwas erhöht gelagert werden und ein Antacidum, Metoclopramid oder ein H_2-Blocker (z. B. Cimetidin) gegeben werden.
- Nach Ablauf der 16. Woche wird empfohlen, die EKT unter fetalem Monitoring (Tokographie) durchzuführen.
- Eine EKT bei stillenden Müttern wird als unproblematisch beschrieben, da Succinylcholin gastrointestinal vom Säugling nicht resorbiert wird. Etomidat und Methohexital gehen in die Muttermilch über, allerdings aufgrund der kurzen Halbwertszeiten nur vorübergehend. Deshalb wird empfohlen, möglichst erst einige Stunden nach erfolgter EKT wieder zu stillen (APA 2001).

Intrazerebrale Raumforderungen und andere neurologische Erkrankungen

Da während eines generalisierten epileptischen Anfalles der intrazerebrale Druck und der Blutdruck ansteigen, stellen Patienten mit intrazerebralen Raumforderungen oder Aneurysmata eine Risikogruppe dar. Allerdings fanden Saito et al. (2000) in einer dopplersonographischen Studie zum Blutfluss in der A. cerebri media unter 150 EKT-Anwendungen keinen linearen Zusammenhang zwischen extrazerebralem Blutdruck und intrazerebralem Blutfluss. Letzterer scheint autoregulativ auf niedrigeren Werten gehalten zu werden, auch wenn es peripher zu einem deutlichen Anstieg des Blutdrucks kommt. Die Autoren verglichen ferner den Effekt verschiedener Antihypertensiva (Nicardipin, Prostaglandin, Alprenolol und Nitroglycerin) und beschrieben, dass trotz peripher blutdrucksenkender Wirkung aller Medikamente einzig der Betablocker Alprenolol einen senkenden Effekt auf den intrazerebralen Blutfluss gehabt habe. Saito et al. verglichen in einer zweiten Studie (2000b) auch den Effekt der Anästhesie mit Thiopental versus Propofol. Unter Propofol war der Anstieg des intrazerebralen Blutflusses signifikant niedriger, weshalb die Autoren für die Gabe von Propofol bei Patienten mit erhöhtem intrazerebralen Blutungsrisiko plädierten.

Aufgrund der niedrigen Fallzahlen existieren keine systematischen kontrollierten Studien zur EKT bei intrazerebralen Raumforderungen, sondern nur Fallberichte. In einer schon älteren Literaturübersicht kommen Alexopoulos et al. (1989) zu dem Schluss, dass Patienten mit kleinen, asymptomatischen intrazerebralen Raumforderungen, wie z. B. Meningiomen, mit der EKT behandelt werden können.

Najjar und Guttmacher (1998) berichten über die komplikationslose Durchführung der EKT bei zwei Patienten, bei denen einige Jahre zuvor Aneurysmata geklippt worden waren. Viguera et al. (1998) führten eine

EKT bei einem Patienten mit einem nicht operierten sakkulären Basilarisaneurysma durch. Diese Autoren empfehlen die prophylaktische Gabe von Atenolol und intravenösem Nitroprussid zur Blutdruck- und Pulsfrequenzsenkung. In einer Übersicht zur Behandlung von 8 Patienten mit intrazerebralen Gefäßmalformationen unter einer EKT kommen Salaris et al. (2000) zu dem Schluss, dass die EKT bei solchen Patienten mit beherrschbarem Risiko durchführbar sei.

Darüber hinaus existieren Berichte über die erfolgreich durchgeführte EKT bei Patienten mit geschlossenem Schädel-Hirn-Trauma (Kant et al. 1999), bei einem Patienten mit einem anaplastischen Astrozytom (Patkar et al. 2000), nach Kraniotomie und Gamma-knife-Behandlung zweier intrazerebraler Lungenmetastasen (Gursky et al. 2000), 14 Tage nach einem Kleinhirninsult (Weintraub u. Lippmann 2000) und bei einem Patienten mit einer intrazerebralen Elektrode (Moscarillo u. Annunziata 2000). Inzwischen wurde auch über die komplikationslose und erfolgreiche Behandlung von Patienten mit ausgeschaltetem Vagusnervstimulator berichtet (Marangell et al. 2002).

Letztendlich ist aber von einem deutlich erhöhten Risiko bei Patienten mit intrazerebralen Raumforderungen inklusive Gefäßmalformationen auszugehen. Es sollte auf jeden Fall versucht werden, durch den Einsatz von Antihypertensiva und evtl. auch von anderen Medikamenten (Steroide etc.) den Anstieg des intrazerebralen Drucks möglichst gering zu halten. Die EKT-Elektroden sollten nicht über Knochenlücken platziert werden (APA 2001).

Das Vorliegen eines zerebralen Insults ist keine Kontraindikation für die EKT. Natürlich sollte bei betroffenen Patienten geklärt werden, ob z. B. ein Herzinfarkt für den zerebralen Insult verantwortlich ist. Bei einem erst kurz zurückliegenden Insult oder einer intrazerebralen Blutung besteht ein erhöhtes Einblutungsrisiko. Andererseits existieren zumindest Fallberichte darüber, dass die EKT auch bei einer durch einen zerebralen Insult ausgelösten Depression wirksam ist. So überblicken Currier et al. (1992) in einer retrospektiven Studie die Daten von 20 älteren Patienten mit dieser Diagnose, die mit EKT behandelt worden waren. Von diesen zeigten 19 (95%) eine Besserung ihrer Symptome. Fünf Patienten (23%) entwickelten Komplikationen, insbesondere drei zumindest einmal postiktale Verwirrtheit und Amnesie. Die neurologische Symptomatik verschlechterte sich bei keinem der Patienten. Auch Murray et al. (1986) kamen zu dem Schluss, dass die EKT auch bei Patienten mit Depression nach einem Schlaganfall eine wirksame und sichere Behandlungsmethode ist.

Gerinnungsstörungen und Antikoagulation

Aufgrund der passageren Blutdruckerhöhung unter der EKT besteht bei Patienten mit gestörter Blutgerinnung zumindest theoretisch ein erhöhtes Blutungsrisiko. Berichte über entsprechende Komplikationen ließen sich jedoch in einer Medline-Literatursuche (1966–4/2002) unter EKT mit Anästhesie nicht finden. Es existieren aber einige Fallberichte über die komplikationslose Durchführung der EKT bei Patienten unter Cumarinen (z. B. Marcumar) oder Heparin (Bleich et al. 2000; Sincoff et al. 2000). Die APA (2001) schlägt eine Erhöhung der INR auf 1,5–2,5 unter Marcumar vor, da hierunter auch Operationen sicher durchführbar seien. Alexopoulos et al. (1982) empfehlen wegen der besseren Steuerbarkeit die Umsetzung von markumarisierten Patienten auf Vollheparinisierung und das vorübergehende Aussetzen der Heparingabe ab 6–8 Stunden vor der EKT. Dieses Vorgehen bevorzugen wir ebenfalls.

Gonzalez Arriaza et al. (2001) beschrieben einen Patienten mit einer ausgeprägten Thrombozytopenie bei myelodysplastischem Syndrom, der neun EKT-Anwendungen ohne Komplikationen erhielt, wobei vor jeder EKT die Thrombozytenzahl durch die Infusion von Plättchenkonzentraten angehoben wurde. Ein Patient mit Von-Willebrand-Syndrom (Sincoff et al. 2000) und ein Patient mit Hämophilie (Glaub et al. 1996) wurden komplikationslos mit einer EKT behandelt.

Kardiovaskuläre Erkrankungen

Wie geschildert kommt es unter einem generalisierten epileptischen Anfall, auch im Rahmen der EKT, zunächst zu einer parasympathischen Reaktion mit Bradykardie, vereinzelt bis zur Asystolie und zum kompletten AV-Block. Nach wenigen Sekunden folgt eine sympathikotone Reaktion mit Blutdruck- und Pulsanstieg. Zusätzlich können Arrhythmien ausgelöst werden. Dies kann für kardial vorgeschädigte Patienten problematisch sein. Andererseits ist bei diesen Patienten auch eine medikamentöse antidepressive Behandlung nicht unproblematisch und möglicherweise mit höherem Risiko behaftet als eine EKT (Zielinski et al. 1993). Ein Vorteil der EKT ist, dass die Patienten während und nach der Behandlung – also dann, wenn potenziell Nebenwirkungen auftreten – unter Überwachung stehen und Gegenmaßnahmen z. B. bei Herzrhythmusstörungen sofort ergriffen werden können. Wichtig ist, wie bei anderen internistischen Vorerkrankungen, einen Internisten bei der Narkosevorbereitung hinzuzuziehen und ggf. ein 24-Stunden-EKG bzw. ein Echokardiogramm zum Ausschluss intrakardialer Thromben durchführen zu lassen.

Patienten mit bekannter Hypertonie sollten eine antihypertensive Medikation auch am Tag der EKT erhalten. Der Blutdruck sollte engmaschig kontrolliert und gegebenenfalls intravenös während der EKT gesenkt werden, z. B. mit Nitraten.

Eine Herzinsuffizienz sollte so gut wie möglich eingestellt sein und die Gabe intravenöser Flüssigkeit während der EKT niedrig gehalten werden.

Herzrhythmusstörungen sind keine Kontraindikation. Es ist allerdings zu beachten, dass sie durch die EKT vorübergehend verändert werden können. Bei Vorhofflimmern kann es unter der EKT zu einer Kardioversion mit Sinusrhythmus kommen. Petrides et al. (1996) beobachteten dies bei 4 von 6 Patienten und empfahlen wegen des Embolierisikos eine Antikoagulation.

Auch die Existenz eines Herzschrittmachers ist keine Kontraindikation (Drop u. Welch 1989; APA 2001). Lapid et al. (2001) beschrieben die erfolgreiche Behandlung eines Patienten mit automatischem internen Kardioverter-Defibrillator, der jeweils für die Dauer der EKT abgestellt wurde, um Fehlfunktionen zu vermeiden.

Asthma

Patienten mit Asthma können trotz der initialen parasympathikoton vermittelten Bronchokonstriktion mit der EKT behandelt werden. Sie sollten vor der EKT ihre gewohnte bronchodilatorische Behandlung weiterführen, vorzugsweise per Inhalation. Zu beachten ist, dass Theophyllin die Krampfschwelle senkt und Herzrhythmusstörungen verstärken kann und deshalb nur in möglichst niedriger Dosis oral gegeben werden sollte (APA 2001).

Diabetes mellitus

Selbstverständlich sollte der Blutzucker bei Patienten mit Diabetes mellitus engmaschig überwacht und ggf. ein Internist für das Management hinzugezogen werden. Zu beachten ist, dass die Patienten vor der Behandlung nüchtern sein müssen, dass aber andererseits unter dem Anfall der Blutzuckerspiegel steigt (APA 2001). Es wird aber auch berichtet, dass unter einer Serie von EKT-Anwendungen die Einstellung des Diabetes einfacher wird und der Blutzucker eher sinkt. Als mögliche Ursache wird diskutiert, dass mit Nachlassen der depressiven Symptomatik sich die Stoffwechselsituation z.B. durch vermehrte körperliche Aktivität und Verminderung des Cortisolspiegels bessert (Folkerts 1997).

Orale Antidiabetika sollten erst nach der EKT eingenommen werden, die Gabe von Insulin sollte individuell in Absprache mit einem Internisten je nach Stoffwechsellage dosiert werden. Die Blutzuckerbestimmung direkt vor und nach der EKT wird empfohlen, um eine Hypoglykämie unbedingt zu vermeiden.

Osteoporose

Patienten mit Osteoporose haben ein erhöhtes Frakturrisiko insbesondere der Wirbelkörper während der EKT. Deshalb sind eine gute Relaxation, eine vorsichtige Lagerung und die lückenlose Überwachung bis zur völligen Reorientierung zur Verhinderung möglicher Stürze wichtig. Übersichtsaufnahmen von BWS und LWS sollten vor Beginn der Behandlung durchgeführt und bei starken Rückenschmerzen nach einer EKT wiederholt werden.

Augenerkrankungen

Zu beachten ist, dass während eines generalisierten Anfalles der intraokulare Druck steigt. Dies kann durch Succinylcholin wie auch durch Trizyklika und Phenothiazine noch verstärkt werden. Eine Untersuchung an 21 EKT-Patienten mit begleitender Pharmakotherapie (Van den Berg und Honjol 1998) ergab, dass unter der Methohexitalnarkose zunächst der intraokulare Druck sinkt und durch Succinylcholin wieder ansteigt. Nach dem Anfall stieg der intraokulare Druck nicht weiter. Fazit dieser sehr ausführlichen Untersuchung war, dass die durch den Anfall ausgelöste Zunahme nicht über den Effekt der Succinylcholinmedikation hinausgeht und dass die EKT aus ophthalmologischer Sicht keine zusätzliche Gefahr für Patienten unter potenziell glaukomauslösender Medikation darstellt. Sinnvoll ist aber, dass den Patienten gegebenenfalls ihre übliche, den Augendruck senkende Medikation vor der EKT appliziert wird.

Literatur

Alexopoulos GS, Nasr H, Young RC, et al (1982) Electroconvulsive therapy in patients on anticoagulants. Can J Psychiatry 27:46–48

Alexopoulos GS, Young RC, Abrams RC (1989) ECT in the high-risk geriatric patient. Convulsive therapy 5:75–87

APA, American Psychiatric Association (2001) The practice of electroconvulsive therapy: recommendations for treatment, training and priviledging: a task force report of the American Psychiatric Association. American Psychiatric Association, Washington

Bhatia SC, Baldwin SA, Bhatia SK (1999) Electroconvulsive therapy during the third trimester of pregnancy. J ECT 15:270–274

Bleich S, Degner D, Scheschonka A, et al (2000) Electroconvulsive therapy and anticoagulation. Can J Psychiatry 45:87–88

Bundesverband der Pharmazeutischen Industrie (2001) Rote Liste. Editio Cantor, Aulendorf

Cohen D, Flament M, Taieb O, et al (2000) Electroconvulsive therapy in adolescence. Eur Child Adolesc Psychiatry 9:1–6

Drop LJ, Welch CA (1989) Anesthesia for electroconvulsive therapy in patients with major cardiovascular risk factors. Convulsive therapy 5:88–101

Duffett R, Hill P, Lelliott P (1999) Use of electroconvulsive therapy in young people. Br J Psychiatry: 175228–175230

Folkerts H (1997) Elektrokrampftherapie. Ein Leitfaden für die Klinik. Enke, Stuttgart

Glaub T, Telek B, Boda Z, et al (1996) Successful electroconvulsive treatment of a schizophrenic patient suffering from severe haemophilia A. Thromb Haemost 75:978

Gonzalez Arriaza HL, Mueller PS, Rummans TA (2001) Successful electroconvulsive therapy in an elderly man with severe thrombocytopenia: case report and literature review. J ECT 17:198–200

Gormley N, Cullen C, Walters L, et al (1998) The safety and efficacy of electroconvulsive therapy in patients over age 75. Int J Geriatr Psychiatry 13:871–874

Gursky JT, Rummans TA, Black JL (2000) ECT administration in a patient after craniotomy and gamma knife surgery: a case report and review. J ECT 16:295–299

Kant R, Coffey CE, Bogyi AM (1999) Safety and efficacy of ECT in patients with head injury: a case series. J Neuropsychiatry Clin Neurosci 11:32–37

Kelly KG, Zisselman M (2000) Update on electroconvulsive therapy (ECT) in older adults. J Am Geriatr Soc 48:560–566

Manly DT, Oakley SP, Bloch RM (2000) Electroconvulsive therapy in old-old patients. Am J Geriatr Psychiatry 8:232–236

Marangell LB, Rush AJ, George MS, et al (2002) Vagus nerve stimulation (VNS) for major depressive episodes: one year outcome. Biol Psychiatry 51:280–287

Moscarillo FM, Annunziata CM (2000) ECT in a patient with a deep brain-stimulating electrode in place. J ECT 16:287–290

Murray GB, Shea V, Conn DK (1986) Electroconvulsive therapy for poststroke depression. J Clin Psychiatry 47:258–260

Najjar F, Guttmacher LB (1998) ECT in the presence of intracranial aneurysm. J ECT 14:266–271

O'Connor MK, Knapp R, Husain M, et al (2001) The influence of age on the response of major depression to electroconvulsive therapy: a C.O.R.E. Report. Am J Geriatr Psychiatry 9:382–390

Oshima A, Higuchi T (1999) Treatment guidelines for geriatric mood disorders. Psychiatry Clin Neurosci 53 (Suppl):S55–59

Patkar AA, Hill KP, Weinstein SP, et al (2000) ECT in the presence of brain tumor and increased intracranial pressure: evaluation and reduction of risk. J ECT 16:189–197

Polster DS, Wisner KL (1999) ECT-induced premature labor: a case report. J Clin Psychiatry 60:53–54

Saito S, Kadoi Y, Iriuchijima N, et al (2000) Reduction of cerebral hyperemia with anti-hypertensive medication after electroconvulsive therapy. Can J Anaesth 47:767–774

Salaris S, Szuba MP, Traber K (2000) ECT and intracranial vascular masses. J ECT 16:198–203

Simpson S, Baldwin RC, Jackson A, et al (1998) Is subcortical disease associated with a poor response to antidepressants? Neurological, neuropsychological and neuroradiological findings in late-life depression. Psychol Med 28:1015–1026

Sincoff RC, Giuffra LA, Blinder MA, et al (2000) Successful electroconvulsive therapy given to a patient with von Willebrand's disease. J ECT 16:68–70

Steffens DC, Conway CR, Dombeck CB, et al (2001) Severity of subcortical gray matter hyperintensity predicts ECT response in geriatric depression. J ECT 17:45–49

Strober M, Rao U, DeAntonio M, et al (1998) Effects of electroconvulsive therapy in adolescents with severe endogenous depression resistant to pharmacotherapy. Biol Psychiatry 43:335–338

Tew JD, Mulsant BH, Haskett RF, et al (1999) Acute efficacy of ECT in the treatment of major depression in the old-old. Am J Psychiatry 156:1865–1870

Van den Berg AA, Honjol NM (1998) Electroconvulsive therapy and intraocular pressure. Middle East J Anesthesiol 14:249–258

Viguera A, Rordorf G, Schouten R, et al (1998) Intracranial haemodynamics during attenuated responses to electroconvulsive therapy in the presence of an intracerebral aneurysm. J Neurol Neurosurg Psychiatry 64:802–805

Walter G, Rey JM, Mitchell PB (1999) Practitioner review: electroconvulsive therapy in adolescents. J Child Psychol Psychiatry 40:325–334

Weintraub D, Lippmann SB (2000) Electroconvulsive therapy in the acute poststroke period. J ECT 16:415–418

Wetterling T, Michels R, Dilling H (1998) Elektrokrampftherapie bei therapieresistenter Altersdepression. Ein Erfahrungsbericht. Nervenarzt 69:617–621

Zielinski RJ, Roose SP, Devanand DP, et al (1993) Cardiovascular complications of ECT in depressed patients with cardiac disease. Am J Psychiatry 150:904–909

4 Kontraindikationen
B. Wild

In ihren kürzlich erschienenen Richtlinien schreibt die amerikanische psychiatrische Gesellschaft (APA 2001), es gebe keine absoluten internistischen Kontraindikationen für die EKT. Dieser Haltung schließen wir uns an.

Wie in den Kapiteln „Nebenwirkungen" und „Spezielle Patientengruppen" dargestellt, existieren eine Reihe von Erkrankungen, bei denen die EKT nur mit einem mehr oder minder deutlich erhöhten Risiko durchgeführt werden kann. Hierbei handelt es sich vor allem um dekompensierte kardiale, pulmonale Erkrankungen, Stoffwechselerkrankungen und schwere neurologische Erkrankungen.

Erkrankungen mit sehr hohem Risiko unter der EKT:
- Myokardinfarkt weniger als 3 Monate zurückliegend
- dekompensierte Herzinsuffizienz
- schwere Herzklappenveränderungen
- instabile Angina pectoris
- komplizierte Herzrhythmusstörungen
- Aortenaneurysma
- dekompensierte Niereninsuffizienz
- entgleister Diabetes mellitus
- schwere Stoffwechselstörung (z. B. Elektrolytverschiebung)
- schwere pulmonale Erkrankungen
- akuter Glaukomanfall
- zerebraler Insult < 4 Wochen zurückliegend
- intrazerebrale Druckerhöhung
- große intrazerebrale Raumforderungen

Bei diesen Erkrankungen müssen die Risiken durch die psychische Erkrankung und das Behandlungsrisiko durch die EKT und die Narkose sehr sorgfältig gegeneinander abgewogen werden. Die Entscheidungsgründe sollten ausführlich dokumentiert werden. Bei den genannten Erkrankungen empfiehlt es sich zumeist, auf eine EKT zu verzichten bzw. diese zu verschieben, bis sich die verkomplizierende Erkrankung gebessert hat.

Auf jeden Fall muss der Patient in einem solchen Fall über das erhöhte Risiko aufgeklärt werden. Darüber hinaus muss selbstverständlich vor der EKT alles versucht werden, um den Zustand des Patienten zu stabilisieren.

Literatur

APA, American Psyciatric Association (2001) The practice of electroconvulsive therapy: recommendations for treatment, training and priviledging: a task force report of the American Psychiatric Association. American Psychiatric Association, Washington

Somatische Nebenwirkungen der Elektrokrampftherapie

B. WILD

Nebenwirkungen der EKT sind vertretbar selten, meist nicht schwerwiegend, von kurzer Dauer und insgesamt tolerabel, insbesondere wenn man den Schweregrad der die EKT notwendig machenden Symptome wie z. B. Suizidalität berücksichtigt. Es wird davon ausgegangen, dass Morbidität und Mortalität unter der EKT niedriger sind als unter einem Teil der antidepressiven medikamentösen Behandlung (Olfson et al. 1998; APA 2001). So sahen z. B. Zielinski et al. (1993) in einer Gruppe von 40 schwer depressiven Patienten mit vorbestehenden kardialen Erkrankungen unter einer EKT seltener kardiale Komplikationen als unter der Gabe von Trizyklika. Es gibt auch Belege dafür, dass die Mortalität bei mit einer EKT behandelten schwer depressiven Patienten im weiteren Verlauf niedriger ist als unter anderen Behandlungsformen, bedingt auch durch niedrigere Suizidraten (Avery und Winokur 1976, 1978; Philibert et al. 1995).

Im Vordergrund stehen hauptsächlich kognitive Störungen und kardiorespiratorische Komplikationen, insbesondere Blutdruckanstieg und Herzrhythmusstörungen. Tabelle 5.1 listet die Nebenwirkungen auf, über die die Patienten im Vorfeld informiert werden sollten. Die angegebenen Zahlen beziehen sich dabei auf Patienten ohne schwerwiegende Begleiterkrankungen. Im Anhang findet sich der in Tübingen derzeit benutzte, mit Kenntnisnahme durch die Ethikkommission der Medizinischen Fakultät der Tübinger Universität erstellte Aufklärungstext.

Die in der Literatur angegebenen Häufigkeiten von Nebenwirkungen variieren beträchtlich, was auch eine Folge des unterschiedlichen Managements vor, während und nach der EKT ist. Selbstverständlich ist die Nebenwirkungsrate insbesondere vom internistischen Allgemeinzustand des Patienten abhängig. Wie bei anderen Eingriffen unter Narkose ist das Risiko bei schlechtem Allgemeinzustand höher (Agelink et al. 1998). Auf mögliche Komplikationen bei speziellen Patientengruppen wird in Kapitel 3 eingegangen.

Allgemein wird die Inzidenz von Nebenwirkungen und Komplikationen mit ca. 23% leichten Nebenwirkungen und 2% ernsthaften Nebenwirkungen angegeben. Dabei schwanken die Werte für leichte Nebenwirkungen von 16% (Lam et al. 1999), 18% (Tecoult et al. 2001) bis 30% (Folkerts 1997) und für schwerere Nebenwirkungen von 2% (Tecoult et al. 2001) bis 7% (Lam et al. 1999). Eine Übersicht über sehr hohe Fallzahlen bieten die Berichte über EKT-Anwendungen in Texas. Dort müssen seit 1993 Behand-

Tabelle 5.1. Aufklärungsbedürftige Risiken der EKT

Häufigkeit	Risiko	Vorbeugende Maßnahmen	Mögliche therapeutische Maßnahmen
■ Insgesamt	23% leichte Nebenwirkungen, 2% ernsthafte		
■ Häufig	Kopfschmerz		Eisbeutel, nichtsteroidale Antiphlogistika, Migränemittel
	Muskelkater	Gute Muskelrelaxation, Präcurarisierung	
	Ermüdung		
	Zahn- und Mundverletzungen	Gute Muskelrelaxation Zahnstatus überprüfen, ggf. individueller Beißschutz	
	Übelkeit	Metoclopramid Supp.	Metoclopramid, ggf. i.v.
	Hypertonie	10 mg Nifedipin sublingual 30 min vor EKT	übl. RR-Senker
	Verwirrtheit – meist 30–60 min	Gute Muskelrelaxation (möglichst wenig Laktatausschüttung) und Hyperoxygenierung	Benzodiazepine (z. B. Lorazepam)
■ Seltener	Herzrhythmusstörungen	Kardiologische Abklärung, evtl. Schrittmacher, ggf. Antiarrhythmika EKG-Überwachung bis >15 min nach EKT bei Risikopatienten	Ggf. Antiarrhythmika (möglichst kein Lidocain vor EKT, da antikonvulsiv)
	Störungen der Lungenfunktion (Aspiration)	Nahrungs- und Tabakabstinenz 6 h vor EKT, gute Muskelrelaxation	
	Knochenbrüche	Gute Muskelrelaxation	
	Prolongierte epileptische Anfälle (sehr selten)		Antiepileptika, z. B. Clonazepam
	Gedächtnisstörung, meist < 4 Wochen, bei 1 : 200 länger (bei bilateraler EKT, unilaterale weniger)	Überwachung der Reorientierungsdauer und des kognitiven Status während der EKT-Serie, bei starker Beeinträchtigung Reduktion auf eine Behandlung pro Woche, oder Lokalisationsänderung	
	Todesfälle 1 : 50 000	Adäquate personelle und apparative Ausstattung	

lungsdaten zur EKT einem zentralen Register gemeldet werden. Shiwach et al. (2001) überschauten über 8000 Patienten mit 49 048 Behandlungen und gaben die EKT-bedingte Mortalität mit weniger als zwei Todesfällen pro 100 000 Behandlungen an.

In einer sehr detaillierten retrospektiven Untersuchung von Komplikationen bei der EKT nennen Tecoult und Nathan (2001) die zunächst erschreckend hohe Zahl von 68% bei 75 Patienten. Insbesondere traumatische und respiratorische Zwischenfälle waren häufiger als in der Literatur angegeben (jeweils bei 8% der Patienten). Allerdings wurden bis auf 5 alle Patienten mit Propofol ohne Muskelrelaxans behandelt und mussten während des Anfalls festgehalten werden, was die hohe Zahl von Traumata (n=5) erklärt. Die respiratorischen Komplikationen ließen sich teilweise durch gastroösophagealen Reflux bei Patienten mit Hiatushernie und durch mangelnde Compliance (Laryngospasmus durch unbemerktes Kaugummi) erklären. Dies zeigt, dass es zur Vermeidung von Komplikationen unabdingbar ist, die Patienten vor der EKT auf mögliche Risikofaktoren hin zu untersuchen, die Anästhesie durch Fachpersonal durchführen zu lassen und die Patienten nach der EKT kontinuierlich zu überwachen, bis sie völlig aufgeklart sind. Ferner demonstrieren diese Befunde, wie wichtig die vollständige Muskelrelaxation ist. Eine EKT ohne die Gabe von Succinylcholin ist unseres Erachtens heutzutage ethisch nicht mehr vertretbar (Wild et al. 2002).

Kardiale und respiratorische Komplikationen

Im Verlauf eines typischen generalisierten epileptischen Anfalls tritt nach einer initialen vagalen Erregung eine akute sympathikotone hyperdynamische Reaktion mit Tachykardie und Blutdrucksteigerung auf. Diese biphasische Reaktion ist normalerweise selbstlimitierend, kann aber insbesondere bei Risikopatienten zu Komplikationen führen. Insbesondere Blutdruckkrisen und Herzrhythmusstörungen können auftreten.

Die Inzidenz *transient erhöhten Blutdrucks* wird von Tecoult und Nathan (2001) mit ca. 15% der Patienten bzw. 2,3% aller Behandlungen angegeben. Ähnliche Zahlen berichten Westphal et al. (1999). Patienten, bei denen Blutdruckanstiege auf über 200 mmHg systolisch auftraten, erhalten in Tübingen ca. 30 Minuten vor den weiteren Behandlungen Nifedipin.

EKG-Veränderungen in Form von Bradykardie bis hin zu vorübergehender Asystolie, Sinustachykardie, ST-Streckenhebungen oder Leitungsblocks sind berichtet worden (Tecoult und Nathan 2001; Wetterling et al. 1998; Otsuka et al. 2000; Urabe et al. 2001; Greene et al. 2000). Sie sind wahrscheinlich die Folge einer unter der EKT zu beobachtenden erhöhten Variabilität der QT-Strecke, die als Zeichen einer erhöhten Inhomogenität der ventrikulären Repolarisation betrachtet wird (Guler et al. 1998). Ihre Inzidenz wird mit 1–3,5% aller Behandlungen angegeben (Tecoult und Nathan 2001; Westphal et al. 1999).

Anhaltende und schwere kardiale Komplikationen sind eher selten (<1%; Agelink et al. 1998; Burd und Kettl 1998). In einem von Tang und Ungvari (2001) berichteten Fall einer 18-sekündigen Asystolie sind in späteren Behandlungen unter i.v. Gabe von Atropin vor der EKT keine weiteren Probleme aufgetreten. Manche Zentren ziehen Glycopyronium (Robinul®), ein nur peripher wirkendes Anticholinergikum, dem länger wirkenden und zentral wirksamen Atropin vor. In einer Studie mit 21 depressiven Patienten mit kardialen Vorerkrankungen traten jedoch (Zielinski et al. 1993) unter der EKT weniger kardiovaskuläre Komplikationen auf als unter trizyklischen Antidepressiva.

Respiratorische Komplikationen, insbesondere durch die Aspiration von Mageninhalt, sind selten, wenn darauf geachtet wird, dass die Patienten mindestens 6–8 Stunden nüchtern sind und bei erhöhter Refluxgefahr entsprechend vorbehandelt und gelagert werden (s. a. Kapitel 3).

In seltenen Fällen kann eine *prolongierte Apnoe* auftreten. Dies ist meist die Folge eines verlangsamten Abbaus des Succinylcholins. Wichtig ist hierbei, die Beatmung und die Sedierung weiterzuführen, bis die Muskelrelaxation nachgelassen hat. In manchen Fällen ist auch der Esmarch-Handgriff mit Vorziehen des Kiefers ausreichend, um eine Spontanatmung einsetzen zu lassen.

Zur Vermeidung kardiorespiratorischer Komplikationen ist die Anwesenheit eines geschulten Anästhesisten und die Ausrüstung des EKT-Raumes mit Notfallmedikamenten zur Beherrschung von Blutdruckkrisen und Herzrhythmusstörungen und einem Defibrillator unabdingbar.

Kopfschmerzen

Nach der EKT treten bei 30–50% der Patienten Kopfschmerzen auf (Folkerts 1997; APA 2001). Diese sind meist nicht sehr ausgeprägt und vorübergehend. Durch symptomatische Behandlung mit Eisbeuteln oder nichtsteroidalen Antiphlogistika wie Paracetamol lassen sie sich gut beherrschen. In Einzelfällen bei therapieresistenten Kopfschmerzen scheinen die neueren Migränemittel wie Sumatriptan hilfreich zu sein (Fantz et al. 1998; Oms et al. 1998). Selten werden Migräneanfälle ausgelöst. Falls die o. g. Therapeutika hier erfolglos sind, kann die Gabe von Propranolol empfohlen werden (Hawken et al. 2001).

Effekte auf das ZNS

Es gibt keine Anhaltspunkte für dauerhafte Schäden des Zentralnervensystems durch die EKT (Devanand et al. 1994). Es finden sich allerdings passagere Veränderungen wie eine Verlangsamung der Grundfrequenz im EEG und im Magnetoenzephalogramm (MEG) (Sperling et al. 2000). Die Frequenzverlangsamung entspricht wahrscheinlich der Abnahme des präfrontalen Blutflusses und wird als positiver Prädiktor für eine Therapieresponse genannt (Nobler et al. 1994, 2001). Im Verlauf einer Behandlungsserie steigt die Krampfschwelle (Sackeim et al. 1993). Bei manchen Patienten führt dies zu Schwierigkeiten, um mit den vorhandenen Geräten noch Anfälle auszulösen (Krystal et al. 2000). Es ist darüber diskutiert worden, ob die Erhöhung der Krampfschwelle notwendig ist für einen Therapieerfolg. Die Erhöhung der elektrischen Krampfschwelle scheint nicht einherzugehen mit einer Veränderung der motorischen Schwelle bei der transkraniellen Magnetstimulation (Amiaz et al. 2001) und sie bildet sich innerhalb von wenigen Monaten wieder zurück (Krueger et al. 1993).

Unerwünschte Folge einer EKT können verlängerte Anfälle (>3 Minuten) bis zu einem Status epilepticus (epileptische Aktivität >30 Minuten) sein. Prädisponierend hierfür sind Umstände, die die Krampfschwelle senken, wie z.B. Elektrolytstörungen oder Hypoglykämien (APA 2001). Ein komplexfokaler psychomotorischer epileptischer Status sollte auch als Differenzialdiagnose bei prolongierten Verwirrtheitszuständen nach einer EKT bedacht werden (Srzich u. Turbott 2000). Die Behandlung erfolgt durch die intravenöse Gabe von Antiepileptika analog zum Vorgehen bei anderen prolongierten epileptischen Anfällen.

Es existieren Einzelfallberichte über die Auslösung katatoner Symptomatik durch die EKT. Ein Risikofaktor scheint das kürzlich zurückliegende Absetzen von Benzodiazepinen zu sein. Bei vier von Malur und Francis (2001) berichteten Fällen besserten sich die katatonen Symptome unter erneuter Benzodiazepingabe und weitere EK-Behandlungen konnten ohne Probleme durchgeführt werden.

Bei einer depressiven Patientin, die mehr als 60 EK-Behandlungen im Verlauf von 5 Jahren erhielt, konnten Anghelescu et al. (2001) in einer Messung des zerebralen Glukosestoffwechsels mit der Positronenemissionstomographie (PET) keine Veränderungen gegenüber einer Gruppe von 20 gleichaltrigen Gesunden feststellen. Zachrisson et al. (2000) fanden bei der Untersuchung verschiedene Marker im Liquor vor und nach einer EKT bei 9 Patienten keine Hinweise für eine neuronale und gliale Degeneration oder eine Störung der Bluthirnschranke.

Zerebrovaskuläre Ischämien nach einer EKT sind in Einzelfällen berichtet worden, scheinen aber extrem selten zu sein (Miller et al. 1998).

Sonstige Effekte

Durch die Einführung der Muskelrelaxation sind Frakturen oder Muskelfaserrisse und andere Verletzungen infolge der EKT sehr selten (<1%). Am häufigsten sind Lazerationen der Lippen oder im Mundraum und Zahnverletzungen. Um diese zu vermeiden, ist es wichtig, den Zahnstatus des Patienten im Vorfeld zu erheben und gegebenenfalls gefährdete Zähne durch Polsterung zu schützen. Muskelschmerzen können auch eine Folge der unter Succinylcholin häufig auftretenden Faszikulationen sein. Einen gewissen Schutz hiergegen bietet die Präkurarisierung.

Übelkeit nach der EKT wie nach anderen Narkosen auch ist eher häufig (23%; APA 2001). In ausgeprägten Fällen, insbesondere wenn Erbrechen auftritt, sollten Antiemetika, z. B. Metoclopramid, gegeben werden.

Literatur

Agelink MW, Dammers S, Malessa R, et al (1998) Nutzen und Risiken der Elektrokrampfbehandlung (EKT) bei älteren Patienten mit kardiovaskulären Risikofaktoren. Nervenarzt 69:70–75

Amiaz R, Stein O, Schreiber S, et al (2001) Magnetic and seizure thresholds before and after six electroconvulsive treatments. J ECT 17:195–197

Anghelescu I, Klawe CJ, Bartenstein P, et al (2001) Normal PET after long-term ECT. Am J Psychiatry 158:1527

APA, American Psychiatric Association (2001) The practice of electroconvulsive therapy: recommendations for treatment, training and priviledging: a task force report of the American Psychiatric Association. American Psychiatric Association, Washington

Avery D, Winokur G (1976) Mortality in depressed patients treated with electroconvulsive therapy and antidepressants. Arch Gen Psychiatry 33:1029–1037

Avery D, Winokur G (1978) Suicide, attempted suicide, and relapse rates in depression. Arch Gen Psychiatry 35:749–753

Burd J, Kettl P (1998) Incidence of asystole in electroconvulsive therapy in elderly patients. Am J Geriatr Psychiatry 6:203–211

Devanand DP, Dwork AJ, Hutchinson ER, et al (1994) Does ECT alter brain structure? Am J Psychiatry 151:957–970

Fantz RM, Markowitz JS, Kellner CH (1998) Sumatriptan for post-ECT headache. J ECT 14:272–274

Folkerts H (1997) Elektrokrampftherapie. Ein Leitfaden für die Klinik. Enke, Stuttgart

Greene YM, McDonald WM, Duggan J, et al (2000) Ventricular ectopy associated with low-dose intravenous haloperidol and electroconvulsive therapy. J ECT 16:309–311

Guler N, Bilge M, Eryonucu B, et al (1998) The effect of electroconvulsive therapy on QT dispersion. Acta Cardiol 53:355–358

Hawken ER, Delva NJ, Lawson JS (2001) Successful use of propranolol in migraine associated with electroconvulsive therapy. Headache 41:92–96

Krueger RB, Fama JM, Devanand DP, et al (1993) Does ECT permanently alter seizure threshold? Biol Psychiatry 33:272–276

Krystal AD, Dean MD, Weiner RD, et al (2000) ECT stimulus intensity: are present ECT devices too limited? Am J Psychiatry 157:963–967

Lam RW, Bartley S, Yatham LN, et al (1999) Clinical predictors of short-term outcome in electroconvulsive therapy. Can J Psychiatry 44:158–163

Malur C, Francis A (2001) Emergence of catatonia during ECT. J ECT 17:201–204

Miller AR, Isenberg KE (1998) Reversible ischemic neurologic deficit after ECT. J ECT 14:42–48

Nobler MS, Oquendo MA, Kegeles LS, et al (2001) Decreased regional brain metabolism after ect. Am J Psychiatry 158:305–308

Nobler MS, Sackeim HA, Prohovnik I, et al (1994) Regional cerebral bloodflow in mood disorders, III. Treatment and clinical response. Arch Gen Psychiatry 51:884–7

Olfson M, Marcus S, Sackeim HA, et al (1998) Use of ECT for the inpatient treatment of recurrent major depression. Am J Psychiatry 155:22–29

Oms A, Miro E, Rojo JE (1998) Sumatriptan was effective in electroconvulsive therapy (ECT) headache. Anesthesiology 89:1291–1292

Otsuka H, Shikama H, Saito T, et al (2000) [Asystole during electroconvulsive therapy in a patient with depression and myasthenia gravis]. Masui 49:893–895

Philibert RA, Richards L, Lynch CF, et al (1995) Effect of ECT on mortality and clinical outcome in geriatric unipolar depression. J Clin Psychiatry 56:390–394

Shiwach RS, Reid WH, Carmody TJ (2001) An analysis of reported deaths following electroconvulsive therapy in Texas, 1993–1998. Psychiatr Serv 52:1095–1097

Sperling W, Martus P, Alschbach M (2000) Evaluation of neuronal effects of electroconvulsive therapy by magnetoencephalography (MEG). Prog Neuropsychopharmacol Biol Psychiatry 24:1339–1354

Srzich A, Turbott J (2000) Nonconvulsive generalised status epilepticus following electroconvulsive therapy. Aust N Z J Psychiatry 34:334–336

Tang WK, Ungvari GS (2001) Asystole during electroconvulsive therapy: a case report. Aust N Z J Psychiatry 35:382–385

Tecoult E, Nathan N (2001) Morbidity in electroconvulsive therapy. Eur J Anaesthesiol 18:511–518

Urabe K, Koguchi T, Ishikawa K, et al (2001) [A case of ventricular tachycardia immediately after electroconvulsive therapy in a schizophrenic patient]. Masui 50:50–52

Westphal JR, Sakauye K, Rush J, et al (1999) The Louisiana Medicare Electro-Convulsive Therapy Quality Improvement Project. J La State Med Soc 151:511–517

Wetterling T, Michels R, Dilling H (1998) Elektrokrampftherapie bei therapieresistenter Altersdepression. Ein Erfahrungsbericht. Nervenarzt 69:617–621

Wild B, Eschweiler GW, Bartels M (2002) Anaesthesia for electroconvulsive therapy. European Journal of Anaesthesiology 19:6–16

Zachrisson OC, Balldin J, Ekman R, et al (2000) No evident neuronal damage after electroconvulsive therapy. Psychiatry Res 96:157–165

Zielinski RJ, Roose SP, Devanand DP, et al (1993) Cardiovascular complications of ECT in depressed patients with cardiac disease. Am J Psychiatry 150:904–909

6 Kognitive Effekte der Elektrokrampftherapie

W. SCHLOTTER

Im Folgenden wird auf verschiedene Gedächtnisbereiche sowie andere kognitive Funktionen eingegangen und Einflussfaktoren und Prädiktoren für kognitive Defizite werden beschrieben. Die Darstellung möglicher neuropsychologischer Testverfahren soll in der Praxis helfen, Veränderungen im kognitiven Status zu erfassen, um die Behandlung individuell anpassen zu können.

6.1 Gedächtnis und EKT

Gedächtnisprobleme können sowohl im Neugedächtnis (anterogrades Gedächtnis) als auch im Altgedächtnis (retrogrades Gedächtnis) auftreten. Demzufolge werden die Auswirkungen einer EKT auf das Neugedächtnis und auf das Altgedächtnis untersucht.

Es stellt sich die Frage, inwieweit eine Behandlung mit der EKT das Erlernen, Speichern und den Abruf von neuen Gedächtnisinhalten beeinträchtigt und inwieweit der Abruf bzw. das Vorhandensein von früher einmal erlerntem Wissen oder autobiographisches Wissen in Mitleidenschaft gezogen wird. Informationen und Erlebtes, das vor der EKT gelernt wurde, zählen zum Altgedächtnis, während Sachverhalte, die nach einer EKT gelernt werden, dem Neugedächtnis zugeordnet werden.

Das Neugedächtnis nimmt neue Informationen auf, verwandelt sie in stabile Gedächtnisspuren und erweitert so das Repertoire des Wissens (Schmidtke 1999). Die zu lernenden Inhalte können materialspezifisch in verbales und nonverbales Material eingeteilt werden. Neben dieser Materialspezifität kann auch eine Modalitätsspezifität unterschieden werden. Geprüft werden hierbei die Gedächtnisleistungen unterschiedlicher Sinneskanäle (auditiv, visuell etc.).

Nach Mehrspeichermodellen des Gedächtnisses durchlaufen Informationen stufenweise verschiedene Gedächtnisspeicher. Man unterscheidet zwischen Kurzzeitgedächtnis und Langzeitgedächtnis. Unter Kurzzeitgedächtnis versteht man einen Gedächtnisspeicher mit begrenzter Kapazität, der Gedächtnisinhalte nur kurzfristig (bis ca. 1 min) speichert. Inhalte des Kurzzeitgedächtnisses, z.B. das Merken einer Telefonnummer, die man gerade gehört hat, werden schnell wieder vergessen, wenn sie nicht innerlich wiederholt werden. Durch den Vorgang des inneren Wiederholens kann das Behaltensintervall ausgedehnt werden. Schließlich erreichen die Informationen das Langzeitgedächtnis mit theoretisch unbegrenzter Kapazität. Informationen können hier für Minuten bis Jahre gespeichert bleiben (Atkinson et al. 1968).

6.2 Ergebnisse zum Neugedächtnis

Die nachfolgend ausgeführten Ergebnisse beziehen sich auf unilaterale (UL-EKT) oder bilaterale (BL-EKT) Elektrodenplatzierung.

Kurzzeitgedächtnis

Ein einfacher Test zur Überprüfung des Kurzzeitgedächtnisses ist das Zahlennachsprechen, wie es als Untertest „Zahlennachsprechen" im Hamburg-Wechsler-Intelligenztest für Erwachsene (HAWIE-R) (Tews 1991) oder im Wechsler-Gedächtnis-Test (WMS-R) (Härting et al. 2000) vorliegt. Hierbei muss eine Zahlenreihe (vorwärts und rückwärts) nachgesprochen werden, bis zwei Reihen gleicher Länge nicht mehr korrekt wiedergegeben werden können.

In Untersuchungen zur Auswirkung einer EKT auf das Kurzzeitgedächtnis gemessen mit dem Zahlennachsprechen fanden Horne et al. (1985) und Calev et al. (1989) keine kurzfristigen Verschlechterungen, wohl aber Ghaziuddin et al. (2000), die Jugendliche im Durchschnittsalter von 15,9 Jahren in den ersten zehn Tagen nach einer EKT untersuchten. Eine komplette Remission dieser Kurzzeitgedächtnisstörung ließ sich in einer weiteren Nach-

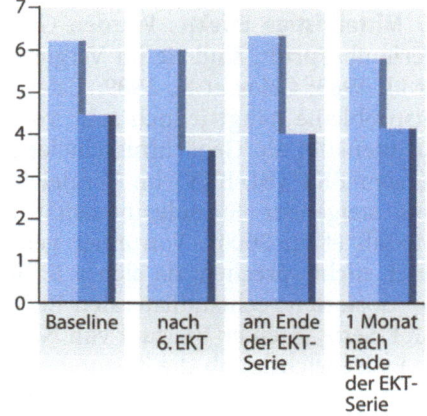

Abb. 6.1. Kurzzeitgedächtnisleistungen gemessen durch „Zahlennachsprechen" (Mittelwert der Zahlenreihenlänge im Zahlennachsprechen vorwärts: hellblaue Balken, Mittelwert der Zahlenreihenlänge im Zahlennachsprechen rückwärts: blaue Balken). Eine EKT verursachte keine signifikanten Veränderungen. Modifiziert nach Ng et al. (2000)

untersuchung nach ca. 8,5 Monaten feststellen. Jetzt erschien kein signifikanter Unterschied mehr zur Leistung vor der EKT. Bei Calev et al. (1991) zeigte sich im Vergleich von Prä- und Post-EKT-Werten keine Veränderung sowohl beim Zahlennachsprechen vorwärts als auch beim Zahlennachsprechen rückwärts. Die Leistungen verbesserten sich vielmehr für das Zahlennachsprechen vorwärts und rückwärts nach einem Monat bzw. nach 6 Monaten nach Beendigung der Behandlung. Keine Veränderungen zeigten sich in Untersuchungen von Ng et al. (2000) (Abb. 6.1).

Langzeitgedächtnis

■ **Kurzfristige Effekte nach der EKT.** Viele Patienten klagen nach einer EKT-Sitzung über vorübergehende Kopf- und Muskelschmerzen, Übelkeit und Verwirrtheitszustände. Vereinzelt werden manische Zustände beobachtet. Unmittelbar nach der EKT (und Narkose) haben Patienten Schwierigkeiten neue Informationen zu lernen und wiederzugeben. Überprüft werden Langzeitgedächtnisinhalte über die Wiedergabe von kurzen Geschichten, Wortlisten, geometrischen Figuren etc.

Defizite in den kognitiven Leistungen sind am stärksten unmittelbar am Ende einer EKT ausgeprägt. Beeinträchtigungen im Langzeitgedächtnis sind während weniger Stunden nach der Verabreichung einer EKT beschrieben. Die Beeinträchtigungen sind am größten, je geringer der Zeitabstand zwischen dem Zeitpunkt des Lernens und dem Ende der EKT ist. Sie sind um so größer, je größer der Zeitabstand zwischen Lernen und Abruf des Gelernten aus dem Gedächtnis ist (Lewis et al. 1998). Beispielsweise treten bei einem Abruf des Gelernten nach 24 Stunden im Vergleich zu 30 Minuten deutlichere Gedächtnisprobleme auf. Mit zunehmender Zahl der EKT-Sitzungen kumulieren Konsolidierungs- und Behaltensprobleme. Die Gedächtnisfunktionen erholen sich sodann langsamer (Squire et al. 1974).

■ **Mittelfristige Effekte.** Werden Gedächtnisleistungen am Ende einer EKT-Serie überprüft, sind sie im Vergleich zur Baseline oftmals schlechter (Frith et al. 1983; Calev et al. 1989; Calev et al. 1991). Das Ausmaß der Gedächtnisprobleme hängt jedoch sehr von der Elektrodenplatzierung und Stimulusintensität ab. Gedächtnisschwierigkeiten sind vor allem nach einer bilateralen EKT (BL-EKT) im Vergleich zur unilateralen EKT (UL-EKT) sowie mit steigender Stimulusintensität zu beobachten (Sackeim et al. 2000; McCall et al. 2000). Von einer generellen Verschlechterung kann man jedoch nicht sprechen, da sich z.B. bei Sackeim et al. (2000) bei einer niedrig dosierten rechtsunilateralen EKT die Gedächtnisleistungen am Ende der EKT-Serie in einer Vielzahl von Neugedächtnistests verbesserten (Abb. 6.2).

Es ist wichtig, ob die Testung einen Tag oder eine Woche nach Ende der EKT durchgeführt wird. Nach einer Woche sind die Defizite weniger stark ausgeprägt.

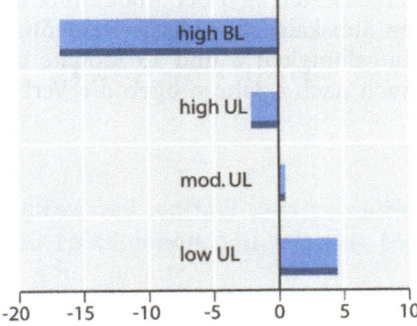

Abb. 6.2. Prozentuale Veränderung im Gesamtpunktwert des modifizierten Mini-Mental-Status-Tests am Ende der EKT im Vergleich zur Voruntersuchung bei bilateraler (BL) und rechtsunilateraler EKT (UL) unter verschiedenen Stimulusintensitäten (*low* niedrige Dosis (50% über der Schwelle), *mod.* moderate Dosis (150% über der Schwelle), *high* hohe Dosis (500% über der Schwelle). Modifiziert nach Sackeim et al. (2000)

Gedächtnisprobleme offenbaren sich besonders, wenn verlangt wird, das Gelernte nach einem größeren Zeitintervall, z. B. nach einem Tag, wiederzugeben (Squire et al. 1978; Calev et al. 1991; Sackeim et al. 2000). Dies spiegelt eine höhere Vergessensrate bzw. Konsolidierungsdefizite aufgrund einer EKT wider (Calev et al. 1991; Lewis et al. 1998).

Hasse-Sander et al. (1998) fanden nach einer Serie von 10 rechtsunilateralen EKT's nur eine signifikante Verschlechterung in der Behaltensleistung verbaler Inhalte nach einem verzögerten Abruf nach 30 Minuten. Die sofortigen Abrufleistungen und verbalen Lernleistungen unterschieden sich nicht. Das visuelle Kurzzeitgedächtnis und die visuo-konstruktiven Fähigkeiten verbesserten sich.

■ **Langzeiteffekte.** Die meisten Forscher gehen davon aus, dass sich 6 Monate nach Ende einer EKT-Serie keine Neugedächtnisstörungen mehr nachweisen lassen (Calev et al. 1995).

Weeks et al. (1980) konnten in einer breiten Übersichtsarbeit zeigen, dass nach ungefähr 72 Tagen nach Ende einer EKT-Serie die Gedächtnisleistungen auf das Niveau der Leistungen vor der EKT zurückkehren, nach anderen Arbeiten (D'Elia et al. 1983) sogar schon nach 3–7 Tagen. Ng et al. (2000) beobachteten einen Monat nach Ende der EKT keine Defizite im Vergleich zur Baseline mehr. Frith et al. (1983) stellten nach 6 Monaten keine Defizite mehr fest, die zuvor am Ende der EKT-Serie nachweisbar waren. Calev (1991) beschrieb bessere Gedächtnisleistungen im Vergleich zu den Ausgangswerten in einer 6-Monatskatamnese trotz unveränderter Depression. Squire et al. (1997) konnten ebenfalls 6 bis 9 Monate nach Ende der EKT sowohl bei UL-EKT als auch bei BL-EKT keine Hinweise für bleibende Gedächtnisprobleme im verzögerten Abruf neuer Gedächtnisinhalte oder im Altgedächtnis finden. Cohen et al. (2000) untersuchten 10 Jugendliche 3,5 Jahre nach der letzten EKT bezüglich des Neugedächtnisses. Sie erhielten keine Unterschiede zur Kontrollgruppe, die bezüglich Diagnose, Alter und Geschlecht parallelisiert war. Ältere Patienten leiden in einer depressiven Phase oft unter depressionsbedingten kognitiven Einschränkungen. Nach einer erfolgreichen rechtsunilateralen Elektrokrampfbehandlung verbesserten sich bei Stoudemire et al. (1995) die Werte der Patienten in allen Subskalen der Mattis-Dementia-Rating-Scale. Überprüft wurde die Leistungsfähigkeit 6 und 15 Monate nach Ende der Elektrokrampfbehandlung. Auch nach 4 Jahren blieb die Verbesserung bestehen.

Differenzieller Einfluss von unilateraler und bilateraler EKT auf verbales und nonverbales Gedächtnismaterial

Eine wichtige Funktion für Neugedächtnisleistungen spielen mediale Temporallappenstrukturen, insbesondere der Hippokampus. Auch hier besteht eine funktionelle Asymmetrie zwischen den beiden Gehirnhälften. Während der linke mediale Temporallappen für verbales Gedächtnismaterial eine wichtige Rolle spielt, ist der rechte mediale Temporallappen für nonverbale Gedächtnisinhalte wichtig.

Je nach unilateraler oder bilateraler Elektrodenplatzierung zeigen sich differenzielle Auswirkungen auf verbale und nonverbale Gedächtnisleistungen.

Eine bilaterale EKT beeinträchtigt sowohl den verzögerten Abruf von verbalem als auch von nonverbalem Gedächtnismaterial. Eine rechtsunilaterale EKT beeinträchtigt vor allem den verzögerten Abruf von nonverbalem Material. Eine unilaterale EKT auf der dominanten Hemisphäre würde vor allem verbale Gedächtnisinhalte beeinträchtigen. Nonverbale Gedächtnisinhalte werden weniger bei unilateraler als bei bilateraler EKT in Mitleidenschaft gezogen (Squire et al. 1978; Fromm-Auch 1982; Daniel et al. 1983).

Diese Ergebnisse beziehen sich auf rechtshändige Patienten, bei denen sich die dominante Hemisphäre auf der linken Seite befindet. Bei Patienten, bei denen sichergestellt ist, dass sich die dominante Hemisphäre auf der rechten Seite befindet, sollte infolgedessen eine unilaterale EKT auf der linken Seite durchgeführt werden. Ansonsten deutet eine passagere Dysphasie oder motorische Aphasie nach einer rechtsseitigen UL-EKT (rUL) auf eine rechtshemisphärische Dominanz; dies empfiehlt eine entsprechende Umplatzierung der Elektroden von rechts nach links.

Neben dem eben beschriebenen differenziellen Einfluss auf die Gedächtnisleistungen zeigen sich auch unterschiedliche Effekte auf die nichtgedächtnisbezogenen Funktionen. Bei Kriss et al. (1978) hatten einige Patienten, die rechtsunilateral stimuliert wurden, einen transienten linksseitigen visuell-räumlichen Neglekt. Patienten, die hingegen eine EKT auf der dominanten Hemisphäre erhielten, zeigten eine passagere Dysphasie. Diese Auffälligkeiten normalisierten sich aber innerhalb von 20 Minuten.

Ebenso berichten Sackeim et al. (1983) von einem Neglekt für das linke Gesichtsfeld. Ihre Patienten bemerkten mehr Silben und Figuren im rechten als im linken Gesichtsfeld bei einer Testung 35 bis 50 Minuten nach einer rUL-EKT. Jedoch belegen Rogers et al. (2002) ungefähr eine Stunde nach Ende einer rUL-EKT eine deutliche und signifikante Veränderung der Aufmerksamkeitsasymmetrie zugunsten der linken Seite.

■ Zusammenfassung

In den meisten Arbeiten lassen sich keine Verschlechterungen im Kurzzeitgedächtnis aufgrund einer EKT finden. Neugedächtnisstörungen des Langzeitgedächtnisses sind am stärksten unmittelbar nach einer EKT-Sitzung ausgeprägt. Dabei kommt es zu einer kumulativen Verschlechterung über eine EKT-Serie hinweg. Mögliche Einbußen treten besonders zu Tage, wenn eine größere Zeitspanne zwischen Lernen und Abruf des Gelernten aus dem Gedächtnis vorliegt. Eine BL-EKT sowie die früher angewandte Sinuswellen-EKT verursachten mehr Neugedächtnisprobleme als eine UL-EKT und die heutige Kurzpulstechnik. Bei einer rUL-EKT mit niedriger Dosis ließen sich sogar Verbesserungen in den Neugedächtnisleistungen finden. UL- und BL-EKT haben differenzielle Effekte auf verbales und nonverbales Gedächtnismaterial. Mit zunehmendem Zeitabstand zur EKT-Serie erholen sich die Gedächtnisfunktionen.

Spätestens nach 6 Monaten sind keine Neugedächtnisprobleme mehr nachweisbar. Es ist aber nach Squire et al. (1997) denkbar, dass nach einer EKT einige Gedächtnisprobleme noch bestehen, die jedoch mit den zur Verfügung stehenden neuropsychologischen Testverfahren nicht entdeckt werden können.

6.3 Altgedächtnis

Mit dem Begriff Altgedächtnis verbinden sich zurückliegende Erinnerungen. Das Altgedächtnis ist die Summe des Erlebten und Gelernten, das im Gedächtnis repräsentiert ist. Die Trennungslinie zwischen Neugedächtnis und Altgedächtnis ist das Jetzt. Was zuvor durch das Neugedächtnis eingespeichert wurde, wird zum Inhalt des Altgedächtnisses (Schmidtke 1999). Inhalte des Altgedächtnisses werden nach Tulving (1972) in episodisch und semantisch unterteilt.

Episodische Erinnerungen sind an einen räumlichen und zeitlichen Kontext gebunden. Ein Beispiel hierzu wäre noch zu wissen, dass man letzten Sonntag im Restaurant Adler Pfälzer Saumagen gegessen hat. Das semantische Gedächtnis umfasst kontextfreie, allgemeine Informationen über die Welt und die eigene Person. Ein Beispiel hierzu wäre zu wissen, dass die Wüste Gobi in Asien liegt. Aber noch zu wissen, dass man in der 9. Klasse an einem sonnigen Dienstag im Erdkundeunterricht erfuhr, dass die Wüste Gobi in Asien liegt, wäre eine episodische Erinnerung.

Autobiografische Daten und öffentlich bekannte Ereignisse können jeweils sowohl einen episodischen als auch einen semantischen Charakter haben. Wiederholen sich Inhalte bei verschiedenen Umständen, so verlieren sie ihren episodischen Charakter. Wir wissen alle, dass die Hauptstadt von Italien Rom ist, aber wir wissen wohl nicht mehr, wann und wo wir es ge-

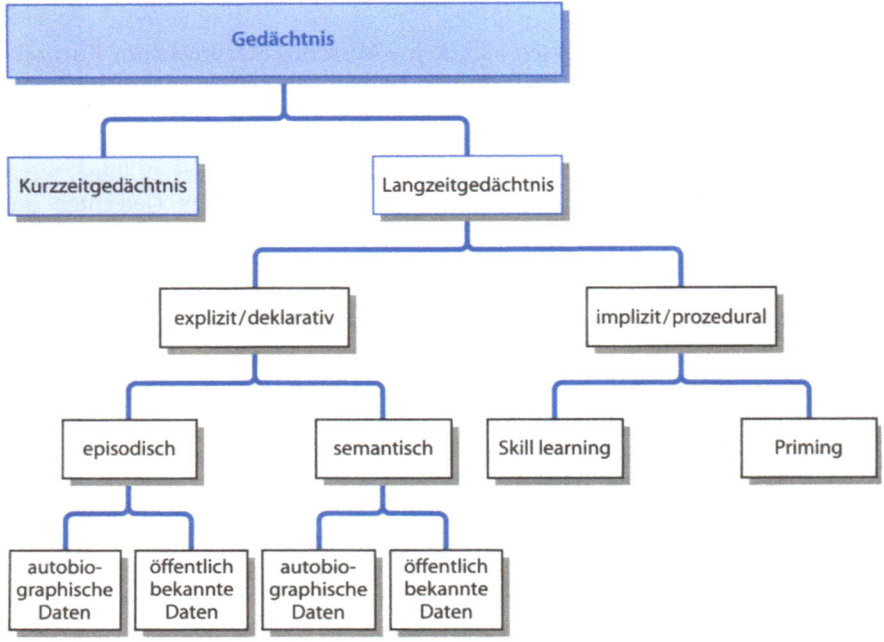

Abb. 6.3. Taxonomie des Gedächtnisses

lernt haben. Informationen aus dem öffentlichen Leben verlieren ihren episodischen Charakter schneller als autobiographische Inhalte (Schmidtke et al. 1999).

Aus diesem Grund ist es sinnvoll ein Altgedächtnis für autobiografische oder persönliche Daten und ein Altgedächtnis für öffentliche bekannte Ereignisse oder unpersönliche Daten zu unterscheiden (Abb. 6.3).

EKT-Effekte auf das Altgedächtnis

Allgemein wird angenommen, dass die durch eine EKT verursachten Defizite im Altgedächtnis problematischer sind als die im Neugedächtnis, weil die Gedächtnisschwierigkeiten länger andauern und die meisten Patienten in einem bestimmten Ausmaß darunter leiden (Weimer 2000; Sackeim 2000). Altgedächtnisprobleme drücken sich dergestalt aus, dass Patienten nach einer EKT weniger Ereignisse und Details über diese Ereignisse berichten können als noch vor der Behandlung.

Ferner gibt es Hinweise für einen Zeitgradienten, in der Form, dass zeitlich kürzer zurückliegendes Gedächtnismaterial mehr in Mitleidenschaft gezogen wird als zeitlich länger zurückliegendes Gedächtnismaterial (Calev et al. 1989). Die meisten Patienten haben unmittelbar nach der EKT-Serie Probleme, sich an Ereignisse zu erinnern, die zeitlich nahe zur EKT stehen.

Ferner können subjektive Erfahrungen mit der jetzigen Krankheitsphase schlechter erinnert werden (Peretti et al. 1996).

Die Erinnerung an Dinge, die während der Behandlung geschahen, wird am meisten in Mitleidenschaft gezogen (Squire 1981; Sackeim 2000). Die Gedächtnisschwierigkeiten können sich aber auch auf wenige Wochen oder Monate ausdehnen. Die Altgedächtnisstörungen verbessern sich in der Regel über die Zeit hinweg. Nach Auffassung der meisten Forscher finden sich in der Regel nach 6 Monaten keine Einschränkungen mehr. Es gibt nur wenige Patienten, die über durchgehende und persistierende Gedächtnisprobleme klagen. Die Ursache rührt nach Sackeim (2000) eher von der psychiatrischen Grunderkrankung her als von der EKT.

■ **Autobiografisches Gedächtnis.** Tests zur Überprüfung autobiografischer Gedächtnisinhalte beinhalten Fragen nach Geschenken, die an Geburtstagen oder zu Weihnachten gemacht oder erhalten wurden, Fragen zu Reisen ins In- oder Ausland (wann, wie lange, wohin, welche Sehenswürdigkeiten), Fragen zu Kindheitserinnerungen (Namen von Schulkameraden, Lehrern), eigenen Erkrankungen oder Erkrankungen von Familienmitgliedern und Freunden.

Defizite im autobiografischen Gedächtnis scheinen ein robuster Effekt zu sein, der sich in den meisten Studien nachweisen ließ (Squire et al. 1981; Calev et al. 1989; Calev et al. 1991; Sorbin et al. 1995; Peretti et al. 1996; Sackeim et al. 2000).

Länger andauernde Defizite (d.h. je nach Katamnesezeitpunkt 2 oder 6 Monate) im autobiografischen Gedächtnis und im Gedächtnis für öffentlich bekannte Ereignisse wurden wiederholt für Sinuswellenstimulation und für BL-Stimulation gefunden (Janis 1950; Squire et al. 1981; Daniel et al. 1982; Weiner et al. 1986), jedoch nicht bei McElhiney et al. (1995) und Lisanby et al. (2000).

Für die rechtsunilaterale Kurzpulstechnik ergaben sich nur kurzfristige Einschränkungen (Weiner et al. 1986; Lisanby et al. 2000; Sackeim et al. 2000) am Ende der EKT-Serie (Abb. 6.4).

Beispielsweise fanden Sackeim et al. (1993) eine Woche nach Ende der EKT 3-mal mehr Altgedächtnisstörungen für autobiografische Daten für

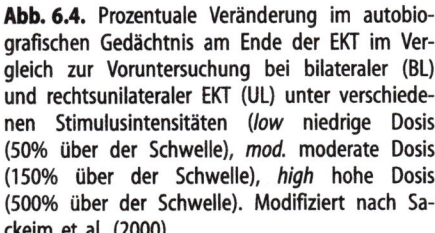

Abb. 6.4. Prozentuale Veränderung im autobiografischen Gedächtnis am Ende der EKT im Vergleich zur Voruntersuchung bei bilateraler (BL) und rechtsunilateraler EKT (UL) unter verschiedenen Stimulusintensitäten (*low* niedrige Dosis (50% über der Schwelle), *mod.* moderate Dosis (150% über der Schwelle), *high* hohe Dosis (500% über der Schwelle). Modifiziert nach Sackeim et al. (2000)

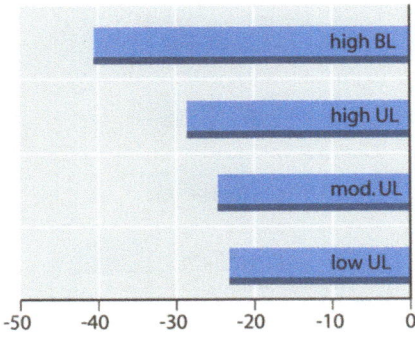

eine BL-EKT im Vergleich zu einer UL-EKT. Diese Unterschiede waren nach 2 Monaten nicht mehr nachweisbar.

Die emotionale Valenz von autobiographischen Ereignissen (positive vs. negative Ereignisse) beeinflusst nicht die Wahrscheinlichkeit, mit der diese infolge einer EKT vergessen werden (McElhiney et al. 1995). Normalerweise finden sich bei Depressiven vor allem dann Einschränkungen, wenn positive und neutrale Items im Vergleich zu Items mit einer negativen Valenz verarbeitet werden müssen (Christensen et al. 1997).

▪ **Gedächtnis für öffentlich bekannte Ereignisse.** Typische Fragen sind hierbei Detailwissen über Fernsehserien aus einer bestimmten Zeitspanne, Fragen zu politischen Ereignissen, Fragen über das Leben berühmter Persönlichkeiten und Naturkatastrophen.

Squire et al. (1981) überprüften das Detailwissen über Fernsehserien, die über eine Zeitspanne von 1967 bis 1974 ausgestrahlt wurden. Bei der Testung eine Stunde nach der 5. EKT ergab sich eine deutliche Verschlechterung im Vergleich zu den Ausgangsleistungen vor der EKT. Nach 7 Monaten zeigten sich keine Unterschiede mehr zu den Ausgangswerten. Sie fanden insofern auch einen Zeitgradienten, dass jünger zurückliegende Ereignisse stärker in Mitleidenschaft gezogen werden als länger zurückliegende. Calev et al. (1991) bestätigten keinen Zeitgradienten, wohl aber ein Defizit im Erinnern von Informationen bzgl. öffentlich bekannten Ereignissen nach der EKT-Serie. Calev et al. (1989) stellten Störungen im Gedächtnis für öffentlich bekannte Ereignisse im Vergleich zu Depressiven fest, die mit Imipramin behandelt wurden. Die Untersuchungen von Sackeim et al. (2000) belegen größere Störungen im Gedächtnis für öffentlich bekannte Ereignisse bei BL-EKT im Vergleich zur UL-EKT sowohl am Ende der EKT-Serie (Abb. 6.5) als auch nach einem 2-monatigen Intervall.

▪ **Vergleich autobiographisches Gedächtnis versus Gedächtnis für öffentlich bekannte Ereignisse.** Bisher wurde angenommen, dass das autobiografische Gedächtnis mehr in Mitleidenschaft gezogen wird als das Gedächtnis für öffentlich bekannte Ereignisse. Die beiden Altgedächtnisbereiche wurden

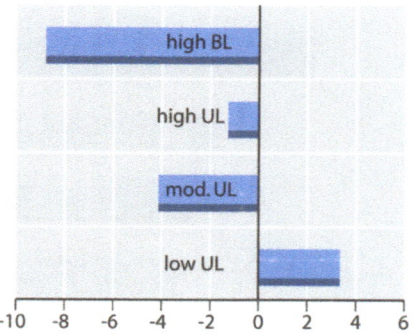

Abb. 6.5. Prozentuale Veränderung im Gedächtnis für öffentlich bekannte Daten am Ende der EKT im Vergleich zur Voruntersuchung bei bilateraler (BL) und rechtsunilateraler EKT (UL) unter verschiedenen Stimulusintensitäten (*low* niedrige Dosis (50% über der Schwelle), *mod.* moderate Dosis (150% über der Schwelle), *high* hohe Dosis (500% über der Schwelle). Modifiziert nach Sackeim et al. (2000)

bisher nicht direkt miteinander verglichen. Lisanby et al. (2000) überprüften diese Altgedächtnisbereiche anhand des Personal Impersonal Memory Test (PIMT), bei dem jeweils 5 Kategorien zu persönlichen und unpersönlichen Ereignissen vorgegeben wurden.

Nach Ende der EKT-Serie konnten EKT-Patienten weniger Ereignisse und Details erinnern als gesunde Kontrollpersonen. Die Defizite waren im Gedächtnis für öffentlich bekannte Ereignisse wider Erwarten größer als im autobiografischen Gedächtnis.

Die BL-EKT verursachte mehr Gedächtnisprobleme als die rUL-EKT besonders im Gedächtnis für öffentlich bekannte Ereignisse. Nach 2 Monaten bestanden keine autobiografischen Gedächtnisprobleme im Vergleich zur Voruntersuchung mehr. Es zeigten sich weiterhin Defizite im Abruf von Details besonders von kurz zurückliegenden öffentlich bekannten Ereignissen. Das Ausmaß der Einbußen war aber im Vergleich zu der Messung am Ende der EKT-Serie geringer.

Aufgrund einer einzigen Publikation zum Vergleich autobiographisches Gedächtnis versus Gedächtnis für öffentlich bekannte Ereignisse sind noch keine abschließenden Aussagen zu treffen.

Wichtig für Gedächtnisleistungen sind persönliche, emotionale und motivationale Bezüge zu den Inhalten. Gedächtnisinhalte, seien sie nun autobiografisch oder öffentlich bekannte Daten, werden besser gespeichert, wenn sie für die Person bedeutsamer und wichtiger sind. Diese stärkeren Beeinträchtigungen des autobiografischen Gedächtnisses nach bilateraler EKT im Vergleich zur unilateralen EKT führen in Deutschland dazu, dass für eine bilaterale EKT bei betreuten Patienten ein richterlicher Beschluss erforderlich ist (Batra et al. 1999).

■ Zusammenfassung

Eine EKT produziert sowohl Defizite im autobiografischen Gedächtnis als auch im Gedächtnis für öffentlich bekannte Ereignisse. Am meisten können die Gedächtnisinhalte bezüglich Ereignissen in Mitleidenschaft gezogen werden, die während einer EKT-Serie geschahen. Mitunter können sie vollständig vergessen sein. Vergessen werden kann auch die Erinnerung an die Depressionssymptome, an denen Patienten vor der EKT litten. Es gibt Hinweise für einen Zeitgradienten in der Form, dass jünger zurückliegende Ereignisse stärker betroffen sind als länger zurückliegende Ereignisse. Diese Defizite verringern sich nach Beendigung der EKT, aber mit residuellen Schwierigkeiten bei einigen Patienten. Die Schwere und Persistenz von Altgedächtnisstörungen sind bei einer BL-EKT größer als bei einer UL-EKT, bei einer Sinuswellen-EKT größer als bei einer Kurzimpuls-EKT. Sie vergrößern sich mit zunehmender Stimulusintensität (s. Abb. 6.4 u. Abb. 6.5). Das Ausmaß der Altgedächtnisstörungen ist nicht signifikant korreliert mit dem Grad der therapeutischen Verbesserung (Weimer 2000).

6.4 Explizite vs. implizite Gedächtnisstörungen bei der EKT

Die oben beschriebenen Gedächtnisleistungen werden als explizite Gedächtnisleistungen bezeichnet. Bei amnestischen Patienten, z. B. Patienten mit Korsakow-Syndrom, ist das explizite Gedächtnis stark eingeschränkt, während das implizite Gedächtnis erhalten ist. Dies wird als ein Beleg für eine Dissoziation von expliziten und impliziten Gedächtnisleistungen interpretiert. Beispielsweise haben amnestische Patienten starke Einbußen im Erinnern eines Gesprächsinhaltes, können aber auf der anderen Seite motorische Aufgaben erlernen.

Beim expliziten Gedächtnis ist eine bewusste oder absichtliche Erinnerung an eine vorausgegangene Erfahrung notwendig. Vom impliziten Gedächtnis spricht man, wenn frühere Erfahrungen die Bearbeitung einer Aufgabe erleichtern, ohne dass eine bewusste oder absichtliche Erinnerung notwendig ist (Schacter 1987). Beispiele hierzu sind Priming (z. B. Bildkomplettierungsaufgaben, Wortkomplettierungsaufgaben), motorisches Lernen sowie das Lernen bestimmter Fertigkeiten (z. B. Turm von Hanoi, Spiegelschriftlesen) (s. Abb. 6.3).

Implizites Gedächtnis und EKT

Squire et al. (1984) belegen nach einer EKT-Serie trotz beeinträchtigter Altgedächtnisleistungen intakte Lern- und Abrufleistungen im Spiegelschriftlesen als Maß für implizite Lernleistungen. Keine Unterschiede im Spiegelschriftlesen traten zwischen bilateraler und unilateraler EKT auf. Während sich bei Squire et al. (1985) zwischen 45 Minuten und 9 Stunden nach der EKT die Wiedererkennensleistungen mit größerem zeitlichem Abstand zur EKT verbessern, zeigten sich keine Veränderungen in den Leistungen einer Wortkomplettierungsaufgabe, die sich nicht von denen gesunder Kontrollversuchspersonen unterschieden. Keine differenziellen Unterschiede in der Wortkomplettierungsaufgabe zeigte der Vergleich von BL- und rUL-EKT.

Weiterhin zeigten sich bei Vakil et al. (2000) nach einer EKT – sowohl gemessen 1–2 Tage nach der 1. EKT als auch nach der 8. EKT – keine Defizite bei einer partiellen Bildidentifikation und im Turm von Hanoi im Vergleich zu gesunden Kontrollversuchspersonen. Explizite Fragen zu den impliziten Aufgaben waren jedoch beeinträchtigt. Vor Beginn der EKT erzielten depressive Patienten schlechtere Leistungen im Turm von Hanoi im Vergleich zur gesunden Kontrollgruppe, was auf die Depression zurückgeführt wurde.

Die Datenlage weist also darauf hin, dass eine EKT selektiv explizite Gedächtnisleistungen beeinträchtigen kann, während implizite Gedächtnisfunktionen nicht in Mitleidenschaft gezogen werden.

Subtypen der Gedächtnisdysfunktion nach einer EKT

Theorien über multiple Gedächtnissysteme schreiben die Unterschiede zwischen implizitem und explizitem Gedächtnis den unterschiedlichen Eigenschaften zugrunde liegender Gedächtnissysteme zu, die mit spezifischen Gehirnregionen korrespondieren (Schacter 1987). Das explizite Gedächtnis wird dem hippokampalen und dienzephalen System zugeordnet, während das implizite Gedächtnis von neokortikalen Assoziationsgebieten beim Priming bzw. beim prozeduralen Gedächtnis von den Basalganglien abhängt.

Die oben beschriebenen Gedächtnisprobleme nach einer EKT werden oft als organische Amnesie beschrieben, weil sowohl Neugedächtnisstörungen als auch Altgedächtnisstörungen auftreten können. Sie sind begrenzt auf episodische, explizite Gedächtnisprobleme mit Störungen in der Konsolidierung und/oder im Abruf von Gedächtnisinhalten, während wohl das Kurzzeitgedächtnis nicht in Mitleidenschaft gezogen wird (Sackeim 2000; Rami-Gonzales et al. 2001). Sie sind begrenzt auf Probleme in expliziten Gedächtnisfunktionen, während implizite Gedächtnisfunktionen intakt bleiben, sodass man auch hier von einem differenziellen Einfluss auf das explizite Gedächtnis sprechen kann.

Die Gedächtnisprobleme werden mit einer Dysfunktion des medialen Temporallappens in Verbindung gebracht. Diese Gehirnstruktur hat eine niedrige Krampfschwelle und wird bei einer fronto-temporalen Elektrodenplatzierung wahrscheinlich in Mitleidenschaft gezogen.

6.5 Nicht auf das Gedächtnis bezogene kognitive Parameter und EKT

Es gibt zahlreiche Studien, die „nicht-gedächtnisbezogene" kognitive Leistungsaspekte untersuchen. Untersucht wurden hierbei beispielsweise Wahrnehmungsfunktionen, Aufmerksamkeitsleistungen, visuell-räumliche Funktionen, Intelligenzfunktionen, sprachliche Leistungen sowie Exekutivfunktionen.

Calev et al. (1995) fassen in einer Übersichtsarbeit die Ergebnisse vieler Studien zu diesem Thema folgendermaßen zusammen.

Trotz Verbesserung des psychopathologischen Zustandes der depressiven Patienten lassen sich 7 bis 72 Stunden nach Ende der EKT-Serie keine Verbesserung in den Kognitionen feststellen. Es wird ein durch die EKT verursachtes generelles kognitives Defizit in nicht-gedächtnisbezogenen Funktionen angenommen. Diese Einschränkungen scheinen dasselbe Ausmaß anzunehmen, wie sie auch durch eine schwere Depression oder durch einen anderen psychopathologischen Zustand verursacht werden.

Die nicht-gedächtnisbezogenen kognitiven Funktionen sind bei der Anwendung einer modernen EKT-Technik aber weniger stark beeinträchtigt als die Gedächtnisfunktionen. Wenn moderne EKT-Methoden (Kurzpulstechnik, moderate Stimulation) eingesetzt werden, übersteigen die EKT-bedingten kognitiven Einbußen selten die Beeinträchtigungen, die von der Psychopathologie hervorgerufen werden. Der akute Effekt einer EKT auf Aufmerksamkeitsaufgaben ist jedoch stärker als der von der Psychopathologie bedingte Abfall in den Aufmerksamkeitsleistungen. Bei der Sinuswellentechnik oder unter Hochdosisbehandlung sind die Auswirkungen auf die nicht-gedächtnisbezogenen Funktionen schwerer als die von der Psychopathologie bedingten Einschränkungen. Der Zeitverlauf für die Remission dieser nicht-gedächtnisbezogenen Funktionen ist ähnlich wie der von Gedächtnisfunktionen. Je größer der Zeitabstand zur letzten EKT ist, desto häufiger wird von Verbesserungen in den kognitiven Funktionen berichtet. Bis 7 Stunden nach der EKT wurden Defizite im Vergleich zu den Baselinewerten festgestellt. 7–72 Stunden nach der EKT scheint es bei den heutigen EKT-Methoden zu einer Besserung zu kommen. Die Leistungsfähigkeit ähnelt dann der vor Beginn der EKT. Bei der Anwendung der heute nicht mehr üblichen Sinuswellenstimulation oder einer Hochdosis-EKT sind die Leistungen jedoch schlechter als vor Beginn der Behandlung. 72 Stunden bis eine Woche nach der EKT wird eine Verbesserung im Verhältnis zur Baseline vor der EKT gefunden. Häufig ergibt sich eine Verbesserung zur Baseline eine Woche bis 7 Monate nach der EKT. Generell wurden keine negativen Langzeiteffekte nach dieser Zeit nachgewiesen.

6.6 Kognitive Nebenwirkungen verschiedener EKT-Parameter

Rechtsunilaterale EKT mit hoher Stimulusintensität

Zahlreiche Studien belegen bessere Ansprechraten für eine BL-EKT im Vergleich zur UL-EKT (Sackeim et al. 1993; Gregory et al. 1985; Sackeim et al. 1987). Ungenügende Responseraten erhielten Ng et al. (2000) bei einer rUL-EKT 2,5fach über der motorischen Schwelle. Als Responsekriterium galt ein Abfall von 60% gegenüber der Baseline in der Hamilton-Depression-Skala (HAMD). Es respondierte nur ein Drittel der Patienten, ein weiteres Drittel verbesserte sich nur partiell, ein Drittel zeigte jedoch keine Verbesserung.

Die bessere Ansprechrate der BL-EKT geht häufig zu Lasten von größeren kognitiven Nebenwirkungen. Es scheint, dass eine Hochdosis-rUL-EKT (500% oberhalb der Schwelle) so effektiv ist wie eine bilaterale EKT, aber mit geringeren Gedächtnisdefiziten einhergeht (Sackeim 2000). Mit zunehmender relativer Stimulationsintensität steigt die antidepressive Wirkung an, gleichzeitig nehmen auch die kognitiven Nebenwirkungen zu (McCall 2000; Sackeim 2000). Aufgrund des schnelleren Ansprechens auf eine BL-EKT oder eine rUL-EKT mit hoher Stimulusdosis werden weniger EKT-Sitzungen und Narkosen notwendig (Gregory et al. 1985; Abrams et al. 1991).

Bifrontale Stimulation

Der Durchfluss von elektrischem Strom durch mediale temporale Gehirnstrukturen, die eine geringe Krampfschwelle haben, ist wahrscheinlich – wie oben beschrieben – verantwortlich für Gedächtnisdysfunktionen.

Diese Strukturen werden bei der üblichen fronto-temporalen Elektrodenplatzierung (UL-EKT und BL-EKT) besonders in Mitleidenschaft gezogen.

Es ist deshalb wichtig eine EKT-Methode zu finden, die sowohl sehr wirksam bei der Depressionsbehandlung ist als auch gleichzeitig möglichst geringe kognitive Nebenwirkungen hervorruft. Eine Lösung könnte in der bifrontalen Elektrodenplatzierung (BF-EKT) liegen. Es gibt hierzu allerdings nur wenige Studien.

Lawson et al. (1990) bestätigten, dass eine BF-EKT so effektiv ist wie eine BL-EKT, aber mit weniger kognitiven Nebenwirkungen einhergeht. Eine rechtsunilateral applizierte EKT verursachte zwar weniger kognitive Nebenwirkungen als die bitemporale, war aber weniger effektiv bei einer Stimulusintensität mit dem 2,5fachen der Schwelle. Nach der 6. EKT-Sitzung und 7 Tage nach Ende der EKT ergaben sich geringere verbale Gedächtnisdefizite für die BF-EKT im Vergleich zur BL-EKT.

Bezüglich der nonverbalen Gedächtnisleistungen waren bei der BF-EKT nach der 6. EKT geringere Verschlechterungen zu beobachten als bei der BL-EKT und der UL-EKT. Sieben Tage nach Ende der EKT-Serie ergaben sich keine signifikanten Unterschiede mehr. Schließlich erschienen 3 Monate nach Ende der EKT keine Unterschiede in den verbalen und nonverbalen Gedächtnisleistungen zwischen den drei Elektrodenpositionierungen. Bezüglich Intelligenzfunktionen ergaben sich in der verbalen Intelligenz nur nach der 6. EKT schlechtere Werte für die BL-EKT im Vergleich zur BF- und UL-EKT. In den nachfolgenden Messungen erschienen keine signifikanten Unterschiede. Zu keinem Messzeitpunkt unterschieden sich die unterschiedlichen Elektrodenpositionen in ihrem Einfluss auf die Handlungsintelligenz. Im Trail-Making-Test zur Überprüfung von Planungs- und Sequenzierungsfunktionen gab es keine Unterschiede zwischen den Elektrodenpositionen. Entgegen der Annahme der Autoren, die eine schlechtere Leistung bei der BF-EKT erwarteten, zeigte sich eine tendenziell bessere Leistung in der BF-Gruppe.

In einer weiteren Studie von Bailine et al. (2000) wurden die klinischen und kognitiven Effekte einer bifrontalen Elektrodenplatzierung mit der standardmäßig eingesetzten BL-EKT bei depressiven Patienten verglichen. Die bifrontale Elektrodenplatzierung war klinisch genauso wirksam wie die bitemporale Elektrodenplatzierung, verursachte aber, gemessen mit dem Mini-Mental-Status-Test, weniger kognitive Nebenwirkungen. Auch Delva et al. (2000) bestätigten bei der bifrontalen EKT-Form das beste Verhältnis von Nutzen und Nebenwirkungen im Vergleich zu rUL- und BL-EKT.

Jedoch beobachteten Heikman et al. (2002) bei einer allerdings sehr geringen Stichprobe von nur 24 Patienten eine schnelle Response bei einer hochdosierten rUL-EKT (400% über der Krampfschwelle) im Vergleich zur niedrigdosierten rUL-EKT (150% über der Krampfschwelle) und niedrigdosierten BF-EKT (gerade über der Krampfschwelle). Keine Unterschiede zwischen den Gruppen zeigten sich im Mini-Mental-Status-Test, der allerdings wenig sensitiv ist.

Die Datenlage zur BF-EKT ist bisher sehr gering. Die vorgestellten Untersuchungen sind viel versprechend, müssen aber durch weitere Studien untermauert werden, um die Evidenz zu erhöhen. Noch nicht oder nicht ausreichend untersucht wurde bisher der Einfluss einer BF-EKT auf das Altgedächtnis, Exekutivfunktionen sowie Frontallappen-assoziierte Gedächtnisfunktionen.

6.7 Prädiktoren möglicher kognitiver Nebenwirkungen

Nach Sackeim (2000) besteht Konsens darüber, dass die meisten negativen kognitiven Effekte in Folge einer EKT durch eine „schlechte" EKT-Technik begründet sind. Ungeachtet der Tatsache, wie die EKT appliziert wurde, gibt es individuelle Unterschiede im Ausmaß der kognitiven Nebenwirkungen. Bei derselben EKT-Technik gibt es Patienten, die ohne kognitive Nebenwirkungen reagieren oder sogar eine Verbesserung der vor der EKT existierenden kognitiven Einschränkungen zeigen. Dies bildet sich deutlich in der starken Varianz der kognitiven Leistungen (z. B. Sackeim 2000) vor und nach einer EKT ab.

In der Literatur wird hauptsächlich von Gruppenvergleichen berichtet, bei denen die Gruppengrößen klein sind. Patienten mit großen Einbußen treten dadurch nicht zu Tage. Es gibt leider kaum Daten über die Anzahl der Patienten, die glauben, dass eine EKT einen starken negativen Effekt auf das Gedächtnis hatte.

Ferner gibt es nur eine systematische Untersuchung, die über Variablen berichtet, die kurze und langfristige kognitive Nebenwirkungen vorhersagen. Sorbin et al. (1995) identifizierten den allgemeinen kognitiven Zustand – gemessen mit einer modifizierten Version des Mini-Mental-Status-Tests – vor der EKT und die Zeitdauer der Desorientierung in der akuten postiktalen Periode als Prädiktoren für die Vulnerabilität bezüglich kurzzeitigen und persistierenden autobiografischen Gedächtnisdefiziten. Patienten, die schon vor der Behandlung manifeste kognitive Beeinträchtigungen hatten und die eine verlängerte Zeit zur Reorientierung brauchten, zeigten eine größere Vulnerabilität für autobiografische Gedächtnisstörungen.

Die Zeitdauer der postiktalen Orientierungsstörung hängt sowohl von der Elektrodenplatzierung (unilateral vs. bilateral) als auch von der Dosis (hohe Dosis vs. niedrige Dosis) ab, d. h. die Dauer der Reorientierungsphase ist bei einer hochdosierten rUL-EKT größer als bei einer niedrigdosierten rUL-EKT und für eine BL-EKT länger als die bei einer rUL-EKT. In einer Studie von Sackeim et al. (1993) war die Reorientierungszeit bei einer hochdosierten rUL-EKT (2,5-mal über der motorischen Schwelle) 83% länger als bei einer niedrigdosierten rUL-EKT, während für die Gruppe, die BL-EKT erhielt, die Reorientierungsdauer 252% länger war.

Ungeklärt ist, ob vor der EKT schon existierende neurologische Erkrankungen für Langzeitgedächtnisdefizite disponieren. Ferner ist ungeklärt, welche Rolle ein komorbider Substanzmittelmissbrauch, laufende antidepressive und antipsychotische Pharmakotherapie und Benzodiazepine für kognitive Defizite nach einer EKT spielen (Sackeim 2000).

6.8 Einflussvariablen auf kognitive Nebenwirkungen

Das Ausmaß von kognitiven Defiziten und die Wahrscheinlichkeit nach einer EKT kognitive Nebenwirkungen zu erleiden, hängt von einer Vielzahl von Variablen ab. Tabelle 6.1 gibt eine Übersicht. Manche Variablen, z. B. die Elektrodenposition üben einen direkten Einfluss aus, während andere Variablen, z. B. der Zeitpunkt der Testung, die Wahrscheinlichkeit beeinflusst, ob Defizite noch entdeckt werden können. Ferner sollten diese Variablen beachtet werden, wenn Studienergebnisse miteinander verglichen werden. In der klinischen Anwendung lassen sich die im ersten Block auf-

Tabelle 6.1. Übersicht über Einflussvariablen auf kognitive Nebenwirkungen

- Gesamtzahl der elektrischen Stimulationsbehandlungen
- Anzahl der elektrischen Stimulationsbehandlungen pro Woche: 3-mal pro Woche > 2-mal pro Woche
- Position der Elektroden: BL > UL, BF = UL?
- Stimulusform: Sinuswellen > Kurzimpuls
- Stimulusintensität: je größer, desto mehr
- Komedikation: z. B. Lithium
- Anästhetika: hohe Dosis > niedrige Dosis

- kognitiver Zustand vor der EKT
- Zeitdauer der Reorientierung
- Zeitdauer zwischen EKT und Testung
- geprüfte kognitive Funktion: Altgedächtnis > Neugedächtnis > nicht-gedächtnisbezogene Funktionen
- Art der psychometrischen Testverfahren: verzögerter Abruf > sofortiger Abruf, verbales vs. nonverbales Material, Sensitivität, Alltagsrelevanz (ökologische Validität)

- Änderung der Medikation
- psychopathologischer Zustand der Patienten
- Vergleich mit Kontrollgruppe: gesunde Kontrollgruppe > depressive Kontrollgruppe

geführten Variablen beeinflussen, um kognitive Nebenwirkungen zu reduzieren.

Anzahl der elektrischen Stimulationsbehandlungen

Die Wahrscheinlichkeit und das Ausmaß kognitiver Nebenwirkungen steigt mit der Anzahl der applizierten EKT-Sitzungen. Sie werden im Verlauf einer EKT-Serie durch jede neue EKT vorübergehend akzentuiert.

Die Anzahl der Elektrokrampftherapien, die pro Woche appliziert werden, bedingen unterschiedlich starke kognitive Nebenwirkungen. Üblicherweise werden 2 oder 3 EKT-Sitzungen pro Woche durchgeführt. Im Vergleich von zwei EKT-Gruppen, die entweder 2-mal oder 3-mal eine BL-EKT pro Woche erhielten, fanden Shapira et al. (2000) schwerere kognitive Nebenwirkungen bei der Gruppe, die 3-mal pro Woche eine EKT erhielt im Vergleich zur Gruppe, die nur 2-mal pro Woche mit einer EKT behandelt wurde. Die Gesamtanzahl der EKT war in beiden Gruppen gleich, ebenso der antidepressive Effekt. Jedoch trat die Besserung bei der Gruppe, die dreimal pro Woche eine EKT erhielt, schneller ein.

Position der Elektroden

Die Positionierung der Elektroden beeinflusst das Ausmaß und die Art der kognitiven Nebenwirkungen. Eine rUL-EKT verursacht weniger verbale und nonverbale Gedächtnisprobleme als eine bilaterale EKT bei niedriger Dosis. Die bisher erschienenen Publikationen zur bifrontalen EKT belegen geringere kognitive Nebenwirkungen als für eine BL-EKT jedoch bei gleicher Effektivität.

Stimulusform und Stimulusintensität

Die früher durchgeführte Sinuswellen-EKT führte zu stärkeren kognitiven Einschränkungen als die heute übliche Kurzimpulstechnik. Mit steigender Stimulusintensität zur Verbesserung des therapeutischen Erfolges verstärken sich die kognitiven Nebenwirkungen. Es konnten Dosis-Wirkungs-Kurven für die Wirkung und Nebenwirkung aufgestellt werden (McCall et al. 2000).

Zeitdauer zwischen EKT und Testung

Der Einfluss einer EKT auf kognitive Funktionen wird über Verlaufsmessungen bestimmt. Als Ausgangswert dienen die Leistungen vor Beginn der EKT. Einen entscheidenden Einfluss auf das Ausmaß der Veränderungen kognitiver Leistungen hat der Zeitpunkt der Wiederholungstestung.

Die Wahl des Messzeitpunktes hängt davon ab, ob kurzfristige, mittelfristige oder langfristige Effekte überprüft werden sollen.

In der Literatur werden Wiederholungsmessungen meist einen Tag nach der 6. EKT, einen Tag oder eine Woche nach Ende der EKT-Serie sowie nach einem 6-monatigen Intervall bei älteren Studien bzw. einem 2-monatigen Intervall bei jüngeren Studien durchgeführt. Die Wahrscheinlichkeit negative EKT-Einflüsse zu finden steigt, wenn z. B. ein Tag nach dem Ende der EKT getestet wird im Vergleich zur Testung eine Woche nach Ende der EKT-Serie, da sich zwischenzeitlich die Funktionen wieder erholt haben.

Insbesondere bei Depressiven variieren die Leistungen im zirkadianen Verlauf, sodass auch die Tageszeit der Wiederholungsuntersuchung eine wichtige Rolle spielt.

Typ der geprüften kognitiven Funktionen

Wie oben beschrieben ist das Ausmaß der Gedächtniseinbußen größer als Verschlechterungen in nicht-gedächtnisbezogenen kognitiven Funktionen. Unterschiede finden sich auch im Vergleich von Neugedächtnis- mit Altgedächtnisleistungen. Robustere Effekte erhält man vor allem bei autobiografischen Gedächtnisleistungen.

Art der psychometrischen Testverfahren

Kognitive Veränderungen können nur erfasst werden, wenn die eingesetzten objektiven Testverfahren sensitiv für Veränderungen durch die EKT sind. So wird man bei einer rUL-EKT mehr Effekte bei nonverbalen Gedächtnistests finden als bei verbalen. Konsolidierungsprobleme werden mit größerem Zeitabstand zwischen Lernen und Abruf des Gelernten deutlicher werden. Bei nebenwirkungsärmeren EKT-Methoden müssen sensitivere neuropsychologische Testverfahren angewandt werden, welche die möglichen Verschlechterungen nachweisen können. Schwierigkeiten bereitet die Alltagsrelevanz bzw. ökologische Validität vieler Testverfahren, die im Alltag auftauchende Schwierigkeiten nicht abbilden können. Manchmal finden übliche neuropsychologische Tests keine Einbußen, obwohl Patienten subjektiv über Einschränkungen berichten.

Komedikation zur EKT

Eine Umstellung der Medikation während der Untersuchungsmesspunkte kann das kognitive Leistungsvermögen negativ beeinflussen. Vor allem Medikamente mit anticholinergen Effekten (z. B. trizyklische Antidepressiva, niedrigpotente Neuroleptika) und Benzodiazepine sind hier zu nennen. Eine Eindosierung bzw. Erhöhung dieser Medikation nach einer EKT kann kognitive Leistungen verschlechtern. Lithium während einer EKT sollte einen niedrigen Spiegel (0,4 mmol/l) aufweisen.

Psychopathologischer Zustand der Patienten

Bei der Untersuchung des Einflusses einer EK-Behandlung auf Gedächtnisfunktionen ist immer zu berücksichtigen, dass sich die depressive Erkrankung oder der psychopathologische Zustand eines Patienten auch in einer Vielzahl kognitiver Leistungsparameter niederschlägt. Beispielsweise zeigen Depressive oft eine generelle Reduktion einer Vielzahl kognitiver Parameter wie z. B. Konzentration, Gedächtnis, Problemlösefähigkeit etc. mit einem Störungsakzent in den frontalen Funktionen (Veiel 1997).

Da kognitive Nebenwirkungen durch eine Elektrokrampfbehandlung über Verlaufsmessungen überprüft werden müssen, sind diese immer mit den kognitiven Beeinträchtigungen, die durch den psychopathologischen Zustand hervorgerufen werden, konfundiert. Gedächtnisbeeinträchtigungen nach einer Behandlung werden teilweise durch eine Verbesserung des kognitiven Funktionsniveaus aufgrund einer durch die EKT bedingten Remission der Psychopathologie kompensiert. Kontrolliert werden können diese Effekte durch eine parallelisierte Patientenkontrollgruppe.

Vergleich mit einer Kontrollgruppe

Negative Einflüsse einer EKT sollten immer mit einer Patientenkontrollgruppe und nicht mit einer gesunden Kontrollgruppe verglichen werden, um EKT-Effekte von denen, die durch die Psychopathologie hervorgerufen werden, unterscheiden zu können. Werden EKT-Patienten mit einer gesunden Kontrollgruppe verglichen, so sind mögliche schlechtere kognitive Leistungen zumindest teilweise auch durch Residualsymptome der Depression erklärbar.

Eine Schwierigkeit besteht darin, dass eine Patientenkontrollgruppe oftmals weniger schwer erkrankt ist als die Gruppe der Patienten, die eine EKT erhält, sodass Unterschiede zwischen EKT- und Kontrollgruppe wieder teilweise auf die Schwere der Erkrankung zurückzuführen sind. Daher sollte die Patientenkontrollgruppe neben Alter, Geschlecht und Bildungsgrad auch bezüglich der Dauer der Erkrankung, der Anzahl der Episoden, des Ersterkrankungsalters, der Anzahl der Krankenhausaufenthalte etc. parallelisiert werden. Wegen der hohen Effektivität der EKT wird aber die depressive Kontrollgruppe wohl weniger schnell respondieren als die mit EKT behandelte Gruppe, sodass bei den Messzeitpunkten nach der EKT die mit EKT behandelte Gruppe eine geringere Depressivität aufweisen kann.

6.9 Subjektive Einschätzung der Gedächtnisleistungen nach einer EKT

Man interessiert sich seit vielen Jahren für die subjektive Einschätzung von Gedächtnisleistungen von Patienten nach einer Behandlung mit der EKT. In der englischsprachigen Literatur wurde vor allem ein Messinstrument eingesetzt, der Squire Subjective Memory Questionnaire (SSMQ) (Squire et al. 1979). Der Fragebogen umfasst 18 Fragen, die auf einer Skala zwischen –4 und +4 eingeschätzt werden sollen. Beispiele für die Fragen sind: Meine Fähigkeit, Dinge zu erinnern, die vor langer Zeit geschahen, ist... .

In älteren Studien, bei denen heute nicht mehr gebräuchliche EKT-Methoden (z. B. Sinuswellenstimulation) eingesetzt wurden, zeigten sich nachweisliche Beeinträchtigungen im subjektiven Erleben von Gedächtnisproblemen nach einer Elektrokrampfbehandlung. BL-EKT und Sinuswellen-EKT oder andere Faktoren, welche die Intensität der Behandlung erhöhen, führten zu messbaren negativen Einflüssen (Prudic et al. 2000).

So verschlechterten sich bei Squire et al. (1979) eine Woche nach Ende einer BL-Sinuswellen-EKT von durchschnittlich 11 EKT-Sitzungen – trotz Defiziten in der Baseline im Vergleich mit gesunden Kontrollversuchspersonen – die subjektiven Gedächtniseinschätzungen quantitativ und qualitativ. In einer Nachuntersuchung nach 6 Monaten kehrten die subjektiven Gedächtniseinschätzungen wieder auf das Niveau vor der EKT zurück, erreichten aber nicht das Niveau von gesunden Kontrollversuchspersonen.

Die meisten neueren Studien berichten von einer Verbesserung in der subjektiven Einschätzung von Gedächtnisproblemen nach einer EKT im Vergleich zur Baseline vor der EKT. Der Unterschied in den Ergebnissen früherer und neuerer Studien mag in einem Wechsel der EKT-Praxis von Sinuswellen- zu Kurzimpulstechnik liegen (Prudic et al. 2000). So verbesserten sich beispielsweise bei Coleman et al. (1996) die SSMQ-Werte eine Woche nach Ende der EKT in allen vier überprüften EKT-Bedingungen (UL vs. BL und Niedrig- vs. Hochdosis-EKT). Im 2-monatigen „follow up" glichen die Werte denen von Gesunden. Allerdings zeigte sich bei einer Hochdosisstimulation und vor allem bei einer bilateralen Elektrodenplatzierung eine geringere Verbesserung in der Selbsteinschätzung als bei einer rUL-Behandlung. Squire et al. (1997) formulierten alternativ die Hypothese, dass durch die anfängliche Gedächtnisbeeinträchtigung bei einer BL-EKT einige Patienten später aufmerksamer für Gedächtnisprobleme sind und so ihre Gedächtnisfähigkeiten unterschätzen.

Der Einfluss einer EKT auf objektive Gedächtnistests ist klar und reproduzierbar.

Die Korrelation objektiver Testergebnisse mit dem Ausmaß subjektiver Klagen über Gedächtnisprobleme ist gering. So berichten beispielsweise Weiner et al. (1986), Coleman et al. (1996) und Sackeim et al. (2000) über Defizite des Neu- und Altgedächtnisses nach einer EKT, gleichzeitig schätzten aber die Patienten ihr Gedächtnis subjektiv besser ein als noch vor Beginn der EKT.

Das subjektive Klagen über schlechte Gedächtnisleistungen ist stark von der Stimmung abhängig. So klagen Depressive vor einer EKT stärker über Gedächtnisprobleme als Gesunde (Squire et al. 1979; Coleman et al. 1996). Das Ausmaß der Gedächtnisklagen korreliert mit der Schwere der klinischen Symptome. Umgekehrt ist die Verbesserung in der Selbsteinschätzung von Gedächtnisfunktionen nach einer heutigen EKT vor allen Dingen durch die Besserung der klinischen Symptome bedingt (Coleman et al. 1996).

6.10 Praktische Implikationen

In der Aufklärung der Patienten vor Beginn einer Behandlung mit der EKT sollte darauf hingewiesen werden, dass Neugedächtnis- und Altgedächtnisprobleme auftreten können. Bei den Altgedächtnisproblemen ist darauf hinzuweisen, dass sowohl autobiographische Gedächtnisinhalte als auch das Gedächtnis für öffentliche Ereignisse in Mitleidenschaft gezogen werden können. Ferner ist auch mitzuteilen, dass nicht-gedächtnisbezogene kognitive Funktionen zumindest vorübergehend reduziert sein könnten.

Die praktische Implikation aus den oben genannten Prädiktoren ist, dass vor allem bei Patienten mit einem reduzierten kognitiven Status und beobachteter überdurchschnittlicher Dauer der Desorientiertheit die EKT möglichst schonend appliziert werden muss, indem beispielsweise nur einmal pro Woche eine EKT durchgeführt wird.

Bei Patienten mit nachgewiesener Lage des Sprachzentrums auf der rechten Hemisphäre sollte bei einer unilateralen EKT linksseitig stimuliert werden.

Wir empfehlen eine testpsychologische Untersuchung vor Beginn einer EKT-Serie mit Erhebung der Schwere der Psychopathologie (z. B. HAMD, BDI, SANNS). Auf dieser Grundlage besteht die Möglichkeit, sowohl therapeutische Veränderungen durch die EKT zu objektivieren als auch die Veränderung der kognitiven Effekte zu erfassen.

Wir überprüfen routinemäßig alle EKT-Patienten vor Beginn und einen Tag nach der 6. EKT, um Veränderungen im kognitiven Status zu erfassen.

McCall et al. (2000) sprechen von einer globalen kognitiven Störung, wenn 1 bis 2 Tage nach der EKT ein Abfall von 5 oder mehr Punkten in dem von dieser Arbeitsgruppe verwandten modifizierten Mini-Mental-Status-Test (Wertebereich: 0 bis 57) gemessen wird.

Laut American Psychiatric Association (APA) (2001) sollte bei einem signifikant reduzierten Gesamtwert im Mini-Mental-Status-Test (Kessler et al. 1990) eine Modifikation der EKT-Technik in Betracht gezogen werden. Eine signifikante Reduktion im Mini-Mental-Status-Test wird aber nicht exakt definiert. Als Vorschlag wird eine Reduktion von 20% oder mehr angegeben. Es ist laut APA zu beachten, dass das Ausmaß von Neu- und Altgedächtnisproblemen nicht notwendigerweise mit der Veränderung im kognitiven Status, gemessen mit dem Mini-Mental-Status-Test, korrelieren

Tabelle 6.2. Strategien zur Reduktion kognitiver Nebenwirkungen

- Beendigung der EKT
- Vergrößerung des zeitlichen Abstandes zwischen zwei EKT-Sitzungen
- Wechsel von bilateraler zu unilateraler Elektrodenplatzierung bzw. bifrontalen Elektrodenplatzierung
- Verringerung der Stimulusintensität
- Reduktion der Komedikation
- Reduktion der Anästhetika

muss. Der Einsatz von Screeningverfahren hat jedoch neben einer kurzen und einfachen Durchführung den Vorteil, dass nahezu alle Patienten ein solches Verfahren absolvieren können.

Wir schlagen als Abbruch- oder Modifikationskriterium eine Verschlechterung nach der 6. EKT von **20%** des Ausgangswertes im modifizierten Mini-Mental-Status-Test (3MS) nach Teng et al. (1987) vor. Diese modifizierte Form erlaubt durch ihre Erweiterungen eine bessere Differenzierung der Leistung als es der herkömmlich gebrauchte Mini-Mental-Status-Test vermag.

Bei Sackeim et al. (2000) finden sich nach der 6. EKT je nach Stimulationsform und Dosis eine prozentuale Veränderung in dem von dieser Arbeitsgruppe verwandten modifizierten Mini-Mental-Status-Test-Gesamtpunktwert im Vergleich zum Ausgangswert in einem Bereich von −22,1% (Verschlechterung) bis +11,4% (Verbesserung). Tabelle 6.2 zeigt mögliche Strategien zur Reduktion kognitiver Nebenwirkungen.

6.11 Ausblick

Die EKT ist eine sehr effektive und schnell wirksame biologische antidepressive Behandlungsform. Bei einer lebensbedrohlichen perniziösen Katatonie ist die EKT die Methode der Wahl. Viele therapieresistente depressive Patienten nehmen angesichts ihres monatelangen Leidens mögliche Gedächtnisprobleme in Kauf, um endlich eine Linderung ihres quälenden Zustandes zu erfahren. Eine schnelle und effektive antidepressive Therapie durch die EKT reduziert die Mortalität durch Suizid (Prudic et al. 1999).

Das Ausmaß der kognitiven Nebenwirkungen bei den heutigen EKT-Methoden hat sich deutlich verringert. Dennoch sind sie nicht zu vernachlässigen und bedürfen weiterer Forschungsanstrengungen, um sie zu minimieren. Wie bei allen Therapiemethoden gilt es, eine sorgfältige Risiko-Nutzen-Analyse durchzuführen.

Bei jedem Patienten, der mit EKT behandelt wird, sollten die kognitiven Nebenwirkungen erfasst werden, um gegebenenfalls die Behandlung anpassen zu können.

Ein großes Problem ist die hohe Rückfallrate nach einer erfolgreichen EK-Behandlung. Die meisten Rückfälle geschehen in den ersten 6 Monaten, insbesondere, wenn keine weitere medikamentöse Behandlung erfolgt. Patienten mit Medikamentenresistenz, weibliche Patientinnen, sowie Patienten mit schweren depressiven Symptomen (wahnhafte Depression) erleiden besonders schnell einen Rückfall (Bourgon et al. 2000; Sackeim et al. 2001).

Aus diesem Grund werden Erhaltungs-EKTs durchgeführt, die in der Kombination mit antidepressiver Medikation eine wesentlich geringere Rückfallrate haben als eine medikamentöse Behandlung allein (Gagné et al. 2000).

Wichtig wäre es auch bei diesem Patientenklientel, die Effektivität und Rolle einer psychotherapeutischen Nachbehandlung in der Rückfallverhütung zu überprüfen.

Mit der steigenden Bedeutung der Erhaltungs-EKT ist es auch wichtig, deren Einfluss auf kognitive Leistungen zu überprüfen. In der Regel wird die Erhaltungs-EKT während eines kurzen stationären Aufenthaltes durchgeführt, sodass die Patienten einen Tag nach der EKT schon wieder zu Hause sind und daher für eine neuropsychologische Testung nicht präsent sind. Es müssen Methoden gefunden werden, wie kognitive Nebenwirkungen bei ambulanten Patienten überprüft werden können. Datto et al. (2001) überprüften Konzentrations- und Gedächtnisleistungen einen Tag vor der EKT, einen Tag und eine Woche nach der EKT anhand einer Testbatterie, die per Telefon angewandt wurde. Bei einer Überprüfung am Telefon können keine Papier- und Bleistifttests durchgeführt werden, sondern nur auditive verbale Testverfahren. Familienmitglieder dürfen den Patienten während der Testung nicht helfen. Die Patienten selbst dürfen keine Hilfsmittel benutzen. Diese kognitive Überwachung kann Patienten und ihre Fürsorgenden in der Entscheidung helfen, wann sie wieder ihren normalen Tagesaktivitäten wie Auto fahren, arbeiten etc. nachgehen können.

Die EKT ist auch in einen Gesamtbehandlungsplan zu integrieren. Oft werden Psychotherapie und Soziotherapie durch eine EKT-Behandlung erst möglich. Vor und während der EKT müssen psychotherapeutische Grundfertigkeiten zur Geltung kommen, indem die Behandler durch Empathie und Akzeptanz auf Ängste und Sorgen eingehen, die mit der Erkrankung und der EKT verbunden sind. Eine Behandlung, die sich an den Wünschen der Patienten orientiert, macht sie akzeptabler (Folkerts 1999).

6.12 Tests zur Überprüfung des kognitiven Status

■ Anforderungen an Tests zur Überprüfung kognitiver Nebenwirkungen einer EKT

Tabelle 6.3 gibt einen Überblick über Anforderungen an Tests zur Verlaufskontrolle möglicher kognitiver Nebenwirkungen.

Tabelle 6.3. Anforderungen an Tests zur Überprüfung kognitiver Nebenwirkungen einer EKT

- sensitiv für Einflüsse durch die EKT
- Gedächtnisfunktionen sollen überprüft werden
- hierbei verbales und nonverbales Material, sofortiger und verzögerter Abruf
- Neugedächtnis und Altgedächtnis
- Parallelformen müssen für die Verlaufsmessung vorhanden sein
- kurze Durchführungszeit, weil Patienten oft nur wenig belastbar
- Normen zum Vergleich mit Standardwerten
- gute Reliabilität
- ökologische Validität

Leider können bei der Auswahl der Tests nie alle Kriterien eingehalten werden. Wichtig ist vor allem Tests zu benutzen, die eine kurze Durchführungszeit erfordern und die über Parallelversionen verfügen. Manchmal lässt sich aufgrund des schweren psychopathologischen Zustandes eines Patienten nur ein Screeningverfahren anwenden.

Die Auswahl der neuropsychologischen Tests richtet sich (leider) im Berufsalltag oftmals nach den in einer Institution zu Verfügung stehenden Tests. Die unten aufgeführten Testverfahren stellen eine Auswahl möglicher Tests dar.

■ Screeningverfahren

- Modifizierter Mini-Mental-Status-Test (3MS) (siehe Anhang) (Teng et al. 1987)
- Kognitives Minimal-Screening (KMS) Kessler et al. 1991)
- Test zur Früherkennung von Demenzen mit Depressionsabgrenzung (TFDD) (Ihl et al. 1999)
- Mini-Mental-Status-Test (MMST) (Kessler et al. 1990).

■ Gedächtnistests

Neugedächtnis, verbal:
- Rivermead Behavioural Memory Test (RBMT) (Wilson et al. 1992)
- Wechsler-Gedächtnis-Test, revidierte Fassung (WMS-R) (Härting et al. 2000)

Neugedächtnis, nonverbal:
- Rivermead Behavioural Memory Test (RBMT) (Wilson et al. 1992)
- Wechsler-Gedächtnis-Test, revidierte Fassung (WMS-R) (Härting et al. 2000)
- Rey-Osterrieth-Figur (Lezak 1995), Taylor-Figur (Lezak 1995), MCG Complex Figures (Loring et al. 1989).

Altgedächtnis
- Semantisches Altgedächtnisinventar (Schmidtke et al. 1999)
- Autobiografisches Gedächtnisinterview (Schmidtke et al. 1999)
- Berühmte-Personen-Test des Altgedächtnisses für öffentliche Daten (Vollmer-Schmolck et al. 2000)
- Kieler Altgedächtnistest (Leplow et al. 1993).

Die Altgedächtnistests verfügen über keine Parallelformen. Es wird geprüft, inwieweit früher einmal Erlerntes oder Erlebtes (nach einer EKT-Serie) abgerufen bzw. noch vorhanden ist, sodass einerseits die Wiederholung derselben Fragen sinnvoll erscheint, um Gedächtnisbeeinträchtigungen sichtbar zu machen, die sich in einer geringeren Anzahl der erinnerbaren Ereignisse oder Details im Vergleich zur Baselinemessung niederschlagen kann. Andererseits können während des Intervalls zwischen den zwei Messzeitpunkten auch Suchprozesse angeregt werden, die zu einem besseren Erinnern am zweiten Messzeitpunkt führen könnten.

Es ist sehr schwierig, Antworten zum autobiografischen Altgedächtnis zu verifizieren. Auch durch die Heranziehung eines Verwandten können letztlich nicht alle Antworten überprüft werden. Bei Wiederholungsmessungen können neben der Anzahl der erinnerbaren Ereignisse oder Details die Konsistenz der jeweiligen Antworten auf eine bestimmte Frage mit der Voruntersuchung überprüft werden bzw. die Anzahl der „Ich-weiß-nicht"-Antworten verglichen werden. Bei Inkonsistenz der Antworten kann eine Wiedererkennensaufgabe mit den gegebenen Antworten vorgelegt werden. Problematisch ist jedoch die längere Bearbeitungszeit dieser Tests, die schwer kranke Patienten überfordern kann.

Nicht-gedächtnisbezogene Tests

Intelligenz:
- Leistungsprüfsystem (LPS) (Horn 1983)
- Leistungsprüfsystem für 50–90 jährige (LPS 50+) (Sturm et al. 1993)
- Hamburg-Wechsler-Intelligenztest für Erwachsene, revidierte Fassung (HAWIE-R) (Tewes 1991)

Verbale Wortflüssigkeit:
- Subtest Nummer 6 des Leitungsprüfsystems (LPS, LPS 50+) (Horn 1983; Sturm et al. 1993)
- Regensburger Wortflüssigkeits-Test (RWT) (Aschenbrenner et al. 2000)

Figurale Flüssigkeit:
- Fünf-Punkte Test (Regard 1982)

Konzentrationsleistungen:
- Aufmerksamkeits-Belastungs-Test (Test d2) (Brickenkamp 1994)
- Zahlen-Symbol-Test des HAWIE-R (Tewes 1991).

Subjektive Einschätzung von Gedächtniseinbußen

- Squire Subjective Memory Questionnaire (SSMQ) (Squire et al. 1979)
- Memory Assessment Clinic (MAC) (Larrabee et al. 1996).

Überprüfung der Reorientierung

Es empfiehlt sich, die Reorientierung nach jeder EKT-Sitzung zu überprüfen, da erst voll orientierte und kreislaufstabile Patienten wieder aufstehen sollten. Im Anhang befindet sich ein Muster für eine Reorientierungsüberprüfung. Die Orientierung wird alle 15 Minuten ab Ende der Krampfaktivität gemessen. Gefragt wird hierbei nach dem Namen des Patienten, dem Ort, dem Geburtsdatum, dem Alter und dem Wochentag. Werden zwei mal 4 von 5 möglichen Punkt vom Patienten erreicht, gilt der Patient als voll reorientiert.

Im Durchschnitt sind Patienten nach 10 bis 45 Minuten wieder voll orientiert. Die Reorientierung erfolgt zuerst zur Person, dann zum Ort und schließlich zur Zeit.

Durchführungskriterien

Überprüfung der Instruktion. Vor jeder testpsychologischen Untersuchung ist sicherzustellen, dass der Proband die Testinstruktion auch verstanden hat, indem man ihn bittet, mit eigenen Worten nochmals zu sagen, wie die Aufgabenstellung ist. Nur so kann eine gute Durchführungsobjektivität erreicht werden.

Misserfolg und Depression. Haben Depressive eine Aufgabe falsch gelöst, lösen sie auch nachfolgende Aufgaben mit einer größeren Wahrscheinlichkeit falsch. Sie sind übersensibel für negatives Feedback. Sie versuchen nicht, unter mehr Anstrengung die Aufgaben zu lösen oder schneller zu arbeiten, sondern werden vorsichtiger und langsamer (Shah et al. 1999). Aus diesem Grund ist eine umfassende Aufklärung über die testpsychologische Untersuchung, die Schaffung eines guten Rapports und einer guten Arbeitsbeziehung am Anfang wichtig. Während der Untersuchung ist es hilfreich, den Probanden zu motivieren.

Zeitpunkt der Testung. Tageszeitliche Stimmungsschwankungen bei Depressiven zeigen sich oftmals in einem Morgentief. Die kognitiven Leistungen Depressiver kovariieren mit der Tageszeit. Wird eine Testung am Morgen durchgeführt, eine Folgetestung am Abend, so können Unterschiede in den Testleistungen hauptsächlich durch zirkadiane Schwankungen verursacht werden. Sinnvoll ist es daher, Test und Retest zur selben Tageszeit durchzuführen.

Übersicht über die Testbatterie zur Verlaufsmessung bei EKT an der UKPP

- **Intelligenzscreening:** Mehrfachwahl-Wortschatz-Intelligenztest (MWT-B)
- **Allgemeiner kognitiver Status:** modifizierter Mini-Mental-Status (3MS)
- **Frontallappenfunktion:** verbale Wortflüssigkeit, Figural Fluency
- **Neugedächtnis:**

verbal: Reproduktion von Textinformationen (Geschichten nacherzählen), sofortiger Abruf, verzögerter Abruf nach 30 min

nonverbal: Reproduktion von komplexen Bildern (Komplex-Figur-Test), Kopie, sofortiger Abruf, verzögerter Abruf nach 30 min.

Testreihenfolge
1. Reproduktion von komplexen Bildern (Komplex-Figur-Test), Kopie und sofortiger Abruf (5 min)
2. Reproduktion von Textinformationen (Geschichte nacherzählen), sofortiger Abruf (3 min)
3. Wortflüssigkeit (1 min)
4. Figural Fluency (3 min)
5. modifizierter Mini-Mental-Status (7 min)
6. Mehrfachwahl-Wortschatz-Intelligenztest (5 min) nur bei Baseline
7. Reproduktion von komplexen Bildern (Komplex-Figur-Test), verzögerter Abruf nach 30 min (3 min)
8. Reproduktion von Textinformationen (Geschichte nacherzählen), verzögerter Abruf nach 30 min (2 min)

Der Reorientierungsbogen kommt nach jeder EKT zum Einsatz.

Literatur

Abrams R, Conrad M, Swartz MD, Chandragupta V (1991) Antidepressant effects of high-dose right unilateral electroconvulsive therapy. Archives of General Psychiatry 48:746–748

American Psychiatric Association. Committee on Electroconvulsive Therapy (2001) The practice of electroconvulsive therapy: recommendations for treatment, training, and privileging, 2nd edn. American Psychiatric Association, Washington, DC

Aschenbrenner S, Tucha O, Lange KW (2000) Regensburger Wortflüssigkeits-Test (RWT). Hogrefe, Göttingen

Atkinson RC, Shiffrin RM (1968) Human memory: A proposed system and its control processes. In: Spence KW, Spence ST (eds) The psychology of learning and motivation. Advances in research and theory 2. Academic Press, New York, pp 89–195

Bailine SH, Rifkin A, Kayne E, Jeffrey MD, Selzer A, Vital-Herne J, Blieka M, Pollack S (2000) Comparison of bifrontal and bitemporal ECT for major depression. American Journal of Psychiatry 157:121–123

Batra A, Bartels M, Koester K (1999) Zur Frage der Genehmigungspflicht von Elektrokrampftherapie im Rahmen einer Betreuung. Nervenarzt 70:657–661

Bourgon LN, Kellner CH (2000) Relapse of depression after ECT: a review. The Journal of ECT 16:19–31

Brickenkamp R (1994) Aufmerksamkeits-Belastungs-Test (Test d2). Hogrefe, Göttingen
Calev A, Ben-Tzvi E, Shapira B, Drexler H, Carasso R, Lerer B (1989) Distinct memory impairment following electroconvulsive therapy and imipramine. Psychological Medicine 19:111–119
Calev A, Nigal D, Shapira B, Tubi N, Chazan S, Ben-Yehuda Y, Kugelmass S, Lerer B (1991) Early and long-term effects of electroconvulsive therapy and depression on memory and other cognitive funktions. Journal of Nervous and Mental Disease 179: 526–533
Calev A, Gaudino EA, Squires NK, Zervas IM, Fink M (1995) ECT and non-memory cognition: A review. British Journal of Clinical Psychology 34:505–515
Christensen H, Griffiths K, Mackinnon A, Jacomb P (1997) A quantitative review of cognitive deficits in depression and Alzheimer-type dementia. Journal of the International Neuropsychological Society 3:631–651
Cohen D, Taieb O, Flament M, Benoit N, Chevret S, Corcos M, Fossati P, Jeammet P, Allilaire J-F, Basquin M (2000) Absence of cognitive impairment at long-term follow-up in adolescents treated with ECT for severe mood disorder. American Journal of Psychiatry 157:460–462
Coleman EA, Sackeim HA, Prudic J, Devanand DP, McElhiney MC, Moody BJ (1996) Subjective memory complaints prior to and following electroconvulsive therapy. Biological Psychiatry 39:346–356
Daniel WF, Crovitz HF (1983) Acute memory impairment following electroconvulsive therapie. Acta Psychiatrica Scandinavica 67:57–68
Daniel WF, Crovitz HF, Weiner RD, Rogers HJ (1982) The effects of ECT modifications on autobiographical and verbal memory. Biological Psychiatry 17:919–924
Datto CJ, Levy S, Miller DS, Katz IR (2001) Impact of maintenance ECT on concentration and memory. The Journal of ECT 17:170–174
D'Elia G, Ottoson JO, Stromgren LS (1983) Present practice of convulsive therapy in scandinavia. Archives of General Psychiatry 40:577–581
Delva NJ, Brunet D, Hawken ER, Kesteven RM, Lawson S, Lywood DW, Rodenburg M, Waldron JJ (2000) Electrical dose and seizure threshold: Relations to clinical outcome and cognitive effects in bifrontal, bitemporal, and right unilateral ECT. The Journal of ECT 16:361–369
Frith CD, Stevens M, Johnstone EC, Deakin JFW, Lawler P, Crow TJ (1983) Effects of ECT and depression on various aspects of memory. British Journal of Psychiatry 142:610–617
Folkerts HW (1999) Elektrokrampftherapie. Untersuchung zum Monitoring, zur Effektivität und zum pathischen Aspekt. Steinkopff, Darmstadt
Fromm-Auch D (1982) Comparison of unilateral and bilateral ECT: evidence for selective memory impairment. British Journal of Psychiatry 141:608–613
Gagné GG, Furman MJ, Carpenter LL, Price LH (2000) Efficacy of continuation ECT and antidepressant drugs compared to long-term antidepressants alone in depressed patients. American Journal of Psychiatry 157:1960–1965
Ghaziuddin N, Laughrin D, Giordani B (2000) Cognitive Side Effects of Electroconvulsive Therapy in Adolescents. Journal of Child and Adolescent Psychopharmacology 10:269–276
Gregory S, Shawcross CR, Gill D (1985) The Nottingham ECT Study. A double-blind comparison of bilateral, unilateral and stimulated ECT in depressive illness. British Journal of Psychiatry 146:520–524
Härting C, Markowitsch HJ, Neufeld H, Calabrese P, Deisinger K, Kessler J (2000) Wechsler Gedächtnistest-Revidierte Fassung (WMS-R). Huber, Bern
Hasse-Sander I, Müller H, Schurig W, Kasper S, Möller HJ (1998) Auswirkungen der Elektrokrampftherapie auf die kognitiven Funktionen bei therapieresistenten Depressionen. Nervenarzt 69:609–616

Heikman P, Kalska H, Katila H, Sarna S, Tuunainen A, Kuoppasalmi K (2002) Right unilateral and bifrontal electroconvulsive therapy in the treatment of depression: a preliminary study. The Journal of ECT 18:26–30

Hermann RC, Dorwart RA, Hoover CW, Broody J (1995) Variations in ECT use in the United States. American Journal of Psychiatry 152:869–875

Horn W (1983) Leistungsprüfsystem (LPS). Hogrefe, Göttingen

Horne RL, Pettinati HM, Sugerman AA, Varga E (1985) Comparing bilateral and unilateral electroconvulsive therapy in a randomised study with EEG monitoring. Archives of General Psychiatry 42:1087–1092

Ihl R, Grass-Kapanke B (1999) Test zur Früherkennung von Demenzen mit Depressionsabgrenzung (TFDD). Unternehmensgruppe Dr. W. Schwabe Arzneimittel, Karlsruhe

Janis IL (1950) Psychologic effects of electric convulsive treatments. Journal of Nervous and Mental Disease 111:359–382

Kessler J, Folstein EE, Denzler P (1990) Mini-Mental-Status-Test (MMST). Beltz, Weinheim

Kessler J, Grond M, Schaaf A (1991) Kognitives Minimal-Screening (KMS). Beltz, Weinheim

Kriss A, Blumhardt LD, Halliday AM, Pratt RTC (1978) Neurological asymmetries immediately after ECT. Journal of Neurology, Neurosurgery, and Psychiatry 41:1135–1144

Larrabee GJ, Crook TH (1996) The ecological validity of memory testing. In: Sbordone RJ, Long CJ (eds) Ecological validity of neuropsychological testing. Gr. Press/St. Lucie Press, Delray Beach, FL, USA

Lawson JS, Inglis J, Delva NJ, Rodenburg M, Waldron JJ, Letemendia FJ (1990) Electrode placement in ECT: cognitive effects. Psychological Medicine 20:335–344

Leplow B, Blunck U, Schulze K, Ferstl R (1993) Der Kieler Altgedächtnistest: Neuentwicklung eines deutschsprachigen Famous Event-Test zur Erfassung des Altgedächtnisses. Diagnostica 39:240–256

Lewis P, Kopelman MD (1998) Forgetting rates in neuropsychiatric disorders. Journal Neurosurg Psychiatry 65:890–898

Lezak MD (1995) Neuropsychological Assessment, 3rd edn. Oxford University Press, New York Oxford

Lisanby SH, Maddox JH, Prudic J, Devanand P, Sackeim HA (2000) The effects of electroconvulsive therapy on memory of autobiographical and public events. Archives of General Psychiatry 57:581–590

Loring DW, Meador KJ (1989) The Medical College of Georgia (MCG) Complex Figures. In: Knight JA, Kaplan EF (eds) The handbook of Rey-Osterrieth Complex Figure Usage: Clinical and Research Applications. Psychological Assessment Resources, Inc., Odessa, Florida

Markowitsch HJ (1996a) Neuropsychologie des menschlichen Gedächtnisses. Spektrum der Wissenschaft, Sept:52–61

McCall WV, Reboussin DM, Weiner RD, Sackeim HA (2000) Titrated moderate suprathreshold vs. fixed high-dose right unilateral electroconvulsive therapy. Archives of General Psychiatry 57:438–444

McElhiney MC, Moody BJ, Steif BL, Prudic J, Devanand DP, Nobler MS, Sackeim HA (1995) Autobiographical memory and mood: effects of electroconvulsive therapy. Neuropsychology 9:501–517

Ng Ch, Schweitzer I, Alexopoulos P, Celi E, Wong L, Tuckwell V, Sergejew A, Tiller J (2000) Efficacy and cognitive effects of right unilateral electroconvulsive therapy. The Journal of ECT 16:370–379

Peretti CS, Danion JM, Grangé D, Mobarek N (1996) Bilateral ECT and autobiographical memory of subjective experiences related to melancholia: a pilot study. Journal of Affective Disorders 41:9–15

Prudic J, Sackeim HA (1999) Electroconvulsive therapie and suicide risk. Journal of Clinical Psychiatry 60, Suppl 2:104–110

Prudic J, Peyser S, Sackeim HA (2000) Subjective memory complaints: a review of the patients self-assessment of memory after electroconvulsive therapy. The Journal of ECT 16:121–132

Rami-Gonzales L, Bernardo M, Boget T, Salmero M, Gil-Verona A, Junque C (2001) Subtypes of memory dysfunction associated with ECT: characteristics and neurobiological bases. The Journal of ECT 17:129–135

Regard M, Strauss E, Knapp P (1982) Children's production on verbal and non-verbal fluency tasks. Perceptual and Motor Skills 55:839–844

Rogers MA, Bradshaw JL, Phillips JG, Vaddadi K (2002) Attentional asymmetries following ECT in patients with major depression. Neuropsychologia 40:241–244

Sackeim HA (2000) Memory and ECT: from polarization to reconciliation. The Journal of ECT 16:87–96

Sackeim HA, Prudic J, Devanand DP, Nobler MS, Lisanby SH, Peyser S, Fitzsimons L, Moody BJ, Clark J (2000) A prospective, randomized, double-blind comparison of bilateral and right unilateral electroconvulsive therapie at different stimulus intensities. Archives of General Psychiatry 57:425–434

Sackeim HA, Prudic J, Devanand DP, Kiersky JE, Fitzsimons L, Moody BJ, McElhiney MC, Coleman EA, Settembrino JM (1993) Effects of stimulus intensity and electrode placement on the efficacy and cognitive effects of electroconvulsive therapy. The New England Journal of Medicine 328:839–846

Sackeim HA, Portnoy S, Decina P, Malitz S, Warmflash V, Vingiano WA, Yudofsly SC (1983) Left-side visual neglect in ECT patients. Psychopharmacology Bulletin 19: 83–85

Schacter DL (1987) Implicit memory: history and current status. Journal of Experimental Psychology: Learning, Memory and Cognition 13:501–518

Schmidtke K (1999) Die Altgedächtnisstörungen beim amnestischen Syndrom. In: Calabrese P (Hrsg) Gedächtnis und Gedächtnisstörungen: Klinisch-neuropsychologische Aspekte aus Forschung und Praxis. Pabst Science Publishers, Lengerich

Schmidtke K, Vollmer-Schmolck H (1999) Autobiographisches Altgedächtnisinterview und semantisches Altgedächnnisinventar. Zeitschrift für Neuropsychologie 10:13–23

Shah PJ, O'Carroll RE, Rogers A, Moffoot APR, Ebmeier KP (1999) Abnormal response to negative feedback in depression. Psychological Medicine 29:63–72

Shapira B, Tubi N, Lerer B (2000) Balancing speed of response to ECT in major depression and adverse cognitive effects: role of treatment schedule. The Journal of ECT 16:97–109

Sorbin C, Sackeim HA, Prudic J, Devanand DP, Moody BJ, McElhiney MC (1995) Predictors of retrograde amnesia following ECT. American Journal of Psychiatry 152:995–1001

Squire LR, Miller PL (1974) Diminution of anterograde amnesia following electroconvulsive therapy. British Journal of Psychiatry 125:490–495

Squire LR, Slater PC (1978) Bilateral und unilateral ect: effects on verbal and nonverbal memory. American Journal of Psychiatry 135:1316–1320

Squire LR, Wetzel D, Slater P (1979) Memory complaint after electroconvulsive therapy: assessment with a new self-rating instrument. Biological Psychiatry 14:791–801

Squire LR, Slater PC, Miller PL (1981) Retrograde amnesia and bilateral electroconvulsive therapy. Archives of General Psychiatry 38:89–95

Squire LR, Slater PC (1983) Electroconvulsive therapy and complaints of memory dysfunction: a prospective three-year follow-up. British Journal of Psychiatry 14:791–801

Squire LR, Cohen NJ, Zouzounis JA (1984) Preserved memory in retrograde amnesia: sparing of a recently acquired skill. Neuropsychologia 22:145–152

Squire LR, Shimamura AP, Graf P (1985) Independence of recognition memory and priming effects: a neuropsychological analysis. Journal of Experimental Psychology: Learning, Memory and Cognition 11:37–44

Squire LR, Chace PM (1997) Memory functions six to nine months after electroconvulsive therapy. Convulsive Therapie 12:239–256

Stoudemire A, Hill CD, Morris R, Dalton ST (1995) Improvement in depressions-related cognitive dysfunction following ECT. The Journal of Neuropsychiatry and Clinical Neurosciences 7:31–34

Teng EL, Chui HC (1987) A Modified Mini-Mental State (3MS) Examination. Journal of Clinical Psychiatry 48:314–318

Tewes U (1991) Hamburg-Wechsler Intelligenztest für Erwachsene-Revision (HAWIE-R). Huber, Bern

Tulving E (1972) Episodic and semantic memory. In: Tulving E, Donaldson W (eds) Organization of Memory. Academic Press, New York

Vakil E, Grunhaus L Nagar I, Ben-chaim E, Dolberg OT, Dannon PN, Schreiber S (2000) The effect of electroconvulsive therapy (ECT) on implicit memory: skill learning and perceptual priming in patients with major depression. Neuropsychologia 38:1404–1414

Veiel HOF (1997) A preliminary profile of neuropsychological deficits associated with major depression. Journal of Clinical and Experimental Neuropsychology 19:587–603

Vollmer-Schmolck H, Garbelotto S, Schmidtke K (2000) Der Berühmte-Personen-Test des Altgedächtnisses für öffentliche Daten 1961–1995. Zeitschrift für Neuropsychologie 11:12–22

Weeks RD, Freeman CPL, Kendell RE (1980) ECT. II: Enduring cognitive deficits? British Journal of Psychiatry 137:26–37

Weimer RD (2000) Retrograde amnesia with electroconvulsive therapy: characteristics and implications. Archives of General Psychiatry 57:591–592

Weiner RD, Rogers HJ, Davidson JRT, Squire LR (1986) Effects of stimulus parameters on cognitive side effects. Annals of the New York Academy of Sciences 462:315–325

Wilson B, Cockburn J, Baddeley A, Beckers K, Behrends U (1992) Der Rivermead Behavioural Memory Test (RMBT). Thames Valley Test Company, Flempton, Bury St. Edmunds

7 Praktische Durchführung der Elektrokrampftherapie

S. Bork

Anästhesie

Die Elektrokrampfbehandlung wird in Allgemeinnarkose durchgeführt. Sowohl die Durchführung als auch die Aufklärung des Patienten über die Narkose sind Aufgabe des Anästhesisten. Das Wissenswerte für den, der die EKT durchführt, soll hier kurz zusammengefasst werden. Für weiterführende Informationen sei auf eine Zusammenfassung von Folk et al. (2000) verwiesen.

Von der Narkose wird gefordert, dass sie kurz wirksam und gut verträglich ist und möglichst nicht mit der kortikalen Krampfaktivität interagiert. Diese Anforderungen, u.a. rasche An- und Abflutung, werden am ehesten von Injektionsnarkotika erfüllt.

Die weitverbreiteten Barbituratnarkotika *Thiopental* (Trapanal) und *Methohexital* (Brevimytal) wirken mit steigender Dosis antikonvulsiv. Von *Thiopental* wurden mehr kardiovaskuläre Nebenwirkungen als von *Methohexital* beschrieben (Pitts 1982). International ist *Methohexital* gegenwärtig das am häufigsten verwendete Narkotikum und wird in den APA-Guidelines (APA 2001) aufgrund der Erfahrung im sicheren Umgang, der Effektivität und der niedrigen Kosten als Mittel der ersten Wahl empfohlen.

Im Gegensatz zur APA-Empfehlung wird in unserer Klinik routinemäßig *Etomidat* (Hypnomidate) verwendet. Es hat den Vorteil, dass es die Krampfschwelle eher senkt. Es kann jedoch periphere Myoklonien hervorrufen, die ohne EEG-Überwachung als Krampfanfall fehlgedeutet werden können. Bei einer mittleren Dosierung von 0,2 mg/kg KG setzt die Wirkung nach 20 bis 30 Sekunden ein und dauert 3 bis 5 Minuten an.

Ketamin (Ketanest) ist ein Phenylcyclidinderivat und hat den Nachteil, dass es Halluzinationen, Alpträume und „Horrortrips" induzieren kann. Daher ist es insbesondere für psychiatrische Patienten nicht zu empfehlen.

Propofol und *Benzodiazepine* verbieten sich, weil sie die Krampfschwelle erhöhen.

Um Frakturen und Luxationen vor allem während der Stimulationsphase zu verhindern, muss eine Muskelrelaxierung durchgeführt werden. In unserer Klinik wird routinemäßig eine Kombination aus einem depolarisierenden und einem nichtdepolarisierenden Muskelrelaxans verwendet (*Suxamethoniumchlorid* und *Vecuroniumbromid* bzw. *Rocuroniumbromid*).

Vor Beginn der Stimulation werden die Patienten mit 100% Sauerstoff beatmet (ca. 6 l/min), um durch eine gute Präoxygenierung einer etwaigen Hypoxie während des Anfalls vorzubeugen.

In der Regel ist eine Maskenbeatmung ausreichend und eine Intubation nicht notwendig. Für den Notfall sollten die Voraussetzungen zur Defibrillation gegeben sein.

Begleitmedikation

■ **Antidepressiva.** Eine Begleitbehandlung mit Antidepressiva ist in der Regel sicher möglich. Wenn man die vorbestehende Medikation beizubehalten wünscht, kann sie während der EKT-Serie fortgeführt werden. Im Einzelnen ist folgendes zu beachten.

Bei trizyklischen Antidepressiva (TZA) ist in Kombination mit einer evt. anticholinerg wirksamen Prämedikation für die Narkose, besonders bei älteren Patienten, die Gefahr eines Delirs gegeben. Ebenso kann es zu verstärkten kognitiven Nebenwirkungen kommen, auch hier wieder besonders bei älteren Patienten, sodass es sich empfiehlt, die Dosis der TZA während der EKT-Serie zu reduzieren, beispielsweise *Amitriptylin* auf 75–100 mg täglich.

Serotonin-Wiederaufnahmehemmer (SSRI) können die Krampfschwelle senken; dies ist bei der Stimulusdosierung zu berücksichtigen. In einer Vergleichsuntersuchung zwischen TZA und SSRI unterschied sich die Dauer des ersten Krampfanfalls während einer EKT-Serie nicht (Dursun et al. 2001).

Bei den irreversiblen MAO-Hemmern besteht die Gefahr einer hypertonen Krise, ist der Anästhesist aber informiert und einverstanden, sind auch irreversible MAO-Hemmer in der Kombinationsbehandlung nicht kontraindiziert (APA 2001).

Von den neueren Antidepressiva haben wir mit *Mirtazapin* (Remergil) ab einer Dosierung von 30 mg/Tag schlechte Erfahrungen in der Kombinationsbehandlung mit einer EKT gemacht. Bei drei Patienten traten zwar vorübergehende, aber doch erhebliche kognitive Nebenwirkungen (Verwirrtheitszustand, Dysarthrie) auf. Bis zu einer Dosierung von 30 mg/Tag wird die Kombinationsbehandlung gut vertragen, dies wird durch einen Bericht von Farah (1997) über zwei Patienten bestätigt.

Bei medikamentenrefraktärer Depression bietet die EKT-Serie die Chance für eine Medikamentenpause. Zur Rezidivprophylaxe sollte dann bereits während der EKT-Serie mit der Eindosierung einer Substanz aus einer anderen Stoffklasse begonnen werden. Dieses Vorgehen wird von den meisten amerikanischen Autoren (APA 2001) und für den deutschen Sprachraum auch von Folkerts (1997) empfohlen.

■ **Neuroleptika.** Die Komedikation mit Neuroleptika ist im Allgemeinen gut verträglich. Bei der Indikation der therapierefraktären Schizophrenie sind hochpotente Neuroleptika unumgänglich, wobei zu erwägen ist, ob nicht ein ungenügend wirksames Neuroleptikum zu Beginn der EKT-Serie abgesetzt werden sollte, damit man möglicherweise einen zusätzlichen synergistischen psychotropen Absetzeffekt erhält, um dann ein Neuroleptikum aus einer anderen Stoffklasse einzudosieren. Insgesamt gilt es als belegt, dass die EKT bei schizophrenen Patienten in Kombination mit einem Neuroleptikum besser wirkt (APA 2001).

Bei der Depression mit psychotischen Symptomen ist die gleichzeitige Behandlung mit Neuroleptika indiziert und gut möglich. Dies gilt sowohl für die klassischen Neuroleptika als auch für die neueren Atypika, wobei es für letztere noch wenig Erfahrung gibt.

Auch die gleichzeitige Behandlung mit *Clozapin* ist möglich, wobei zu beachten ist, dass unter höheren Dosierungen die Krampfschwelle sinkt. Dies ist aber vor allem zum Ende der EKT-Serie hin, wenn man aufgrund der antikonvulsiven Wirkung der EKT im oberen Bereich der Stimulationsenergie angekommen ist, möglicherweise sogar erwünscht.

Niedrigpotente Neuroleptika eignen sich zur Sedierung ängstlicher oder unruhiger Patienten, gegebenenfalls auch als Prämedikation vor der Behandlung und sind Benzodiazepinen vorzuziehen, da sie die Krampfschwelle nicht anheben. Wir verwenden *Melperon* oder *Pipamperon*.

Abzuraten ist von Neuroleptika mit ausgeprägten anticholinergen bzw. blutdrucksenkenden Eigenschaften (bspw. *Levomepromazin*), die dann in Kombination mit der Narkose zu Herz-Kreislauf-Problemen führen können.

■ **Benzodiazepine.** Wegen der explizit antikonvulsiven Eigenschaften sollten während der EKT-Serie möglichst keine Benzodiazepine verordnet werden. Die EKT-Wirkung wird negativ beeinflusst. Die empirische Grundlage für diese Empfehlung bietet eine retrospektive Studie von Pettinati et al. (1990), die gezeigt hat, dass in der Gruppe der Patienten, die am Vorabend der EKT ein Benzodiazepin als Schlafmittel erhalten hatten, signifikant mehr Nonresponder waren als in der Patientengruppe ohne Benzodiazepine. Zur Prämedikation von ängstlichen Patienten können stattdessen niedrigpotente Neuroleptika verwendet werden.

Patienten, die an Benzodiazepine gewöhnt sind und beim Absetzen Entzugserscheinungen entwickeln könnten, können jedoch, wenn möglich mit reduzierter Dosis, trotzdem behandelt werden (Empfehlung: nicht mehr als 2 mg, max. 3 mg *Lorazepam* pro Tag). Es ist damit zu rechnen, dass eine höhere Stimulusenergie zur Auslösung eines suffizienten Krampfanfalls benötigt wird.

Benzodiazepine sind gut geeignet zur Unterbrechung eines prolongierten Krampfanfalls. Wir verwenden *Clonazepam* (Rivotril) in einer Dosis von 0,5 bis 1 mg i.v., wenn der Anfall nach ca. 2 min nicht von selbst sistiert.

■ **Lithium und andere Phasenprophylaktika.** Aus der älteren Literatur (Sinuswellenstimulation) gibt es Berichte über eine erhöhte kognitive Nebenwirkungsrate unter der Kombinationsbehandlung einer EKT mit Lithium. Seit Einführung der Kurzpulsstimulation sind keine schweren zerebralen Nebenwirkungen mehr berichtet worden.

Die allgemeine Empfehlung besagt, bei Patienten mit vorbestehender Lithiummedikation zur Phasenprophylaxe, die Medikation während der EKT-Serie beizubehalten, auch unter dem Aspekt eines möglichen Wirkverlustes nach vorübergehendem Absetzen. Um mögliche neurotoxische Nebenwirkungen zu vermeiden, sollte der Blutspiegel während der EKT-Serie auf ca. 0,4 mmol/l abgesenkt werden, wobei zu bemerken ist, dass dieser Wert auf einer allgemeinen Übereinkunft beruht und nicht durch empirische Untersuchungen belegt ist. Dieses Vorgehen entspricht den aktuellen Empfehlungen der American Psychiatric Association (APA 2001).

Antikonvulsiva, die aus psychiatrischer Indikation zur Phasenprophylaxe verordnet werden, sollten vor Beginn einer EKT-Serie aufgrund ihrer primär antikonvulsiven Eigenschaft, die die Wirksamkeit der EKT beeinträchtigen kann, ausgeschlichen werden.

Während einer Erhaltungs-EKT, bzw. wenn Antikonvulsiva bei einem Anfallsleiden zur primär antikonvulsiven Behandlung unumgänglich sind, empfiehlt sich ein dem Lithium analoges Vorgehen: Soll eine vorbestehende Medikation nach der EKT-Serie fortgeführt werden, sollte die Medikation während der Serie in reduzierter Dosis (bspw: am Vorabend und Morgen vor der EKT keine Tabletteneinnahme) fortgeführt werden.

Ablauf der Behandlung

Vor der Behandlung werden die Patienten sowohl über die Risiken der EKT (siehe Aufklärungsbogen im Anhang) als auch vom Anästhesisten über das Narkoserisiko aufgeklärt. Diese Aufklärungsgespräche werden, wie bei risikobehafteten Eingriffen in der Medizin üblich, schriftlich fixiert.

Die folgenden Ausführungen zum Ablauf der Behandlung finden sich in zusammengefasster Form in unserem Merkzettel zum Ablauf der EKT im Anhang. Am Vorabend der Behandlung sollten die Patienten ab Mitternacht nüchtern sein, um das Narkoserisiko zu minimieren. Unmittelbar vor der Behandlung sollten die Patienten dazu aufgefordert werden, Blase und Darm zu entleeren. Dies ist wichtig zum einen, um ihnen die Peinlichkeit eines unwillkürlichen Stuhl- bzw. Urinabgangs während des Krampfanfalls zu ersparen, zum anderen, um das Risiko einer Blasenruptur zu minimieren.

Die Patienten werden vom Pflegepersonal und wenn möglich auch vom behandelnden Therapeuten in den EKT-Raum begleitet. Dort wird die Intensivüberwachung (EKG, Blutdruck, Sauerstoffsättigung, venöser Zugang) angeschlossen sowie die EEG-Elektroden (Fp1-A1, Fp2-A2) und die Stimulationselektroden nach sorgfältiger Hautreinigung und Entfettung angebracht. Die Impedanz sollte nicht über 2500 Ohm liegen. Andernfalls muss erneut die Haut unter den Stimulationselektroden gereinigt werden.

Vor Injektion des Muskelrelaxans wird eine Blutsperre an Oberarm oder Unterschenkel mittels suprasystolisch aufgeblasener Blutdruckmanschette (Cuff-Technik) angelegt, bei unilateraler Stimulation auf der Seite der Stimulation, bei bilateraler Stimulation ist die Seite unerheblich. Dies dient der Überwachung des motorischen Teils des Krampfanfalls. Bei unilateraler Stimulation kann bei gleichseitiger Blutsperre zusätzlich zur EEG-Überwachung die Überleitung der Krampfaktivität auf die andere Hemisphäre überprüft werden.

Nach Erreichen einer ausreichenden Narkosetiefe und Muskelrelaxation wird nach gründlicher Präoxygenierung (die periphere Sauerstoffsättigung sollte bei annähernd 100% liegen) der Krampfanfall ausgelöst. Abbildung 7.1 zeigt Ausschnitte aus der EEG-Aufzeichnung eines typischen Krampfanfalls mit anfänglicher Rekrutierungsphase, Übergang in die Spike-wave-Phase, Verlangsamung der Spike-wave-Phase und postiktaler Suppression im Vergleich zum Ruhe-EEG vor Auslösung des Krampfanfalls.

Viele Autoren empfehlen die grundsätzliche Verwendung eines Beißschutzes zur Prophylaxe von Bissverletzungen während der initialen Stimulationsphase. Wir beschränken uns auf die Abpolsterung einzeln stehender Zähne mit Hilfe einer Mullbinde.

Unmittelbar danach kann die Beatmung wieder aufgenommen werden, sodass es zu keinem wesentlichen Abfall der peripheren Sauerstoffsättigung kommt.

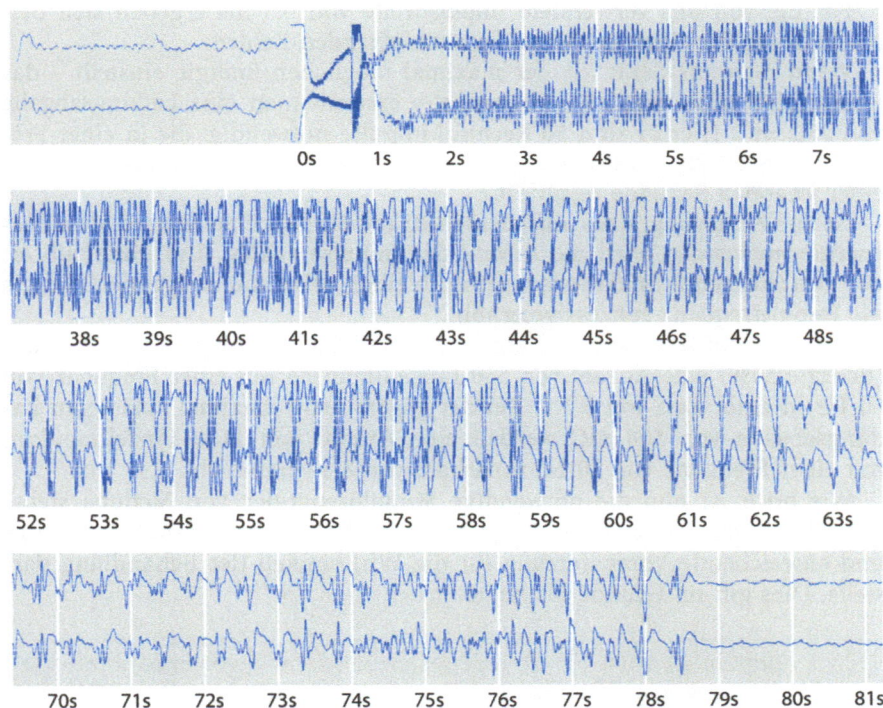

Abb. 7.1. Ausschnitte aus einer typischen EEG-Aufzeichnung (Fp1-A1, Fp2-A2) eines mittels EKT ausgelösten Krampfanfalls. Zu Beginn der Aufzeichnung Ruhe-EEG vor Auslösung des Krampfanfalls

Nach Freigabe durch den Anästhesisten wird der Patient in ärztlicher Begleitung auf die Station zurückgebracht. Wegen möglicher psychomotorischer Unruhe postiktal empfiehlt es sich, zur Sicherheit des Patienten während des Transports ein Bettgitter oder einen Bauchgurt zu verwenden. Bis die Reorientierung vollständig abgeschlossen ist, sollte eine kontinuierliche Überwachung (Sitzwache) und eine regelmäßige Kontrolle der Kreislaufparameter durch das Pflegepersonal gewährleistet sein. Die Reorientierung wird anhand eines standardisierten Fragebogens (siehe Anhang) protokolliert.

Bei ambulanten Behandlungen sollte darauf hingewiesen werden, dass von der Teilnahme am motorisierten Straßenverkehr am selben Tag abzuraten ist.

Titration der Stimulusenergie

Die Kurzpulstechnik ist durch alternierende Rechteckimpulse gekennzeichnet. Bei dem von uns verwendeten Gerät Thymatron^{TM} DG mit einer in Deutschland maximal zugelassenen Ladungsabgabe von 504 mC kann man zwischen einer Impulsbreite von 0,5–2 ms wählen, sowie die Ladungsabgabe in 5-Prozent-Intervallen der maximal möglichen Energie einstellen.

Für die von uns verwendete Impulsbreite von 0,5 ms ergeben sich beispielhaft für drei Energiestufen die nachfolgenden Zahlen.

Wenn man am Gerät 5% der maximal möglichen Energie einstellt – das ist die niedrigste mögliche Dosierung – erreicht man eine Ladungsabgabe von 25,2 mC. Hierfür sind 56 Rechteckimpulse notwendig, die in einer Frequenz von 30 Hz verabreicht werden, sodass eine Stimulationsdauer von einer knappen Sekunde resultiert.

Ist zur Auslösung eines suffizienten Krampfanfalls eine höhere Stimulusenergie notwendig, wird die Anzahl der Impulse erhöht. Um innerhalb einer vertretbaren Stimulationsdauer zu bleiben, wird mit steigender Energie die Impulsfrequenz sukzessive erhöht.

Daraus resultiert dann bei einer mittleren Ladungsabgabe von 252 mC (Energie 50%) eine Anzahl von 560 Einzelimpulsen mit einer Frequenz von 50 Hz in einer Zeit von 5,6 s. Bei der gegenwärtig maximal zulässigen Ladungsabgabe von 504 mC werden eine Anzahl von 1120 Einzelimpulsen mit einer Frequenz von 70 Hz innerhalb von 8 s verabreicht.

Wie hoch ist nun die notwendige Stimulusenergie? Von Meduna stellte 1937 die Regel auf, dass das Auftreten eines Krampfanfalls die notwendige und ausreichende Voraussetzung für die Wirksamkeit der Behandlung darstelle. Dies gilt im Grunde bis heute.

> Ein Krampfanfall wird als therapeutisch wirksam angesehen, wenn die Krampfaktivität generalisiert über beiden Hemisphären auftritt und die Dauer des Krampfanfalls motorisch mindestens 25 s und im EEG mindestens 30 s beträgt.

Die Herausforderung ist nun, die Stimulusenergie genügend hoch zu wählen, um einen suffizienten Krampfanfall auszulösen, auf der anderen Seite aber auch nicht unnötig hoch, um kognitive Nebenwirkungen zu vermeiden.

Für die Bestimmung der notwendigen Stimulusenergie werden in der Literatur verschiedene Strategien genannt. Als erstes sei die altersabhängige Stimulusdosierung erwähnt. Die Regel besagt: Alter in Jahren gleich Stimulusenergie in %. Diese Regel hat den Vorteil, dass sie einfach und unmissverständlich ist und sie berücksichtigt den altersabhängigen Anstieg der Krampfschwelle. Diese Strategie war früher weit verbreitet und wird auch heute noch vielfach angewandt.

Nach Sackeim et al. (1994) sind nur 10% der interindividuellen Variation der Krampfschwelle altersabhängig. Daher überwiegen nach unserer Ansicht die Nachteile, die darin bestehen, beim einzelnen Patienten nicht zu wissen, wieweit man von der Krampfschwelle entfernt ist. So wird einerseits bei Stimulation knapp oberhalb der Krampfschwelle der mögliche therapeutische Erfolg vermindert bzw. müssen bei Stimulation weit oberhalb der Krampfschwelle vermeidbare kognitive Nebenwirkungen in Kauf genommen werden. Jüngere Patienten werden nach der altersabhängigen Stimulusdosierung in der Regel unterdosiert, ältere Patienten überdosiert.

Ziel sollte es sein, für jeden Patienten individuell die Stimulusenergie zu bestimmen, die notwendig ist, um einen suffizienten Krampfanfall auszulösen. Hierzu wird die Krampfschwelle definiert als Mittelwert zwischen der niedrigsten Stimulationsenergie, mit der ein suffizienter Krampfanfall ausgelöst werden kann und der darunterliegenden Stimulationsenergie, mit der gerade noch kein suffizienter Krampfanfall ausgelöst werden kann. Ab der zweiten EK-Behandlung wird dann bei rechtsunilateraler Stimulation mit dem 2- bis 3fachen (i.d.R. 2,5) der Krampfschwelle stimuliert. Bei bilateraler Stimulation wird mit dem 1,5- bis 2fachen der Krampfschwelle stimuliert. Dieses Vorgehen leitet sich ab aus Studien von Sackeim et al. (1987a,b,c, 1993), Beale et al. (1994), McCall et al. (1994) und Folkerts (1997).

Tabelle 7.1. Titrationsschema der Stimulusenergie

Altersabhängiger Beginn	Stufe	% Stimulusenergie	Errechnete Krampfschwelle	Weitere Behandl. mit % Energie	
				bei unilat. St.	bei bilat. St.
■ <19 Jahre	1	5	2,5	5	5
■ 19–65 Jahre	2	10	7,5	20	10
■ >65 Jahre	3	15	12,5	30	20
	4	25	20	50	30
	5	40	32,5	80	50
	6	60	50	100	75

Das Titrationsschema (Tabelle 7.1) berücksichtigt die Notwendigkeit, in der ersten Sitzung mit möglichst wenig Restimulationen einen suffizienten Krampfanfall auszulösen.

Sollte dies auf der altersentsprechenden Eingangsstufe nicht gelingen, sind während einer Kurznarkose maximal zwei Restimulationen in der jeweils nächst höheren Stufe praktikabel. Sollte dann noch immer kein suffizienter Krampfanfall auszulösen sein, wird die Titration in der nächsten Sitzung fortgeführt.

Unter Verwendung dieses Schemas waren nach einer Untersuchung von Folkerts (1997) im Mittel 1,4 Stimulationen pro Patient zur Ermittlung der Krampfschwelle notwendig. Lediglich bei 5% der Patienten war eine zweite Restimulation notwendig.

Das eben ausgeführte soll noch einmal an Hand eines Beispiels verdeutlicht werden: Bei einem 70-jährigen Patient würde man mit 15% der Maximalenergie beginnen und keinen suffizienten Krampfanfall auslösen. Dann würde man nach ca. 1 min während derselben Narkose mit 25% stimulieren. Angenommen, jetzt ließe sich ein suffizienter Krampfanfall auslösen, läge die Krampfschwelle im Mittel bei 20%. Bei rechtsunilateraler Stimulation würde man ab der nächsten Behandlung mit dem 2,5 fachen der Schwelle, also mit 45% der max. möglichen Energie stimulieren. Diese Dosis würde auch bei den folgenden Behandlungen verwendet werden, solange, bis die Dauer des Anfalls 25 bzw. 30 s unterschreitet. Dann müsste die Stimulusenergie erneut gesteigert werden.

Nach diesem Titrationsschema wird in unserer Klinik routinemäßig vorgegangen.

Eine weitere Möglichkeit zur Titration der Stimulusenergie besteht darin, zusätzlich iktale EEG-Kriterien zu verwenden (Folkerts 1996; Krystal et al. 1995; Luber et al. 2000; Nobler et al. 1993, 2000; Suppes et al. 1996). Man titriert nach dem vorgestellten Schema und berücksichtigt zusätzlich folgende EEG-Kriterien des Anfalls (nach Folkerts 1996, 1997):

- die postiktale Suppression im Vergleich zum Ruhe-EEG soll >75% betragen
- die Stereotypie der Spike-wave-Phase soll hoch sein, entsprechend einer höher organisierten, symmetrischen Krampfaktivität. Zur Quantifizierung wird eine visuelle Skala von 0–6 mit steigendem Symmetriegrad vorgeschlagen. Der Stereotypiegrad soll größer als 4 sein (Folkerts 1997)
- die Verlangsamung während der Spike-wave-Phase sollte mindestens 1,5 Hz betragen
- die Amplituden sollen während der Spike-wave-Phase über 500 µV liegen.

Sind weniger als drei dieser vier Kriterien erfüllt, sollte mit erhöhter Dosis restimuliert werden.

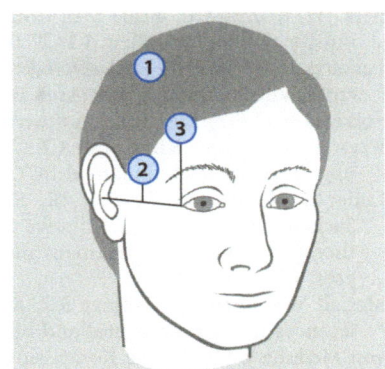

Abb. 7.2. Lokalisation der Stimulationselektroden. Bei rechtsunilateraler Stimulation werden die Elektroden bei 1 und 2 angebracht. Bei bitemporaler Stimulation beidseits bei 2 und bei bifrontaler Stimulation beidseits bei 3. Nähere Angaben im Text

Elektrodenlokalisation

Grundsätzlich wird zwischen unilateraler und bilateraler Stimulation unterschieden.

Bei der unilateralen Stimulation über der nichtdominanten Hemisphäre, also in der Regel rechts, wird eine Stimulationselektrode über der rechten Schläfe (2,5 cm über der Mitte der Verbindung zwischen lateralem Augenwinkel und äußerem Gehörgang) mit einer Klebeelektrode oder einem Gummiband angebracht. Die zweite Stimulationselektrode wird ca. 1 cm lateral des Vertex in Richtung der stimulierten Hemisphere mit Hilfe einer Stempelelektrode vom Behandler gehalten (Abb. 7.2).

Bei der etablierten bilateralen Stimulation werden die Elektroden über der rechten und linken Schläfe (2,5 cm über der Mitte der Verbindung zwischen lateralem Augenwinkel und äußerem Gehörgang) angebracht (bitemporale Stimulation).

Bei der neu vorgeschlagenen bifrontalen Stimulation (siehe Kapitel 13) werden die Elektroden jeweils ca. 5 cm über dem lateralen Augenwinkel angebracht.

Zur Frage, in welcher Situation welche Stimulusform angewandt werden sollte, siehe Kapitel 8.

Literatur

American Psychiatric Association. Committee on Electroconvulsive Therapy (2001) The Practice of Electroconvulsive Therapy. Recommendations for Treatment, Training, and Privileging. American Psychiatric Association, Washington, DC

Beale MD, Kellner CH, Pritchett JT, Bernstein HJ, Burns CM, Knapp R (1994) Stimulus Dose Titration in ECT: a 2-year clinical experience. Convuls Ther 10:171–176

Dursun SM, Patel JK, Drybala T, Shinkwin R, Drybala G, Reveley MA (2001) Effects of antidepressant treatments on first ECT seizure duration in depression. Prog Neuropsychopharmacol Biol Psychiatry 25:437–443

Farah A (1997) Mirtazapine and ECT combination therapy. Convuls Ther 13:116–117

Folk JW, Kellner CH, Beale MD, Conroy JM, Duc TA (2000) Anesthesia for electroconvulsive therapy: a review. J ECT 16:157–170

Folkerts H (1996) The ictal electroencephalogram as a marker for the efficacy of electroconvulsive therapy. Eur Arch Psychiatry Clin Neurosci 246:155–164

Folkerts H (1997) Elektrokrampftherapie. Enke, Stuttgart

Krystal AD, Weiner RD, Coffey CE (1995) The ictal EEG as a marker of adequate stimulus intensity with unilateral ECT. J Neuropsychiatry Clin Neurosci 7:295–303

Luber B, Nobler MS, Moeller JR, Katzman GP, Prudic J, Devanand DP, Dichter GS, Sackeim HA (2000) Quantitative EEG during seizures induced by electroconvulsive therapy: relations to treatment modality and clinical features. II. Topographic analyses. J ECT 16:229–243

McCall WV, Shelp FE, Weiner RD, Austin S, Norris J (1993) Convulsive threshold differences in right unilateral and bilateral ECT. Biol Psychiatry 34:606–611

von Meduna L (1937) Die Konvulsionstherapie der Schizophrenie. C. Marhold Verlagsbuchhandlung, Halle

Nobler MS, Sackeim HA (1993) Augmentation strategies in electroconvulsive therapy: a synthesis. Convuls Ther 9:331–351

Nobler MS, Luber B, Moeller JR, Katzman GP, Prudic J, Devanand DP, Dichter GS, Sackeim HA (2000) Quantitative EEG during seizures induced by electroconvulsive therapy: relations to treatment modality and clinical features. I. Global analyses. J ECT 16:211–228

Pettinati HM, Stephens SM, Willis KM, Robin SE (1990) Evidence for less improvement in depression in patients taking benzodiazepines during unilateral ECT. Am J Psychiatry 147:1029–1035

Pitts FJ (1982) Medical physiology of ECT. In: Abrams R, Essman W (eds) Electroconvulsive Therapy: Biological Foundations and Clinical Applications. Spectrum, New York

Sackeim HA, Decina P, Kanzler M, Kerr B, Malitz S (1987a) Effects of electrode placement on the efficacy of titrated, low dose ECT. Am J Psychiatry 144:1449–1455

Sackeim HA, Decina P, Portnoy S (1987b) Studies of dosage, seizure threshold, and seizure duration in ECT. Biol Psychiatry 22:249–268

Sackeim HA, Decina P, Prohovnik I, Malitz S (1987c) Seizure threshold in electroconvulsive therapy: effects of sex, age, electrode placement and number of treatments. Arch Gen Psychiatry 44:355–360

Sackeim HA, Prudic J, Devanand DP (1993) Effects of stimulus intensity and electrode placement on the efficacy and cognitive effects of electroconvulsive therapy. N Engl J Med 328:839–846

Sackeim HA, Long J, Luber B, Moeller JR, Prohovnik I, Devanand DP, Nobler MS (1994) Physical properties and quantification of the ECT stimulus, I: basic principles. Convuls Ther 10:93–123

Suppes T, Webb A, Carmody T, Gordon E, Gutierrez-Esteinou R, Hudson JI, Pope HG (1996) Is postictal electrical silence a predictor of response to electroconvulsive therapy? J Affect Disord 41:55–58

8 Rückfallverhütung nach erfolgreicher Elektrokrampftherapie

B. WILD

Die typischen mit EKT behandelten Patienten sind schwer depressiv erkrankt, therapieresistent gegenüber verschiedenen Medikamenten, haben eine lange Erkrankungsphase und meist bereits mehrere depressive Episoden erlitten. Genau diese Patienten haben ein hohes Rückfallrisiko (Winkler et al. 2002). Ohne weitere Behandlung beträgt es selbst bei nicht medikamentös therapieresistenten Patienten mindestens 50% (Bourgon und Kellner 2000), bei den typischen EKT-Patienten bis zu >80% (Sackeim et al. 2001), wobei die meisten Rezidive in den ersten 6 Monaten nach der Behandlung auftreten.

Selbstverständlich sollten deshalb alle Patienten auch nach einer durch EKT bewirkten Remission genauso wie nach einer Remission durch Psychopharmaka über mindestens sechs Monate (schizophrene Patienten mindestens ein Jahr) weiter pharmakologisch behandelt werden. Es ist nicht einfach, gerade von ihren Symptomen genesene Patienten davon zu überzeugen, dass sie noch über einen längeren Zeitraum behandlungsbedürftig sind. Angesichts des hohen Rückfallrisikos ist dies aber unabdingbar!

Als Behandlungsmethoden kommen hierbei sowohl Medikamente wie auch weitere EK-Behandlungen in Frage. Eine alleinige Psychotherapie ist unseres Erachtens bei diesen schwer betroffenen Patienten nicht ausreichend, kann aber begleitend sehr sinnvoll sein. Die Wahl zwischen einer medikamentösen Therapiefortsetzung einerseits und einer EKT andererseits ist von verschiedensten Gegebenheiten abhängig. In den letzten Jahren mehren sich die Stimmen, die darauf hinweisen, dass kein antidepressiv wirksames Medikament abrupt abgesetzt werden sollte, weshalb dieses Vorgehen auch bei der EKT nicht sinnvoll sei. Andererseits wird auf das Risiko kognitiver Nebenwirkungen und den hohen personellen und organisatorischen Aufwand hingewiesen.

Wichtig ist zunächst die Einstellung des Patienten. Die beobachteten oder befürchteten Nebenwirkungen unter medikamentöser bzw. unter einer EK-Behandlung und nicht zuletzt die organisatorischen Gegebenheiten, z.B. ob eine ambulante EKT möglich ist, sollten abgewogen werden.

Im Folgenden wird nur kurz auf die medikamentösen Therapieoptionen nach erfolgter EKT eingegangen. Prinzipiell sind diese nicht anders als nach einer erfolgreichen pharmakologischen Behandlung. Bezüglich der Vor- und Nachteile einzelner Substanzen sei z.B. auf die aktuelle Übersicht von Winkler et al. (2002) verwiesen. Vergleiche mit der Erhaltungs-EKT sind weiter unten dargestellt.

Im Englischen wird zwischen „Continuation-ECT" (Fortsetzung einer erfolgreichen EK-Behandlung nach Remission über maximal 6 Monate) und „Maintenance-ECT" (Rezidivprophylaxe über den 6-Monatszeitraum hinaus) zumindest in neueren Publikationen unterschieden. Die Begründung ist, dass es sich bei der erstgenannten Behandlung um die immer notwendige Behandlung nach einer depressiven Indexepisode, bei der zweiten aber um eine Rezidivprophylaxe handelt, für deren Einsatz analog zur medikamentösen Behandlung andere Indikationen gelten. In der deutschsprachigen Literatur wurde ebenfalls eine entsprechende Differenzierung vorgeschlagen, allerdings nicht von allen Autoren einheitlich (z. B. Folkerts 1997; Frey et al. 2001: Erhaltungs- vs. prophylaktische EKT; Godemann 1997: Fortsetzungs- vs. Erhaltungs-EKT). Es erscheint uns klinisch sinnvoll, zu Beginn einer Serie von EKT nach Remission zu definieren, ob es sich um eine Fortsetzung der Behandlung einer Indexerkrankung handelt, oder ob über einen längeren Zeitraum eine neue Erkrankungsphase verhindert werden soll.

Im Folgenden steht der Begriff **Fortsetzungs-EKT** für die Behandlung nach Remission über maximal 6 Monate und der Begriff **Erhaltungs-EKT** für die Rezidivprophylaxe über den 6-Monatszeitraum hinaus.

Es existieren eine Reihe von Studien neueren Datums, in denen versucht wird, das Rückfallrisiko von Patienten abzuschätzen. Hier wurde insbesondere den folgenden Fragen nachgegangen:

- Gibt es einen Unterschied zwischen einer Weiterbehandlung mit Medikamenten, mit einer EKT allein oder mit einer Kombination aus beiden?
- Welche Rolle spielt die Gabe von Lithium?
- Gibt es Prädiktoren für ein besonders hohes Rückfallrisiko?
- Welche Rolle spielt eine Medikamentenresistenz?
- Welchen Einfluss auf kognitive Funktionen hat eine EK-Behandlung über einen längeren Zeitraum?

Allerdings sind viele dieser Studien retrospektiv oder nur an kleinen Patientengruppen durchgeführt worden. Letztendlich ist die Datenlage im Vergleich zu den Untersuchungen zur EKT im akuten Krankheitsstadium sehr viel schlechter. Es existieren hauptsächlich Berichte über die Durchführung von Fortsetzungs-EKT bei depressiven Patienten, daneben weniger häufig bei schizophrenen Patienten, und es wird die Durchführung einer längerdauernden EKT bei Parkinsonpatienten diskutiert.

Im Folgenden ist zusammengetragen, was derzeit als Stand des Wissens angesehen werden kann.

8.1 Behandlung in den ersten 6 Monaten nach einer EKT bei Depression (Fortsetzungs-EKT)

■ **Medikamentöse Rückfallprophylaxe – Rolle von Lithium bei depressiven Episoden**

Es ist umstritten, ob nach einer erfolgreichen EKT ein neues, bisher nicht gegebenes antidepressives Medikament eingesetzt werden sollte. Befürworter dieser Vorgehensweise (z. B. Folkerts 1997) argumentieren damit, dass die bereits verabreichten Substanzen ja keinen Erfolg gezeigt hätten und deshalb nicht erneut verwendet werden sollten. Andere gehen davon aus, dass bei Patienten mit einer Remission anders als in der schweren Depression zuvor auch schon genutzte Medikamente wieder wirksam seien.

Beachtenswert ist die prospektive randomisierte Studie von Sackeim et al. (2001). Insgesamt 84 Patienten mit unipolarer Depression wurden nach erfolgreicher EKT entweder mit Nortriptylin, Nortriptylin und Lithium oder Placebo behandelt. Die 3 Gruppen waren vergleichbar bzgl. ihrer Therapieresistenz und der wahnhaften Symptome. Innerhalb von 6 Monaten kam es bei 84% der Placebogruppe, 60% der mit Nortriptylin allein und bei 39% der mit Nortriptylin und Lithium Behandelten zum Rezidiv. Der Vorteil der Kombinationsbehandlung war signifikant. Unsere Konsequenz aus dieser Studie ist, bei allen unseren depressiven Patienten nach erfolgreicher EKT die Gabe von Lithium zu empfehlen.

■ **Medikamentöse Rückfallprophylaxe vs. Fortsetzung der EKT**

Wijkstra et al. (2000) gingen der Frage nach, ob es Unterschiede zwischen den Rückfallraten nach einer EKT unter alleiniger Fortsetzungs-EKT im Vergleich mit alleiniger medikamentöser Behandlung gibt und welchen Effekt eine Medikamentenresistenz vor der EKT auf diese Rückfallraten hat. Bei ihren 12 pharmakoresistenten Patienten, die je einen Monat wöchentlich, zweiwöchentlich, dreiwöchentlich und dann monatlich mit einer EKT behandelt wurden, betrug die Rezidivrate 50%. Aus einer zusätzlichen Literaturübersicht zogen sie den Schluss, dass die Rückfallraten sowohl unter Erhaltungs-EKT wie auch unter Medikation für alle mit der EKT behandelten Patienten bei ca. 30% liegen. Ähnliche Zahlen nennen Bourgon und Kellner (2000) aufgrund einer großen Literaturübersicht. Beide Studien gehen bei Patienten mit Medikamentenresistenz von einem höheren Risiko aus. Das Fazit von Wijkstra et al. (2000) war, dass es keinen eindeutigen Beleg für eine Überlegenheit einer alleinigen Erhaltungs-EKT gegenüber alleiniger Medikation bei medikamentenresistenten Patienten gebe, wobei die Datenlage bisher sehr dünn sei.

Medikamentöse Rückfallprophylaxe mit oder ohne zusätzliche EKT?

In einer der wenigen prospektiven Studien zu diesem Thema beobachteten Swoboda et al. (2001) je 21 Patienten, deren Symptome unter einer EKT remittierten und die zuvor medikamentenresistent gewesen waren und nun pharmakologisch allein oder zusätzlich mit der EKT behandelt wurden. Hiervon waren 13 Patienten depressiv, die übrigen 8 schizoaffektiv erkrankt. Die medikamentöse Behandlung war dem Urteil des behandelnden Arztes überlassen und unterschied sich nicht signifikant zwischen den Gruppen. Die EKT wurde anfangs wöchentlich, dann zweiwöchentlich und später monatlich appliziert. Beide Patientengruppen hatten mit zusätzlicher EKT einen signifikant besseren Verlauf, wobei die depressiven mehr als die schizoaffektiven Patienten davon profitierten. Bei den depressiven Patienten waren nach 12 Monaten 77% ohne Rezidiv im Vergleich zu 46% der Patienten ohne zusätzliche EKT, bei den schizoaffektiven waren es 50% versus 13%. Anzumerken ist allerdings, dass die Wahl zwischen den beiden Behandlungsarmen den Patienten überlassen war.

Eine Multicenterstudie, die in einem randomisierten prospektiven Design die Gabe von Lithium und Nortriptylin vergleicht mit der Durchführung von weiteren EK-Behandlungen nach erfolgreicher Index-EKT, wird derzeit in den USA durchgeführt (CORE-Studie). Ergebnisse liegen noch nicht vor (Petrides, persönliche Mitteilung 4/2002).

Fazit der APA (2001) ist, dass jedem Patienten nach einer erfolgreichen Index-EKT eine EK-Fortsetzungsbehandlung angeboten werden sollte, d.h., die APA räumt der EKT hier denselben Stellenwert ein wie einer medikamentösen Behandlung. Als Indikationen für eine Fortsetzung der EKT nach einer Remission werden von der APA (2001) genannt:
- Remission mit EKT
- Wunsch des Patienten
- schlechte Medikamentenverträglichkeit
- Rezidiv unter medikamentöser Behandlung.

Gibt es biologische Marker für ein erhöhtes Rezidivrisiko?

Ähnlich wie Wijkstra et al. (2000) berichten Bourgon und Kellner (2000) in ihrer Übersichtsarbeit von einem Rezidivrisiko bei Patienten unter antidepressiver Medikation für die ersten 6 Monate nach einer EKT von ca. 20%. Vorausgegangene medikamentöse Resistenz sei ebenso ein Prädiktor für ein deutlich höheres Rezidivrisiko, wie wahnhafte Symptome im Akutstadium. Möglicherweise sei auch die fehlende Normalisierung eines initial pathologischen Dexamethasonsuppressionstests ein weiterer Prädiktor. Die Datenlage hierfür ist jedoch nicht so eindeutig, dass dieser Test als Entscheidungskriterium in der Routine herangezogen werden könnte.

Welche kognitiven Nebenwirkungen treten unter einer Fortsetzungs- oder Erhaltungs-EKT auf?

Viele Autoren betonen, dass die EKT auch über einen längeren Zeitraum sicher und wirkungsvoll sei. Allerdings haben die meisten Autoren zu kognitiven Nebenwirkungen entweder gar nicht Stellung bezogen oder diese nur wenig detailliert erhoben. Eine Ausnahme stellt der Fallbericht von Barnes et al. (1997) dar, der bei einer Patientin mit insgesamt 430 Behandlungen keine kognitive Verschlechterung in mehreren umfangreichen Tests feststellte. Allerdings hatte die Patientin bereits initial nur einen IQ (im WAIS-R) von 63, sodass kognitive Verschlechterungen möglicherweise weniger auffällig waren. Die APA (2001) geht davon aus, dass kognitive Nebenwirkungen aufgrund der größeren Behandlungsabstände eher seltener auftreten als unter der Akuttherapie, empfiehlt aber die Überprüfung der kognitiven Funktionen vor jeder dritten Behandlung.

Datto et al. (2001) beschrieben ein standardisiertes Telefoninterview als Möglichkeit, bei ambulanten Patienten unter Erhaltungs-EKT wiederholt den kognitiven Status zu testen. Ergebnisse hierzu liegen noch nicht vor, ebenso wenig wie eine deutsche Version.

8.2 Längerfristige Rezidivprophylaxe (Erhaltungs-EKT)

Nach der 6-Monatsfrist stellt sich bei den nicht mehr depressiven Patienten die Frage, ob eine weitere Rezidivprophylaxe notwendig ist. Winkler et al. (2002) empfehlen dies in einer Übersichtsarbeit über medikamentöse, psychotherapeutische und EKT-Rückfallprophylaxe bei folgenden depressiven oder bipolaren Patienten:
- drei oder mehr Episoden insgesamt
- zwei Episoden und einer der folgenden Risikofaktoren:
  - später Beginn (nach dem 60. Lebensjahr)
  - früher Beginn (vor dem 40. Lebensjahr)
  - kurze Intervalle zwischen den Episoden
  - schnelle Verschlechterung zu Beginn der bisherigen Episoden
  - positive Familienanamnese für affektive Erkrankungen
  - Komorbidität (Dysthymie, Angststörung, Substanzmissbrauch)
  - sehr schwere Indexepisode (z. B. psychotische Symptome, Suizidalität)
  - unvollständige Remission
  - schlechte Arbeitsplatzsituation
- chronische Depression (länger als 2 Jahre).

Im Gegensatz hierzu schlägt die Task-Force der Amerikanischen Psychiatrischen Gesellschaft eine Rezidivprophylaxe schon nach der zweiten Krankheitsepisode vor (APA 2001). Allerdings liegt bei den meisten mit einer

EKT behandelten Patienten mindestens einer der genannten Risikofaktoren vor, sodass für diese Patientengruppe eine längere Behandlung sehr wahrscheinlich bereits nach der 2. Erkrankungsphase sinnvoll ist.

Insgesamt existieren wenig Publikationen zur Erhaltungs-EKT. Gagne et al. (2000) verglichen in einer retrospektiven fallkontrollierten Studie 29 Patienten (unipolar oder bipolar depressiv) unter Erhaltungs-EKT und Medikation mit 29 Patienten unter alleiniger Erhaltungsmedikation. Beide Gruppen hatten initial eine erfolgreiche EKT im akuten Stadium. Die Patienten der EKT-Gruppe hatten signifikant mehr pharmakologische Behandlungsversuche gehabt. Die Erhaltungs-EKT bestand anfangs aus einer Behandlung wöchentlich einen Monat lang, gefolgt von zwei Behandlungen im Abstand von zwei Wochen und ab dann aus monatlichen Behandlungen. Nach zwei Jahren waren noch 93% der EKT- und Medikamentengruppe ohne Rezidiv und nur 52% der Patienten in der Medikamentengruppe. Nach 5 Jahren lagen die Zahlen bei 73% versus 18% bei alleiniger antidepressiver Medikation.

8.3 Fortsetzungs- und Erhaltungs-EKT bei unterschiedlichen Diagnosen

Kramer (1999) verglich in einer retrospektiven Studie für alle 56 in der Abteilung mit Erhaltungs-EKT behandelten Patienten die Rückfallhäufigkeit unterschiedlicher diagnostischer Gruppen. Allerdings waren die Kriterien hierfür vage und es wurde nicht erwähnt, ob zusätzlich eine pharmakologische Behandlung stattgefunden hat. Die EKT wurde hier nach der letzten EKT der Indexepisode nach einer, dann nach zwei, dann nach drei Wochen Abstand und dann einmal pro Monat durchgeführt. Stabil blieben von 24 depressiven Patienten 75%, von 10 depressiven Patienten mit zusätzlicher Persönlichkeitsstörung nur 10%, von 10 Patienten mit Depression und M. Parkinson 90%, von 9 bipolar Erkrankten 78% und von 3 schizophrenen Patienten zwei (67%). Letztendlich spiegeln diese Zahlen in etwa auch die Verhältnisse bei der akuten Behandlung wieder: Patienten mit zusätzlicher Persönlichkeitsstörung haben ebenso wie schizophrene Patienten eine schlechtere Prognose.

Husain et al. (1993) berichteten über eine 79-jährige Patientin mit rezidivierender Manie, die über einen längeren Zeitraum erfolgreich mit einer EKT in einem ambulanten Setting behandelt werden konnte, nachdem sie zuvor unter verschiedenen adäquaten medikamentösen Behandlungen nicht symptomfrei war. Allerdings kam es bei mehrmaligen Absetzversuchen der EKT schnell wieder zu Rückfällen.

Chanpattana et al. (1999) verglichen in einer randomisierten prospektiven Studie bei insgesamt 51 therapieresistenten schizophrenen Patienten nach einer erfolgreichen Index-EKT die Behandlung mit Flupentixol allein, mit einer EKT allein und einer Kombination aus beiden. Die Fortsetzungs-

EKT wurde viermal wöchentlich, dann 10-mal alle zwei Wochen durchgeführt. Nach 6 Monaten waren in der Gruppe mit kombinierter Behandlung 40% der Patienten rückfällig, was signifikant weniger war als in den anderen beiden Gruppen, in denen jeweils 93% rückfällig wurden.

Fall und Granerus (1999) berichten über die erfolgreiche Behandlung von zwei Parkinsonpatienten, im einen Fall mit einer Behandlung alle drei Wochen über insgesamt 12 Wochen, im zweiten über 78 Wochen alle 1–2 Wochen, die jeweils nach der EKT eine deutliche Besserung ihrer Parkinsonsymptome zeigten.

8.4 Praktisches Vorgehen bei der Fortsetzungs- und Erhaltungs-EKT

Es gibt bislang wenig klare Richtlinien zur praktischen Durchführung der Fortsetzungs- und Erhaltungs-EKT. Scott et al. (1991) empfahlen in einem mit „Vorläufige Richtlinien" betitelten Artikel, die Lokalisation der EKT (unilateral vs. bilateral) und die Häufigkeit der Behandlungen von der bisherigen Anamnese abhängig zu machen: Die wirksame Lokalisation sollte beibehalten werden und die Behandlungsintervalle sollten maximal so groß sein, dass, wenn überhaupt, nur geringe depressive Symptome vor der nächsten EKT auftreten. Es sei wichtig, die Patienten jedes Mal einer kurzen körperlichen Untersuchung zu unterziehen und spätestens jedes zweite Mal erneut die Behandlungsindikation zu überdenken. Deshalb sei es auch wichtig, regelmäßig einen psychiatrischen und testpsychologischen Befund zu erheben.

Die APA (2001) empfiehlt, die Behandlung umso intensiver durchzuführen, je höher das individuelle Rezidivrisiko sei.

Bei der *Dosierung der Stimuli* richtet sich die Tübinger Klinik nach den Werten der vorangegangenen Behandlungen. Falls keine relevanten Veränderungen der medikamentösen Therapie stattgefunden haben, appliziert man wie in der Akutbehandlung die jeweils letzte erfolgreiche Dosis. Als Ziel gilt ebenfalls die Auslösung eines Anfalls von 30 Sekunden Dauer im EEG und 25 Sekunden Muskelkontraktion am nicht relaxierten Arm. Eine erneute Titration der Schwelle sollte man nur durchführen, wenn die letzte EKT mehr als 2 Monate zurückliegt oder neue zentral wirksame Medikamente verabreicht werden.

Die *Frequenz der Behandlungen* wird sehr unterschiedlich gehandhabt. Fast alle Fortsetzungsbehandlungen beginnen im Wochenabstand. Die Abstände werden dann sukzessive verlängert. Viele Autoren machen dies vom Zustand des Patienten, von früheren Erfahrungen bei dem jeweiligen Patienten und von dessen Wünschen abhängig. So beschreibt z. B. Kramer (1999) bei einem bipolaren Patienten, der immer im Spätherbst und Frühsommer erkrankte, eine erfolgreiche prophylaktische EKT im Herbst und Frühjahr.

Wir schlagen das folgende Prozedere für die Fortsetzungs-EKT vor:
- 2-mal im wöchentlichen Abstand
- 2-mal im Abstand von 2 Wochen
- 2-mal im Abstand von 3 Wochen
- dann monatlich
- nach 6 Monaten Klärung, ob eine Rezidivprophylaxe sinnvoll ist.

Bei erneuten depressiven Symptomen sollten die Abstände wieder verkürzt werden.

Wir haben gute Erfahrungen mit der kurzzeitigen stationären Behandlung gemacht. Hierbei wird der Patient am Vorabend aufgenommen und nach völliger Reorientierung am Tag der EKT nachmittags wieder entlassen.

Es ist allerdings so, dass eine adäquate Kostenerstattung durch die gesetzlichen Krankenkassen derzeit nicht stattfindet. Die Kosten einer ambulanten EKT übersteigen den Betrag unseres Tagessatzes. Dabei gibt es Belege dafür, dass eine Erhaltungs-EKT bei schwer erkrankten Patienten die Behandlungskosten durch das niedrigere Rückfallrisiko reduziert (Loo et al. 1991; Bonds et al. 1998). Es sollte sichergestellt werden, dass während der ambulanten EKT zusätzlich ausreichend häufig psychiatrische Gesprächskontakte stattfinden.

Noch größere Variabilität gibt es bei der *Dauer der Behandlung*, die individuell an die Bedürfnisse des Patienten angepasst werden sollte. Es wurde vorgeschlagen, die Behandlung fortzuführen, bis ein Patient 16–26 Wochen völlig symptomfrei ist (Fox 2001).

Fazit

- **Die typischen EKT-Patienten haben ein sehr hohes Rückfallrisiko.**
  Besonders wenn eine Medikamentenresistenz vorgelegen hat, beträgt das Rezidivrisiko unter alleiniger antidepressiver Medikation bis zu 50% im ersten halben Jahr nach der EKT! Es liegen bisher keine Belege vor, dass dies unter den neuen Antidepressiva substanziell anders ist. Nur für die Kombination eines Antidepressivums wie z. B. Nortriptylin mit Lithium, oder mit zusätzlicher niederfrequenter EKT ist die Prognose besser. Hier wird das Rückfallrisiko auf unter 40% geschätzt.
- **Empfehlenswert ist deshalb eine Behandlung, die entweder ein Antidepressivum mit Lithium oder mit der EKT kombiniert.**
  Insbesondere wenn der Patient unter einer medikamentösen Rezidivprophylaxe einschließlich Lithium nach erfolgreicher Index-EKT wieder rückfällig geworden ist, ist eine zusätzliche Fortsetzungs-EKT indiziert.
- **Der Erfolg der Rezidivprophylaxe steht und fällt mit der Mitarbeit des Patienten!**
  Deshalb sollten die Patienten über das Rückfallrisiko aufgeklärt werden und ihnen die Gelegenheit zu häufigen Kontakten gegeben werden, um die Compliance zu stärken, auftauchende Fragen rasch zu klären und Probleme wie z. B. kognitive Nebenwirkungen und Rezidive frühzeitig zu erkennen.

■ **Es gibt keine verbindlichen Richtlinien für die Durchführung einer Fortsetzungs- und Erhaltungs-EKT.**
Eine langsame Vergrößerung der Behandlungsabstände nach dem oben genannten Schema, das aber den individuellen Bedürfnissen des Patienten angepasst werden sollte, wird empfohlen.

Literatur

Bonds C, Frye MA, Coudreaut MF, et al (1998) Cost reduction with maintenance ECT in refractory bipolar disorder. J ECT 14:36–41

Bourgon LN, Kellner CH (2000) Relapse of depression after ECT: a review. J ECT 16:19–31

Chanpattana W, Chakrabhand ML, Sackeim HA, et al (1999) Continuation ECT in treatment-resistant schizophrenia: a controlled study. J ECT 15:178–192

Datto CJ, Levy S, Miller DS, et al (2001) Impact of maintenance ECT on concentration and memory. J ECT 17:170–174

Fall PA, Granerus AK (1999) Maintenance ECT in Parkinson's disease. J Neural Transm 106:737–741

Folkerts H (1997) Elektrokrampftherapie. Ein Leitfaden für die Klinik. Enke, Stuttgart

Fox HA (2001) Extended continuation and maintenance ECT for long-lasting episodes of major depression. J ECT 17:60–64

Frey R, Schreinzer D, Heiden A, et al (2001) Einsatz der Elektrokrampftherapie in der Psychiatrie. Nervenarzt 72:661–676

Gagne GG, Furman MJ, Carpenter LL, et al (2000) Efficacy of continuation ECT and antidepressant drugs compared to long-term antidepressants alone in depressed patients. Am J Psychiatry 157:1960–1965

Husain MM, Meyer DE, Muttakin MH, et al (1993) Maintenance ECT for treatment of recurrent mania. Am J Psychiatry 150:985

Kramer BA (1999) A naturalistic review of maintenance ECT at a university setting. J ECT 15:262–269

Kramer BA (1999) A seasonal schedule for maintenance ECT. J ECT 15:226–231

Loo H, Galinowski A, De Carvalho W, et al (1991) Use of maintenance ECT for elderly depressed patients. Am J Psychiatry 148:810

Sackeim HA, Haskett RF, Mulsant BH, et al (2001) Continuation pharmacotherapy in the prevention of relapse following electroconvulsive therapy: a randomized controlled trial. JAMA 285:1299–1307

Scott AI, Weeks DJ, McDonald CF (1991) Continuation electroconvulsive therapy: preliminary guidelines and an illustrative case report. Br J Psychiatry 159867–159870

Swoboda E, Conca A, König P, et al (2001) Maintenance electroconvulsive therapy in affective and schizoaffective disorder. Neuropsychobiology 43:23–28

Wijkstra J, Nolen WA, Algra A, et al (2000) Relapse prevention in major depressive disorder after successful ECT: a literature review and a naturalistic case series. Acta Psychiatr Scand 102:454–460

Winkler D, Tauscher J, Kasper S (2002) Maintenance treatment in depression: the role of pharmacological and psychological treatment. Current opinion in psychiatry 15:63–68

Mögliche Behandlungsalgorithmen für die Elektrokrampftherapie

G. W. ESCHWEILER

Als Behandlungsrichtlinie für die EKT ist in den USA zur Zeit die zweite Ausgabe des Task Force Report der American Psychiatric Association (APA) aus dem Jahr 2001 maßgebend (APA, Weiner 2001). Im Folgenden werden Abweichungen von diesen APA-Empfehlungen, die zum Teil vage und zurückhaltend sind, begründet. Übersetzte Auszüge des Reports sind im Anhang wiedergegeben. In Deutschland wurde der Entwurf für die DGPPN-Leitlinien 1996 im Nervenarzt publiziert (Folkerts et al. 1996). Die Einstellung vieler Psychiater ist in den letzten Jahren in Deutschland positiver gegenüber dem Einsatz der EKT bei umschriebenen Indikationen geworden, insbesondere bei Katatonie und pharmakoresistenter Depression (Müller et al. 1998). Die Indikation für eine EKT wurde bereits im Kapitel 2 beschrieben. In diesem Kapitel werden konkrete Empfehlungen für die Elektrodenplatzierung, die Stimulusparameter, die begleitende psychopathologische und neuropsychologische Überwachung und für den Zeitpunkt zur Änderung der Parameter bzw. für das Ende der EKT gegeben. Diese beziehen sich auf die Hauptindikationsgruppe der therapieresistenten Depression und therapieresistenten katatonen Schizophrenie. Der notfallmäßige Einsatz der EKT bei febriler oder perniziöser Katatonie oder massivster Suizidalität wird gesondert erwähnt, ist aber in hohem Maße individualisiert.

Bilaterale vs. unilaterale Elektrodenplatzierung

In den USA gibt es weiterhin zwei Lager, wie Richard Abrams im Mai 2000 in einem Kommentar in den Archives of General Psychiatry formulierte (Abrams 2000): „Diejenigen, die die bilaterale (bifrontotemporale) EKT favorisieren, verweisen auf die Studien, die ihre überlegene Wirksamkeit zeigten und tun die größeren kognitiven Nebenwirkungen als passager und nicht schwerwiegender als bei rechtslateraler EKT nach zwei Monaten ab. Die seltenen persistierenden Gedächtnisstörungen werden zwar anerkannt, aber als kleiner Preis für die reduzierte Morbidität und Mortalität nach bilateraler EKT bezeichnet. Diejenigen, die die rechtslaterale EKT bevorzugen, zitieren die Studien, die eine gleichwertige Wirksamkeit der beiden Verfahren belegen, und verweisen auf die deutlich geringeren Nebenwirkungen unmittelbar nach einer rechtslateralen EKT-Serie. Die therapeutische Überlegenheit der bilateralen EKT bei einzelnen Patienten wird aner-

kannt, wird aber inadäquater Technik, insbesondere inadäquater Stimulusdosierung, zugeschrieben. Der gelegentliche Wechsel von rechtslateraler auf bilaterale Stimulation wegen mangelnder Wirksamkeit wird „als kleiner Preis für die kognitiven Vorteile der unilateralen EKT bezeichnet".
In Deutschland (Folkerts 1996; Folkerts et al. 1996; Batra et al. 1999) und in Österreich (Frey et al. 2001) gehören die meisten Psychiater zum zweiten, dem so genannten rechtsunilateralen Lager. Die EKT sollte zumindest initial so schonend wie möglich erfolgen, weshalb zu Beginn der EKT-Serie eine unilaterale Elektrodenplatzierung über der nichtdominanten Hemisphäre erfolgt. Diese ist bei Rechtshändern fast immer und auch bei den meisten Links- oder Beidhändern die rechte Hemisphäre. Eine bifrontotemporale EKT sollte primär nur bei akuten lebensbedrohlichen Zuständen wie einer perniziösen Katatonie oder hochgradiger Suizidalität erfolgen, oder wenn eine frühere rechtslaterale EKT nicht ausreichend wirksam war, oder wenn es der Patient ausdrücklich wünscht.

Die individuelle Titration in der ersten EKT-Sitzung

Es sollte in der ersten Sitzung eine Krampfschwellentitration anhand der Krampfdauer nach der Methode von Sackeim erfolgen (Sackeim et al. 1987, 1993; Folkerts 1997) (s. Kapitel 7). Die altersabhängigen EKT-Dosierungen sind einfach durchführbar, aber veraltet, da nur ca. 5% (Boylan et al. 2000) bis 24% (Shapira et al. 1996) der Varianz der Krampfschwelle altersbedingt ist. Die bei der Titration auftretenden subkonvulsiven Stimulationen haben wahrscheinlich keine zusätzlichen negativen kognitiven Effekte (Prudic et al. 1994). Nur mit einer individuellen Titration in der ersten EKT-Sitzung können die modernen Dosierungsschemata in Prozentangaben über dieser Schwelle angewendet werden (APA, Weiner 2001; McCall et al. 2000). Eine fixe Hochdosis-EKT mit 80 bis 100% der Ausgangsleistung ist zwar wirksam (Abrams 1997; McCall et al. 2000; APA, Weiner 2001), würde aber einige Patienten mit 600% bis 2000% der Krampfschwelle stimulieren, was wahrscheinlich mehr kognitive Nebenwirkungen verursachen würde (McCall et al. 2001). Die erwähnte EEG-gesteuerte Dosierung ist klinisch noch nicht weit genug etabliert (Abrams 2002).

Stimulusparameter

Wie im Anhang ausführlich dargelegt, sollte aus physiologischen Gründen wenig Ladung pro Zeiteinheit fließen, um möglichst wenig kognitive Nebenwirkungen zu erzeugen (Abrams 1997).
Eine schonende EKT zeichnet sich durch möglichst kurze Stimulusbreiten unterhalb von 1 ms aus und nicht wie früher üblich 1 bis 2 ms. Die Stimulusfrequenz sollte möglichst niedrig (30 Hz besser als 70 Hz) und die Stimulationsdauer möglichst lang sein (bis zu 8 s) (Devanand et al. 1998; Abrams 1997).

Behandlungsfrequenz

Die meisten Kliniken behandeln dreimal (Mo-Mi-Fr) und manche (einschließlich Tübingen) zweimal (Mo-Do oder Di-Fr) pro Woche, wobei 48 Stunden zwischen zwei Behandlungen liegen sollten. Nur in akuten Notfällen wie lebensbedrohlicher Katatonie oder schwerster Suizidalität wird zunächst täglich und auch am Wochenende behandelt. Aus diesem Grunde sollte immer ein Psychiater mit EKT-Erfahrung im Hintergrund erreichbar sein, auch wenn dies nach eigener Erfahrung nur äußerst selten erforderlich ist.

Die dreimal wöchentliche Behandlung ist etwas schneller wirksam (Chanpattana et al. 1999), ohne dass sich die Gesamtwirkung oder die Anzahl der Behandlungen im Vergleich zur Behandlung zweimal pro Woche unterschieden (Gangadhar et al. 1993; Lerer et al. 1995; McAllister et al. 1987; Shapira et al. 1998b). Da in Tübingen die schonendere Behandlungsform Priorität besitzt, wird hier zweimal pro Woche behandelt. Auch neuere Tierversuche zur ECS-Induktion von Transkriptionsfaktoren wie c-fos deuten auf Vorteile längerer Behandlungsabstände hin aufgrund geringerer Habituationsvorgänge gegenüber wiederholten Stimulationen (Hsieh et al. 1998).

Stimulusintensität

Ab der zweiten EKT wird die rechtslaterale Stimulation mit 150% oberhalb der zuvor titrierten Krampfschwelle (entspricht 250% der Krampfschwelle) empfohlen, da hier die Effekte am besten untersucht wurden (Sackeim et al. 1993) und sich diese als besonders schonend erwiesen hat. Diese Dosis wurde 1993 noch als rechtslaterale Hochdosis-EKT bezeichnet. Inzwischen bezeichnet man eine Stimulation mit 250% der Schwelle als moderate Dosierung, nachdem Studien mit rechtslateraler EKT von 250 bis 500% oberhalb der titrierten Schwelle bessere therapeutische Effekte, aber auch mehr kognitive Nebenwirkungen gezeigt haben (Sackeim et al. 2000; McCall et al. 2000). Die hochdosierte rechtslaterale EKT war in der Wirkung der bilateralen EKT äquivalent (Sackeim et al. 2000), zeigte aber weniger kognitive Nebenwirkungen als diese. Eine rechtslaterale EKT sollte nicht mit weniger als 250% der Schwelle (d.h. 150% oberhalb der Schwelle) durchgeführt werden, da sie nur gering wirksam ist (APA, Weiner 2001; Sackeim et al. 1993, 2000). Leider haben ca. 10% der Patienten bereits initial – oder entwickeln im Laufe der Serie – eine Krampfschwelle von mehr als 40%, sodass diese rechtslateral nicht mehr suffizient behandelt werden können. Hier hängt es vom individuellen klinischen Verlauf ab, ob auf eine bilaterale EKT umgesetzt werden soll, da die bilaterale Stimulation bereits mit 150 bis 250% der Schwelle wirksam ist (APA, Weiner 2001). Geräte mit höherer Ausgangsleistung von 1000 mC, wie in letzter Zeit gefordert (Abrams 2000), sind in Großbritannien und seit 2002 in Deutschland erhältlich. Die bilaterale EKT wird in der Regel bifrontotemporal durchgeführt. Die bifrontale Stimulation ist noch nicht ausreichend untersucht, um bereits als Alternative empfohlen zu werden (Bailine et al. 2000).

Maßnahmen zur Verbesserung der Krampfqualität

Ein Anfall sollte laut EEG-Kriterium 25 s und anhand der Bewegung des ipsilateralen (rechten) Arms (cuff-Technik) 20 s anhalten. Bei insuffizientem Krampfanfall unter Propofolnarkose oder anderen stärker antikonvulsiv wirksamen Anästhetika kann zur Verlängerung der Krampfdauer auch auf das Anästhetikum Etomidat gewechselt werden (Stadtland et al. 2002). Bei Patienten unter Benzodiazepinmedikation wird zunächst heruntergedosiert oder ausgeschlichen. Falls dies aufgrund des klinischen Zustandes nicht möglich ist, kann eine Antagonisierung von Benzodiazepinen mit Flumazenil (Krystal et al. 1998; APA, Weiner 2001), einem GABA-Antagonisten, während der Narkose erfolgreich durchgeführt werden. Da die Halbwertszeit länger als die Narkosedauer ist, sollte unmittelbar nach Einsetzen der Spontanatmung ein Benzodiazepin, z. B. Lorazepam 1 mg i.v., gegeben werden, um ein akutes Benzodiazepinentzugssyndrom mit Angst, Exzitation und Unruhe zu verhindern.

Wechsel der Stimulationsparameter

Der Erfolg einer EKT sollte nach jeder Behandlung klinisch anhand der Patientenbefragung und Beobachtung kontrolliert werden. Die Reorientierungszeit nach jeder EKT sollte vom Pflegepersonal dokumentiert werden, um sicher zu sein, dass der Patient nicht desorientiert die Station verlässt oder sich gefährdet, nachdem die Überwachung beendet wurde.

Neben der klinischen Evaluation des Patienten nach jeder EKT sollte spätestens ein bis zwei Tage nach der 6. EKT eine erneute klinische Evaluation mit Hilfe psychometrischer Skalen, wie z. B. der HAMD-Skala oder der MADRAS erfolgen. Zusätzlich sollte der kognitive Status des Patienten anhand des modifizierten Mini-Mental-Status-Tests (3MS) in seiner Parallelversion (siehe Anhang) wiederholt werden. Anhand der Veränderungen dieser psychopathologischen und neuropsychologischen Punktwerte kann die Fortführung der EKT objektiver geplant werden als ohne diese geprüften und bewährten Skalen.

1. Falls der HAMD-Score klinisch bedeutsam abnimmt (um mehr als 30% des Ausgangswertes) und der kognitive Status mindestens 80% des Ausgangswertes vor der EKT beträgt, wird mit den gleichen Parametern weiter behandelt, solange die minimale Krampfdauer erreicht wird.
2. Falls der HAMD-Score klinisch nicht befriedigt (Abnahme von weniger als 30% des HAMD-Scores) und der kognitive Status konstant bleibt (mindestens 80% des Ausgangswertes):

- wird die Stimulusdosierung der rechtslateralen EKT auf 500% der Schwelle gesetzt, wenn die initiale Titrationsschwelle kleiner als 20% der maximalen Ausgangsleistung war.
- wird alternativ auf eine bilaterale Stimulation umgesetzt mit der zuvor nicht ausreichend wirksamen Dosierung der (rechts) unilateralen EKT (die Dosis wird nicht erniedrigt, da die Krampfschwelle für die bilaterale EKT höher ist als für die unilaterale EKT).
3. Falls der HAMD-Score klinisch bedeutsam abnimmt, der kognitive Status (3MS) aber auf weniger als 80% des Ausgangswertes sinkt, sollte die Behandlungsfrequenz gesenkt werden, d. h. statt drei nur noch zwei oder eine EKT pro Woche.
4. Falls der HAMD-Score klinisch nicht bedeutsam (weniger als 30% Abnahme) und der 3MS auf weniger als 80% sinkt, sollte
   - die Komedikation, die mitverursachend sein könnte (insbesondere anticholinerge Substanzen und Benzodiazepine), abgesetzt werden bzw. der Lithiumserumspiegel unterhalb von 0,4 mmol/l zum Stimulationszeitpunkt abgesenkt und gemessen werden
   - bei einer bilateralen EKT eine Umsetzung auf eine 500% rechtslaterale EKT erfolgen, wenn die titrierte Krampfschwelle kleiner als 20% war
   - bei einer unilateralen EKT mit einer Krampfschwelle von mehr als 20% sollte eine Woche ausgesetzt werden und eine erneute kognitive Überprüfung, EEG-Kontrolle und ggf. eine neuroradiologische Überprüfung (CCT oder MRI) erfolgen
     - falls eine Erholung des 3MS auf mehr als 80% des Ausgangswertes erfolgt, sollte die Stimulation möglichst weit überschwellig (mit 100% Ausgangsleistung) fortgeführt werden
     - falls keine kognitive Erholung erfolgt, ist so lange mit der EKT zu warten bis die Erholung nach 4 oder 8 Wochen gegeben ist, bevor die EKT fortgesetzt werden sollte.

Alternativen zur EKT (auch experimenteller Art) sind zu überprüfen: der irreversible MAO-Hemmer Tranylcypromin mit Lithium, die Kombination eines Antidepressivums mit einem atypischen Neuroleptikum, ein Antidepressivum und Methylphenidat, die rTMS, Vagusnervstimulation, Augmentation mit Schilddrüsenhormonen usw. Letztlich entscheidet die individuelle Abwägung von Nutzen und Nachteil über Fortführung oder Abbruch der EKT.

Ende der EKT-Serie

Die EKT-Serie sollte beendet werden, wenn keine Besserung (z. B. weniger als 25% Abnahme der Punktwerte auf der HAMD) nach 12 EKT-Sitzungen eingetreten ist. In Tübingen bricht man die Behandlung als erfolglos ab. Andere Zentren behandeln bis zu 18-mal. Die APA fordert (APA, Weiner 2001) mindestens 10 Behandlungen unter Einschluss einer bilateralen Elektrodenplatzierung.

Wenn eine mittelgradige Besserung eingetreten ist (Abnahme der Punktwerte auf der HAMD um 25 bis 50%) und keine wesentlichen kognitiven Einbußen (3MS oberhalb 80%) vorliegen, kann man weiter behandeln, möglichst bis zur Remission (HAMD-Score kleiner 9 P., maximal 18 Behandlungen).

Wenn die Remission stabil über eine Woche erreicht ist, beendet man die EKT.

Wenn nach Ende der EKT eine erneute klinisch relevante Verschlechterung auftritt, werden die Behandlungen wieder aufgenommen bis zum Maximum von 18 Sitzungen und es wird versucht die Behandlung in eine Fortsetzungs-EKT zu überführen (Kapitel 7).

Die EKT wird unabhängig von einer psychopathologischen Besserung ebenfalls beendet oder solange ausgesetzt, wie deutliche kognitive Nebenwirkungen (3MS unter 80%) vorliegen, was anhand des 3MS und dem Verhalten auf der Station verifiziert wird.

Kombinationsbehandlungen mit einer EKT und Antidepressiva oder anderen Psychopharmaka wie Lithium sind ebenfalls nicht ausreichend belegt, um sie bei EKT-Resistenz zu empfehlen. Trotz zahlreicher Untersuchungen am Tiermodell (Krueger et al. 1992) gibt es keine ausreichende Evidenz, dass bestimmte Substanzen, Medikamente (wie z. B. Cholinesterasehemmer, Antiglukokortikoide, Kalziumantagonisten, Naloxon (Prudic et al. 1999) oder Peptide wie Vasopressin die kognitiven Nebenwirkungen der EKT am Menschen mildern (APA, Weiner 2001).

Bei Linkshändern wird ebenfalls mit einer rechtslateralen Elektrodenlokalisation begonnen und auf eine linkslaterale Position umplatziert, wenn auffällige Dysphasien und verbale Störungen unmittelbar nach der EKT auftreten, die auf ein Sprachzentrum in der linken Hirnhälfte deuten (APA, Weiner 2001).

Algorithmen bei schizophrenen und manischen Störungen

Hier gelten analoge Empfehlungen wie bei der Behandlung der therapieresistenten Depression. Man sollte standardisierte Skalen zur Erfassung der psychotischen Symptomatik anlegen. Für die Schizophrenie ist hier die PANSS-Skala empfehlenswert (Kay et al. 1987), da diese weit verbreitet und akzeptiert ist.

Die EKT zur Behandlung der Manie hat in Deutschland wenig Bedeutung, da die Patienten diese Behandlung nach eigener Erfahrung nicht wünschen und sie heutzutage mit Neuroleptika, Lithium und anderen Stimmungsstabilisierern relativ gut therapierbar sind. Nach Metaanalysen und Meinung der APA (APA, Weiner 2001) sind die psychomotorischen und katatonen Symptome sehr gut durch eine EKT behandelbar. Die positiven Symptome wie Halluzinationen bilden sich ebenfalls zurück, die negativen Symptome bessern sich jedoch in der Regel nicht, sodass die EKT meist den katatonen Patienten vorbehalten bleibt. Wir empfehlen hier die 30

Merkmale umfassende „Positive and Negative Syndrome Scale" (PANSS) (Kay et al. 1987) und die 3MS-Skala (s. Anhang) mit analogen Schwellen in % zur Definition des klinischen Erfolges oder Teilerfolges.

Bei der Manie kann man die Bech-Rafaelsen-Skala (Bech et al. 1978) zur Messung der manischen Psychopathologie einsetzen, um den Verlauf zu dokumentieren. Hier gelten ebenfalls neben dem klinischen Bild analoge relative Grenzwerte.

Literatur

Abrams R (1997) Electroconvulsive therapy, 3rd edition. Oxford University Press, New York

Abrams R (1997) The mortality rate with ECT. Convuls Ther 13:125-127

Abrams R (2000) Electroconvulsive therapy requires higher dosage levels: Food and Drug Administration action is required [comment]. Arch Gen Psychiatry 57:445-446

Abrams R (2002) Stimulus titration and ECT dosing. J ECT 18:3-9

APA, Weiner RD (2001) The Practice of Electroconvulsive Therapy: Recommendations for Treatment, Training and Privileging: a task force report of the American Psychiatric Association, 2nd edition. American Psychiatric Association, Washington, DC

Bailine SH, Rifkin A, Kayne E, Selzer JA, Vital-Herne J, Blieka M, Pollack S (2000) Comparison of Bifrontal and Bitemporal ECT for Major Depression. Am J Psychiatry 157:121-123

Batra A, Bartels M, Foerster K (1999) [Need for approval of electroconvulsive therapy from the Guardianship Court within the context of guardianship (Section 1904 BGB)]. Nervenarzt 70:657-661

Bech P, Rafaelsen OJ, Kramp P, Bolwig TG (1978) The mania rating scale: scale construction and inter-observer agreement. Neuropharmacology 17:430-431

Boylan LS, Haskett RF, Mulsant BH, Greenberg RM, Prudic J, Spicknall K, Lisanby SH, Sackeim HA (2000) Determinants of seizure threshold in ECT: benzodiazepine use, anesthetic dosage, and other factors. J ECT 16:3-18

Chanpattana W, Chakrabhand ML, Kitaroonchai W, Choovanichvong S, Prasertsuk Y (1999) Effects of twice- versus thrice-weekly electroconvulsive therapy in schizophrenia. J Med Assoc Thai 82:477-483

Devanand DP, Lisanby SH, Nobler MS, Sackeim HA (1998) The relative efficiency of altering pulse frequency or train duration when determining seizure threshold. J ECT 14:227-235

Folkerts H (1996) The ictal electroencephalogram as a marker for the efficacy of electroconvulsive therapy. Eur Arch Psychiatry Clin Neurosci 246:155-164

Folkerts H, Bender S, Erkwoh R, Klieser E, Klimke A, Schurig W (1996) Entwurf von DGPPN-Leitlinien zur Indikation und Durchführung der Elektrokrampftherapie (EKT). Nervenarzt 67:509-514

Folkerts H (1997) Elektrokrampftherapie – Ein praktischer Leitfaden für die Klinik. Enke, Stuttgart

Frey R, Schreinzer D, Heiden A, Kasper S (2001) Einsatz der Elektrokrampftherapie in der Psychiatrie. Nervenarzt 72:661-676

Gangadhar BN, Janakiramaiah N, Subbakrishna DK, Praveen J, Reddy AK (1993) Twice versus thrice weekly ECT in melancholia: a double-blind prospective comparison. J Affect Disord 27:273-278

Hsieh TF, Simler S, Vergnes M, Gass P, Marescaux C, Wiegand SJ, Zimmermann M, Herdegen T (1998) BDNF restores the expression of Jun and Fos inducible transcription factors in the rat brain following repetitive electroconvulsive seizures. Exp Neurol 149:161–174

Kay SR, Fiszbein A, Opler LA (1987) The positive and negative syndrome scale (PANSS) for schizophrenia. Schizophr Bull 13:261–276

Krueger RB, Sackeim HA, Gamzu ER (1992) Pharmacological treatment of the cognitive side effects of ECT: a review. Psychopharmacol Bull 28:409–424

Krystal AD, Watts BV, Weiner RD, Moore S, Steffens DC, Lindahl V (1998) The use of flumazenil in the anxious and benzodiazepine-dependent ECT patient. J ECT 14:5–14

Lerer B, Shapira B, Calev A, Tubi N, Drexler H, Kindler S, Lidsky D, Schwartz JE (1995) Antidepressant and cognitive effects of twice- versus three-times-weekly ECT. Am J Psychiatry 152:564–570

Müller U, Klimke A, Janner M, Gaebel W (1998) Die Elektrokrampftherapie in psychiatrischen Kliniken der Bundesrepublik Deutschland 1995. Nervenarzt 69:15–26

McAllister DA, Perri MG, Jordan RC, Rauscher FP, Sattin A (1987) Effects of ECT given two vs. three times weekly. Psychiatry Res 21:63–69

McCall WV, Reboussin BA, Cohen W, Lawton P (2001) Electroconvulsive therapy is associated with superior symptomatic and functional change in depressed patients after psychiatric hospitalization. J Affect Disord 63:17–25

McCall WV, Reboussin DM, Weiner RD, Sackeim HA (2000) Titrated moderately suprathreshold vs fixed high-dose right unilateral electroconvulsive therapy: acute antidepressant and cognitive effects. Arch Gen Psychiatry 57:438–444

Prudic J, Fitzsimons L, Nobler MS, Sackeim HA (1999) Naloxone in the prevention of the adverse cognitive effects of ECT: a within-subject, placebo controlled study. Neuropsychopharmacology 21:285–293

Prudic J, Sackeim HA, Devanand DP, Krueger RB, Settembrino JM (1994) Acute cognitive effects of subconvulsive electrical stimulation. Convuls Ther 10:4–24

Sackeim HA, Decina P, Kanzler M, Kerr B, Malitz S (1987) Effects of electrode placement on the efficacy of titrated, low-dose ECT. Am J Psychiatry 144:1449–1455

Sackeim HA, Prudic J, Devanand DP, Kiersky JE, Fitzsimons L, Moody BJ, McElhiney MC, Coleman EA, Settembrino JM (1993) Effects of stimulus intensity and electrode placement on the efficacy and cognitive effects of electroconvulsive therapy [see comments]. N Engl J Med 328:839–846

Sackeim HA, Prudic J, Devanand DP, Nobler MS, Lisanby SH, Peyser S, Fitzsimons L, Moody BJ, Clark J (2000) A prospective, randomized, double-blind comparison of bilateral and right unilateral electroconvulsive therapy at different stimulus intensities [see comments]. Arch Gen Psychiatry 57:425–434

Shapira B, Lidsky D, Gorfine M, Lerer B (1996) Electroconvulsive therapy and resistant depression: clinical implications of seizure threshold. J Clin Psychiatry 57:32–38

Shapira B, Tubi N, Drexler H, Lidsky D, Calev A, Lerer B (1998) Cost and benefit in the choice of ECT schedule. Twice versus three times weekly ECT. Br J Psychiatry 172:44–48

Stadtland C, Erfurth A, Ruta U, Michael N (2002) A Switch from Propofol to Etomidate During an ECT Course Increases EEG and Motor Seizure Duration. J ECT 18:22–25

10 Modelle zum Wirkmechanismus der Elektrokrampftherapie

G. W. ESCHWEILER

Der Wirkmechanismus der EKT ist weiterhin ungeklärt und Gegenstand intensiver Forschung. Dies ist nicht verwunderlich, wenn man bedenkt, dass es bisher kein umfassendes neurobiologisches Erklärungsmodell der depressiven, manischen und katatonen Syndrome gibt. Es wurden allerdings zahlreiche Modelle zum antidepressiven und antikatatonen Wirkmechanismus der EKT entwickelt. In vielen Aspekten ergänzen sich die Studien, da sie die komplexen Wechselwirkungen des Stromflusses im Gehirn und des induzierten Krampfanfalles mit Parametern auf unterschiedlichen Ebenen untersuchen (Transmitter, Rezeptoren, Peptide, Hormone, Kortexareale, EEG-Aktivität usw.). Die meisten Daten zu neurobiologischen Effekten der EKT stammen aus dem Tiermodell, in dem Ratten einzelne oder mehrfache Elektroschockstimulationen (ECS) erhalten. Um den Unterschied zwischen dem therapeutischen Ansatz am Menschen und dem experimentellen Ansatz am Tier hervorzuheben, wird beim Menschen immer der Ausdruck EKT benutzt, während im Tiermodell stets der Ausdruck ECS (electroconvulsive shock) im Schrifttum gewählt wird.

Auf der Verhaltensebene sind verschiedene Tiermodelle zur Depression entwickelt worden, wie der forcierte (oder Porsolt-) Schwimmtest (PST) (Porsolt et al. 1978), die Apomorphin-induzierte Stereotypie, erlernte Hilflosigkeit und andere (Belmaker u. Grisaru 1998). Diese Tiermodelle werden zur Überprüfung der antidepressiven Wirksamkeit von Psychopharmaka, des ECS und der TMS eingesetzt (s. Tabelle 10.1). Im Folgenden werden die wichtigsten Effekte und die Modelle zum antidepressiven Wirkmechanismus der EKT vorgestellt. Sie können in verschiedene Modelle zur Freisetzung der klassischen Neurotransmitter, zu den Peptiden in Form von Neuropeptiden und Steuerhormonen (Releasinghormone) und den Neurotrophinen unterteilt werden. Kurze Impulse oder Störungen führen zur Gegenregulation und Adaptation im Körper und im ZNS. Deshalb werden auch Überlegungen zum antikonvulsiven Effekt der EKT und anderen nichtlinearen Prozessen aufgeführt (Toro et al. 1999), ohne dass der Anspruch auf Vollständigkeit der Modelle erhoben werden könnte. Hierzu werden weitere Übersichten zu Wirkmodellen der EKT empfohlen (Abrams 1997; Szuba et al. 2000).

Tabelle 10.1. Akute und chronische EKT-Effekte auf der Verhaltensebene, auf die Neurotransmitter, die Rezeptoren, die Neuropeptide, Neurotrophine und Hirnplastizität. (Erweitert nach Lisanby u. Belmaker 2000)

	ECS u. EKT	
	Akut	Chronisch
Verhaltensebene		
■ Porsolt-Schwimmtest	Immobilität vermindert	Immobilität vermindert
■ Apomorphin-induzierte Stereotypie	unverändert	Stereotypie vermehrt
■ antikonvulsive Wirkung	ja	ja
Neurotransmitterfreisetzung		
■ Dopamin	Zunahme	Zunahme im Striatum
■ Serotonin	Zunahme	unverändert
■ Noradrenalin	Zunahme	Zunahme
Rezeptoren von Neurotransmittern		
■ Beta-Rezeptoren	unverändert	herunterreguliert im Kortex
■ 5HT2-Rezeptor	unverändert	Zunahme
■ 5HT1A-Rezeptor		Zunahme
■ NMDA-Rezeptor		Zunahme
Neurotrophe Faktoren		
■ BDNF	Zunahme	Zunahme
■ Nerve-growth-Faktor (NGF)	Zunahme	Zunahme
Gene/Transkriptionsfaktoren		
■ c-fos/c-jun	Zunahme	Zunahme
■ GFAP	Zunahme	Zunahme
Neuroplastizität im Hippokampus		
■ Moosfaser-Sprossung		Zunahme
■ Neurogenese	Zunahme	Zunahme

Ausschüttung von Monoaminen

Die EKT beim Menschen (bzw. die ECS im Tiermodell) bewirkt aufgrund des intrazerebralen Stromflusses und/oder des generalisierten Krampfanfalls eine zerebrale „Transmitterdusche", insbesondere von Monoaminen, d. h. Dopamin, Noradrenalin und Serotonin. Auch andere Transmitter wie Glutamat und GABA werden vermehrt aus den Synapsen ausgeschüttet.

Die *Monoamindepletionstheorie* der Depression stützt sich unter anderem auf die Reserpin-induzierte Speicherentleerung monoaminerger Vesikel und auf die induzierte depressive Verstimmung beim Menschen (Kraemer u. McKinney 1979). In der depressiven Episode stehen exzitatorisch modulierende Monoamine vermindert zur Verfügung. Aufgrund der antidepressiven Wirksamkeit von selektiven Serotoninwiederaufnahmehemmern (SSRI) wie z. B. Citalopram, von Noradrenalinwiederaufnahmehemmern wie z. B. Reboxetin und Dopaminwiederaufnahmehemmern wie Bupropion (Marshall u. Altar 1986) kann jedoch die Dysfunktion eines einzelnen „klassischen" Transmittersystems keine alleinige Ursache für eine depressive Episode sein.

Untersuchungen am Tiermodell zeigen, dass durch einen elektrokonvulsiven Schock (ECS) im Kortex und Striatum Serotonin (Zis et al. 1991), Noradrenalin und Dopamin ausgeschüttet werden (Nomikos et al. 1991; Brannan et al. 1993; Glue et al. 1990). Ähnlich der Down-Regulation der postsynaptischen Beta-1-Rezeptoren bei erfolgreicher antidepressiver Pharmakotherapie wurde auch eine Beta-down-Regulation im Tiermodell nach mehrmaliger ECS-Behandlung nachgewiesen (Kellar et al. 1981; Lisanby u. Belmaker 2000), was als Verbesserung der noradrenergen Transmission interpretiert wurde (Tabelle 10.1).

Der Einfluss der Elektrodenlokalisation und der Stromstärke auf die Dopaminausschüttung wurde bereits untersucht (McGarvey et al. 1993). Eine bilaterale Elektrodenlokalisation und höhere Stromstärken führten zu einer vermehrten Dopaminausschüttung im Striatum, ohne dass die Krampfdauer zunahm. Diese Daten deuten auf eine Abhängigkeit der Dopaminausschüttung vom Stromfluss und der Elektrodenplatzierung hin und nicht auf eine Abhängigkeit von der Anfallsdauer, da ein chemisch induzierter Anfall (mittels Fluorothyl) nicht zur vermehrten striatalen Dopaminausschüttung führte (Zis et al. 1991) (s. Tabelle 10.1). Auch die nonkonvulsiven Effekte der TMS im Tiermodell deuten auf die Bedeutung des induzierten elektrischen Feldes und nicht auf die des Krampfanfalles hin (Kap. 23 und Tabelle 10.1).

Förderung der Synaptogenese durch Neurotrophine

Ein neues Modell postuliert als Kernprozess der Depression eine Verarmung an Neurotrophinen (Duman u. Vaidya 1998; Duman et al. 1999, 2000), wie „brain derived neurotrophic factor" (BDNF) und „nerve growth factor" (NGF) im Hippokampus und Kortex (Angelucci et al. 2000). Die chronische, aber nicht die einmalige Gabe verschiedener Antidepressiva wie Tranylcypromin, Sertralin, Desipramin oder Mianserin vermehrten die BDNF-Ausschüttung im Hippokampus und frontalen Kortex (Nibuya et al. 1999). Für andere psychotrope Substanzen wie Morphin, Kokain und Haloperidol trifft das nicht zu. Als mögliches Zielmolekül wurde das „cAMP response element binding protein" (CREB) in der Signaltransduktionskette genannt (Chen et al. 2001). Inzwischen konnte nachgewiesen werden, dass das Auswachsen serotonerger Synapsen im Hippokampus von Moosfasern durch den BDNF kontrolliert wird (Chen et al. 2001) (s. auch Abb. 23.1). Die BDNF-Konzentration im Serum von depressiven Patienten war vermindert und korrelierte mit der Schwere des Depressionsgrades (Karege et al. 2002).

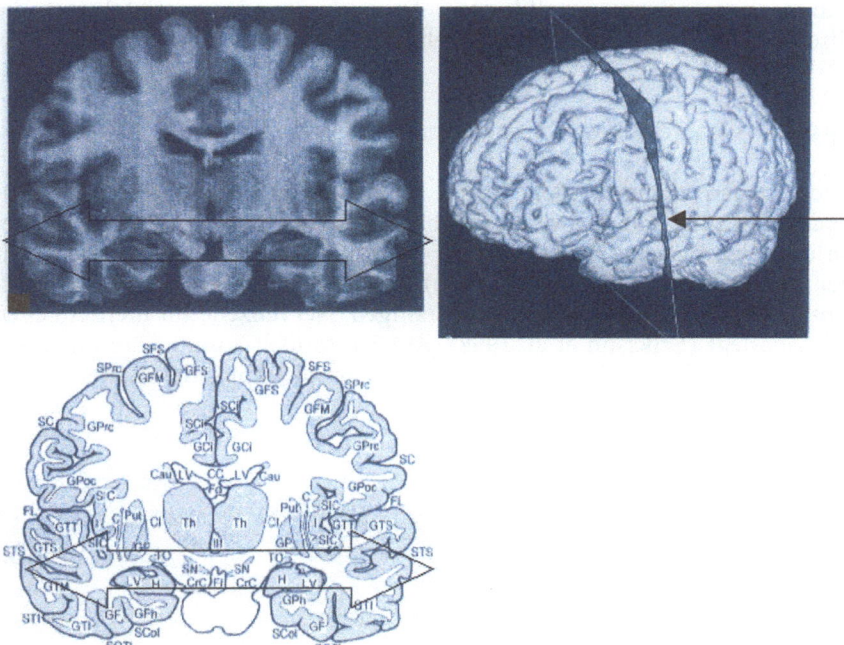

Abb. 10.1. Schnittebene durch den menschlichen Kortex. Während der bifrontotemporalen EKT (kleiner Pfeil linke Elektrode) liegen die Strukturen des Hippokampus und Hypothalamus innerhalb des zentralen Stromvektors (durch den transparenten Doppelpfeil angedeutet). (Aus Zilles u. Rehkämper 1998)

Nur die ECS, nicht aber die subkonvulsive Elektrostimulation, Imipramin oder Fluoxetin (SSRI) induzierten ein Moosfaser-Sprouting im Hippokampus der Ratte (Lamont et al. 2001). Dies könnte einerseits bedeuten, dass das Moosfaser-Sprouting für eine antidepressive Wirksamkeit erforderlich ist, zumal ein gradueller Effekt mit stärkerer Wirksamkeit der Elektrokrampfbehandlung gegenüber Antidepressiva besteht. Eine weitere Möglichkeit wäre die Hypothese, dass kognitive Nebenwirkungen der EKT über ein „unphysiologisches" Moosfaser-Sprouting vermittelt werden (Abb. 10.1).

Patienten mit psychotischer Depression, bipolaren, schizoaffektiven und schizophren-katatonen Störungen haben im Vergleich zur gleichaltrigen Normalbevölkerung ein deutlich erhöhtes Risiko, eine Demenz zu entwickeln. Wenn solche Patienten im Verlauf ihrer jahrzehntelang voranschreitenden Erkrankung eine Demenz entwickeln, so könnte dies durch den depressionsassoziierten Neurotrophinmangel bedingt sein (Duman et al. 2000) und nicht durch eine EKT (s. Kapitel 6). Patienten mit einer Depression und Demenz unterschiedlicher, meist vaskulärer Genese mit einem mittleren „mini mental status" (MMS) (Rao u. Lyketsos 2000) profitierten sowohl im affektiven als auch im kognitiven Bereich von mehreren EK-Behandlungen in einem signifikanten Ausmaß, obwohl postiktal fast die Hälfte der Patienten ein passageres delirantes Syndrom zeigte.

Neurogenese im adulten Hippokampus

Gerade in den letzten beiden Jahren rückte die ECS-induzierte Neurotrophinausschüttung zur Depressionsbehandlung mit vermehrter Synaptogenese und Neurogenese im Hippokampus in das Rampenlicht neurobiologischer Forschung (Duman et al. 2000). 1998 wurde das Dogma der postmeiotischen, d.h. nicht mehr teilungsfähigen, Nervenzelle im menschlichen Hirn widerlegt (Eriksson et al. 1998). Am Tiermodell konnte eine Zunahme der Neurogenese im Gyrus dentatus des Hippokampus der Ratte nach 5

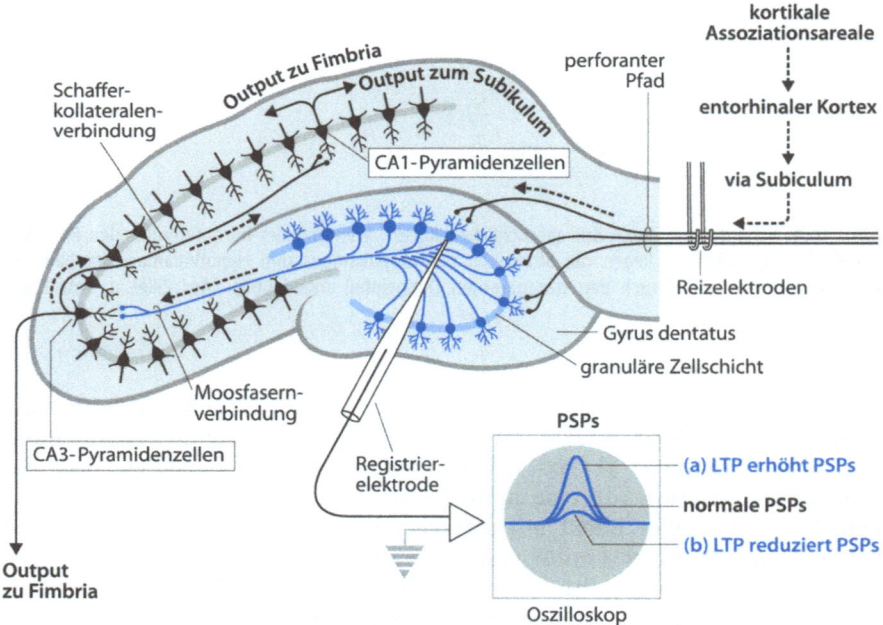

Abb. 10.2. Hippokampus der Ratte mit der Versuchsanordnung zur Langzeitpotenzierung (LTP). Die Axone des Tractus perforans werden gereizt, welche Informationen aus den kortikalen Assoziationsarealen und entorhinalem Kortex via Subiculum fortleiten. Die Körnerzellen in der Granulärschicht senden ihre Axone (Moosfasern) zu den Pyramidenzellen der CA3-Schicht. Diese projizieren mit ihren Schafferkollateralen zu den CA1-Pyramidenzellen und parallel zu den Fimbria, dem efferenten Schenkel, der zum Hypothalamus und Kortex projiziert. Die CA1-Pyramidenzellen wiederum projizieren zurück ins Subiculum und ebenfalls in die Fimbriae. Eine langsame Reizung der Tractus-perforans-Axone führt zu einer Langzeitdepression („long term depression", LTD) mit Erniedrigung des postsynaptischen Potenzials der Körnerzellen, während eine hochfrequente Reizung zu einer Langzeitpotenzierung führte („long term potentiation", LTP) (siehe eingefügte Darstellung des postsynaptischen Potenzials (PSP)). (Aus Schmidt u. Schaible 2001)

oder 10 ECS-Behandlungen in 10 Tagen gezeigt werden (Madsen u. Secher 2000) (Abb. 10.2). Die Zunahme der Bromdeoxyuredin (BrdU)-markierten Neurone war abhängig von der Anzahl der Behandlungen. Inzwischen wurde sogar die Funktionsfähigkeit der neugeborenen Neurone im Gyrus dentatus des Hippokampus der Maus elektrophysiologisch nachgewiesen (van Praag et al. 2002).

Die Vorstellung, dass durch die EKT vermehrt Synapsen im Hippokampus gebildet (Lamont et al. 2001) und neue Neurone „geboren" werden (Madsen u. Secher 2000), ist eine Revolution im Image der EKT. Diese vermehrte Plastizität wird nämlich durch eine Technik verursacht, die in weiten Kreisen als neurotoxisch gilt, obwohl bisher nie morphologische Hirnschäden durch eine EKT eindeutig nachgewiesen worden sind (Nobler et al. 2000). Es wären Krampfdauern von bis zu einer Stunde erforderlich, um strukturelle Schäden zu setzen (Devanand et al. 1994; APA, Weiner 2001).

Amyloid-precursor-protein (APP)-Freisetzung im Hippokampus

Eine weitere Möglichkeit einer neuroprotektiven Wirksamkeit der ECS (Nitsch et al. 1993) und TMS (Post et al. 1999) könnte die Freisetzung von löslichem „amyloid precursor protein" (APP) sein. Das lösliche APP hat keine neurotoxischen Eigenschaften im Gegensatz zu den unlöslichen Amyloidfibrillen, die als zentrales pathologisches Agens der Alzheimer-Demenz gelten. Eine Oligomerisierung des APP-Monomers im Hippokampus könnte den parallelen Anstieg von Wirksamkeit und kognitiven Nebenwirkungen der EKT erklären, da die Freisetzung von Amyloid-Beta-Proteinoligomeren die Ausbildung von „long term potentiation" (LTP) im Hippokampus der Ratte verhinderte (Walsh et al. 2002). Gamma-Sekretase-Hemmer, die bisher in Deutschland als Pharmaka nicht zugelassen sind, verhinderten *in vivo* die Bildung dieser lernbehindernden Oligomere und restituierten die LTP-Bildung, sodass diese eventuell auch einen positiven Effekt auf negative kognitive Effekte der EKT haben könnten (s. Abb. 10.1 u. 10.2).

Neuropeptide

Für den Wirkungsmechanismus der EKT und des ECS könnten Neuropeptide wie Vasopressin, Oxytocin, Prolaktin, Neuropeptid Y, Substanz P, ACTH, CRH, TRH, LHRH und andere sehr wichtig sein. Diese Peptide, deren Zahl jährlich zunimmt, haben komplexe Funktionen im Gehirn und im gesamten Körper. Sie werden meist akut bei der EKT bzw. des ECS freigesetzt und werden in verschiedene Klassen unterteilt.

Für das neuroendokrine System ist der Hypothalamus die Schaltzentrale. Dort werden *Steuerhormone* für die Adenohypophyse und *Effektorhormone* gebildet (Zilles u. Rehkämper 1998). Die Steuerhormone (releasing factors = Liberine (z. B. Thyroliberin (TRH) oder releasing inhibiting factors = Statine (z. B. Somatostatin)) werden in der hypophysiotropen Zone gebildet und wandern in marklosen Axonen zur Eminentia mediana hinab. Hier werden sie in das Portalgefäßsystem freigesetzt und steuern die Freisetzung der *glandotropen Hormone* der Hypophyse (stimulating hormones = Tropine, z. B. Thyreotropin (TSH), die auf verschiedene Zielorgane wirken (z. B. Schilddrüse), die wiederum selbst Hormone freisetzen (z. B Thyroxin (T4), Trijodthyronin (T3)). Es werden auch nichtglandotrope Hormone wie Prolaktin oder Wachstumshormon (Growth hormone (GH)) freigesetzt, die direkt auf ihre Zielgewebe wie Mamma oder Knochen wirken. Als Effektorhormone werden Oxytocin und Vasopressin (antidiuretisches Hormon (ADH)) bezeichnet, die in der Neurohypophyse (Hypophysenhinterlappen) freigesetzt werden und direkt auf Uterus und Mamma bzw. auf den distalen Nierentubulus wirken. Insbesondere die Vielfalt der Neuentdeckungen und der Synonyme hat in den letzten Jahren zur Verwirrung beigetragen.

Die Neuropeptide Neuropeptid Y und Substanz P, die keine klassischen aus Drüsen freigesetzten Hormone sind, sind Neuromodulatoren in Hirn, Rückenmark und peripheren Organen. Sie werden zusammen mit den anderen klassischen Transmittern wie Noradrenalin und Serotonin usw. ausgeschüttet.

Das Neuropeptid Y (NPY) zeigte in der Ratte GABA-ähnliche antikonvulsive Eigenschaften. Es inhibiert die glutamaterge synaptische Transmission. Nach einer ECS konnte eine vermehrte Expression des NPY und eine Verminderung der Bindungsstellen im Hippokampus (Bolwig et al. 1999) und piriformen Kortex nachgewiesen werden (Greisen et al. 1997). NPY-Injektionen in die Ventrikel von Ratten hatten einen antidepressiven Effekt im forcierten Schwimmtest (PST) (Husum et al. 2000). Im Liquor von Patienten nach mehrfacher EKT stieg die Konzentration von NPY, des Somatostatins und des Kortikotropin-releasing-Hormons (CRH) an (Mathe 1999). Chemisch oder mit Hilfe des ECS induzierte epileptische Anfälle bei der Ratte setzten ebenfalls die oben genannten Neuropeptide frei. Die Verkürzung des Anfalls durch Benzodiazepine (Stenfors et al. 1992) oder MK-801, einem Glutamatantagonisten am NMDA-Rezeptor, hatten keinen Effekt auf die Neuropeptidfreisetzung (Mathe 1999). Diese NPY-Freisetzung konnte auch nach vierwöchiger Lithiumgabe oder Citalopramgabe beobachtet werden, sodass die NPY-Freisetzung als gemeinsames antidepressives Wirkprinzip verschiedener Somatotherapien postuliert wird (Husum et al. 2000). Umgekehrt blockierte Ketamin, ein NMDA-Antagonist, die BDNF-Expression im Hippokampus und das Moosfaser-Sprouting im Hippokampus der Ratte nach einem ECS (Chen et al. 2001). Da jedoch gleichzeitig die Krampfdauer signifikant abnahm, blieb unklar, ob die NMDA-Blockade oder der verkürzte Krampf die ECS-induzierte Plastizität verminderte.

Hypothalamus-Hypophysen-Nebennieren (HPA)-Achse

Mindestens 50% der depressiven Patienten zeigen Abnormalitäten der Hypothalamus-Hypophysen-Nebennieren-Achse („hypothalamo-pituitary-adrenal axis", HPA) (Lesch et al. 1988; Szuba et al. 2000). So zeigen viele eine Hyperkortisolämie (Musselman u. Nemeroff 1996), erhöhte ACTH-Serumspiegel und erhöhte CRH-Konzentrationen im Liquor (Arborelius et al. 1999). Eine erfolgreiche antidepressive Therapie dämpfte die überaktivierte HPA-Achse durch Reduktion des Serumkortisolspiegels (Steiger et al. 1993) und des CRH im Liquor (Heuser et al. 1998). Während des ECS- oder EKT-induzierten Krampfanfalles erfolgt eine erhebliche Ausschüttung von CRH und ACTH mit konsekutivem Anstieg des Kortisols (Kronfol et al. 1991), die sich im Laufe der Serie abschwächt (Tabelle 10.2). Parallel zur Besserung der klinischen Symptome normalisierten sich die Werte im Dexamethasontest nach erfolgreicher EKT (Grunhaus et al. 1997; Szuba et al. 2000).

Außerdem wurden für das CRH-Peptid Rezeptoren im Hirn nachgewiesen, CRH-1- und -2-Rezeptor genannt. Sie wurden mit spezifischen Antagonisten blockiert (Holsboer 2000), in der Hoffnung, die entkoppelte

Tabelle 10.2. Akute und chronische EKT-Effekte auf die verschiedenen Hormone und Neuromodulatoren

	ECS u. EKT	
	Akut	Chronisch
Effektorhormone		
■ Oxytocin	Zunahme	
■ Vasopressin	Zunahme	
Liberine = Steuerhormone		
■ TRH	Zunahme	
■ CRH	Zunahme	
Glandotrope Hormone		
■ TSH	Zunahme	geringere Zunahme
■ ACTH	unverändert	
■ FSH	Zunahme	
■ LH	unverändert	
Nichtglandotrope Hormone		
■ GH	Zunahme	
■ Prolaktin	Zunahme	geringere Zunahme
Periphere Hormone		
■ T3	Abnahme	Abnahme
■ T4		Abnahme
■ Cortisol	Zunahme	Abnahme
■ Testosteron	unverändert	

Stressachse mit erhöhten CRH-, ACTH- und Kortikoidspiegeln zu blockieren, um so eine spezifische antidepressive Wirkung zu erzielen (Zobel et al. 2000).

Hypothalamus-Hypophysen-Schilddrüsen (HPT)-Achse

Ungefähr 30% der depressiven Patienten zeigen auffällige Werte für TRH, TSH, T3 oder T4 (Szuba et al. 2000), die eine Störung der Hypothalamus-Hypophysen-Schilddrüsen (hypothalamo-pituitary-thyroid axis, HPT)-Achse nahelegen. T3 und T4 hemmen die Ausschüttung des Thyreotropin-releasing-Hormons (TRH) im Hypothalamus und des Thyreotropins (TSH) in der Hypophyse. Spezifische TRH-Bindungsstellen finden sich beim Menschen nicht nur in der Hypophyse, sondern auch in limbischen Strukturen wie in der Amygdala, dem Hippokampus und etwas geringer im Hypothalamus und Nucleus accumbens, während keine Bindungsstellen im frontalen Kortex, Zerebellum, Mittelhirn oder Corpus striatum nachgewiesen wurden (Parker u. Capdevila 1984) (Abb. 10.3).

Depressive Patienten zeigen unterschiedliche Auswirkungen der gestörten Rückwärtshemmung (Szuba et al. 2000). T4-Erhöhungen, auch TSH-Erhöhungen im Serum, TRH-Erhöhungen im Liquor und ein geringe-

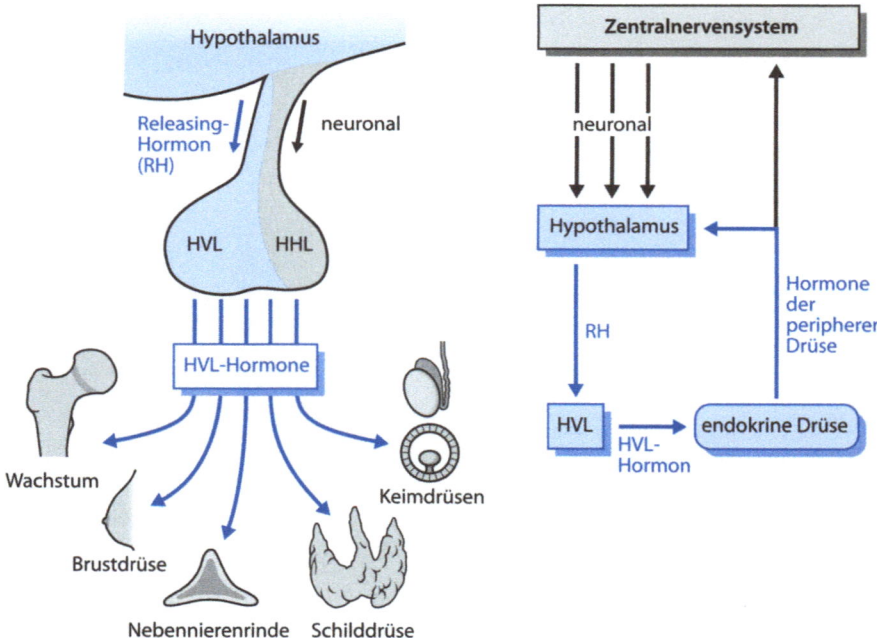

Abb. 10.3. Regulation der endokrinen Drüsen mit Rückkoppelungsschleifen auf den Hypothalamus und auf die Neurone in anderen ZNS-Arealen. (Aus Schmidt u. Schaible 2001)

rer TSH-Anstieg nach einer TRH-Injektion wurden berichtet (Musselman u. Nemeroff 1996).

Intrathekale TRH-Injektionen hatten zumindest einen passageren antidepressiven Effekt (Marangell et al. 1997). Ein nachlassender antidepressiver Effekt von intravenösen TRH-Injektionen konnte durch erneute intrathekale Gabe wiederhergestellt werden (Callahan et al. 1997). Das Thyreotropin-releasing-Hormon zeigte im Tiermodell eine antikonvulsive Eigenschaft im Hippokampus und wird dort bei ECS freigesetzt (Morimoto u. Goddard 1985; Knoblach u. Kubek 1994). Carbamazepin, ein Antiepileptikum und Stimmungsstabilisierer, induzierte eine Erhöhung der TRH-Liquorspiegel bei depressiven Patienten (Marangell et al. 1994). Diese Befunde deuten auf eine kompensatorische oder sekundäre Erhöhung der TRH-Konzentration im zentralen Nervensystem hin mit partieller Resistenz bestimmter Zielneurone in der Hypophyse und im limbischen System während einer depressiven Episode.

■ **EKT-Effekte auf die HPT-Achse.** Je nach Untersuchungszeitraum induzierte eine EKT unterschiedliche Effekte auf die HPT-Achse (Szuba et al. 2000). Eine EKT setzt akut TSH frei (Aperia et al. 1985). Diese TSH-Freisetzung korrelierte sogar in einer Studie mit der Krampfdauer (Dykes et al. 1987). Die TSH- und Prolaktinfreisetzung wird jedoch im Verlauf der EKT-Serie geringer (Aperia et al. 1985). Der TSH-Anstieg nach einer TRH-Injektion normalisierte sich im Verlauf der EKT-Serie (Nerozzi et al. 1987). Zumindest eine Studie findet keine TSH-Veränderungen nach einer EKT (Whalley et al. 1987; Szuba et al. 2000). Interessanterweise veränderte eine intravenöse TRH-Injektion vor einer EKT nicht die Krampfdauer, potenzierte jedoch die Prolaktinausschüttung (Papakostas et al. 1996). Im Tiermodell wurde nach einer Hochdosis-ECS vermehrt TRH in limbischen Strukturen wie dem pyriformen Kortex, der Amygdala und dem Hippokampus nachgewiesen (Sattin et al. 1999). Diese Konzentrationserhöhung korrelierte mit einer Verbesserung der Leistung im forcierten Schwimmtest (PST).

Prolaktinerhöhung

Prolaktin ist ein nichtglandotropes Hormon der Adenohypophyse. Es steuert die Milchproduktion in der Mamma und verschiedene Prozesse in den Gonaden. Die Prolaktinausschüttung in der Adenohypophyse wird durch Dopamin gehemmt und durch PRH (Prolaktin-releasing-Hormon) und TRH stimuliert (Kjellman et al. 1985). Über depressive Patienten gibt es widersprüchliche Berichte bezüglich der Veränderungen während einer depressiven Episode. Viele Psychopharmaka, insbesondere D_2-Antagonisten wie Sulpirid, induzieren Prolaktin, was oft zu intolerablen Nebenwirkungen wie Galaktorrhoe bei Frauen und Impotenz bei Männern führt. Die antidepressive Potenz von Prolaktin wurde bisher nicht untersucht (Szuba et al. 2000), obwohl seit vielen Jahrzehnten bekannt ist, dass spontanen und induzierten generalisierten Anfällen ein Anstieg in der Prolaktinkonzentration folgt (Kronfol et al. 1991). Einfach fokale und myoklonische Anfälle bewirkten jedoch keine Zunahme der Prolaktinausschüttung (Pritchard 1991). Eine Kardioversion beim Menschen führte im Vergleich zur EKT zu einer geringeren aber doch zu einer signifikanten Prolaktinausschüttung (Florkowski et al. 1996).

Antikonvulsives Wirkprinzip

Nach einem Modell von Post et al. (1997) ist nicht der Krampf selbst das wirksame Agens der EKT, sondern die postiktale Suppression bzw. inhibitorische Gegenregulation des Gehirns. Passend dazu tritt insbesondere bei EKT-Respondern eine vermehrte postiktale Suppression im EEG auf, ebenso ein Anstieg der Krampfschwelle im Laufe der Behandlung. Parallelen zum stimmungsstabilisierenden Effekt der Antikonvulsiva wie Valproat und Carbamazepin und zur rTMS zogen Post et al. (2000). Die antimanische und antidepressive Potenz des Lithiums widerspricht einer Gleichsetzung von antikonvulsivem Prinzip und antidepressivem bzw. stimmungsstabilisierendem Effekt.

Der stimmungsstabilisierende Effekt der EKT liegt möglicherweise nicht in der Freisetzung der genannten Peptide, sondern in der Induktion der Prolinendopeptidase (PEP), die die Prolin enthaltenden Peptide (wie TRH und Vasopressin) spaltet. Dieses Enzym tritt vermindert im Serum depressiver Patienten auf (Maes et al. 1994). PEP beeinflusst die Gestalt von Zellen verschiedenster Spezies. Seine fehlenden Effekte auf die Morphogenese in einer PEP-knock-Mutante von Distocyleum wurden durch Valproat, Lithium und Carbamazepin ersetzt (Williams et al. 2002). Die Effekte der EKT und TMS auf die PEP wurden noch nicht untersucht, sodass diese PEP-Induktion hypothetisch ist, allerdings eine umfassende Erklärung des stimmungsstabilisierenden Effektes der EKT böte. Indirekte Evidenz beinhalten die parallelen Effekte von elektrischen Feldern und Stimmungsstabilisierern auf die PEP vermittelten Effekte an wachsenden Axonen *in vitro*. Elektrische (Ming et al. 2001; McCaig et al. 2000) und magnetische Felder (Blackman et al. 1993) haben frequenz-, intensitäts- und substratabhängige Effekte auf das Wachstum und den Kollaps von neuronalen „growth cones" ähnlich den Effekten von Lithium und anderen medikamentösen Stimmungsstabilisierern (Williams et al. 2002). Direkte Untersuchungen der EKT- und TMS-Effekte *in vitro* wären wichtig.

Vergleich von nichtlinearen Effekten der EKT und TMS

Es gibt gemeinsame neurobiologische Effekte der EKT und der Expositionstherapie bei der Verhaltenstherapie. Ähnlich dem Flooding-Prinzip während einer massiven Exposition gegenüber einem angsterzeugenden Stimulus, werden bei der EKT stressvermittelnde Faktoren (z. B. CRH, Cortisol und Adrenalin) freigesetzt. Mehrmalige Behandlungen mit der EKT führen schließlich zu anhaltender geringerer Transmitter- und Hormonausschüttung, die eine Habituation an chronischem Stress bewirken (z. B. Cortisolverminderung). Wiederholte Expositionen in der Verhaltenstherapie führen ebenfalls zu deutlich geringeren vegetativen und körperlichen Reaktionen. Ein ähnliches Phänomen findet sich in der Ischämietoleranz. Wiederholte transitorische Ischämien führen zu einer Expression von c-fos (Nomura et al. 2000) und „heat shock protein" (HSP) und zu einer Verringerung der ischämischen Areale nach einem späteren intrazerebralen Gefäßverschluss (Lu et al. 2002).

Diese allgegenwärtige Gegenregulation des Organismus auf verschiedenste starke externe Stimuli ermöglichen ihm eine Anpassung oder Adaptation an Stressoren (aber auch an Pharmaka). Sie erschwert aber die Vorhersage einer therapeutischen Wirkung eines wiederholt applizierten Verfahrens oder eines Medikaments aufgrund der einmaligen Anwendung oder Einmalgabe. In der Tabelle 10.1 sind deshalb akute Wirkungen und sich wiederholende Wirkungen getrennt. Es werden habituierende Effekte und potenzierende Effekte bei wiederholter Anwendung beobachtet. Eine deutsche Gruppe beobachtete eine Abschwächung des kortikalen c-fos-Signals nach wiederholter ECS-Gabe (Hsieh et al. 1998), wenn diese in kürzeren Abständen als 5 Tagen erfolgte. Die c-fos-Expression im Kortex konnte mit Hilfe der lokalen BDNF-Infusion wiederhergestellt werden. Die plastischen Veränderungen durch die ECS sind also abhängig vom dazwischen liegenden Zeitintervall und von der Bereitschaft des kortikalen Areals sich plastisch zu verändern, welche wiederum von der BDNF-Konzentration an dendritischen Spines abhängt (Kovalchuk et al. 2002). Da Lithium und Antidepressiva die BDNF-Expression fördern (Chen et al. 2001), erscheint eine Komedikation zur EKT durchaus physiologisch sinnvoll zu sein. Eine direkte Applikation von BDNF ist aufgrund der fehlenden Hirngängigkeit nicht möglich, auch wenn an bestimmten Konjugationsmolekülen im Tiermodell erfolgreich gearbeitet wird (Wu u. Pardridge 1999).

Die Schwierigkeiten die genannten Peptide die Blut-Hirn-Schranke passieren zu lassen, und die komplexen Interaktionen lassen in den nächsten Jahren den Ersatz der EKT durch die Applikation eines „Antidepressins" nicht erwarten (Fink 1999). Die Anstrengungen in diese Richtung sollten jedoch verstärkt werden, zumal die transnasale Applikation kleinerer Peptide wie Insulin und Vasopressin signifikante Liquorspiegel dieser Peptide beim Menschen ermöglichen (Born et al. 2002).

Parallelen zwischen EKT, TMS und Expositionsbehandlung (Ausblick auf Kapitel 23)

Man könnte die Elektrokrampftherapie in Analogie zur massierten Exposition *in vivo* und *in sensu* in der Verhaltenstherapie (flooding) auch als Exposition *in anesthesia* oder *in corpore* bezeichnen, da die bewusste kognitive Komponente der psychotherapeutischen Behandlung fehlt und die körperlichen bzw. zerebralen Effekte ganz in den Vordergrund rücken.

Die transkranielle Magnetstimulation ließe sich als systematische Desensibilisierung bezeichnen, die zwar unangenehm ist, aber auch von persönlicher Zuwendung und dem Versuch der Entspannung begleitet ist. Einige Patienten mit einer hohen magnetischen motorischen Schwelle von mehr als 50% der Ausgangsleistung tolerieren zunächst nicht eine 10-Hz-Stimulation mit 100% Ausgangsleistung. Bei den meisten Patienten kann die Stimulusintensität der TMS im Laufe der Serie gesteigert werden, da sie sich an den Schmerz gewöhnen. Ob die Schmerzadaptation auf peripherem Niveau des Nervus trigeminus oder zentral vermittelt wird, ist nicht systematisch untersucht. Die direkten körperlichen Effekte der TMS insbesondere auf hormoneller Ebene und bei der Expression von Transkriptionsfaktoren (c-fos) sind deutlich geringer als bei der EKT und beim ECS (Doi et al. 2001) (s. Kap. 23).

Literatur

Abrams R (1997) The mortality rate with ECT. Convuls Ther 13:125–127
Angelucci F, Aloe L, Vasquez PJ, Mathe AA (2000) Mapping the differences in the brain concentration of brain-derived neurotrophic factor (BDNF) and nerve growth factor (NGF) in an animal model of depression. Neuroreport 11:1369–1373
APA, Weiner RD (2001) The Practice of Electroconvulsive Therapy: Recommendations for Treatment, Training and Privileging: a task force report of the American Psychiatric Association, 2nd edn. American Psychiatric Association, Washington DC
Aperia B, Thoren M, Wetterberg L (1985) Prolactin and thyrotropin in serum during electroconvulsive therapy in patients with major depressive illness. Acta Psychiatr Scand 72:302–308
Arborelius L, Owens MJ, Plotsky PM, Nemeroff CB (1999) The role of corticotropin-releasing factor in depression and anxiety disorders. J Endocrinol 160:1–12
Belmaker RH, Grisaru N (1998) Magnetic stimulation of the brain in animal depression models responsive to ECS. J ECT 14:194–205
Blackman CF, Benane SG, House DE, Pollock MM (1993) Action of 50 Hz magnetic fields on neurite outgrowth in pheochromocytoma cells. Bioelectromagnetics 14:273–286
Bolwig TG, Woldbye DP, Mikkelsen JD (1999) Electroconvulsive therapy as an anticonvulsant: a possible role of neuropeptide Y (NPY). J ECT 15:93–101
Born J, Lange T, Kern W, McGregor GP, Bickel U, Fehm HL (2002) Sniffing neuropeptides: a transnasal approach to the human brain. Nat Neurosci 5:514–516
Brannan T, Martinez-Tica J, Yahr MD (1993) Effect of repeated electroconvulsive shock on striatal L-dopa and dopamine metabolism: an in vivo study. J Neural Transm Park Dis Dement Sect 6:35–44
Callahan AM, Frye MA, Marangell LB, George MS, Ketter TA, L'Herrou T, Post RM (1997) Comparative antidepressant effects of intravenous and intrathecal thyrotropin-releasing hormone: confounding effects of tolerance and implications for therapeutics. Biol Psychiatry 41:264–272
Chen AC, Shin KH, Duman RS, Sanacora G (2001) ECS-induced mossy fiber sprouting and BDNF expression are attenuated by ketamine pretreatment. J ECT 17:27–32
Chen AC, Shirayama Y, Shin KH, Neve RL, Duman RS (2001) Expression of the cAMP response element binding protein (CREB) in hippocampus produces an antidepressant effect. Biol Psychiatry 49:753–762

Chen B, Dowlatshahi D, MacQueen GM, Wang JF, Young LT (2001) Increased hippocampal BDNF immunoreactivity in subjects treated with antidepressant medication. Biol Psychiatry 50:260–265
Devanand DP, Dwork AJ, Hutchinson ER, Bolwig TG, Sackeim HA (1994) Does ECT alter brain structure? Am J Psychiatry 151:957–970
Doi W, Sato D, Fukuzako H, Takigawa M (2001) c-Fos expression in rat brain after repetitive transcranial magnetic stimulation. Neuroreport 12:1307–1310
Duman RS, Vaidya VA (1998) Molecular and cellular actions of chronic electroconvulsive seizures. J ECT 14:181–193
Duman RS, Malberg J, Thome J (1999) Neural plasticity to stress and antidepressant treatment. Biol Psychiatry 46:1181–1191
Duman RS, Malberg J, Nakagawa S, D'Sa C (2000) Neuronal plasticity and survival in mood disorders. Biol Psychiatry 48:732–739
Dykes S, Scott AI, Gow SM, Whalley LJ (1987) Effects of seizure duration on serum TSH concentration after ECT. Psychoneuroendocrinology 12:477–482
Eriksson PS, Perfilieva E, Bjork-Eriksson T, Alborn AM, Nordborg C, Peterson DA, Gage FH (1998) Neurogenesis in the adult human hippocampus. Nat Med 4:1313–1317
Fink M (1999) Electroshock – restoring the mind. Oxford University Press, New York
Florkowski CM, Crozier IG, Nightingale S, Evans MJ, Ellis MJ, Joyce P, Donald RA (1996) Plasma cortisol, PRL, ACTH, AVP and corticotrophin releasing hormone responses to direct current cardioversion and electroconvulsive therapy. Clin Endocrinol Oxf 44:163–168
Glue P, Costello MJ, Pert A, Mele A, Nutt DJ (1990) Regional neurotransmitter responses after acute and chronic electroconvulsive shock. Psychopharmacology (Berl) 100:60–65
Greisen MH, Sheikh SP, Bolwig TG, Mikkelsen JD (1997) Reduction of neuropeptide Y binding sites in the rat hippocampus after electroconvulsive stimulations. Brain Res 776:105–110
Grunhaus L, Shipley JE, Eiser A, Pande AC, Tandon R, Krahn DD, Demitrack MA, Remen A, Hirschmann S, Greden JF (1997) Sleep-onset rapid eye movement after electroconvulsive therapy is more frequent in patients who respond less well to electroconvulsive therapy. Biol Psychiatry 42:191–200
Heuser I, Bissette G, Dettling M, Schweiger U, Gotthardt U, Schmider J, Lammers CH, Nemeroff CB, Holsboer F (1998) Cerebrospinal fluid concentrations of corticotropin-releasing hormone, vasopressin, and somatostatin in depressed patients and healthy controls: response to amitriptyline treatment. Depress Anxiety 8:71–79
Holsboer F (2000) The corticosteroid receptor hypothesis of depression. Neuropsychopharmacology 23:477–501
Hsieh TF, Simler S, Vergnes M, Gass P, Marescaux C, Wiegand SJ, Zimmermann M, Herdegen T (1998) BDNF restores the expression of Jun and Fos inducible transcription factors in the rat brain following repetitive electroconvulsive seizures. Exp Neurol 149:161–174
Husum H, Mikkelsen JD, Hogg S, Mathe AA, Mork A (2000) Involvement of hippocampal neuropeptide Y in mediating the chronic actions of lithium, electroconvulsive stimulation and citalopram. Neuropharmacology 39:1463–1473
Karege F, Perret G, Bondolfi G, Schwald M, Bertschy G, Aubry JM (2002) Decreased serum brain-derived neurotrophic factor levels in major depressed patients. Psychiatry Res 109:143–148
Kellar KJ, Cascio CS, Bergstrom DA, Butler JA, Iadarola P (1981) Electroconvulsive shock and reserpine: effects on beta-adrenergic receptors in rat brain. J Neurochem 37:830–836

Kjellman BF, Ljunggren JG, Beck-Friis J, Wetterberg L (1985) Effect of TRH on TSH and prolactin levels in affective disorders. Psychiatry Res 14:353–363

Knoblach SM, Kubek MJ (1994) Thyrotropin-releasing hormone release is enhanced in hippocampal slices after electroconvulsive shock. J Neurochem 62:119–125

Kovalchuk Y, Hanse E, Kafitz KW, Konnerth A (2002) Postsynaptic Induction of BDNF-Mediated Long-Term Potentiation. Science 295:1729–1734

Kraemer GW, McKinney WT (1979) Interactions of pharmacological agents which alter biogenic amine metabolism and depression – an analysis of contributing factors within a primate model of depression. J Affect Disord 1:33–54

Kronfol Z, Hamdan AG, Goel K, Hill EM (1991) Effects of single and repeated electroconvulsive therapy sessions on plasma ACTH, prolactin, growth hormone and cortisol concentrations. Psychoneuroendocrinology 16:345–352

Lamont SR, Paulls A, Stewart CA (2001) Repeated electroconvulsive stimulation, but not antidepressant drugs, induces mossy fibre sprouting in the rat hippocampus. Brain Res 893:53–58

Lesch KP, Laux G, Schulte HM, Pfuller H, Beckmann H (1988) Corticotropin and cortisol response to human CRH as a probe for HPA system integrity in major depressive disorder. Psychiatry Res 24:25–34

Lisanby SH, Belmaker RH (2000) Animal models of the mechanisms of action of repetitive transcranial magnetic stimulation (rTMS): Comparisons with electroconvulsive shock (ECS). Depress Anxiety 12:178–187

Lu A, Ran Rq, Clark J, Reilly M, Nee A, Sharp FR (2002) 17-Beta-estradiol induces heat shock proteins in brain arteries and potentiates ischemic heat shock protein induction in glia and neurons. J Cereb Blood Flow Metab 22:183–195

Madsen PL, Secher NH (2000) Postoperative confusion preceded by decreased frontal lobe haemoglobin oxygen saturation. Anaesth Intensive Care 28:308–310

Maes M, Goossens F, Scharpe S, Meltzer HY, D'Hondt P, Cosyns P (1994) Lower serum prolyl endopeptidase enzyme activity in major depression: further evidence that peptidases play a role in the pathophysiology of depression. Biol Psychiatry 35:545–552

Marangell LB, George MS, Bissette G, Pazzaglia P, Huggins T, Post RM (1994) Carbamazepine increases cerebrospinal fluid thyrotropin-releasing hormone levels in affectively ill patients. Arch Gen Psychiatry 51:625–628

Marangell LB, George MS, Callahan AM, Ketter TA, Pazzaglia PJ, L'Herrou TA, Leverich GS, Post RM (1997) Effects of intrathecal thyrotropin-releasing hormone (protirelin) in refractory depressed patients. Arch Gen Psychiatry 54:214–222

Marshall JF, Altar CA (1986) Striatal dopamine uptake and swim performance of the aged rat. Brain Res 379:112–117

Mathe AA (1999) Neuropeptides and electroconvulsive treatment. J ECT 15:60–75

McCaig CD, Sangster L, Stewart R (2000) Neurotrophins enhance electric field-directed growth cone guidance and directed nerve branching. Dev Dyn 217:299–308

McGarvey KA, Zis AP, Brown EE, Nomikos GG, Fibiger HC (1993) ECS-induced dopamine release: effects of electrode placement, anticonvulsant treatment, and stimulus intensity. Biol Psychiatry 34:152–157

Ming G, Henley J, Tessier-Lavigne M, Song H, Poo M (2001) Electrical activity modulates growth cone guidance by diffusible factors. Neuron 29:441–452

Morimoto K, Goddard GV (1985) Effects of thyrotropin-releasing hormone on evoked responses and long-term potentiation in dentate gyrus of rat. Exp Neurol 90:401–410

Musselman DL, Nemeroff CB (1996) Depression and endocrine disorders: focus on the thyroid and adrenal system. Br J Psychiatry Suppl 123–128

Nerozzi D, Graziosi S, Melia E, Aceti F, Magnani A, Fiume S, Fraioli F, Frajese G (1987) Mechanism of action of ECT in major depressive disorders: a neuroendocrine interpretation. Psychiatry Res 20:207–213

Nibuya M, Takahashi M, Russell DS, Duman RS (1999) Repeated stress increases catalytic TrkB mRNA in rat hippocampus. Neurosci Lett 267:81–84

Nitsch RM, Farber SA, Growdon JH, Wurtman RJ (1993) Release of amyloid beta-protein precursor derivatives by electrical depolarization of rat hippocampal slices. Proc Natl Acad Sci USA 90:5191–5193

Nobler MS, Teneback CC, Nahas Z, Bohning DE, Shastri A, Kozel FA, George MS (2000) Structural and functional neuroimaging of electroconvulsive therapy and transcranial magnetic stimulation. Depress Anxiety 12:144–156

Nomikos GG, Zis AP, Damsma G, Fibiger HC (1991) Electroconvulsive shock produces large increases in interstitial concentrations of dopamine in the rat striatum: an in vivo microdialysis study. Neuropsychopharmacology 4:65–69

Nomura Y, Kinjo M, Tamura M (2000) c-fos Expression and redox state of cytochrome oxidase of rat brain in hypoxia. Neuroreport 11:301–304

Papakostas Y, Markianos M, Pehlivanidis A, Papadimitriou GN, Zervas IM, Daras M, Stefanis C (1996) Effects of thyrotropin-releasing hormone administration on the electroconvulsive therapy induced prolactin responses and seizure time. Biol Psychiatry 39:444–447

Parker CRJ, Capdevila A (1984) Thyrotropin releasing hormone (TRH) binding sites in the adult human brain: localization and characterization. Peptides 5:701–706

Porsolt RD, Anton G, Blavet N, Jalfre M (1978) Behavioural despair in rats: a new model sensitive to antidepressant treatments. Eur J Pharmacol 47:379–391

Post RM, Kimbrell TA, McCann U, Dunn RT, George MS, Weiss SR (1997) [Are convulsions necessary for the antidepressive effect of electroconvulsive therapy: outcome of repeated transcranial magnetic stimulation] Les convulsions sont-elles necessaires aux effets antidepresseurs de la sismotherapie: consequences d'une stimulation magnetique transcranienne repetee (SMTr). Encephale 23 Spec No 3:27–35

Post RM, Kimbrell TA, McCann UD, Dunn RT, Osuch EA, Speer AM, Weiss SR (1999) Repetitive transcranial magnetic stimulation as a neuropsychiatric tool: present status and future potential. J ECT 15:39–59

Post RM, Speer AM, Weiss SRB, Li H (2000) Seizure models: Anticonvulsant effects of ECT and rTMS. Prog Neuropsychopharmacol Biol Psychiatry 24:1251–1273

Pritchard PB (1991) The effect of seizures on hormones. Epilepsia 32, suppl 6:S46–S50

Rao V, Lyketsos CG (2000) The benefits and risks of ECT for patients with primary dementia who also suffer from depression. Int J Geriatr Psychiatry 15:729–735

Sattin A, Pekary AE, Lloyd RL (1999) TRH in therapeutic vs. nontherapeutic seizures: affective and motor functions. Pharmacol Biochem Behav 62:575–583

Schmidt RF, Schaible HG (2001) Neuro- und Sinnesphysiologie, 4. Aufl. Springer, Berlin Heidelberg

Steiger A, von Bardeleben U, Guldner J, Lauer C, Rothe B, Holsboer F (1993) The sleep EEG and nocturnal hormonal secretion studies on changes during the course of depression and on effects of CNS-active drugs. Prog Neuropsychopharmacol Biol Psychiatry 17:125–137

Stenfors C, Srinivasan GR, Theodorsson E, Mathe AA (1992) Electroconvulsive stimuli and brain peptides: effect of modification of seizure duration on neuropeptide Y, neurokinin A, substance P and neurotensin. Brain Res 596:251–258

Szuba MP, O'Reardon JP, Evans DL (2000) Physiological effects of electroconvulsive therapy and transcranial magnetic stimulation in major depression. Depress Anxiety 12:170–177

Toro MG, Ruiz JS, Talavera JA, Blanco C (1999) Chaos theories and therapeutic commonalities among depression, Parkinson's disease, and cardiac arrhythmias. Compr Psychiatry 40:238–244

Van Praag H, Schinder AF, Christie BR, Toni N, Palmer TD, Gage FH (2002) Functional neurogenesis in the adult hippocampus. Nature 415:1030–1034

Walsh DM, Klyubin I, Fadeeva JV, Cullen WK, Anwyl R, Wolfe MS, Rowan MJ, Selkoe DJ (2002) Naturally secreted oligomers of amyloid beta protein potently inhibit hippocampal long-term potentiation in vivo. Nature 416:535–539

Whalley LJ, Eagles JM, Bowler GM, Bennie JG, Dick HR, McGuire RJ, Fink G (1987) Selective effects of ECT on hypothalamic-pituitary activity. Psychol Med 17:319–328

Williams RSB, Cheng L, Mudge AW, Harwood AJ (2002) A common mechanism of action for three mood-stabilizing drugs. Nature 417:292–295

Wu D, Pardridge WM (1999) Neuroprotection with noninvasive neurotrophin delivery to the brain. Proc Natl Acad Sci USA 96:254–259

Zis AP, Nomikos GG, Damsma G, Fibiger HC (1991) In vivo neurochemical effects of electroconvulsive shock studied by microdialysis in the rat striatum. Psychopharmacology (Berl) 103:343–350

Zilles K, Rehkämper G (1998) Funktionelle Neuroanatomie, 3. Aufl. Springer, Berlin Heidelberg

Zobel AW, Nickel T, Kunzel HE, Ackl N, Sonntag A, Ising M, Holsboer F (2000) Effects of the high-affinity corticotropin-releasing hormone receptor 1 antagonist R121919 in major depression: the first 20 patients treated. J Psychiatr Res 34:171–181

11 Prädiktoren für den Erfolg einer Elektrokrampftherapie

G. W. Eschweiler

Klinische Prädiktoren

Für den Erfolg einer EKT gibt es nur einige wenige klinische Prädiktoren. Bereits in den fünfziger Jahren des letzten Jahrhunderts wurden psychopathologische Prädiktoren untersucht. Diese sind auf heutige Verhältnisse nur schwer übertragbar. Es werden hier nur Arbeiten aus den 15 letzten Jahren berücksichtigt, da sie die modernen Klassifikationssysteme DSM-III-R DSM-IV und ICD-9 bzw. ICD-10 verwenden und die Kurzimpulstechnik und nicht die Sinuswellentechnik nutzt. Der *melancholische* Subtyp der Depression weist wahrscheinlich eine etwas bessere Responderquote auf (zur Übersicht Abrams 1997; APA u. Weiner 2001) als der depressive Typ ohne melancholische oder somatische Symptome. Besonders erfolgreich ist die EKT bei Patienten mit *psychomotorischer* Verlangsamung (Sobin et al. 1996; Hickie et al. 1990a; Hickie et al. 1996b). Außerdem besteht weitreichender Konsens, dass Patienten mit psychotischer Depression besonders von der EKT profitieren (APA u. Weiner 2001; Sobin et al. 1996; Pande et al. 1990; Parker et al. 1992), sie sind zusätzlich stark suizidgefährdet (APA u. Weiner 2001; Roose et al. 1983).

Es zeigte sich, dass eine Therapieresistenz gegenüber jeglicher Art von antidepressiver Behandlung ein negativer Prädiktor für die aktuelle Therapieform ist. Insofern verwundert es nicht, dass die Responderquoten bei pharmakotherapieresistenten Patienten niedriger sind als bei Patienten ohne eine vorbestehende Therapieresistenz (Shapira et al. 1996; Sackeim 2001). Es werden sehr unterschiedliche Kriterien für die *Therapieresistenz* genannt (siehe Kap. 3 zwei Wochen, drei Wochen oder sechs Wochen einer adäquaten Pharmakotherapie mit oder ohne Kontrolle des Serumspiegels). Auch Patienten mit einer chronisch verlaufenden aktuellen depressiven Episode (von mehr als zwei Jahren Länge) profitierten weniger von einer EKT (APA u. Weiner 2001; Prudic et al. 1996).

In der EKT-Forschung wird eine bessere Response bei älteren (60 bis 74 Jahre) als bei jüngeren Patienten (unter 60 Jahren) beschrieben (Sackeim et al. 2000). Sehr alte Patienten (über 85 Jahre) haben eine mittlere Responserate von 67%. Patienten mit vermehrten subkortikalen Läsionen sprechen weniger auf die EKT an und haben vermehrte kognitive Nebenwirkungen. *Bipolar depressive* Patienten vom Typ I und Typ II respondieren schneller als monopolar depressive (Daly et al. 2001). Sie erhielten deshalb weniger Behandlungen, ohne dass sich die Responderquote in den Gruppen unterschied. Patienten mit einem katatonen Syndrom unabhängig von der Grunderkrankung profitieren besonders von der EKT (APA u. Weiner 2001).

Ob ein Ansprechen auf eine frühere EKT-Serie ein positiver Prädiktor ist für ein erneutes Ansprechen auf eine weitere EKT-Serie, wurde noch nicht systematisch untersucht. In einer kleinen Serie von 16 Patienten konnte jedoch gezeigt werden, dass alle Patienten, die auf eine präfrontale rTMS zumindest partiell respondiert hatten, auf eine spätere EKT respondierten (Eschweiler et al. 2000).

Prädiktion aufgrund des EEG-Musters

Schon seit 1939 werden die EEG-Veränderungen im Zusammenhang mit der EKT untersucht (Krystal et al. 2000). Insbesondere sind der mögliche prädiktive Wert des iktalen EEG und des interiktalen EEG vor und nach einer EKT untersucht worden (APA u. Weiner 2001).

Iktales EEG

Wie im Kapitel 7 dargestellt, können im EEG, das normalerweise frontopolar links (FP1 nach dem 10–20-System) und möglichst auch rechts (FP2) gegen das ipsilaterale Mastoid abgeleitet wird, 7 Phasen während des induzierten Anfalls mehr oder weniger gut abgegrenzt werden (Krystal et al. 1995; Krystal et al. 2000):
1. Eine initiale Desynchronisationsphase von mehreren Sekunden (niedrige Amplitude, hohe Frequenz)
2. Optional eine epileptische Rekrutierungsphase mit 10 Hz (niedrige Amplitude von 10 Hz und regulärer Rhythmus)
3. Poly-spike-Aktivität mit 6–12 Hz und tonischer motorischer Aktivität und vereinzelten langsamen Wellen
4. 2–6 Hz langsame hohe Wellen mit morphologischer Regularität, Stereotypie und Bursts von Poly spikes: „poly spike and slow wave phase" (paralleler Übergang der tonischen in die klonische Komponente)
5. Abfall der dominierenden Frequenz auf 1 bis 2 Hz (motorisch langsamere Kloni)
6. Variables Ende
   - abrupt oder
   - langsames Ausklingen der Aktivität
7. Postiktale Suppression der EEG-Aktivität.

Die EMG-Aktivität am ipsilateralen (rechten) Arm beginnt meist in Phase 3, endet in Phase 5 und ist niemals länger als die iktale EEG-Aktivität (Weiner et al. 1991).

Auf die Veränderungen des iktalen EEG hinsichtlich der topischen Ausbreitung wird nur kurz hingewiesen, da die Multikanalableitungen nicht zum Standardrepertoire gehören. Das Maximum der iktalen Aktivität liegt frontozentral (Weiner et al. 1991) mit starker Variabilität in der temporalen Ableitung (Krystal et al. 1996).

Die Unterschiede im iktalen EEG-Muster zwischen der effizienten hochdosierten rechtslateralen EKT (ab 250% der Schwelle) und der wenig effizienten niedrigdosierten rechtslateralen EKT (unterhalb von 250%) beschrieben Krystal u. Dean et al. (2000) und Krystal (2000):
1. Höhere Amplituden der 2- bis 5- und 5- bis 13-Hz-Aktivität
2. Größere interhemisphärische Kohärenz der langsamen EEG-Aktivität
3. Früherer Beginn der hochamplitudigen langsamen Aktivität (< 5 Hz) (Nobler et al. 1993)
4. Größere Amplituden der 2- bis 5-Hz- und 13- bis 30-Hz-Aktivität in Phase 3 bis 5 (Krystal et al. 1997)
5. Mehr reguläre langsame Aktivität mit hoher Vorhersagbarkeit in Phase 3 bis 5
6. Eine stärkere Verlangsamung der dominanten Frequenz (Folkerts 1996)
7. Weniger postiktale interhemisphärische Kohärenz
8. Verstärkte postiktale Suppression
9. Kein Amplitudenabfall im Laufe der EKT-Serie.

Mit einer weiteren Studie belegen Krystal et al. (2000 a), dass eine geringe postiktale Suppression bei der 2. EKT ein negativer Prädiktor für den Erfolg einer moderaten rechtslateralen EKT ist.

In einem computergestützten Modell eines adäquaten Anfalls wurde versucht, die Qualität der EKT zu heben und die Stimulusdosis, meistens eine Stimuluserhöhung, frühzeitig anzupassen. Anhand des Modells ließ sich retrospektiv die schlechtere Response der Patienten, die diese Anpassung nicht erhielten, vorhersagen (Krystal et al. 2000 b). Dieses Modell wurde inzwischen im MECTA-Gerät, das seit 2001 auch in Deutschland erhältlich ist, implementiert. Ein entsprechendes Patent halten Dr. Krystal und Dr. Weiner, deren Einnahmen an eine Wohltätigkeitseinrichtung fließen. Im Thymatron werden andere iktale EEG-Parameter berechnet: „seizure concordance index" (SCI), das dem Verhältnis von iktaler EEG- zur EMG-Aktivität entspricht, und „post stimulation inhibition" (PSI) (Krystal et al. 2000 a), die ebenfalls prädiktives Potenzial aufweisen sollen.

Ein praktisches Problem der iktalen EEG-Analyse zur Prädiktion des weiteren Verlaufes ist der Anteil der EKT (ca. 10 bis 20%), bei dem kein artefaktfreies und gut interpretierbares EEG aufgezeichnet werden kann. Weiterhin ist die Interaktion der zusätzlich verabreichten Pharmaka insbesondere von Haloperidol, Olanzapin, Clozapin (Freudenreich et al. 1997) und Lithium mit dem EEG-Muster zu nennen, die die Interpretation eines EEG-Musters erschwert, da die vorliegenden Daten überwiegend ohne psychiatrische Komedikation erhoben wurden. Außerdem ist die Überlegenheit eines iktalen EEG über eine klinisch gesteuerte EKT-Planung nicht klar erwiesen. Eine Studie mit 62 depressiven Patienten konnte nur eine geringe Varianzaufklärung der EKT-Wirksamkeit anhand der iktalen EEG-Parameter nachweisen, z. B. anhand der Gesamtpower, während patientenabhängige Parameter entscheidender waren (Nobler et al. 2000).

Nach Meinung der amerikanischen ECT-Task Force ist keines der EEG-basierten Verfahren so validiert, dass es in der klinischen Routine eingesetzt werden sollte. Nichtsdestotrotz können iktale EEG-Parameter wie langsamer Beginn des Anfalls, niedrige Amplituden und fehlende postiktale EEG-Suppression genutzt werden, um die Entscheidung zu erleichtern, die Stimulusdosis zu erhöhen oder die Elektroden von unilateral nach bilateral zu platzieren (APA u. Weiner 2001). Pragmatisch betrachtet weist ein iktales EEG mit langer Poly-spike-Phase (mehr als doppelt solange wie üblich (Nobler et al. 1993)) und fehlendem Abfall der dominierenden Frequenz um weniger als 1 Hz in Phase 6 auf einen drohenden Versager hin, sodass eine Erhöhung der Stimulusdosis oder Umsetzung auf eine bilaterale Stimulation sinnvoll erscheint.

■ **Interiktales EEG.** Im Laufe einer EKT-Serie nimmt bei fast allen Patienten die dominante Frequenz des EEG insbesondere in den frontalen Ableitungen ab. Sie sinkt unter 8,5 Hz, was einer leichten oder mittelschweren Allgemeinveränderung (Theta- und Deltawellen) oder zumindest einem leichten frontalen Herdbefund entspricht. Einen Monat nach Ende der EKT-Serie hat sich die Verlangsamung weitgehend zurückgebildet (Weiner et al. 1986a). Nach drei Monaten ist sie nur noch bei Einzelnen vorhanden. Diese EEG-Verlangsamung ist unspezifisch und wird bei verschiedenen Enzephalopathien, aber auch unter Clozapineinnahme beschrieben (Freudenreich et al. 1997). Paroxysmale oder epileptiforme interiktale EEG-Aktivität ist nicht typisch (Krystal et al. 2000). Eine solche frontotemporal betonte Zunahme langsamer Aktivität nach rechtsseitiger EKT wurde auch im Magnetoenzephalogramm bestätigt (Sperling et al. 2000).

Die Verlangsamung im EEG hängt von verschiedenen Faktoren ab. Die Wahrscheinlichkeit und das Ausmaß der Verlangsamung nimmt zu, wenn das EEG vor EKT-Beginn bereits verlangsamt war, wenn mehrere Behandlungen erfolgen (Krystal et al. 2000), wenn bilateral statt unilateral stimuliert wird (Abrams 1997) und wenn mit Sinuswellen anstelle von Kurzimpulsen (<2 ms) stimuliert wird (Weiner et al. 1986a).

Die Literatur ist nicht eindeutig, ob diese interiktale Verlangsamung im EEG mit einer besseren therapeutischen Wirkung assoziiert ist. Neun Studien (Krystal et al. 2000) zeigen eine positive Assoziation und zwei eine negative, während vierzehn Studien keine Assoziation zwischen interiktaler EEG-Verlangsamung und EKT-Response beschreiben. Es gibt zahlreiche methodische Schwierigkeiten, zumal die Elektroenzephalogramme in älteren Arbeiten nur visuell ausgewertet wurden und keine standardisierten Spektralanalysen zur Verfügung standen. Eine neue Arbeit auf hohem Standard belegt eine höhere Zunahme der präfrontalen Deltaaktivität in der Gruppe der EKT-Responder im Vergleich zu den Non-Respondern (Sackeim et al. 1996). Zwei Monate nach Ende der EKT-Serie war die EEG-Aktivität wieder normal.

Es gibt nur wenige Untersuchungen zur Assoziation von EEG-Verlangsamung und kognitiven Nebenwirkungen der EKT. Untersuchungen aus der Sinuswellen-EKT-Ära assoziieren eine EEG-Verlangsamung mit größeren Gedächtnisstörungen (Weiner et al. 1986b). Bei einer Verlangsamung im Deltaband des EEG linkstemporal beschreiben Krystal et al. (2000) eine spezifische Störung des verzögerten Worterinnerns. Sackeim et al. (2000) untersuchten 59 depressive Patienten vor der ersten EKT, vor der vorletzten EKT und eine Woche nach der letzten EKT. Es zeigten sich Korrelationen zwischen Reorientierungsdauer und linksfrontotemporaler Thetaaktivität und bilateraler frontotemporaler Deltaaktivität. Der Abfall des globalen kognitiven Status (gemessen mit dem wenig sensitiven MMS) korrelierte negativ mit einem erhöhten Delta/Theta-Power-Quotienten über dem gesamten Kortex (Folstein et al. 1975). Die retrograde Amnesie für autobiografische Ereignisse war ebenfalls von erhöhter Thetaaktivität linksfrontotemporal begleitet. Die anatomische Lokalisation von vermehrter Thetaaktivität linksfrontotemporal bei verlängerter Reorientierungsdauer und retrograder Amnesie deutet auf einen gemeinsamen Mechanismus. Diese Korrelation hat zwar keine kausale Beweiskraft, sie zeigt jedoch, wie wertvoll die systematische und routinemäßige Erfassung der Reorientierungsdauer sein kann, um die gefürchteten EKT-Effekte auf das retrograde Gedächtnis abzuschätzen. Größere Studien stehen zu diesem Thema noch aus (siehe Kap. 6, Sobin et al. 1996).

Tabelle 11.1. Positive und negative Prädiktoren für den Erfolg einer EKT. Es werden klinische Merkmale und EEG-Parameter angegeben

	Potenzielle Prädiktoren für eine Wirksamkeit der EKT	
	Positive Prädiktoren	Negative Prädiktoren
Alter	60–74 Jahre	
Psychopathologie	psychotisch melancholisch	nicht-psychotisch „neurotisch"
Komorbide psychische Störung	nicht vorhanden	vorhanden
Subkortikale Läsionen im CCT	wenig	
Pharmakotherapieresistenz	nicht vorhanden	vorhanden
Katatone Symptome	vorhanden	nicht vorhanden
rTMS-Response zuvor	vorhanden	
Krampfschwelle	Anstieg während der Serie	
Postiktale Suppression im EEG	vorhanden	nicht vorhanden
Schneller Beginn von langsamen hohen Wellen im EEG	vorhanden	nicht vorhanden
Verlangsamung der dominanten Frequenz im EEG	> 1,5 Hz	< 1,5 Hz

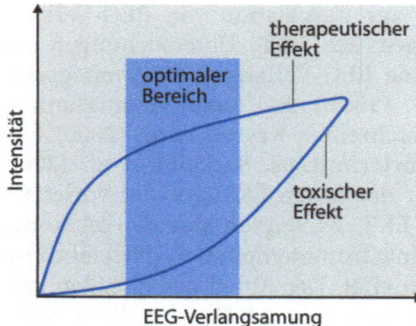

Abb. 11.1. Zusammenhang zwischen frontaler EEG-Verlangsamung, therapeutischem Effekt einer EKT (Effizienz) und kognitiven (toxischen) Nebenwirkungen, die insbesondere bei einer deutlicheren Verlangsamung der Hirnaktivität auftreten. Der optimale Bereich der mittleren EEG-Verlangsamung ist blau gekennzeichnet

Untersuchungen von Weiner et al. (1986b) deuten auf eine Dissoziation von kognitiven Nebenwirkungen und antidepressivem Effekt einer EKT-Serie. Es könnten nichtlineare Dosis-Wirkungs-Kurven mit unterschiedlichen Parametern für beide Effekte bestehen. Eine fehlende EEG-Verlangsamung deutete auf einen fehlenden therapeutischen Effekt hin, eine moderate Verlangsamung war optimal, während eine deutliche Verlangsamung von starken kognitiven Nebenwirkungen begleitet war (Abb. 11.1). Diesen Zusammenhang könnte man auch als eine umgekehrte U-förmige Beziehung von positivem und negativem Effekt in einem Differenzdiagramm verdeutlichen, analog der Festlegung eines therapeutischen Bereichs für ein Medikament im Plasma (Drug monitoring).

Es bleibt weiterer Forschung vorbehalten, ob die topographische Schonung des linken temporalen Kortex bei der rechtslateralen EKT oder der bifrontalen EKT bei hoher Effizienz gleichzeitig eine geringere lokale EEG-Verlangsamung bewirkt und weniger kognitive Nebenwirkungen zeigt. Die PET-Daten, die bei Respondern unabhängig von der Elektrodenlokalisation einen bifrontalen Hypometabolismus beschreiben, deuten auf eine Verknüpfung von Wirksamkeit und verminderter Hirnaktivität (Nobler et al. 2001).

Anstieg der Krampfschwelle

Die initiale *Krampfschwelle* lag in einer Studie mit 111 depressiven Patienten bei einem Mittelwert von 60 mC mit einer großen Streuung bis zum 6-fachen Wert (Coffey et al. 1995b). Sie lag höher bei bilateraler Elektrodenlokalisation, bei geringerer dynamischer Impedanz, bei Männern und unter Neuroleptikaeinnahme. In einer chinesischen Studie wurde eine positive Korrelation der initialen Krampfschwelle (Mittelwert in dieser Population 117 mC; Streuung 48–403 mC) mit dem Body mass index (BMI) nachgewiesen (Chung u. Wong 2001). Der Einfluss von Antidepressiva auf die Krampfschwelle wurde bisher nicht systematisch untersucht, ist aber im klinischen Alltag vorhanden und kann genutzt werden (Kap. 14).

56% der EKT-Patienten zeigen einen Anstieg der Krampfschwelle von der 1. zur 6. EKT, der im Alter besonders stark ausfiel (Coffey et al. 1995 a). Einige Arbeiten favorisieren die Hypothese, dass die Wirksamkeit der EKT über die krampfinduzierten antikonvulsiven Effekte vermittelt wird (Sackeim et al. 1983; Sackeim 1999; Post et al. 1997). Das EEG-Korrelat dieser antikonvulsiven Effekte könnte die interiktale vermehrte langsame EEG-Aktivität sein (Sackeim et al. 1986; Nobler et al. 1993; Krystal et al. 2000), die sich postiktal zunächst als Suppression manifestiert. Antikonvulsive Eigenschaften werden auch der rTMS zugeordnet, da sie im Tiermodell die Krampfschwelle für eine sich anschließende ECS erhöht (Fleischmann et al. 1995).

Prädiktoren aus bildgebenden Verfahren

Die *PET*-Daten und *SPECT*-Daten sind auf den ersten Blick widersprüchlich. Im ^{99m}Tc-HMPAO *SPECT* bestand bei depressiven Patienten vor einer EKT eine inverse Beziehung zwischen regionalem zerebralen Blutfluss (rCBF) und der Schwere der Depression. Es folgte eine Normalisierung des zuvor erniedrigten rCBF nach einer erfolgreichen EKT-Serie. Die Normalisierung trat nicht ein, wenn die EKT ohne klinischen Erfolg blieb (Bonne et al. 1996).

Die Columbia Studie (Nobler et al. 1994) belegt, dass 50 Minuten nach einer EKT im Vergleich zu 30 Minuten vor der EKT eine Reduktion des globalen CBF im ^{133}Xe PET bei depressiven Patienten eintritt. Bei Therapierespondern nahm der globale CBF um 6,3% ab, während Nonresponder keine Veränderungen des CBF zeigten. Nach unilateraler rechtsseitiger EKT zeigten Patienten eine CBF-Reduktion rechts frontal, während bilateral behandelte eine beidseitige präfrontale Reduktion des CBF aufwiesen. Unabhängig von der Elektrodenlokalisation nahm der rCBF bei Respondern bilateral frontal und anterior temporal ab. Dieser anterior-posteriore Gradient hielt im Verlauf einer Woche nach Ende der EKT-Serie an. Diese frontal betonte Durchblutungsminderung passt gut zum Muster der dort besonders langsamen EEG-Grundaktivität (Sackeim et al. 1986). Zwei Monate nach Ende der EKT-Serie blieb der globale CBF im Vergleich zum Ausgangswert vor der ersten EKT weiterhin reduziert.

In einer Untersuchung zur Proteinsynthese mit der ^{11}C-Methyl-Methionin-PET stieg 3 Stunden nach einer einzelnen EKT-Behandlung die Proteinsynthese um 56% (Sermet et al. 1998). Dieser Befund lässt auf eine Dissoziation zwischen erhöhter Proteinsynthese und geringerer synaptischer Aktivität schließen aufgrund der EEG-Verlangsamung und der rCBF-Abnahme. Es ist noch nicht geklärt, ob dieser „anabole" Zustand dem Wirkmechanismus der EKT entspricht (siehe auch Kapitel 13).

In der Magnetresonanzspektroskopie (*MRS*) konnte eine Normalisierung des zuvor erniedrigten Cholinsignals in beiden Hippokampi bei depressiven Patienten nachgewiesen werden (Ende et al. 2000), obwohl die vorherigen EK-

Behandlungen (mehr als 6) fast ausschließlich rechtsseitig (14 von 17 Patienten) erfolgten. Der Cholinanstieg wurde als vermehrter neuronaler Membranaufbau gedeutet. Ein neurotoxischer Effekt der EKT in Form eines erhöhten N-Azetyl-Aspartat (NAA)-Signals konnte nicht nachgewiesen werden.

Es gibt noch keine Daten über EKT-Effekte in der funktionellen MRI (*fMRI*). Dies ist wahrscheinlich methodisch im limitierten Zeitfenster der fMRI von mehreren Minuten begründet. Bisher sind keine diffusions- oder perfusionsgewichteten MRI-Untersuchungen zur EKT publiziert, obwohl mit diesen Verfahren potenzielle neurotoxische und hämodynamische Effekte der EKT dokumentiert werden könnten.

Surrogatmarker im Serum

Serumuntersuchungen zur neuronspezifischen Enolase (*NSE*) (Agelink et al. 2001; Berrouschot et al. 1997) und dem *S-100*-Protein (Agelink et al. 2001) zeigten keine EKT-induzierten Auffälligkeiten. Diese Proteine sind sehr sensitive Marker auf strukturelle Hirnläsionen.

Hormonmessungen im Serum haben in den letzten Jahren wieder einen Aufschwung genommen, nachdem die Entkopplung der Hypothalamus-Hypophysen-Nebennieren-Achse (HHN oder englischsprachig HPA) ins Forschungsinteresse affektiver Störungen gerückt ist. Für die Hormone und für die Steuerhormone affektiver Störungen wurden zerebrale Rezeptoren nachgewiesen. Im Zentrum der Entwicklung neuer antidepressiver Strategien stehen die Corticotropin-Releasing-Hormon (CRH)-Rezeptorantagonisten (Holsboer 2000).

Seit langem wird die Persistenz eines pathologisch erhöhten Wertes im Dexamethason-Suppressionstest (DST) bzw. der erweiterte Dexamethason/Kortikotropin-releasing-Hormon-Test (Dex-CRH-Test) nach einer Remission als Prädiktor für ein erhöhtes Rückfallrisiko bezeichnet (Zobel et al. 1999). Eine Metaanalyse belegt, dass die Persistenz des pathologisch erhöhten Wertes im DST auch auf ein erhöhtes Risiko für den Rückfall nach einer erfolgreichen Index-EKT hinweist. Neylan et al. (2001) untersuchten die Korrelation zwischen der nachmittäglichen Kortisolkonzentration im Speichel am Vortag der EKT und den kognitiven Nebenwirkungen der EKT. Die Speichelkortisolkonzentration spiegelt das freie Kortisol im Serum wieder und kann nichtinvasiv mit Hilfe eines Watteträgers gewonnen werden. Anhand der nachmittäglichen und nächtlichen Werte lassen sich besonders sensitiv hyperkortisolämische Menschen von normokortisolämischen unterscheiden (Castro et al. 2000), da die zirkadiane Rhythmik mit morgendlichem Kortisolpeak abgeflacht ist. Neylan et al. (2001) konnten so eine positive Korrelation von Speichelkortisol und Reduktion exekutiver (frontaler) Funktionen, räumlicher visueller Verarbeitung und verbalem Gedächtnis nachweisen. Dies ist bemerkenswert, da inzwischen Glukokortikoidrezeptoren im Hippokampus nachgewiesen wurden, die den negativen Effekt des Kortisols auf die kognitiven Funktionen vermitteln könnten.

Die EKT-induzierte zeitabhängige Ausschüttung von Steuerhormonen wie ACTH, TSH, luteinisierendes Hormon (LH) und Effektorhormonen wie Prolaktin, Wachstumshormon und Kortisol wurde durch viele Studien belegt (Aperia et al. 1985; Cooper et al. 1989; Kronfol et al. 1991). Es besteht außerdem Konsens darüber, dass die Ausschüttung zum Beispiel des Prolaktins von der Stärke der Stimulation und von der Lokalisation (bilateral > unilateral) abhängt (McCall et al. 1996; Lisanby et al. 1998). Die Hormonausschüttung wird jedoch im Verlauf der EKT-Serie deutlich geringer (Aperia et al. 1985; Kronfol et al. 1991). Geschlechtsunterschiede, insbesondere eine höhere Prolaktinausschüttung bei prämenopausalen Frauen, sind zu berücksichtigen (Markianos et al. 1996; Motreja et al. 1997).

Der prädiktive Wert der einzelnen Hormone auf die Wirksamkeit der EKT bleibt jedoch umstritten. Zum Beispiel konnte der prädiktive Wert des EKT-induzierten Prolaktinanstiegs die Wirksamkeit nicht bestätigen (Motreja et al. 1997; Lisanby et al. 1998).

Prädiktoren für EKT-Effekte bei schizophrenen Störungen

Wie bereits mehrfach erwähnt (Kapitel 3) profitieren schizophrene Patienten mit akuten katatonen Symptomen von einer EKT. Ebenfalls profitieren therapieresistente schizophrene Patienten hinsichtlich ihrer positiven Symptome wie Wahn und Halluzinationen, aber nicht hinsichtlich der Negativsymptomatik (APA u. Weiner 2001; Chanpattana u. Chakrabhand 2001). Eine retrospektive Studie aus Bangkok untersucht die Daten von 293 Patienten mit schizophrenen Störungen (Chanpattana u. Chakrabhand 2001), 55% der Patienten profitierten von einer EKT-Serie. Die Responder waren jünger, wiesen weniger hereditäre Belastung, eine kürzere Krankheitsdauer und mehr stationäre Aufnahmen auf als die Nonresponder.

Literatur

Abrams R (1997) Electroconvulsive therapy, 3rd edn. Oxford University Press, New York
Agelink MW, Majewski T, Wurthmann C, Lukas K, Ullrich H, Linka T, Klieser E (2001) Effects of newer atypical antipsychotics on autonomic neurocardiac function: a comparison between amisulpride, olanzapine, sertindole, and clozapine. J Clin Psychopharmacol 21:8–13
APA, Weiner RD (2001) The Practice of Electroconvulsive Therapy: Recommendations for Treatment, Training and Privileging: a task force report of the American Psychiatric Association, 2nd edn. American Psychiatric Association, Washington, DC
Aperia B, Thoren M, Wetterberg L (1985) Prolactin and thyrotropin in serum during electroconvulsive therapy in patients with major depressive illness. Acta Psychiatr Scand 72:302–308
Berrouschot J, Rolle K, Kuhn HJ, Schneider D (1997) Serum neuron-specific enolase levels do not increase after electroconvulsive therapy. J Neurol Sci 150:173–176

Bonne O, Krausz Y, Shapira B, Bocher M, Karger H, Gorfine M, Chisin R, Lerer B (1996) Increased cerebral blood flow in depressed patients responding to electroconvulsive therapy. J Nucl Med 37:1075–1080

Castro M, Elias PC, Martinelli CE, Antonini SR, Santiago L, Moreira AC (2000) Salivary cortisol as a tool for physiological studies and diagnostic strategies. Braz J Med Biol Res 33:1171–1175

Chanpattana W, Chakrabhand ML (2001) Combined ECT and neuroleptic therapy in treatment-refractory schizophrenia: prediction of outcome. Psychiatry Res 105:107–115

Chung KF, Wong SJ (2001) Initial seizure threshold of bilateral electroconvulsive therapy in Chinese. J ECT 17:254–258

Coffey CE, Lucke J, Weiner RD, Krystal AD, Aque M (1995a) Seizure threshold in electroconvulsive therapy (ECT). II. The anticonvulsant effect of ECT. Biol Psychiatry 37:777–788

Coffey CE, Lucke J, Weiner RD, Krystal AD, Aque M (1995b) Seizure threshold in electroconvulsive therapy. I. Initial seizure threshold. Biol Psychiatry 37:713–720

Cooper AJ, Finlayson R, Velamoor VR, Magnus RV, Cernovsky Z (1989) Effects of ECT on prolactin, LH, FSH and testosterone in males with major depressive illness. Can J Psychiatry 34:814–817

Daly JJ, Prudic J, Devanand DP, Nobler MS, Lisanby SH, Peyser S, Roose SP, Sackeim HA (2001) ECT in bipolar and unipolar depression: differences in speed of response. Bipolar Disord 3:95–104

Ende G, Braus DF, Walter S, Weber FW, Henn FA (2000) The hippocampus in patients treated with electroconvulsive therapy – A proton magnetic resonance spectroscopic imaging study. Arch Gen Psychiatry 57:937–943

Eschweiler GW, Plewnia C, Batra A, Bartels M (2000) Does clinical response to repetitive prefrontal transcranial magnetic stimulation (rTMS) predict response to electroconvulsive therapy (ECT) in major depression? Can J Psychiatry 45:58–59

Fleischmann A, Prolov K, Abarbanel J, Belmaker RH (1995) The effect of transcranial magnetic stimulation of rat brain on behavioral models of depression. Brain Res 699:130–132

Folkerts H (1996) The ictal electroencephalogram as a marker for the efficacy of electroconvulsive therapy. Eur Arch Psychiatry Clin Neurosci 246:155–164

Folstein MF, Folstein SE, McHugh PR (1975) "Mini-mental state". A practical method for grading the cognitive state of patients for the clinician. J Psychiatr Res 12:189–198

Freudenreich O, Weiner RD, McEvoy JP (1997) Clozapine-induced electroencephalogram changes as a function of clozapine serum levels. Biol Psychiatry 42:132–137

Hickie I, Parsonage B, Parker G (1990a) Prediction of response to electroconvulsive therapy. Preliminary validation of a sign-based typology of depression. Br J Psychiatry 157:65–71

Hickie I, Mason C, Parker G, Brodaty H (1996b) Prediction of ECT response: validation of a refined sign-based (CORE) system for defining melancholia. Br J Psychiatry 169:68–74

Holsboer F (2000) The corticosteroid receptor hypothesis of depression. Neuropsychopharmacology 23:477–501

Kronfol Z, Hamdan AG, Goel K, Hill EM (1991) Effects of single and repeated electroconvulsive therapy sessions on plasma ACTH, prolactin, growth hormone and cortisol concentrations. Psychoneuroendocrinology 16:345–352

Krystal AD, Weiner RD, Coffey CE (1995) The ictal EEG as a marker of adequate stimulus intensity with unilateral ECT. J Neuropsychiatry Clin Neurosci 7:295–303

Krystal AD, Weiner RD, Gassert D, McCall WV, Coffey CE, Sibert T, Holsinger T (1996) The relative ability of three ictal EEG frequency bands to differentiate ECT seizures on the basis of electrode placement, stimulus intensity, and therapeutic response. Convuls Ther 12:13–24

Krystal AD, Zaidman C, Greenside HS, Weiner RD, Coffey CE (1997) The largest Lyapunov exponent of the EEG during ECT seizures as a measure of ECT seizure adequacy. Electroencephalogr Clin Neurophysiol 103:599–606

Krystal AD, Holsinger T, Weiner RD, Coffey CE (2000a) Prediction of the utility of a switch from unilateral to bilateral ECT in the elderly using treatment 2 ictal EEG indices. J ECT 16:327–337

Krystal AD, Weiner RD, Lindahl V, Massie R (2000b) The development and retrospective testing of an electroencephalographic seizure quality-based stimulus dosing paradigm with ECT. J ECT 16:338–349

Krystal AD, West M, Prado R, Greenside H, Zoldi S, Weiner RD (2000) EEG effects of ECT: Implications for rTMS. Depress Anxiety 12:157–165

Lisanby SH, Devanand DP, Prudic J, Pierson D, Nobler MS, Fitzsimons L, Sackeim HA (1998) Prolactin response to electroconvulsive therapy: effects of electrode placement and stimulus dosage. Biol Psychiatry 43:146–155

Markianos M, Lykouras L, Stefanis C (1996) Prolactin and TSH responses to TRH and to ECT in pre- and postmenopausal women with major depression. Biol Psychiatry 40:403–406

McCall WV, Weiner RD, Carroll BJ, Shelp FE, Ritchie JC, Austin S, Norris J (1996) Serum prolactin, electrode placement, and the convulsive threshold during ECT. Convuls Ther 12:81–85

Motreja S, Subbakrishna DK, Subhash MN, Gangadhar BN, Janakiramaiah N, Parameshwara G (1997) Gender but not stimulus parameters influence prolactin response to electroconvulsive therapy. Psychoneuroendocrinology 22:337–348

Neylan TC, Canick JD, Hall SE, Reus VI, Sapolsky RM, Wolkowitz OM (2001) Cortisol levels predict cognitive impairment induced by electroconvulsive therapy. Biol Psychiatry 50:331–336

Nobler MS, Sackeim HA, Solomou M, Luber B, Devanand DP, Prudic J (1993) EEG manifestations during ECT: effects of electrode placement and stimulus intensity. Biol Psychiatry 34:321–330

Nobler MS, Sackeim HA, Prohovnik I, Moeller JR, Mukherjee S, Schnur DB, Prudic J, Devanand DP (1994) Regional cerebral blood flow in mood disorders, III. Treatment and clinical response. Arch Gen Psychiatry 51:884–897

Nobler MS, Luber B, Moeller JR, Katzman GP, Prudic J, Devanand DP, Dichter GS, Sackeim HA (2000) Quantitative EEG during seizures induced by electroconvulsive therapy: relations to treatment modality and clinical features. I. Global analyses. J ECT 16:211–228

Nobler MS, Oquendo MA, Kegeles LS, Malone KM, Campbell CC, Sackeim HA, Mann JJ (2001) Decreased regional brain metabolism after ect. Am J Psychiatry 158:305–308

Pande AC, Grunhaus LJ, Haskett RF, Greden JF (1990) Electroconvulsive therapy in delusional and non-delusional depressive disorder. J Affect Disord 19:215–219

Parker G, Roy K, Hadzi-Pavlovic D, Pedic F (1992) Psychotic (delusional) depression: a meta-analysis of physical treatments. J Affect Disord 24:17–24

Post RM, Kimbrell TA, McCann U, Dunn RT, George MS, Weiss SR (1997) [Are convulsions necessary for the antidepressive effect of electroconvulsive therapy: outcome of repeated transcranial magnetic stimulation] Les convulsions sont-elles necessaires aux effets antidepresseurs de la sismotherapie: consequences d'une stimulation magnetique transcranienne repetee (SMTr). Encephale 23 Spec No 3:27–35

Prudic J, Haskett RF, Mulsant B, Malone KM, Pettinati HM, Stephens S, Greenberg R, Rifas SL, Sackeim HA (1996) Resistance to antidepressant medications and short-term clinical response to ECT. Am J Psychiatry 153:985–992

Roose SP, Glassman AH, Walsh BT, Woodring S, Vital-Herne J (1983) Depression, delusions, and suicide. Am J Psychiatry 140:1159–1162

Sackeim HA (1999) The anticonvulsant hypothesis of the mechanisms of action of ECT: current status. J ECT 15:5–26

Sackeim HA (2001) The definition and meaning of treatment-resistant depression. J Clin Psychiatry 62, suppl 16:10–17

Sackeim HA, Decina P, Prohovnik I, Malitz S, Resor SR (1983) Anticonvulsant and antidepressant properties of electroconvulsive therapy: a proposed mechanism of action. Biol Psychiatry 18:1301–1310

Sackeim HA, Portnoy S, Neeley P (1986) Cognitive consequences of low-dosage electroconvulsive therapy. Ann N Y Acad Sci 462:326–340

Sackeim HA, Luber B, Katzman GP, Moeller JR, Prudic J, Devanand DP, Nobler MS (1996) The effects of electroconvulsive therapy on quantitative electroencephalograms. Relationship to clinical outcome [see comments]. Arch Gen Psychiatry 53:814–824

Sackeim HA, Luber B, Moeller JR, Prudic J, Devanand DP, Nobler MS (2000) Electrophysiological correlates of the adverse cognitive effects of electroconvulsive therapy. J ECT 16:110–120

Sackeim HA, Prudic J, Devanand DP, Nobler MS, Lisanby SH, Peyser S, Fitzsimons L, Moody BJ, Clark J (2000) A prospective, randomized, double-blind comparison of bilateral and right unilateral electroconvulsive therapy at different stimulus intensities [see comments]. Arch Gen Psychiatry 57:425–434

Sermet E, Gregoire MC, Galy G, Lavenne F, Pierre C, Veyre L, Lebars D, Cinotti L, Comar D, Dalery J, Bobillier P (1998) Paradoxical metabolic response of the human brain to a single electroconvulsive shock. Neurosci Lett 254:41–44

Shapira B, Lidsky D, Gorfine M, Lerer B (1996) Electroconvulsive therapy and resistant depression: clinical implications of seizure threshold. J Clin Psychiatry 57:32–38

Sobin C, Prudic J, Devanand DP, Nobler MS, Sackeim HA (1996) Who responds to electroconvulsive therapy? A comparison of effective and ineffective forms of treatment. Br J Psychiatry 169:322–328

Sperling W, Martus P, Alschbach M (2000) Evaluation of neuronal effects of electroconvulsive therapy by magnetoencephalography (MEG). Prog Neuropsychopharmacol Biol Psychiatry 24:1339–1354

Weiner RD, Rogers H, Davidson J (1986a) Effects of electroconvulsive therapy upon electrical brain activity. Ann N Y Acad Sci 462:270–281

Weiner RD, Rogers H, Davidson J (1986b) Effects of electroconvulsive therapy on cognitive side effects. Ann N Y Acad Sci 462:315–325

Weiner RD, Coffey CE, Krystal AD (1991) The monitoring and management of electrically induced seizures. Psychiatr Clin North Am 14:845–869

Zobel AW, Yassouridis A, Frieboes RM, Holsboer F (1999) Prediction of medium-term outcome by cortisol response to the combined dexamethasone-CRH test in patients with remitted depression. Am J Psychiatry 156:949–951

12 Subjektives Erleben der Elektrokrampftherapie

S. BORK

Ein erhebliches Problem in der praktischen Anwendung der Elektrokrampfbehandlung ist das nach wie vor schlechte Image der EKT in der Allgemeinbevölkerung sowie auch unter Teilen der Ärzte und Psychotherapeuten. Die Elektrokrampfbehandlung ist angstbesetzt und als Disziplinierungsmaßnahme „aufsässiger und renitenter" Patienten zum Teil zu Recht in Verruf geraten.

Eine der ersten Patientenbefragungen in den 50er Jahren des letzten Jahrhunderts ergab, dass die überwiegende Zahl der Patienten die Behandlung als traumatisch erlebte und dass sogar die Hälfte von 30 mit EKT behandelten schizophrenen Patienten befürchtete, an dieser Behandlung zu sterben (Fisher et al. 1953).

Eine sorgfältige Aufklärung über Durchführung, Wirkung und Nebenwirkung der EKT im Vorfeld der Behandlung ist daher unerlässlich, um deutlich zu machen, dass die moderne Elektrokrampfbehandlung unter intensivmedizinischen Bedingungen nichts mehr mit der „Elektroschockbehandlung" der 50er Jahre zu tun hat.

Dieser Umstand spiegelt sich wider in den wenigen Arbeiten, die zum subjektiven Erleben der Elektrokrampfbehandlung aus neuerer Zeit vorliegen. Auf die subjektive Bewertung der Gedächtnisstörungen, die in der Folge einer EKT auftreten können, wird in Kapitel 5 eingegangen.

Goodman et al. (1999) befragten 24 Patienten am Ende einer EKT-Serie bezüglich ihrer Einstellung und Zufriedenheit mit der Behandlung. Beispielsweise antworteten 21 Patienten (91%): „I am glad that I received ECT". Verglichen mit einer Stichprobe ambulanter Psychiatriepatienten, die bislang keinen Kontakt zur Elektrokrampfbehandlung hatten, zeigten die mit einer EKT behandelten Patienten eine signifikant positivere Grundhaltung gegenüber der Behandlung.

In die gleiche Richtung weist eine Untersuchung von Pettinati et al. (1994). Es wurden 78 depressive Patienten während der stationären Behandlung und 6 Monate später bezüglich ihrer Einstellung zur EKT befragt. Sowohl während des stationären Aufenthaltes als auch 6 Monate später waren die mit einer EKT behandelten Patienten der Behandlung gegenüber positiver eingestellt als die nicht mit einer EKT behandelten depressiven Patienten. Diejenigen Patienten, die mit einer EKT behandelt wurden und die zum Zeitpunkt der ersten Befragung eine unentschiedene bzw. negative Einstellung der EKT gegenüber hatten, zeigten bei der Befragung nach 6

Monaten eine positivere Einstellung der EKT gegenüber. Auch hier gaben 98% der mit einer EKT Behandelten an, sie würden erneut mit der EKT behandelt werden wollen, wenn sie wieder depressiv erkranken würden.

Um das Argument der EKT-Gegner zu widerlegen, Ärzte würden die EKT niemals sich selbst bzw. ihren Angehörigen verordnen, gab Reid (1999) eine Anzeige in einer psychiatrischen Fachzeitschrift auf, mit der Bitte, es mögen sich Psychiater mit persönlicher EKT-Erfahrung melden. Zusammenfassend stellte Reid fest, dass Psychiater und deren Familien in genau der gleichen Weise wie „normale" Patienten mit der EKT behandelt werden.

Aus dem deutschsprachigen Raum liegt eine ausführliche Untersuchung zum Thema von Folkerts (1999) vor, auf die im Folgenden eingegangen werden soll. Dort wird auch ein Überblick über insgesamt 18 Studien zur subjektiven Bewertung der EKT aus den Jahren 1971-1995 gegeben, auf die hier nicht weiter eingegangen werden kann.

Von den 148 im Zeitraum von 1988 bis 1994 in der Universitätsklinik Münster mit einer EKT behandelten Patienten wurden 74 durchschnittlich zwei Jahre nach Abschluss der EKT befragt. Die häufigste Behandlungsdiagnose war eine schwere depressive Störung. Die Mehrzahl der Patienten erlebte die Behandlung rückblickend als hilfreich. 60% standen der Behandlung uneingeschränkt bzw. weitgehend positiv gegenüber, 27% waren ambivalent und 12% äußerten sich ablehnend. Die Bewertung war hauptsächlich davon abhängig, in welchem Maße die Behandlung erfolgreich war. Auf die Gesamtbewertung der EKT hatte das Auftreten von kognitiven Nebenwirkungen, die Diagnose, das Geschlecht, die soziale Schicht und der Abstand zur letzten Behandlung keinen signifikanten Einfluss. Auch hier zeigte sich, dass viele Patienten der Behandlung zunächst ängstlich und ablehnend gegenüberstanden, und sich dies im Laufe der Behandlung besserte. Eindrücklich auch hier die Ergebnisse der Befragung im Vergleich zu einer Kontrollgruppe psychiatrischer Patienten, die keinen direkten Kontakt zur EKT hatte: Die Globalbeurteilung der EKT war bei den Patienten, die mit einer EKT behandelt wurden, signifikant positiver als bei den nicht mit der EKT behandelten psychiatrischen Patienten. Von den nicht mit der EKT behandelten Patienten schätzten diejenigen die EKT positiver ein, die während des Klinikaufenthaltes Kontakt zu einem Patienten hatten, der mit einer EKT behandelt wurde. Die nicht mit einer EKT behandelten Patienten befürchteten mehr Nebenwirkungen als die, die damit behandelt wurden, und stimmten zu 39,6% der Aussage „EKT ist eine erschreckende Behandlung" zu, wohingegen nur 20,3% der Patienten, die eine EKT erhielten, dieser Aussage zustimmten.

Darüber hinaus weist Folkerts ausdrücklich auf die Bedeutung der skeptisch ablehnenden Haltung der Angehörigen hin und fordert, soweit vertretbar und vom Patienten gewünscht, nahe Angehörige und evtl. auch enge Freunde bei den Aufklärungsgesprächen miteinzubeziehen.

In unserer Klinik werden gute Erfahrungen mit einer Haltung gemacht, die die EKT selbstverständlich als eine der möglichen Therapieoptionen miteinbezieht und nicht als „ultima ratio" bei sonst aussichtslosen und hoffnungslosen Patienten dämonisiert. Diese Haltung wird nicht nur in den Einzelgesprächen mit den jeweils Betroffenen und deren Angehörigen vertreten, sondern auch in den diversen ambulanten, stationären und teilstationären psychoedukativen Patientengruppen und im Studentenunterricht. Durch die Einbettung in die klinische Alltagsroutine und in den professionellen Umgang der Behandlungsteams auf den Stationen mit der EKT werden Ängste der Patienten reduziert und die EKT als „normale" Behandlungsoption im Rahmen einer umfassenderen Therapieplanung erlebt. Hilfreich bei Ängsten und Vorurteilen bzgl. einer Elektrokrampfbehandlung ist auch der Kontakt zu Mitpatienten, die ebenfalls mit einer EKT behandelt werden oder in der Vergangenheit behandelt wurden.

Literatur

Goodman JA, Krahn LE, Smith GE, Rummans TA, Pileggi TS (1999) Patient satisfaction with electroconvulsive therapy. Mayo Clin Proc 74:967–971

Fisher S, Fisher R, Hilkevitch AJ (1953) The conscious and unconscious attitudes of psychotic patients towards electric shock treatment. J Nerv Mental Dis 118:144–152

Folkerts H (1999) Die Elektrokrampftherapie im Erleben der Patienten. In: Folkerts H, Elektrokrampftherapie, Untersuchungen zum Monitoring, zur Effektivität und zum pathischen Aspekt. Steinkopff, Darmstadt

Pettinati HM, Tamburello TA, Ruetsch CR, Kaplan FN (1994) Patient attitudes toward electroconvulsive therapy. Psychopharmacol Bull 30:471–475

Reid WH (1999) Electroconvulsive therapy in psychiatrists and their families. J ECT 15:207–212

13 Zum Stellenwert der Elektrokrampftherapie im deutschsprachigen Raum

A. Batra

Ethische Aspekte der EKT

Die Elektrokrampftherapie wird hinsichtlich ihrer Bedeutung im Kontext der übrigen psychiatrischen Behandlungsverfahren sehr unterschiedlich bewertet.

Die öffentliche Meinung, dokumentiert über die Berichterstattung in den Medien, steht der Anwendung der Elektrokrampftherapie nach wie vor vorurteilsbeladen entgegen (Hoffmann-Richter et al. 1998). Heute noch wird die öffentliche Meinung nicht zuletzt auch von den Aktivitäten antipsychiatrisch eingestellter Gruppen geprägt, die durch unsachliche Argumente, persönliche Angriffe und einseitige und tendenziöse Berichterstattungen in den Medien oder anlässlich öffentlicher Veranstaltungen ein tendenziöses, ungerechtfertigt negatives Bild von dieser Behandlungsmethode zeichnen. Die Argumentation fußt dabei z.T. auf überholten Argumenten und einem nicht mehr aktuellen Wissensstand bzgl. der technischen Ausrüstungen und den unter modifizierten Therapiebedingungen tatsächlich zu beobachtenden Nebenwirkungen.

Auch in Fachkreisen herrschte bis vor einigen Jahren durchaus häufig eine ablehnende Haltung vor, die durch ein Zitat von Breggin aus dem Jahre 1980 treffend wiedergegeben wird:

> *„Die Elektroschocktherapie schadet nicht nur dem Patienten, dem sie verordnet wird. Sie korrumpiert auch den Berufsstand, der sie gutheißt und verteidigt. In der ganzen Welt werden jedes Jahr Zehntausenden von Patienten massive Hirnschädigungen und irreversible geistig-seelische Schädigungen zugefügt."*

In dieser Zusammenfassung der Haltung eines Psychiaters spiegeln sich sowohl Vorbehalte als auch die klare Ablehnung der EKT wider – in den Ausführungen erfolgt immer wieder der Hinweis auf irreversible, therapieinduzierte Schädigungen aufgrund der Durchflutung des Gehirns mit Strom.

Zwischenzeitlich konnte in einer Reihe von Untersuchungen gezeigt werden, dass langfristige zerebrale Veränderungen aufgrund der Elektrokrampftherapie unter sachgemäßer Anwendung nicht zu erwarten sind (s. Kapitel 5). Kognitive Leistungseinbußen (Störungen der Orientierung, Merkfähigkeit, Konzentration, eine retro- oder anterograde Amnesie) sind vorübergehend und bei Beachtung der modernen technischen Optionen kaum zu erwarten. Selbst ältere Patienten, die ein höheres Risiko für kognitive Symptome tragen, zeigen nach wenigen Wochen meist keine Nebenwirkungen mehr (Zervas et al. 1993).

Die EKT hat sich, so die Deutsche Gesellschaft für Psychiatrie, Psychotherapie und Nervenheilkunde (DGPPN) (Folkerts et al. 1996), mittlerweile „zu einem der sichersten medizinischen Behandlungsverfahren entwickelt".

Der Wandel in der Einstellung steht in direktem Zusammenhang mit einer steigenden Häufigkeit der Anwendung seit den 70er Jahren: Während in einer Erhebung von Reimer und Lorenzen (1981) aus dem Jahre 1977 noch 98 von 227 auskunftgebenden Kliniken Elektrokrampftherapien anwendeten, erhöhte sich der Anteil bis 1995 auf 168 von 248 Kliniken (Müller et al. 1998). Während die Behandlung in den Universitätskliniken bereits 1977 schon häufig durchgeführt wurde, stieg vor allem der Anteil der Landeskliniken (1977: 47%, 1995: 74%), die dieses Behandlungsverfahren in ihren Häusern etablierten. Im Rahmen der Befragung von Müller et al. (1998) stimmten leitende Angestellte überwiegend der Aussage zu, die EKT werde seltener angewendet, „als dies im Interesse der Patienten sinnvoll und notwendig wäre". Nur 4% von 230 befragten Klinikdirektoren waren gegen eine Anwendung der EKT.

Ein negatives Bild der Elektrokrampftherapie in der Öffentlichkeit stellt sich keineswegs so deutlich dar, wenn die betroffenen Patienten selbst befragt werden. Dies wurde u. a. von Folkerts (1999) gezeigt, der 185 Patienten hinsichtlich der Akzeptanz der Elektrokrampftherapie befragt hatte. Die Elektrokrampftherapie wird von Patienten, die eine Elektrokrampftherapie erhalten hatten (N=74), eindeutig positiver beurteilt. So schätzten z. B. 62,2% die Elektrokrampftherapie als eine hilfreiche Therapie ein, nur 17% widersprachen dieser Aussage.

Die deutschsprachige Literatur zur EKT befindet sich immer noch in einer „Rechtfertigungsphase".

Neben Publikationen zu allgemeinen Anwendungsempfehlungen, Nutzen und Risiken beispielsweise bei multimorbiden älteren oder therapieresistenten depressiven Patienten (Agelink et al. 1998; Frey et al. 2001; Frey u. Schreinzer 1999; Wetterling et al. 1998) sowie zu Einschränkungen der kognitiven Funktionen durch die EKT (Hasse-Sander et al. 1998) liegen in erster Linie Untersuchungen zur Akzeptanz der EKT in der Allgemeinbevölkerung (Hoffmann-Richter et al. 1998) oder ethisch-juristische Betrachtungen zur Durchführung der Behandlung bei nicht einwilligungsfähigen Patienten vor (Batra et al. 1999; Zinkler u. Schneeweiß 2000).

In der Diskussion um die Rechtfertigung einer Indikation zur EKT werden allerdings nach wie vor nicht alleine therapeutische Überlegungen, sondern auch Argumente, die auf die öffentliche Meinung zielen, genannt (Zinkler u. Schneeweiß 2000).

Die Indikation zur EKT unterliegt damit durch die Berücksichtigung der öffentlichen Meinung einer unzweckmäßigen Restriktion. Unzweifelhaft bedarf jede Therapiemethode in der Medizin einer klaren Indikationsstellung und sollte nicht infolge einer „therapeutischen Ratlosigkeit und Unwissenheit" eine Ausweitung ihrer Indikation erfahren. Nicht zuletzt aus diesem

Grund wird in der Medizin die Entwicklung von Leitlinien in den verschiedensten Disziplinen vorangetrieben, so auch für die Durchführung der Elektrokrampftherapie. Im Entwurf einer Stellungnahme der DGPPN zur Elektrokrampftherapie wird dieser Konsens in der Fachwelt angestrebt (Folkerts et al. 1996).

Es ist nicht zu erwarten, dass eine medizinische Methode, die in ihrer Wirkweise so wenig verstanden wird wie die Elektrokrampftherapie, einer gesellschaftlichen Unvoreingenommenheit begegnet. Dies darf allerdings die Indikationsstellung sowie Erwägungen bzgl. der Risiken und Effektivitäten der Behandlungsmethode per se nicht beeinflussen. Angesichts der klaren Wirknachweise für die Elektrokrampftherapie (s. Kapitel 2) ist deren Anwendung von klinischen Grundsätzen und Leitlinien und nicht von der öffentlichen Haltung abhängig zu machen. Eine Entscheidung für eine bestimmte Therapieform hat sich grundsätzlich am gesundheitlichen Interesse des Patienten und nicht an der öffentlichen Meinung zu orientieren.

Die Elektrokrampftherapie ist als wirksame, anderen, z. B. medikamentösen, Therapiemethoden z. T. hinsichtlich Effektivität und Nebenwirkungsprofil überlegene Therapie anzusehen. Dies führt zwangsläufig zu der Forderung, die Elektrokrampftherapie weiterhin im Rahmen der engen Indikationen, die für diese Therapieform formuliert wurden, ohne Rücksicht auf gesellschaftliche Vorbehalte einzusetzen, selbstverständlich unter Berücksichtigung der zu erwartenden Nebenwirkungen, aber auch unter Beachtung der nicht unerheblichen Konsequenzen, die mit einer antidepressiven und neuroleptischen medikamentösen Behandlung oder einer unnötigen Verzögerung des Heilungserfolges verbunden sein können. Insbesondere unter einer hochdosierten medikamentösen psychopharmakologischen Behandlung beispielsweise können kardiovaskuläre Komplikationen auftreten, die bei älteren Patienten nur beschränkt tolerabel sind.

In der Abwägung zwischen Wirkung und Nebenwirkung ist das reduzierte Risiko für einen Suizid im Anschluss an eine Therapie ein weiteres gewichtiges, nicht zu vernachlässigendes Argument für die Durchführung dieser Behandlung. Zwar scheint dieser Effekt nicht im Sinne einer langdauernden Suizidprophylaxe wirksam zu sein, zahlreiche Einzelstudien sowie Metaanalysen bestätigen jedoch die unmittelbare antisuizidale Wirkung der Elektrokrampftherapie (Sharma 2001; Prudic und Sackeim 1999).

Aufgrund der vielen positiven Erfahrungen mit der EKT muss davon ausgegangen werden, dass der Verzicht auf die EKT in einzelnen Fällen ein unzumutbares Risiko und eine verzichtbare Verlängerung der Krankheitsphase darstellt.

Juristische Aspekte der EKT

In der Regel ist die Anwendung der Elektrokrampftherapie unproblematisch, wenn der Patient der Behandlung zustimmt und dabei einwilligungsfähig ist. Eine Einwilligungsfähigkeit ist gegeben, wenn Bedeutung sowie

Tragweite der Behandlung und der Krankheitssituation erkannt werden und eine erkennbare Fähigkeit zu einer nachvollziehbaren, realitätsbezogenen, vernünftigen und angemessenen Entscheidung vorliegt.

Erforderlich ist in diesem Fall die Einholung einer schriftlichen Einverständniserklärung nach erfolgter mündlicher und Aushändigung einer schriftlichen Aufklärung. Die Aufklärung beinhaltet die Gegenüberstellung der EKT-bedingten Risiken sowie der Gefahren, die durch die Narkose verursacht werden können (letztere müssen zusätzlich durch den anästhesiologischen Facharzt erläutert werden), mit dem erwarteten Heilerfolg und der Prognose des Krankheitsverlaufes ohne Anwendung dieses Verfahrens unter Berücksichtigung der Behandlungsalternativen.

Die Einbeziehung von nahestehenden Angehörigen mag das therapeutische Verhältnis positiv beeinflussen, ist jedoch in diesem Zusammenhang in juristischem Sinne unverbindlich und ohne rechtliche Konsequenz.

Aus juristischen Gründen ist neben der schriftlichen Aufklärung die sorgfältige Dokumentation der Indikation, des therapeutischen Vorgehens, des Verlaufes und der im Einzelfall zu erwartenden und tatsächlichen Nebenwirkungen während der Behandlung erforderlich (Frey et al. 2001).

Eine Behandlung gegen den erklärten Willen des einwilligungsfähigen Patienten wird in Deutschland nicht durchgeführt. Im Fall einer Ablehnung einer EKT durch einen einwilligungsfähigen Patienten ist jedoch sicherzustellen, dass der Patient über alle Konsequenzen seiner Entscheidung (u. U. verlängerter Behandlungszeitraum, Gefahren der Suizidalität) informiert worden ist.

Auch bei nicht einwilligungsfähigen Patienten sollte der Wunsch des Patienten in die Therapiewahl einfließen, wenn nicht lebensbedrohliche oder therapieresistente Zustände im Rahmen einer schizophrenen oder depressiven Störung die Anwendung einer EKT erforderlich machen. Kritisch ist die Anwendung der Elektrokrampftherapie jedoch dann, wenn eine Indikation zur Behandlung bei bestehender Einwilligungsunfähigkeit vorliegt.

In diesen Fällen muss die Entscheidung für die Behandlung durch einen gesetzlichen Vertreter getroffen werden. Der Arzt hat in diesem Fall eine beratende Funktion und keine Entscheidungskompetenz.

Selbst eine notfallmäßige Anwendung der Elektrokrampftherapie ist nur möglich, wenn beispielsweise bei einer perniziösen Katatonie ein lebensbedrohlicher und damit „rechtfertigender Notstand" im Sinne des § 34 StGB vorliegt (Dodegge 1996).

Wenn dagegen bei einer fehlenden Zustimmungsfähigkeit des Patienten angenommen werden kann, dass eine Zustimmung vorliegt (dokumentiert durch eine Patientenverfügung), kann auch hierüber eine dringende ärztliche Heilbehandlung gerechtfertigt sein.

In der Regel bleibt vor Ansetzen einer Elektrokrampftherapie jedoch ausreichend Zeit, um das bei nicht einwilligungsfähigen Patienten erforderliche Betreuungsverfahren in die Wege zu leiten. Dies kann auch auf Antrag im Eilverfahren über eine einstweilige Bestellung eines Betreuers erfolgen.

Dieser gesetzliche Vertreter hat dann die Aufgabe, Informationen über Indikationen, Nebenwirkungen oder Gefahren der Behandlung zu sammeln und anschließend die erforderliche Entscheidung im Interesse des Patienten zu treffen.

Umstritten ist derzeit, ob in diesem Fall eine vormundschaftsgerichtliche Genehmigungspflicht nach § 1904 BGB vorliegt. § 1904 BGB sieht bei Anwendung einer Heilbehandlung, die eine begründete, d. h. objektive, ernstliche, konkrete und wahrscheinliche Gefahr des Todes oder einer schweren oder länger dauernden Gesundheitsschädigung aufgrund der geplanten Maßnahme mit sich bringt, die Genehmigung der Behandlung durch ein Gericht vor. Als schwer und länger dauernder Folgeschaden ist ein Schaden anzusehen, der länger als ein Jahr besteht. Die vormundschaftsgerichtliche Genehmigungspflicht wurde zuletzt vom Landgericht Hamburg mit einer Entscheidung 301 T 194/98 für den Fall angenommen, dass eine bilaterale Stimulation im Rahmen der EKT vorgenommen werden muss. Hierbei seien erhebliche Nebenwirkungen (gemeint waren kognitive Einschränkungen im Sinne einer retrograden Amnesie) und daher eine generelle Genehmigungspflicht anzunehmen. Die Elektrokrampftherapie mit einer bilateralen Stimulation könne jedoch im Einzelfall zum Wohl des Betreuten genehmigungsfähig sein. Das LG Hamburg legt in seiner Beurteilung die Annahme zugrunde, das Ausmaß der kognitiven Beeinträchtigung im Sinne von anhaltenden retrograden Gedächtnisstörungen bei der bilateralen Stimulation müsse als länger dauernd angesehen werden. Neuere Befunde stellen diese Gefahr als nicht so konkret und wahrscheinlich dar, sodass diese Entscheidung hinterfragt werden muss.

Auch nach Auffassung anderer Autoren liegt eine „begründete Gefahr" erst bei einer 20%igen Wahrscheinlichkeit eines Schadenseintritts vor. Bei regelhafter Durchführung der EKT und bei Fehlen besonderer Risikofaktoren ist dagegen die Gefährdung durch die EKT weniger hoch anzusehen (Wiebach et al. 1997).

Erst eine hohe Professionalität der Behandelnden rechtfertigt einen routinemäßigen Einsatz der EKT. Qualitätssichernde Maßnahmen wie eine regelmäßige Anpassung der technischen Ausrüstung an neue Entwicklungen, die eine schonendere, nebenwirkungsärmere Stimulation ermöglichen, sowie die engmaschige anästhesiologische und auch neuropsychologische Überwachung des Patienten zur frühzeitigen Detektion kognitiver Nebenwirkungen (s. Kapitel 7) verringern das Risiko der Behandlung und erhöhen das Nutzen-Risiko-Verhältnis.

Nochmals sei betont, dass bei diesen Diskussionen häufig ein Aspekt vernachlässigt wird: Nicht nur in der Anwendung der EKT liegen (überschaubare) Gefahren begründet, sondern auch im Verzicht auf diese effektive Behandlungsmethode. Bei klarer Evidenz für die Effektivität und einer ausreichenden Zahl von Arbeiten zu den kognitiven und allgemein-internistischen bzw. anästhesiologischen Nebenwirkungen der Behandlung müsste genauso überlegt werden, ob der Verzicht auf die EKT im Fall einer perniziösen Katatonie oder schweren Depression mit Suizidalität nicht als unterlassene Hilfeleistung verstanden werden könnte.

Mit der Grunderkrankung können durch schwerwiegende Komplikationen (z. B. Suizidalität), aber auch in Anbetracht der möglichen Chronifizierung bei Therapieresistenz, mehr Risiken in einer „Regelbehandlung" als in der EKT auftreten.

Auch wenn mit diesen Argumenten nach Ansicht mehrerer Autoren (Batra et al. 1999; Folkerts 1999; Wiebach et al. 1997) eine vormundschaftsgerichtliche Genehmigungspflicht nicht erforderlich ist, kann dem in seiner Entscheidung unsicheren Betreuer geraten werden, mit Hilfe des Vormundschaftsgerichtes und den in der Folge durch das Gericht bestellten gutachtlichen Stellungnahmen eine Klärung zu versuchen.

Literatur

Agelink MW, Dammers S, Malessa R, Leonhardt M, Zitzelsberger A et al (1998) Nutzen und Risiken der Elektrokrampfbehandlung (EKT) bei älteren Patienten mit kardiovaskulären Risikofaktoren. Nervenarzt 69:70–75
Batra A, Bartels M, Foerster K (1999) Zur Frage der Genehmigungspflicht von Elektrokrampftherapie im Rahmen einer Betreuung (§ 1904 BGB). Nervenarzt 70:657–661
Breggin PR (1980) Elektroschock ist keine Therapie. Urban & Schwarzenberg, München
Dodegge G (1996) Die Elektrokrampftherapie. FamRZ 2:4–79
Folkerts H (1997) Elektrokrampftherapie: ein praktischer Leitfaden für die Klinik. Enke, Stuttgart
Folkerts H, Bender S, Erkwoh R, Klieser E, Klimke A, Schurig W (1996) Entwurf einer Stellungnahme der DGPPN zur EKT. Nervenarzt 67:509–514
Frey R, Schreinzer D (1999) Klinischer Stellenwert der Elektrokrampftherapie in der Depressionsbehandlung. Wien Med Wochenschr 149:525–531
Frey R, Schreinzer D, Heiden A, Kasper S (2001) Einsatz der Elektrokrampftherapie in der Psychiatrie. Nervenarzt 72:661–667
Hasse-Sander I, Müller H, Schurig W, Kasper S, Möller HJ (1998) Auswirkungen der EKT auf die kognitiven Funktionen bei therapieresistenten Depressionen. Nervenarzt 69:609–616
Hoffmann-Richter U, Alder B, Finzen A (1998) Die Elektrokrampftherapie und die Defibrillation in der Zeitung. Eine Medienanalyse. Nervenarzt 69:622–628
Müller U, Klimke A, Janner M, Gaebel W (1998) Klinischer Stellenwert der Elektrokrampftherapie in psychiatrischen Kliniken der Bundesrepublik Deutschland 1995. Nervenarzt 69:15–26
Prudic J, Sackeim HA (1999) Electroconvulsive therapy and suicide risk. J Clin Psychiatry 60, Suppl 2:104–110
Reimer F, Lorenzen D (1981) Die Elektrokonvulsionsbehandlung in psychiatrischen Kliniken der Bundesrepublik Deutschland und West-Berlin. Nervenarzt 52:554–556
Sharma V (2001) The effect of electroconvulsive therapy on suicide risk in patients with mood disorders. Can J Psychiatry 46:704–709
Wetterling T, Michels R, Dilling H (1998) Elektrokrampftherapie bei therapieresistenter Altersdepression. Nervenarzt 7:617–621
Wiebach K, Kreyßig M, Peters H, Wächter C, Winterstein P (1997) Was ist „gefährlich"? – Ärztliche und juristische Aspekte bei der Anwendung des § 1904 BGB. BtPrax 2/97:53–58
Zervas IM, Calev A, Janorv L (1993) Age dependent effects of electroconvulsive therapy on memory. Convulsive Ther 9:39–42
Zinkler M, Schneeweiß B (2000) Zur vormundschaftsgerichtlichen Genehmigungspflicht der Elektrokrampftherapie nach § 1904 BGB. Recht und Psychiatrie 18:12–15

14 Neue Entwicklungen in der Elektrokrampftherapie

G. W. ESCHWEILER

Erhöhung der maximalen Stimulusintensität

In den letzten Jahren wurde eine rege öffentliche Diskussion über die maximale Stimulusabgabe der EKT-Geräte in den USA geführt (Krystal et al. 2000). Dort ist die maximale Stimulusintensität der Geräte wie auch früher in Deutschland auf 576 mC begrenzt, während in anderen Ländern wie Großbritannien und seit 2002 auch in Deutschland Geräte mit einer maximalen Ladungsabgabe von bis ca. 1100 mC zugelassen sind.

Eine retrospektive Studie konnte belegen (Krystal et al. 2000), dass ca. 5% der untersuchten 471 EKT-Patienten wahrscheinlich aufgrund der limitierten Ausgangsleistung der EKT-Geräte keinen ausreichenden Profit der rechtslateralen EKT (mit dem 2,25fachen der motorischen Schwelle) erlebt haben. Auch Abrams (Abrams 2000) forderte in einem Editorial höhere Leistungen, nachdem McCall et al. (2000) die deutlich besseren Zahlen für die hochdosierte rechtslaterale EKT oberhalb von 250% der Schwelle vorgelegt hatte.

EKT mit oder ohne Antidepressiva

Wie bereits in Kapitel 12 ausgeführt ist die Evidenz bezüglich der kombinierten Pharmako- und Elektrokrampftherapie sehr gering. Ob eine antidepressive Medikation vor einer EKT abgesetzt werden soll oder nicht, ist unter anderem länderspezifisch verschieden. In Großbritannien wird die antidepressive Pharmakotherapie während der EKT fortgesetzt (Royal College of Psychiatrists 1995), während in den USA diese regelmäßig abgesetzt wird (APA, Weiner 2001). In Deutschland liegen keine offiziellen Empfehlungen vor. Der Entwurf der Leitlinien zur EKT (Folkerts et al. 1996) nimmt zur simultanen Elektrokrampf- und Pharmakotherapie keine Stellung.

In einem aktuellen Übersichtsartikel aus Wien (Frey et al. 2001) äußert man sich skeptisch zur Beibehaltung einer antidepressiven Komedikation während der EKT. In den USA hat aufgrund der hohen Rückfallraten nach einer erfolgreichen Index-EKT (Sackeim et al. 2000) und aufgrund zweier Studien unter modernen Bedingungen, die die Kombination von EKT und Antidepressiva untersuchten, ein Umdenken in Richtung Kombinationstherapie eingesetzt (APA, Weiner 2001). Retrospektiv wurden die Akten von

84 älteren depressiven Patienten untersucht, die in drei Gruppen unterteilt wurden (Nelson u. Benjamin 1989): Monotherapie mit rechtslateraler EKT, rechtslaterale EKT plus niedrig dosiertes Nortriptylin (anhand subtherapeutischer Nortriptylinspiegel) und rechtslaterale EKT plus therapeutische Nortriptylindosierung (therapeutischer Spiegel). Die Patienten mit Nortriptylin im therapeutischen Bereich respondierten besser. Eine Kombination von EKT und Venlaflaxin war bis zu einer Dosierung von unter 300 mg/Tag ohne größere Nebenwirkungen verträglich mit einer Responderquote von 75% (n = 13 Patienten). Patienten, die Venlaflaxindosen von 300 mg und mehrt pro Tag erhielten, zeigten in vier Fällen verlängerte kardiale Asystolien (Gonzalez-Pinto et al. 2002).

Eine Kombinationstherapie mit einem Antidepressivum (und Lithium) ist unseres Erachtens zumindest in der zweiten Hälfte einer EKT-Serie zu favorisieren, da die EKT meist sofort nach Einsetzen der Remission ohne Ausschleichen beendet wird. Die Wirksamkeit einer danach begonnenen antidepressiven Pharmakotherapie benötigt jedoch ca. 4 bis 6 Wochen, um ihre volle Wirksamkeit zu entwickeln (Hyman u. Nestler 1996; APA, Weiner 2001), sodass die Patienten ohne kombinierte Therapie von EKT und Antidepressivum (und Lithium) unmittelbar nach Ende der EKT vor einem Rückfall nicht ausreichend geschützt sein könnten.

Die neueren Modelle zur Wirksamkeit der EKT (Kap. 10) deuten auf einen Synergismus von Antidepressiva, Lithium und EKT hinsichtlich der Ausschüttung von Neurotrophinen und der Induktion von plastischen Veränderungen. Auch dieses physiologische und nicht am Menschen empirisch überprüfte Modell lässt auf synergistische und somit vorteilhafte Effekte der Kombinationsbehandlung hoffen. Leider sind die geforderten prospektiven randomisierten Studien zu EKT-Effekten in Kombination mit verschiedenen Antidepressiva und Stimmungsstabilisierern (Lithium) komplex und aufwendig, sodass hier in den nächsten Jahren keine eindeutigen Belege zu erwarten sind. Studien zur Kombination einer EKT mit Stimmungsstabilisierern mit antikonvulsiven Effekten wie Carbamazepin, Valproinsäure, Lamotrigin und Gabapentin sind aufgrund der krampfschwellenerhöhenden Wirkung dieser Medikamente nicht sinnvoll und auch nicht zu erwarten.

Medikamente zur Abschwächung EKT-induzierter kognitiver Nebenwirkungen

Seit vielen Jahrzehnten wird nach Substanzen gesucht, die die kognitiven Nebenwirkungen der EKT verhindern oder abschwächen. Es wurde über Behandlungsversuche mit Opioiden, Vasopressin, Adrenocorticoiden, Neuropeptide, cholinerge Substanzen, Nootropika, Ergoloide, Kalziumkanalblocker, Dexamethason, Thyroxin und Amphetaminderivaten berichtet. Bisher ist es nicht gelungen, in einer wissenschaftlich gesicherten prospektiven randomisierten Studie die Wirksamkeit einer solchen Substanz nachzuweisen (Krueger et al. 1992).

Medikamente zur Verlängerung der Krampfdauer

Die Münsteraner Klinik setzte bei 12 von 58 Patienten (21%) das Anästhetikum von Propofol auf Etomidate um (Stadtland et al. 2002), da bei rechtslateraler EKT mit 100% der Ausgangsleistung kein effizienter Krampf mehr auszulösen war. Nach eigenen Erfahrungen reicht im Verlauf der EKT-Serie die maximale Stimulationsenergie bei ca. 10% der Patienten nicht mehr aus, um suffizient oberhalb der Schwelle zu stimulieren.

Neue Elektrodenplatzierungen

Neuere Publikationen verglichen Wirkung und Nebenwirkung von bifrontotemporaler und rechtsunilateraler EKT (Sackeim et al. 2000) sowie verschiedener Stimulusintensitäten der rechtsunilateralen EKT (McCall et al. 2000). Die rechtsunilaterale Stimulation 500% oberhalb der motorischen Schwelle (n=20) war der bifrontotemporalen Stimulation 150% oberhalb der Schwelle (n=20) in der antidepressiven Wirksamkeit (ca. 65% Ansprechrate) ebenbürtig, beinhaltete aber weniger kognitive Nebenwirkungen bezüglich retrograder Amnesie. Die rechtsunilateralen Stimulationen 50% und 150% oberhalb der Schwelle waren weniger wirksam (ca. 35% Ansprechrate). Diese Studie unterstützt unsere klinische Erfahrung, dass die bisher übliche rechtsunilaterale Stimulation 150% oberhalb der Schwelle häufig nicht ausreicht, sondern erhöht werden müsste, soweit dies aufgrund der begrenzten Maximalleistung der EKT-Geräte (ca. 500 mC) bis 2001 möglich war. McCall verglich die antidepressiven und kognitiven Effekte von rechtsunilateraler EKT 125% oberhalb der Schwelle (n=36, Ansprechrate 39%) mit schwellenunabhängig festgelegter rechtsunilateraler EKT von 400 mC (n=36, Ansprechrate 67%). Die antidepressive Wirksamkeit aber auch die kognitiven Nebenwirkungen stiegen mit der relativen Stimulationsintensität oberhalb der Schwelle an. Zusammenfassend deutet die Datenlage bei der rechtsunilateralen EKT darauf hin, dass die rechtsunilaterale EKT in üblicher Intensität (150% oberhalb der Schwelle) nicht ausreichend antidepressiv (Ansprechrate 35–60%) wirkt. Eine höhere Dosierung ist wirksamer, beinhaltet jedoch mehr kognitive Nebenwirkungen und war bis 2001 aufgrund der begrenzten Ausgangsleistung technisch nicht bei allen Patienten durchführbar.

Ein Ausweg aus dem für die rechtsunilaterale EKT (Elektroden rechts 2 cm oberhalb der Mittellinie zwischen lateraler Orbitakante und äußerem Gehörgang und 2 cm rechtslateral des Vertex) beschriebenem Dilemma von dosisabhängiger Parallele von Wirkung und Nebenwirkung ist eventuell die bifrontale Stimulation (5 cm oberhalb der lateralen Orbitakante). Bei dieser Stimulation liegt der vordere Temporalpol der linken und rechten Hemisphäre im Gegensatz zur üblichen bifrontotemporalen Stimulation (2 cm oberhalb der Mittellinie zwischen lateraler Orbitakante und äußerem Gehörgang) außerhalb des zentralen Stromfeldes. Die bifrontale Stimulati-

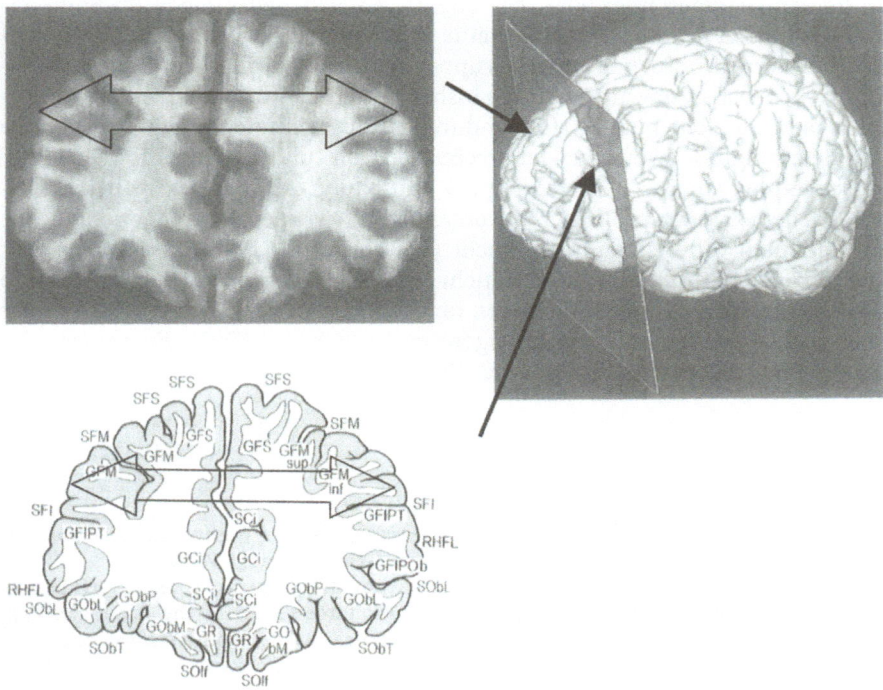

GCi	Gyrus cinguli	*GR*	Gyrus rectus
GFIPOb	Gyrus frontalis inferior, pars orbitalis	*RHFL*	Ramus horizontalis fissurae lateralis
GFIPT	Gyrus frontalis inferior, pars triangularis	*SCi*	Sulcus cinguli
GFM	Gyrus frontalis (inter-)medius	*SFI*	Sulcus frontalis inferior
GFMinf	Gyrus frontalis (inter-)medius, pars inferior	*SFM*	Sulcus frontalis (inter-)medius
GFMsup	Gyrus frontalis (inter-)medius, pars superior	*SFS*	Sulcus frontalis superior
GFS	Gyrus frontalis superior	*SObL*	Sulcus orbitalis lateralis
GObL	Gyrus orbitalis lateralis	*SOlf*	Sulcus olfactorius
GObM	Gyrus orbitalis medius	*SObT*	Sulcus orbitalis transversus
GObP	Gyrus orbitalis posterior		

Abb. 14.1. Schnittebene durch den präfrontalen Kortex. Während der bifrontalen EKT (schwarze Pfeile) liegen die weiter dorsal gelegenen Strukturen des medialen Hippokampus und Hypothalamus außerhalb des Stromvektors. Der anteriore Teil des Zingulums liegt jedoch in Nähe des Stromvektors, durch den transparenten Doppelpfeil angedeutet (aus Zilles u. Rehkämper 1998)

on könnte daher geringere kognitive Nebenwirkungen induzieren. Entsprechende Arbeiten verglichen die bifrontale mit rechtsunilateraler und bifrontotemporaler EKT (Lawson et al. 1990; Letemendia et al. 1993; Delva et al. 2000) und zeigten, dass die antidepressive Wirkung der bifrontalen Stimulation der bifrontotemporalen bei geringeren kognitiven Nebenwirkungen entspricht. Die bifrontale EKT (n=15) war der rechtsunilateralen (n=17) überlegen (Letemendia et al. 1993).

In einer neueren Arbeit wurde die bifrontale mit der bifrontotemporalen EKT bei 48 Patienten verglichen (Bailine et al. 2000). Die Ansprechrate betrug in beiden Gruppen über 90%. Die kognitiven Nebenwirkungen im Sinne einer Reduktion des Mini-Mental-Status (MMS) nach Folstein et al. (1975) waren bei der bifrontotemporalen Gruppe signifikant größer. Im Hillside Hospital, Glen Oaks, New York wurden bisher tausende bifrontale Elektrokrampftherapien mit sehr guten Erfolgen durchgeführt, ohne dass eine prospektive Vergleichsstudie zwischen der rechtslateralen und der bifrontalen EKT durchgeführt wurde (P. Petrides, pers. Mitteilung). Insbesondere das kognitive Nebenwirkungsprofil der bifrontalen EKT wurde bisher an weniger als 20 Patienten differenziert untersucht (Lawson et al. 1990), sodass zur Zeit die bifrontale Stimulation (noch) nicht empfohlen werden kann. Eine größere Multicenterstudie zum prospektiven randomisierten Vergleich von bifrontaler und rechtslateraler EKT wurde begonnen (Eschweiler 2002). Ergebnisse der Studie sind frühestens im Sommer 2004 zu erwarten.

Literatur

Abrams R (2000) Electroconvulsive therapy requires higher dosage levels: Food and Drug Administration action is required. Arch Gen Psychiatry 57:445–446

APA, Weiner RD (2001) The Practice of Electroconvulsive Therapy: Recommendations for Treatment, Training and Privileging: a task force report of the American Psychiatric Association, 2nd edn. American Psychiatric Association, Washington, DC

Bailine SH, Rifkin A, Kayne E, Selzer JA, Vital-Herne J, Blieka M, Pollack S (2000) Comparison of Bifrontal and Bitemporal ECT for Major Depression. Am J Psychiatry 157:121–123

Delva NJ, Brunet D, Hawken ER, Kesteven RM, Lawson JS, Lywood DW, Rodenburg M, Waldron JJ (2000) Electrical dose and seizure threshold: Relations to clinical outcome and cognitive effects in bifrontal, bitemporal, and right unilateral ECT. J ECT 16:361–369

Eschweiler GW (2002) Neue Entwicklungen in der Elektrodenplazierung und Stimulusform bei der EKT. Nervenarzt 73:(S1):13

Folkerts H, Bender S, Erkwoh R, Klieser E, Klimke A, Schurig W (1996) Entwurf von DGPPN-Leitlinien zur Indikation und Durchführung der Elektrokrampftherapie (EKT). Nervenarzt 67:509–514

Folstein MF, Folstein SE, McHugh PR (1975) "Mini-mental state". A practical method for grading the cognitive state of patients for the clinician. J Psychiatr Res 12:189–198

Frey R, Schreinzer D, Heiden A, Kasper S (2001) Einsatz der Elektrokrampftherapie in der Psychiatrie. Nervenarzt 72:661–676

Hyman SE, Nestler EJ (1996) Initiation and adaptation: a paradigm for understanding psychotropic drug action. Am J Psychiatry 153:151–162

Krueger RB, Sackeim HA, Gamzu ER (1992) Pharmacological treatment of the cognitive side effects of ECT: a review. Psychopharmacol Bull 28:409–424

Krystal AD, Dean MD, Weiner RD, Tramontozzi LA, Connor KM, Lindahl VH, Massie RW (2000) ECT stimulus intensity: are present ECT devices too limited? Am J Psychiatry 157:963–967

Lawson JS, Inglis J, Delva NJ, Rodenburg M, Waldron JJ, Letemendia FJ (1990) Electrode placement in ECT: cognitive effects. Psychol Med 20:335–344

Letemendia FJ, Delva NJ, Rodenburg M, Lawson JS, Inglis J, Waldron JJ, Lywood DW (1993) Therapeutic advantage of bifrontal electrode placement in ECT. Psychol Med 23:349–360

McCall WV, Reboussin DM, Weiner RD, Sackeim HA (2000) Titrated moderately suprathreshold vs fixed high-dose right unilateral electroconvulsive therapy: acute antidepressant and cognitive effects [see comments]. Arch Gen Psychiatry 57:438–444

Nelson JP, Benjamin L (1989) Efficacy and safety of combined ECT and tricyclic antidepressant therapy in the treatment of depressed geriatric patients. Convuls Ther 5:321–329

Royal College of Psychiatrists (1995) The ECT Handbook: the second report of the Royal College of Psychiatrists' special committee on ECT, 2nd edn. Royal College of Psychiatrists, London

Sackeim HA, Prudic J, Devanand DP, Nobler MS, Lisanby SH, Peyser S, Fitzsimons L, Moody BJ, Clark J (2000) A prospective, randomized, double-blind comparison of bilateral and right unilateral electroconvulsive therapy at different stimulus intensities [see comments]. Arch Gen Psychiatry 57:425–434

Stadtland C, Erfurth A, Ruta U, Michael N (2002) A Switch from Propofol to Etomidate During an ECT Course Increases EEG and Motor Seizure Duration. J ECT 18:22–25

15 Organisatorische Voraussetzungen für die Elektrokrampftherapie in einer psychiatrischen Klinik

M. BARTELS

Wir raten dringend, die Elektrokrampfbehandlung in der psychiatrischen Klinik selbst durchzuführen und nicht, wie an einigen Orten, in den Intensivabteilungen der Allgemeinkrankenhäuser oder sogar in einer zentralen Operationsabteilung. Wie schon anderenorts beschrieben, handelt es sich bei der EKT um ein sehr risikoarmes Verfahren. Man sollte deswegen Räumlichkeiten in der Weise vorhalten, dass den Patienten keine zusätzlich beunruhigenden Momente widerfahren.

In den USA und Großbritannien hat sich ein eigenes, zentral in der Klinik gelegenes Behandlungszentrum („ECT-Suite") bewährt (Abb. 15.1).

Das EKT-Behandlungszentrum

Das Behandlungszentrum setzt sich im Idealfall wie folgt zusammen:
- Ein Aufnahmebereich, der freundlich und beruhigend gestaltet sein sollte.
- Der eigentliche Behandlungsraum von genügender Größe. Das Anästhesieequipment und das Behandlungsgerät sollten gut zugänglich sein. Außerdem benötigt dieser Raum gute Beleuchtung und eine ausreichende Lüftung.
- Ein Aufwachraum. Dieser sollte direkt mit dem Behandlungsraum verbunden sein. Hier verbleiben die Patienten bis sie wieder vollständig reorientiert sind. Da diese Zeit sehr unterschiedlich von Minuten bis Stunden dauern kann, sollte der Aufwachraum bis zu vier Patienten aufnehmen können.
- Ein Arbeitszimmer für die Kollegen, die die EKT durchführen.

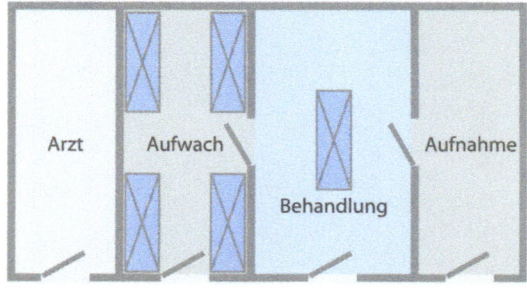

Abb. 15.1. Anordnung des Behandlungszentrums

Personelle Voraussetzungen

In unserer Klinik (bundesweite Leitlinien liegen bedauerlicherweise nicht vor) führen zwei Kollegen, die hierfür halbtags abgestellt sind und einen Facharztstatus haben sollten, die EKT durch. Sie sollten die neuen Mitarbeiter in die Durchführung der EKT-Praxis einweisen und dies bescheinigen. Die Ärzte sollten ausreichend gut eingewiesen werden – von ihren jeweiligen Vorgängern. Es sollten mindestens zehn EKT-Sitzungen unter Aufsicht und mindestens zwei Monate Übergangszeit, in der der Vorgänger für Rückfragen zur Verfügung steht, vorgehalten werden. Es sollte eine klinikverbindliche Leitlinie zur Indikationsstellung und Durchführung der EKT zur Qualitätssicherung erstellt und regelmäßig aktualisiert werden (siehe auch die Leitlinien im Anhang). Hierdurch wird nicht nur der technische Standard gehalten, sondern auch einer etwaigen „Indikationsverschleppung" zur EKT vorgebeugt.

Desgleichen wird der Nimbus des „Geheimnisvollen" von dieser Behandlung, die letztendlich den Goldstandard in der Therapie schwerer depressiver Syndrome darstellt, genommen. Trotz zahlreicher Veröffentlichungen in der letzten Zeit in Fachzeitschriften ist der Kenntnisstand selbst vieler Fachkollegen doch erschreckend lückenhaft.

Anforderungen an die Anästhesisten

Eine gute Kooperation mit der Anästhesieabteilung ist wünschenswert. Zu Beginn des Wiederanstiegs der Behandlungen mit einer EKT schien die Narkosebetreuung bei den Kollegen der Anästhesie eher als notwendiges Übel angesehen zu werden. Dies hat sich inzwischen angesichts der sehr guten klinischen Erfolge der Behandlung gewandelt. Wünschenswert wäre es, dass berufserfahrene Kollegen mehr oder minder konstant mit dem psychiatrischen EKT-Team zusammenarbeiten.

Aufgaben der Pflege

Die Aufgaben des Pflegepersonals sind vielfältig. Sie umfassen zunächst die Vorbereitung des Patienten auf der Station (Nahrungskarenz überwachen, an Entleerung von Blase und Darm vor der EKT erinnern, die notwendigen Unterlagen für die Anästhesie erstellen und beibringen). Daneben sollten sie als dem Patienten bekannte und vertraute Bezugsperson die Behandlung unterstützen und beruhigend einwirken. Sie sollten bei der Überwachung der Vitalfunktionen den Anästhesisten zuarbeiten. Des Weiteren prüfen sie die Reorientierung des Patienten (s. auch Kapitel 6). Sie sollten das ärztliche Personal bei Bedienung der Geräte sowie der Bereitstellung von notwendigen Medikamenten und Verbrauchsmaterial unterstützen. Weiterhin sollten sie durch Anleitung von neuen Pflegekräften den Qualitätsstandard der Behandlung erhalten.

Einige Überlegungen zur Kostensituation

Die Kosten für eine erfolgreiche EKT, die wir im Durchschnitt mit neun Sitzungen ansetzen, betragen 300×9 = 2 700,- € (die 300,- € sind eine grobe Hochrechnung und Einbeziehung der Anästhesiekosten der Zeitminutenwerte des Personals, das von der Psychiatrie erstellt wird) + Kosten von 7 000,- € bis 10 500,- € für den stationären Aufenthalt (im Durchschnitt vier bis sechs Wochen à 250,- € pro Tag). Eine EK-Behandlung ist also bei einem Tagespflegesatz von 250,- € dann günstig, wenn die Aufenthaltsdauer um elf Tage verkürzt wird; dies ist nach unseren Daten in den allermeisten Fällen gegeben.

Publikationen über ökonomische Aspekte der EKT sind rar und international kaum zu vergleichen. Eine Arbeit von Olfson und Mitarbeitern kommt zu dem Schluss, dass die Kosten für eine Behandlung auch wesentlich vom Alter des Patienten abhängen. Letztendlich kommen die Autoren zum Schluss, dass durch die EKT die Krankheitskosten deutlich gesenkt werden.

Ob diese zunächst mal aufwendige und teure Behandlung eine weitere Zunahme erfahren wird, hängt nicht zuletzt davon ab, ob die DRG (diagnose-related groups) in das Abrechnungssystem der Psychiatrie eingeführt werden oder nicht. Zurzeit ist die EKT für eine Klinik kostenintensiver als eine pharmakologische Therapie, solange nur die Liegedauer über die Vergütung dieser Krankheitsperiode entscheidet. Falls jedoch DRG-gesteuerte Pauschalbeträge für Patienten mit depressiven Episoden vergeben werden, müsste die Therapieresistenz in die Pauschale mit einfließen, sodass die teuren Behandlungsformen ohne Benachteiligung der Kliniken finanziert werden können.

Eine andere Entwicklung des Entgeldsystems für die Psychiatrie sieht das tägliche Einschätzen der Patienten analog der PsychPV in Fallgruppen vor. Auch unter diesen Bedingungen dürften sich die finanziellen Kosten für die Klinik rechnen.

Eine ambulante Durchführung der EKT im derzeitigen Vergütungssystem würde die Klinik finanziell stark belasten, weil nur ein Bruchteil der entstandenen Kosten ersetzt werden kann. Eigentlich müsste die EKT ähnlich wie eine ambulante Operation gesondert vergütet werden.

Es wird Aufgabe der Fachverbände sein, eine kostendeckende Bezahlung zu erreichen.

Literatur

Olfson M, Marcus S, Sackeim HA, Thompson J, Pincus HA (1998) Use of ECT for the Inpatient Treatment of Recurrent Major Depression. Am J Psychiatry 155:1

Transkranielle Magnetstimulation

16 Entwicklung der transkraniellen Magnetstimulation (TMS)

G. W. Eschweiler

Die Entwicklung der TMS ist zwingend mit der Kenntnis höherer Hirnfunktionen, deren topographischer Zuordnung im menschlichen Gehirn und dem technischen Fortschritt verbunden.

16.1 Entwicklung der Hirntopographie

Nachdem in der Antike und im Mittelalter die Hippokratischen und Galenischen Säftelehren als Modelle körperlicher Funktionen zementiert waren, trat Anfang des 19. Jahrhunderts durch die Arbeiten von Franz Joseph Gall (1758–1828) und später Pierre Paul Broca (1824–1880) ein Umdenken hinsichtlich der Gehirnfunktion ein. Vorher wurden den zerebralen Hemisphären keine spezifischen Funktionen zugeordnet, sondern als Sitz des „sensorum commune" bezeichnet. Diese Idee hatte sich durchgesetzt, obwohl bereits in der Antike bekannt war, dass Verletzungen einer Hirnhälfte Funktionsstörungen der gegenüberliegenden Körperglieder zur Folge hatten. Die Säftelehre ordnete den Wünschen, Gedanken und Emotionen keine Hirnaktivität, sondern sie ordnete sie den verschiedenen Körpersäften bzw. der Störung des Gemisches dieser Körpersäfte zu. Insbesondere bei Überwiegen der schwarzen Galle (Melancholia) fand sich das bereits im Altertum bekannte Krankheitsbild der heute Depression genannten Gemütserkrankung. Funktionsstörungen im zerebralen Kortex und des limbischen Systems kannte man damals nicht.

Durch die Überzeichnung der Gallschen Ideen im Sinne der Phrenologie wurde zunächst die Akzeptanz der Topographie der Großhirnfunktionen verzögert. Erst Broca konnte ab 1861 in seinen zahlreichen Arbeiten das klinische Bild der motorischen Aphasie der dritten frontalen Hirnwindung zuordnen (Broca 1865). Etwas später gelang es John Hughlin-Jackson (Jackson 1874) aufgrund seiner Studien an Patienten mit Epilepsie sehr wichtige Unterscheidungen zwischen negativen Aspekten von Hirnläsionen (ablativ) und positiven (irritativen) Aspekten einer Läsion und der Hirnfunktion zu treffen. Diese Differenzierung ist wichtig in Bezug auf die später entwickelte transkranielle Magnetstimulation inwieweit diese ablativ wirkt, d. h. die Normalfunktion des darunter gelegenen Kortex unterbricht, oder irritativ –

besser gesagt fazilitierend – wirkt, d.h. die normale Funktion verstärkt (George u. Belmaker 2000).

In der modernen Ära der Neurowissenschaften konnten die Pionierarbeiten des Nervenarztes Kurt Kleist Anfang der zwanziger Jahre und die des Chirurgen Wilder Penfield in den dreißiger Jahren des 20. Jahrhunderts das Interesse an topographischen Hirnfunktionen wiederherstellen, nachdem es die Phrenologie über viele Jahrzehnte diskreditiert hatte.

Kurt Kleist hatte mehr als einhundert Soldaten aus dem Ersten Weltkrieg (1914–1918) mit umschriebenen Läsionen neurologisch, neuropsychologisch und psychopathologisch untersucht, bevor sie operiert wurden oder verstarben. Er erstellte eine Hirntopographie aufgrund der ablativen Defizite oder irritativen Positivsymptome wie fokale Anfälle. Diese Hirntopographie hat sich bis heute bewährt (Kleist 1934) und ist noch in Standardwerken zur Neuroanatomie zu finden (Duus 1983).

Professor Penfield hatte bei Otfried Foerster in Breslau die Technik der lokalen Anästhesie und die Befragung des Patienten während des neurochirurgischen Eingriffes erlernt. Anschließend untersuchte er an der McGill Universität in Montreal viele Patienten, die wegen einer therapierefraktären Epilepsie operiert wurden. Penfield hat den motorischen und sensorischen Homunkulus am Menschen beschrieben. Er war in der Lage Gerüche, Musikpassagen und sogar komplexe Erinnerungsfragmente hervorzurufen, wenn er z.B. den Temporallappen des Patienten intraoperativ elektrisch stimulierte.

Erst nach weiterer technischer Entwicklung und Erforschung des Großhirns ist seit knapp zwanzig Jahren die Möglichkeit gegeben mit Hilfe der transkraniellen Magnetstimulation (TMS) solche Verhaltensänderungen am wachen Patienten zu induzieren. Eine kurze Zeit wurde die transkranielle elektrische Stimulation (TES) am wachen Patienten durchgeführt, um die Funktion der Pyramidenbahn zu untersuchen. Diese Stromapplikation war jedoch sehr schmerzhaft und wird heute noch zu speziellen physiologischen Fragestellungen an hochmotivierten wachen oder narkotisierten Probanden durchgeführt (Hess 1996).

16.2 Die Entwicklung der modernen TMS

Die TMS basiert auf dem Prinzip der elektromagnetischen Induktion, das Faraday 1831 entdeckte. Das Prinzip besagt, elektrische Energie kann in ein Magnetfeld umgewandelt werden und dieses Magnetfeld kann wiederum ein zweites elektrisches Feld induzieren. A. D'Arsonwal war wahrscheinlich der erste, der Phosphene, Schwindel und sogar Synkopen induzierte, indem er seinen Kopf in eine kräftige Magnetspule hielt (110 V, 30 A, 42 Hz) (D'Arsonwal 1896; nach George u. Belmaker 2000). Anfang des 20. Jahrhunderts entwickelten die Wiener Berthold Beer und Adrian Polacsek bereits ein Patent für eine elektromagnetische Spule, die über den

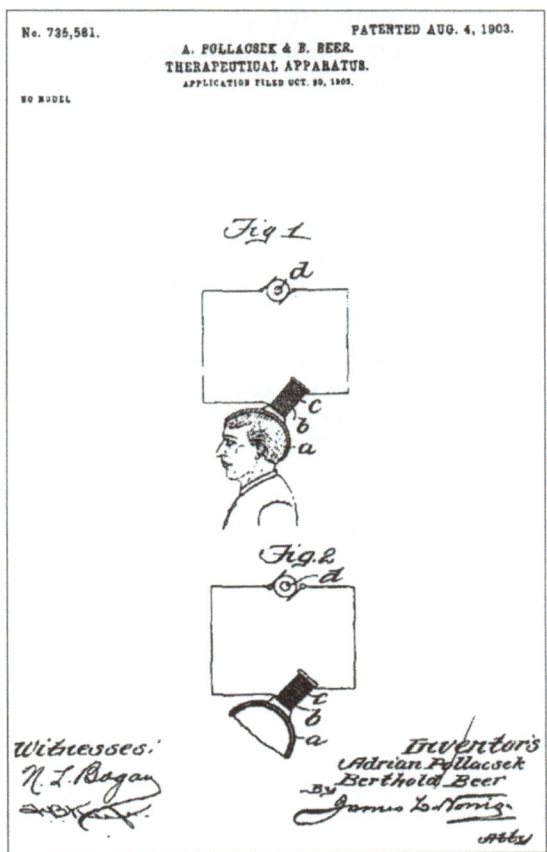

Abb. 16.1. Patentschrift A. Pollacsek und B. Beer von 1902 für einen elektromagnetischen Spulenhelm, um damit Depressionen und Neurosen zu behandeln. Letztlich blieb es unklar, ob die beiden einen therapeutischen Effekt des induzierten elektrischen Stroms im Hirn oder Veränderungen der Hirnflüssigkeiten durch die Vibrationen erwarteten (nach George u. Belmaker 2000)

Schädel gehalten wurde und Energie in den Schädel leitete, um Depression und Neurosen zu behandeln (Abb. 16.1) (George u. Belmaker 2000).

Die moderne transkranielle Magnetstimulation wurde durch A. T. Barker und Kollegen in Sheffield, England, entwickelt (Barker et al. 1985). Er konnte mit einem Zwei-Tesla-Gerät und einer Rundspule erstmalig am Menschen den motorischen Kortex per TMS reizen und so die Funktion der Pyramidenbahn überprüfen. Schnell eroberten diese Einzelpulsstimulatoren die neurophysiologischen Labore der neurologischen und neurochirurgischen Kliniken. Einzelne Intensivstationen wurden mit Magnetstimulatoren ausgestattet, um auch am bewußtlosen oder narkotisierten Patienten die Funktion der Pyramidenbahn zu untersuchen. Die TMS dient auch dem intraoperativen Monitoring bei Operationen am Rückenmark. Eine transkranielle elektrische Stimulation (TES) ist in Narkose zwar möglich, benötigt jedoch Ströme von 1 A/cm^2, um den Schädel zu überwinden, die jedoch die Gefahr von Verbrennungen mit sich führen, während die TMS nur Ströme von 20 mA/cm^2 im Gewebe induziert.

Seit Anfang der 90er Jahre des 20. Jahrhunderts wurden repetitive Magnetstimulatoren (rTMS) entwickelt, die weltweit von drei Herstellern produziert werden (s. Kap. 17).

Literatur

Barker AT, Jalinous R, Freeston IL (1985) Non-invasive magnetic stimulation of human motor cortex [letter]. Lancet 1:1106–1107
Duus P (1983) Neurologisch-topische Diagnostik, 3. Aufl. Thieme, Stuttgart
George MS, Belmaker RH (2000) Transcranial Magnetic Stimulation in Neuropsychiatry. American Psychiatric Press, Washington, internet: www.appi.org
Hess CW (1996) Die mittels Kortexreizung motorisch evozierten Potentiale (MEP). In: Stöhr M, Dichgans J, Buettner UW, Hess CW, Altenmüller E (Hrsg) Evozierte Potentiale, 3. Aufl. Springer, Berlin Heidelberg, S 589–654
Kleist K (1934) Gehirnpathologie. In: Handbuch der ärztlichen Erfahrungen im Weltkrieg 1914/18. Barth, Leipzig

17 Physikalische und physiologische Grundlagen der transkraniellen Magnetstimulation

G. W. Eschweiler

Die TMS beruht auf dem Prinzip der elektromagnetischen Induktion. Ein stromdurchflossener Leiter erzeugt ein elektrisches Feld und ein darauf senkrecht stehendes Magnetfeld. Ein kurzer (< 1 ms) Strompuls erzeugt ein sich rasch änderndes Magnetfeld. Während ein langer gerader Leiter ein magnetisches Feld mit konzentrischen Kreisen um den Leiter erzeugt, bildet ein gewundener Leiter, auch Spule genannt, ein magnetisches Feld, das senkrecht auf dem Spulenring steht.

Das magnetische Feld durchdringt impedanzlos Kopfhaut, Schädel, Liquor und Kortex. Im biologischen Gewebe wird ein sekundäres, wesentlich schwächeres elektrisches Feld (von ca. 500 V/m) erzeugt, das exzitatorische und inhibitorische Kortexneurone depolarisiert und Aktionspotenziale auslöst. Die TMS nutzt also das Magnetfeld als Vehikel, um die äußeren Hüllen des Kortex zu überwinden und elektrisch den Kortex zu erregen. Die hierbei induzierte Stromdichte beträgt ca. 1–20 mA/cm^2. Das Magnetfeld und das elektrische Feld nehmen jedoch mit zunehmender Distanz von der Spule stark ab. Das Feld und somit die neuronale Reizung ist direkt an der Spule am größten. Die im Gewebe induzierten Ströme hängen von der Leitfähigkeit des Gewebes ab. Die Schmerzrezeptoren der Haut werden nicht erregt, da die Haut eine geringe elektrische Leitfähigkeit besitzt. Nur die gut leitfähigen Hautnerven werden vom Magnetfeld sekundär elektrisch gereizt, sodass sowohl sensorische Effekte via supraorbitaler Äste des N. trigeminus als auch motorische Effekte z. B. am Stirnmuskel ausgelöst werden. Diese Sensationen sind je nach Reizstärke und Ort mehr oder weniger unangenehm.

Die schmerzhafte transkranielle elektrische Kortexstimulation (TES) wurde 1980 entwickelt und rasch nach der Entwicklung der TMS (Barker et al. 1985) von ihr verdrängt. Im Gegensatz zur TES überwindet die TMS impedanzlos und somit fast schmerzlos die hochohmige und wenig leitfähige äußere Haut und die Knochen.

17.1 Die physikalischen Komponenten der TMS

TMS-Stimulatoren

Zur transkraniellen Magnetstimulation wird ein Stimulator und eine Spule benötigt. Der Stimulator besteht aus leistungsfähigen Kapazitatoren, die große Ladungsmengen speichern, und sehr leistungsstarken und schnellen Schaltern, so genannte Thyristoren, die kurze Pulse von 250 μs Dauer und Ströme von bis zu 8000 Ampere in eine Richtung fließen lassen und diesen auch standhalten. Die primäre Spannung beträgt bis zu 2000 V und treibt den starken Strompuls mit einer Energie von 500 J durch ein 1 cm dickes Kupferkabel in die Spule. Die Leistung, gemessen in Joule pro Sekunde, beträgt somit 500 J/0,0002 s, das heißt 2,5 Megawatt fließen für den fünftausendsten Teil einer Sekunde. Diese enormen Leistungen stellen hohe Anforderungen an das Material und die Wärmeableitung. Erst in den letzten Jahren wurde die entsprechende Technik für leistungsfähige Stimulatoren entwickelt.

■ **Pulsformen.** Es werden monopolare (Sinushalbwelle) und bipolare Pulswellen (komplette Sinusschwingung mit Änderung der Stromrichtung in der zweiten Hälfte) unterschieden. In Einzelpulsstimulatoren werden monopolare Pulse genutzt, die eine größere Peakenergie freisetzten. Heutzutage werden bipolare Pulsformen mit einer kompletten Sinusschwingung zumindest für repetitive Stimulatoren bevorzugt, da so die Kapazitatoren am Ende des Zyklus wieder zu 40 bis 70% geladen sind und inzwischen Reizfrequenzen von bis zu 50 Hz, d. h. Entladungsintervalle von bis zu 20 ms mit einem repetitiven Stimulator erlauben. Kürzere Interstimulusintervalle als 20 ms, die beim so genannten „paired-pulse" oder Doppelpulsparadigma genutzt werden, sind nur von zwei gekoppelten Stimulatoren über einen gemeinsamen Ausgang möglich.

■ **Magnetstimulatoren.** Es gibt Einzelpulsstimulatoren zur Erzeugung von monopolaren und bipolaren Einzelimpulsen. Es dauert je nach Aufladungs- und Entladungsgrad zwischen 1 bis 5 Sekunden bis die Kapazitatoren wieder aufgeladen sind, um einen neuen Stimulus abgeben zu können. Diese Einzelpulsstimulatoren dienen der Routinediagnostik in der Neurologie und können auch für niederfrequente repetitive Stimulationen (bis zu max. 0,5 Hz) bei entsprechender externer Triggerung genutzt werden.

Zur Doppelpulserzeugung mit Interstimulusintervallen von 1 ms bis 1000 ms werden zwei Einzelpulsstimulatoren über einen gemeinsamen Ausgang (z. B. bistim von Magstim) gekoppelt und auf eine Spule geleitet.

Rapid-rate-Stimulatoren (z. B. MagPro von Medtronic) erlauben Reizfrequenzen von bis zu 50 Hz und besitzen je nach Hersteller interne oder externe Booster, die die schnelle Speicherung und Entspeicherung großer Ladungsmengen in bis zu 20 ms erlauben. Eine Temperaturkontrolle verhindert eine Überhitzung der Booster und Spulen.

17.2 TMS-Spulen

Es gibt zwei Haupttypen von TMS-Spulen, die Rundspule und die Figur-8-Spule (Abb. 17.1). Bei der Rundspule oder zirkulärer Spule (Außendurchmesser 8–10 cm) ist das elektrische Feld unter den inneren Spulenwindungen am größten. Bei monophasischen Pulsen muss die Stromrichtung beachtet werden. Liegt die Spule mit der Seite A auf dem Schädel auf, fließt der Strom im Uhrzeigersinn beim Magpro der Fa. Medtronic, aber gegen den Uhrzeiger beim Magstim 200 von Magstim. Das Drehen der Spule auf die Seite B bewirkt eine Umkehrung der Stromrichtung und unter Umständen eine deutliche Veränderung der kortikalen Feldverteilung (Kammer et al. 2001). Der Reizort ist aufgrund seiner ringförmigen Ausdehnung nicht genau definiert, die Spule ist für die Erregung des motorischen Kortex einfach zu platzieren. Kopfförmige (nach innen konvexe) Rundspulen (z.B. Spule MMC-140 von Medtronic) sind parabolförmig, um bei Kopfuntersuchungen maximale Feldstärken in der Tiefe zu erzielen.

Fokale Spulen haben meist die Form einer Figur-8-Spule oder Schmetterlingsspule. Es gibt auch Rundspulen mit einer rechtwinkligen Ecke (Fa. Cadwell), die ebenfalls fokale Reizungen ermöglichen. Bei der Figur-8-Spu-

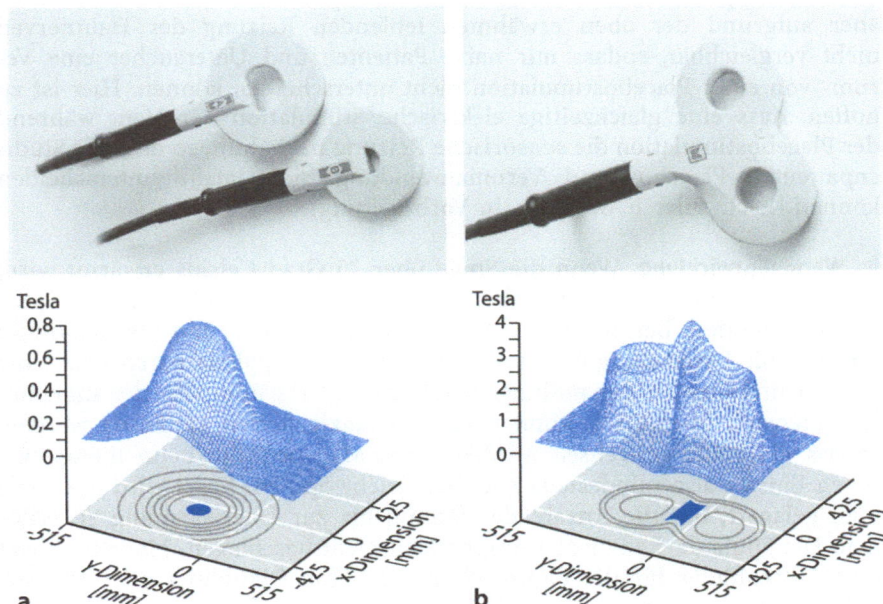

Abb. 17.1. Darstellung von Rundspulen **a** und einer Figur-8-Spule **b** sowie der induzierten magnetischen Felder bei maximaler Ausgangsleistung (xy-Raumkoordinaten, Z-Achse Feldstärke in Tesla). Das magnetische Feld der Rundspule ist kegelförmig mit ringförmigem Maximum, während bei der Figur-8-Spule ein Maximum unter der Kreuzung der beiden Flügel nachweisbar ist (www.magstim.com)

le liegt das maximale Reizzentrum unter der Spulenkreuzung, sodass hiermit gezielt fokal gereizt werden kann (s. Abb. 17.1). Das Abstehen der Spulenränder mit ihren Nebenmaxima macht die Kortexstimulation in der Nähe der Schädelbasis angenehmer, da die Nerven der Schädelbasis geringer „en passant" mitgereizt werden. Die Untersuchungsdauer bei der Kartierung von neuronalen Strukturen wird dadurch zeitaufwendiger, sodass in der neurologischen Routinediagnostik meist die Rundspulen zur Bestimmung der motorischen Erregbarkeit der kontralateralen Muskulatur genutzt werden. Die so genannte Double-cone(Doppelkegel)-Spule mit zwei um 60 Grad nach innen gebogenen Spulen von 90 mm Innendurchmesser wird genutzt, um Strukturen im Interhemisphärenspalt wie die motorischen Unterschenkelareale oder den Beckenboden kortikal zu reizen. Leider ist damit eine direkte Reizung limbischer Strukturen wie des vorderen Zingulums oder des Nucleus accumbens nicht möglich, da diese zu weit in der Tiefe liegen.

■ **Placebospulen.** Seit kurzem gibt es Placebospulen der Fa. Magstim und Medtronic (z. B. Spule MC-P-B70). Diese sind optisch von den Spulen, die unter Verumbedingungen eingesetzt werden, nicht zu unterscheiden. Sie enthalten jedoch ein Mu-Metall, das ca. 90% des Magnetfeldes drosselt und einen Teil in Wärme und akustische Energie umwandelt. Das Geräuschartefakt entspricht dem Geräusch der Verumspule. Das Schmerzartefakt ist aber aufgrund der oben erwähnten fehlenden Reizung der Hautnerven nicht vergleichbar, sodass nur naive Patienten und Untersucher eine Verum- von einer Placebostimulation nicht unterscheiden können. Hier ist zu hoffen, dass eine gleichzeitige elektrische Stimulation der Haut während der Placebostimulation die sensorische Reizung nachahmt, so dass die Studienpatienten Placebo- und Verumanwendung nicht mehr unterscheiden können (Eschweiler u. Schaefer, in Vorbereitung).

■ **Wärmeentwicklung.** Wenn die Spule über 35 Grad Celsius erwärmt wird, leuchtet eine Warnlampe und oberhalb von 37 Grad schaltet sich die Spule ab. Insbesondere bei der rTMS mit hohen Intensitäten und vielen Stimuli limitiert die Erwärmung der Spule die Anzahl der applizierbaren Reize. Bei den hochfrequenten Behandlungen, z. B. mit 10 Hz und 50% der maximalen Intensität über 6,5 s, können keine zwanzig Serien appliziert werden, sodass die Spule gewechselt werden muss. Man benötigt beim therapeutischen Einsatz also mindestens zwei baugleiche Spulen. Meist wird die Spule kühl gelagert, um die Anzahl der Stimuli bis zur Überwärmung zu erhöhen. Die Spule darf aus Isolationsgründen nicht beschlagen. Magstim bietet eine Luftkühlung für die Figur-8-Spule an. Eine Ölkühlung oder Wasserkühlung (Cadwell) hat in der EU bisher keine Zertifizierung für den Einsatz am Menschen erhalten.

17.3 Physiologische Effekte der TMS-Stimuli

Der Vergleich der spinalen Antwortlatenzen nach transkranieller elektrischer und nach magnetischer Stimulation hat viel zur Aufklärung des Ortes der induzierten kortikalen Erregung beigetragen. Die elektrische Stimulation erzeugt eine direkte Stimulation (D-wave) am Axonhügel der Betz-Riesenzellen in der motorischen Ausgangsschicht V. Wird die Reizstärke erhöht, so folgt eine weitere Impulswelle nach ungefähr 2 ms, die indirekte Welle, die I-wave genannt wird. Diese I-Welle wird durch die Erregung exzitatorischer Interneurone erzeugt, die mit einer entsprechenden Latenz von mehr als 1 ms transsynaptisch das große Output-Neuron depolarisiert.

Die physiologischen Effekte hängen stark von der Geometrie und von der Feinarchitektur des darunterliegenden Kortexareals ab. Die meisten Daten stammen verständlicherweise vom primär motorischen Kortex, der vor dem Sulcus centralis liegt und der Brodmann-Area 4 entspricht. Feinarchitektonisch ist es ein agranulärer Kortex, der nur eine kleine Körnerschicht IV als Eingang zum Thalamus aufweist. Er zeichnet sich durch die großen Ausgangsneurone der Schicht V, die so genannten Betz-Riesenzellen aus, die ihr Axon in der Pyramidenbahn bis zum ersten motorischen Neuron im Vorderhorn des Rückenmarks schicken. Der dorsolaterale präfrontale Kortex (DLPFC) oder Brodmann-Area 9 und 46 enthalten eine ausgeprägte Körnerzellschicht und somit einen Eingang zum Nucleus mediodorsalis und Nucleus anterior des Thalamus. Entsprechend der unterschiedlichen Verteilung, der Häufigkeit von Pyramidenzellen und der exzitatorischen und inhibitorischen Interneurone sind sehr unterschiedliche Nettoeffekte einer TMS mit einer bestimmten Frequenz in einem bestimmten Kortexareal zu erwarten. Die meisten Kortexneurone können nicht direkt mit Hilfe einer TMS erregt werden, da sie in der Tiefe der Sulci liegen oder ihre Axonhügel senkrecht zum elektrischen Feld verlaufen (Zilles u. Rehkämper 1998).

■ **Anisotropometrie des Kortex.** Inzwischen wurde eine physiologische Anisotropometrie des motorischen Kortex beschrieben. Die Rotation einer Figur-8-Spule um das Zentrum erzeugt unterschiedliche Aktivierungsmuster, was durch den Verlauf der Gyri und Sulci im Makroskopischen und durch den Verlauf der Dendritenbäume im Mikroskopischen bedingt ist. Das motorisch evozierte Potenzial (MEP) eines Zielmuskels wird maximal bei der biphasischen Stimulation mit der Hauptachse einer Figur-8-Spule parallel oder antiparallel zum Zentralsulkus. Bei einer monophasischen Stimulation ist die Stromrichtung in paralleler (nach rostral-lateral) oder antiparalleler Anordnung (nach caudal-medial) wichtig für die MEP. Eine Anisotropometrie ist auch für den präfrontalen Kortex anzunehmen, sie kann physiologisch jedoch nicht direkt nachgewiesen werden, da kein Ausgangssignal, wie ein MEP, abgeleitet werden kann.

Eine Möglichkeit, physiologische TMS-Effekte außerhalb des motorischen Kortex zu kartieren, bietet die gleichzeitige EEG-Ableitung. Diese Technik erlaubt Aussagen über TMS-induzierte EEG-Veränderungen am Ort der Stimulation und über Fernwirkungen z.B an der kontralateralen Position (Boutros et al. 2000; Komssi et al. 2002). Es werden radiär-geschlitzte runde EEG-Elektroden genutzt, um Ringströme (Eddy-Ströme) zu unterbinden, die zur Erhitzung des Metalls führen würden. Dieses Online-Monitoring der Effekte könnte die TMS-Forschung hinsichtlich der geforderten Dosis-Wirkungsbeziehungen und Frequenz-Wirkungsbeziehungen für therapeutische und physiologische Effekte voranbringen.

■ **Unterschiedliche systemabhängige Effekte.** Die modernen transkraniellen Magnetstimulatoren wurden durch A.T. Barker und Kollegen in Sheffield, England, entwickelt (Barker et al. 1985). In Deutschland sind drei Systeme käuflich zu erwerben: Die Stimulatorenfamilien von Magstim (Company Spring Gardens, Whitland, Wales, UK), www.magstim.com (Vertrieb in Deutschland von Inomed) und Medtronic GmbH, Düsseldorf (früher Dantec), www.medtronic.com und Schwarzer, München, www.schwarzer.net (nur Einzelpulsstimulator magsl mit maximaler Repetitionsrate von 0,5 Hz). Die Leistungsdaten der Stimulatoren unterscheiden sich hinsichtlich der kortikal effektiv wirkenden Energie, sodass z.B. die abgegebenen Stimulusintensitäten für die motorische Schwelle zwischen den einzelnen Stimulatoren, Spulen und Pulsformen nicht übertragen werden können. Neuere Untersuchungen mit der Figur-8-Spule im motorischen Kortex schreiben dem Medtronic-Gerät Magpro mit monopolaren Pulsen die höchste Effizienz zu (Kammer et al. 2001). Die motorische Schwelle (normalisiert auf der Wurzel der abgegebenen Energie der Kapazitatoren) war 1,3-mal höher bei den magstim-Geräten (mag 200 oder magstim rapid) als beim Medronic-Gerät Magpro.

Seit Anfang der 90er Jahre des 20. Jahrhunderts wurden repetitive Magnetstimulatoren (rTMS) entwickelt, die weltweit produziert werden und in Deutschland und im Raum der EU von zwei Herstellern – Magstim via Inomed (www.magstim.com) und Medtronic (www.medtronic.com) – angeboten werden. Der Hersteller Cadwell stellt wassergekühlte Spulen her, die in Deutschland nicht zertifiziert sind.

■ **Neuronavigation.** Der Kombination von TMS mit bildgebenden Verfahren wie MRI, fMRI, PET oder EEG gehört die Zukunft. Mittels rahmenloser Stereotaxie, die aus der Neurochirurgie übernommen und adaptiert wurde, sind nahezu millimetergenau Punkte, die zuvor mit Hilfe der MRI festgelegt wurden, auf der Kopfoberfläche zu finden (Herwig et al. 2001). Auch hier gibt es bereits mehrere Firmen (z.B. Magstim, Polaris, Nexstim und Zeiss), die solche Navigationssysteme anbieten. Der finnische Hersteller Nexstim (www.nexstim.com), ein kommerzieller Sprößling aus den Biomag-Laboratorien Helsinki um Risto Illmoniemi, will im Jahr 2003 einen repetitiven Magnetstimulator mit gleichzeitiger EEG-Kontrolle und Neuro-

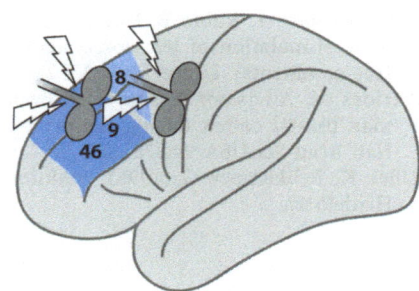

Abb. 17.2. Schematische Darstellung des menschlichen Gehirns mit einer Figur-8-TMS-Spule über dem primär motorischen Kortex sowie der Platzierung 5 cm weiter rostral über dem DLPFC Area 9 bzw. 46 nach Brodmann (modifiziert nach Petrides et al. 1993). Es ist ersichtlich, dass je nach Größe des prämotorischen Kortex Area 8 auch gereizt werden könnte

navigation unter dem Namen NBS „navigated brain stimulation" in der EU zertifizieren lassen. Der Wert der Neuronavigation für die Kartierung von Hirnfunktionen ist unumstritten. Es ist aber noch offen, ob für therapeutische Stimulationen über dem präfrontalen Kortex eine präzise Lokalisation aufgrund der diffusen Projektionen der Positionierung nach dem 10–20-System dem EEG überlegen ist. Die bisher übliche Lokalisation 5 cm vor dem motorischen Daumenfeld ist sehr unpräzise (Pascual-Leone et al. 1996) (Abb. 17.2) und führte in der Mehrzahl zu fehlgeleiteten Stimulationen über dem prämotorischen Kortex (Herwig et al. 2001).

Literatur

Barker AT, Jalinous R, Freeston IL (1985) Non-invasive magnetic stimulation of human motor cortex [letter]. Lancet 1:1106–1107

Boutros NN, Berman RM, Hoffman R, Miano AP, Campbell D, Ilmoniemi R (2000) Electroencephalogram and repetitive transcranial magnetic stimulation. Depress Anxiety 12:166–169

Herwig U, Padberg F, Unger J, Spitzer M, Schonfeldt-Lecuona C (2001) Transcranial magnetic stimulation in therapy studies: examination of the reliability of "standard" coil positioning by neuronavigation. Biol Psychiatry 50:58–61

Herwig U, Schonfeldt-Lecuona C, Wunderlich AP, von-Tiesenhausen C, Thielscher A, Walter H, Spitzer M (2001) The navigation of transcranial magnetic stimulation. Psychiatry Res 108:123–131

Kammer T, Beck S, Thielscher A, Laubis-Herrmann U, Topka H (2001) Motor thresholds in humans: a transcranial magnetic stimulation study comparing different pulse waveforms, current directions and stimulator types. Clin Neurophysiol 112:250–258

Komssi S, Aronen HJ, Huttunen J, Kesaniemi M, Soinne L, Nikouline VV, Ollikainen M, Roine RO, Karhu J, Savolainen S, Ilmoniemi RJ (2002) Ipsi- and contralateral EEG reactions to transcranial magnetic stimulation. Clin Neurophysiol 113:175–184

Pascual-Leone A, Rubio B, Pallardo F, Catala MD (1996) Rapid-rate transcranial magnetic stimulation of left dorsolateral prefrontal cortex in drug-resistant depression [see comments]. Lancet 348:233-237

Petrides M, Alivisatos B, Meyer E, Evans AC (1993) Functional activation of the human frontal cortex during the performance of verbal working memory tasks. Proc Natl Acad Sci USA 90:878-882

Zilles K, Rehkämper G (1998) Funktionelle Neuroanatomie, 3. Aufl. Springer, Berlin Heidelberg

18 Durchführung der transkraniellen Magnetstimulation

C. PLEWNIA

Der folgende Abschnitt beschreibt im Einzelnen das praktische Vorgehen (Abb. 18.1) bei den derzeit gängigen TMS-Methoden, wobei insbesondere auf die Verfahren zur Messung kortikaler Erregbarkeit mit Hilfe der Einzel- bzw. Doppelpulsstimulation sowie auf die repetitive TMS (rTMS) eingegangen wird.

18.1 Einzelpulsstimulation

In der klinischen Routine dient die Einzelpulsstimulation im Wesentlichen der Prüfung der Integrität des kortikospinalen Traktes (Rossini et al. 1998). Darüber hinaus kommt sie auch bei der Messung der Erregbarkeit des motorischen (Ziemann 2001) oder visuellen Systems (Boroojerdi et al. 2000) und bei der Ermittlung der Ausdehnung einzelner Repräsentationen innerhalb des Motorkortex zum Einsatz (Brasil-Neto et al. 1992). In Unter-

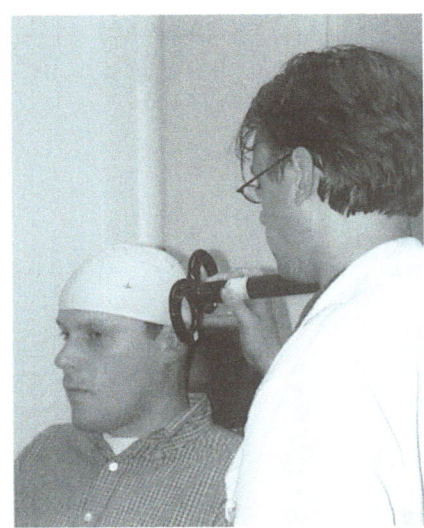

Abb. 18.1. Durchführung der TMS. Die eng anliegende Badekappe erleichtert die Markierung der Spulenposition

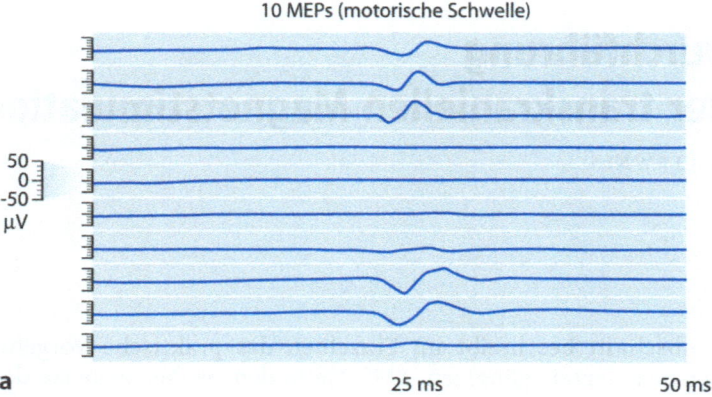

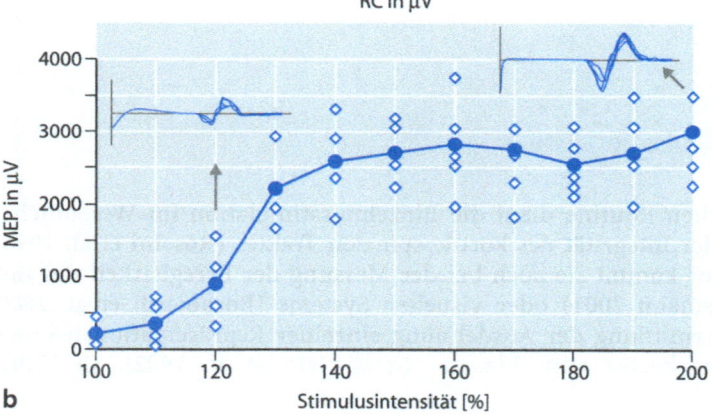

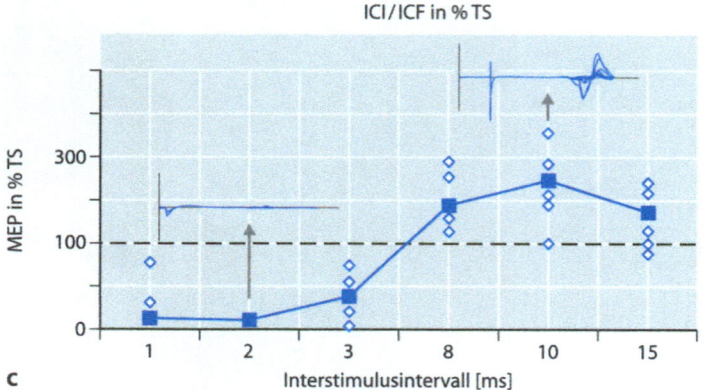

suchungen zur zentralnervösen Informationsverarbeitung kann durch Stimulation eines für die Aufgabe relevanten Kortexareales und durch gezielte Wahl des Zeitpunktes der Stimulation im Verhältnis zur Reizpräsentation eine Störung der Verarbeitung von Signalen beobachtet werden. Auf diese Weise kann die Topographie neuronaler Informationsverarbeitung untersucht werden.

Zur Prüfung kortiko-motoneuronaler Erregbarkeit wird zunächst die *motorische Schwelle* (MS) ermittelt. Zu diesem Zweck ist die Ableitung eines EMG erforderlich. Im Allgemeinen eignen sich hierfür besonders die Handmuskeln (z. B. M. abductor pollicis brevis, APB), da ihre kortikale Repräsentation durch die TMS gut erreichbar und das Oberflächen-EMG problemlos ableitbar ist.

Der Proband sitzt während der Untersuchung möglichst entspannt in einem bequemen Stuhl. Die zu untersuchende Extremität (gewöhnlich ein Arm) wird leicht gebeugt und proniert auf einer Armlehne oder dem Oberschenkel gelagert. Nach Reinigung der Hautoberfläche wird zur EMG-Ableitung die aktive Elektrode auf den Muskelbauch des abzuleitenden Muskels, die Referenzelektrode auf den entsprechenden Muskelsehnenansatz und die Erdungselektrode proximal davon fixiert. Die verstärkten und gefilterten (z. B. Bandpass 20 Hz bis 5 kHz) Signale können mit den üblichen EMG-Geräten aufgezeichnet und dann digital verarbeitet werden. Bei der Bestimmung der Ruheschwelle ist zur Sicherstellung einer vollständigen Entspannung des Zielmuskels eine kontinuierliche auditorische Kontrolle der EMG-Aktivität zu empfehlen. Stimulationen, denen willkürliche Muskelaktivität oder Faszikulationen vorausgehen, werden nicht in die weitere Analyse einbezogen.

Eine fokale TMS wird mittels einer 8-förmigen Spule appliziert. Zur Feststellung der optimalen Position der Magnetspule wird zunächst mit überschwelliger Stimulationsintensität (z. B. 60% der Stimulatorleistung) im Bereich des betreffenden motorischen Kortexareals begonnen. Die Spule wird tangential zur Oberfläche des Schädels und in einem Winkel von etwa 45° zur Mittellinie gehalten. Der magnetisch induzierte Stromfluss wird so annähernd senkrecht zum Zentralsulkus ausgerichtet und ist damit zur Aktivierung der kortikospinalen Bahnen optimal (Kaneko et al. 1996). Die

Abb. 18.2. a Die Messung der motorischen Schwelle erfolgt anhand der Auswertungen der oben gezeigten zehn motorisch evozierten Potenziale einer Stimulationsintensität. Die MEP 1–3, 8 und 9 haben eine Peak-to-peak-Amplitude von über 50 µV. Die verwendete Stimulationsintensität ist damit überschwellig. **b** Die Recruitmentkurve (RC) zeigt beispielhaft die Zunahme der Amplituden der motorisch evozierten Potenziale am M. abductor pollicis brevis in Abhängigkeit von der Stimulusintensität bei fünf Messwiederholungen an einem Individuum. **c** Durch Doppelpulsstimulation ermittelte intrakortikale Inhibition (ICI) und Fazilitation (ICF) (Einzelwerte von fünf Messwiederholungen bei einem Probanden). Dargestellt ist die MEP-Amplitude nach Doppelpulsstimulation in Bezug auf die durch den überschwelligen Teststimulus (TS) alleine ausgelöste Amplitude (100%). Kurze Interstimulusintervalle (1–3 ms) führen zur ICI, längere (8–15 ms) zu ICF. (Details siehe Text)

Spule wird nun in Schritten von etwa 1 cm verschoben und die Peak-to-peak-Amplitude der jeweils motorisch evozierten Potenziale (MEP) gemessen. Der Punkt, an dem das höchste MEP zu evozieren ist, wird auf der Kopfhaut markiert, um die Reproduzierbarkeit sicherzustellen. Durch Reduktion von jeweils 1% der Stimulatorleistung nähert man sich daraufhin der motorischen Schwelle (Abb. 18.2a) an.

Diese ist zumeist als die minimale Reizintensität definiert, die erforderlich ist, um am entspannten Muskel bei mindestens 5 von 10 Stimuli ein MEP von mindestens 50 µV zu evozieren. Ist die motorische Schwelle auf diesem Weg unterschritten worden, gilt die nächst höhere Intensität als motorische Schwelle. Mit der höchsten unterschwelligen Intensität wird dann nochmals jeweils 1 cm an 8 Positionen im Bereich um den markierten Punkt die Amplitude der gegebenenfalls zu evozierenden Potenziale gemessen. Kann an einem benachbarten Areal mit niedriger Intensität die motorische Schwelle erreicht werden, gilt dieser neue Punkt als optimale Position. In gleicher Weise, nur mit moderat vorgespanntem Muskel (z.B. 5–20% der maximalen Kraft), lässt sich die *aktive* MS bestimmen.

Die Bestimmung der Ausdehnung der kortikalen Muskelrepräsentation (*Mapping*) erfolgt durch die wiederholte Stimulation einer Reihe von verschiedenen Positionen um den optimalen Stimulationspunkt herum. Anhand eines Rasters (Abstände zwischen 0,5 und 2 cm werden je nach angestrebter Genauigkeit verwendet) werden Lokalisation und Anzahl der zu einem MEP führenden Positionen und die jeweilige mittlere Größe der motorisch evozierten Potenziale bestimmt. Auf diese Weise lässt sich eine amplitudengewichtete Karte der motorischen Repräsentation eines Muskels am motorischen Kortex ermitteln.

Zur weiteren Charakterisierung der kortikalen Erregbarkeit gilt der Zusammenhang zwischen Reizintensität und Muskelantwort. Zur Messung dieser so genannten *Rekruitmentkurve* (RK, Abb. 18.2b) werden die Peak-to-peak-Amplituden der durch unterschiedliche Stimulusintensitäten evozierten Potenziale vermessen. So werden z.B. von der motorischen Schwelle ausgehend die Reizintensitäten bis zu 200% der MS um jeweils 10% der MS erhöht und mit jeder Intensität fünf bis zehn MEP ausgelöst. Aus den Mittelwerten der von den unterschiedlichen Reizstärken evozierten Potenziale ergibt sich die charakteristische Kurve, die mit ihrer Steigung und einem Plateau die Stärke (das Rekruitment) kortikospinaler Verbindungen repräsentiert (Devanne et al. 1997; Ridding et al. 1997; van der Kamp et al. 1996; Boroojerdi et al. 2001). Steilheit und Höhe des Plateaus können sich z.B. nach Gabe von Pharmaka (s. Kap. 20) in charakteristischer Weise verändern (Boroojerdi et al. 2001; Plewnia et al. 2001).

18.2 Doppelpulsstimulation

Ein weiteres Verfahren zur Messung der kortikalen Erregbarkeit stellt die Doppelpulsstimulation dar. Bei der am häufigsten verwendeten, von Kujirai et al. (1993) eingeführten Technik, geht einem überschwelligen Teststimulus (TS) ein unterschwelliger konditionierender Stimulus (CS) voraus. In Abhängigkeit vom Interstimulusintervall (ISI) wird das vom TS evozierte Potenzial in seiner Amplitude moduliert. Kurze (1–3 ms) ISI inhibieren, längere ISI (8–15 ms) vergrößern die Amplitude. Diese Phänomene werden als „short latency intracortical inhibition" (SICI) bzw. „short latency intracortical facilitation" (SICF) bezeichnet. Zur Durchführung der Doppelpulsstimulation werden zwei Einzelpulsstimulatoren über ein spezielles Modul so gekoppelt, dass zwei Reize in kurzem Abstand über eine einzelne Spule auf dasselbe Kortexareal abgegeben werden können. Der konditionierende Reiz wird üblicherweise mit 80% der MS in dem Bereich von 1–20 ms vor dem TS abgegeben. Der überschwellige Teststimulus sollte mit einer Intensität appliziert werden, die geeignet ist, ein mittleres MEP zwischen 1 und 1,5 mV zu evozieren. Dieses Vorgehen dient der ausreichenden Modulierbarkeit des MEP durch den konditionierenden Stimulus. Eine gute intraindividuelle Reproduzierbarkeit lässt sich durch die Ableitung von jeweils 10 durch Impulse bzw. Impulspaare evozierten MEP erreichen (Maeda et al. 2002). Zur Ermittlung der individuellen Ausprägung von intrakortikaler Inhibition und Fazilitation werden außerdem motorisch evozierte Potenziale durch unkonditionierte Teststimuli ermittelt. Die Doppelimpulse mit unterschiedlichen Inkostimulusintervallen (z. B. 1, 2, 3, 8, 10, 15 ms) und die unkonditionierten Teststimuli werden in randomisierter Reihenfolge abgegeben. Zur Vermeidung der modulatorischen Wirkung der Messung auf die kortikale Erregbarkeit sollte zwischen den einzelnen Stimuli eine Pause von mindestens 5 s eingehalten werden. Das Ausmaß von intrakortikaler Inhibition bzw. Fazilitation wird dann zumeist in Prozenten der Teststimuli, d. h. in Relation zur Größe des vom unkonditionierten Teststimulus ausgelösten MEP dargestellt. Graphisch dargestellt findet man eine charakteristische Paired-pulse-Kurve (Abb. 18.2 c).

Ein weiteres Verfahren unterscheidet sich durch die Anwendung zweier gleich starker, überschwelliger Reize, die mit längerer Interstimuluslatenz abgegeben werden. Bei Intervallen von 20 bis 40 ms wird das vom zweiten Stimulus induzierte MEP in seiner Amplitude fazilitiert, bei Intervallen von 50 bis 200 ms inhibiert (Wassermann et al. 1996). Auch hier sollte die Stimulusintensität so eingestellt werden, dass ein motorisch evoziertes Potenzial von 1 bis 1,5 mV erreicht wird.

Die dritte derzeit Anwendung findende Doppelpulsstimulationstechnik verwendet einen überschwelligen ersten und einen unterschwelligen zweiten Stimulus oder zwei schwellennahe Stimuli mit sehr kurzen Interstimulusintervallen (Ziemann et al. 1998; Di Lazzaro et al. 1999). Eine Fazilitation des motorisch evozierten Potenzials findet sich bei Interstimulusintervallen von 1,1 bis 1,5, von 2,3 bis 2,7 und von 3,9 bis 4,5 ms. Diese Verteilung korrespondiert mit Abständen der durch die TMS ausgelösten kortikospinalen I-Wellen (indirekten Wellen). Dieses Fazilitationsphänomen beruht wahrscheinlich auf einer Interaktion mit diesen Wellen und wird deshalb auch I-Wellen-Fazilitation genannt.

18.3 Repetitive transkranielle Magnetstimulation (rTMS)

Trotz der wachsenden Menge von Daten aus klinischen Studien mit rTMS wurden bisher nur wenige der möglichen Kombinationen von Stimulationsparametern (Frequenz, Intensität, Lokalisation, Stimulationsdauer etc.) getestet. Da deshalb die optimale Art der Durchführung einer rTMS-Behandlung weiter unbekannt ist, können hier nur beispielhaft einige Grundprinzipien dieser Methode dargestellt werden. Die Wahl der konkreten Parameter bleibt von der Fragestellung abhängig, die die jeweilige Studie zu beantworten beabsichtigt.

Die am intensivsten untersuchte Zielregion der rTMS innerhalb klinischer Studien zur Behandlung der Depression ist der dorsolaterale präfrontale Kortex (DLPFC). Da eine individuelle, anatomisch korrekte Identifikation dieses Areals, z. B. anhand einer MRI-basierten Navigation (Herwig et al. 2002) dargestellt, derzeit noch nicht regelhaft praktikabel erscheint, ist weiterhin die von Pascual-Leone et al. (1996) zum ersten Mal beschriebene Methode üblich. Dabei wird die Spule 5 cm anterior von dem für die Erzeugung motorisch evozierter Potenziale optimalen Punkt der Daumenmuskulatur lokalisiert. Wie Herwig et al. (2001a) zeigen konnten, wird mit dieser Methode nur in einem Teil der Patienten tatsächlich der DLPFC stimuliert. Da die überwiegende Zahl der Studien zu affektiven Störungen dieses Verfahren anwenden und Daten zu alternativen, möglicherweise effektiveren Lokalisationen fehlen, wird es hier als das derzeit übliche dargestellt. Als Voruntersuchungen zum funktionellen Mapping empfiehlt sich eine vorausgehende, ggf. auch funktionelle Bildgebung, die dann unter Anwendung einer Navigationsmethode die anatomisch korrekte Stimulation erlaubt. Steht eine derartige Methodik nicht zur Verfügung, bietet sich ein Vorgehen nach dem 10–20-System der EEG-Ableitung an. Die Ergebnisse müssen dabei jedoch unter Berücksichtigung der interindividuellen anatomischen Variabilität interpretiert werden (Kozel et al. 2000; McConnell et al. 2001; Herwig et al. 2002).

Der erste Schritt in der Durchführung der rTMS innerhalb klinischer Studien stellt die eingehende Aufklärung des Patienten und die Anamneseerhebung zum Ausschluss erhöhter Risiken durch die Stimulation dar.

Als Stimulationsspulen (coils) kommen gegenwärtig meist die 8-förmigen Schmetterlingsspulen mit einem Durchmesser von 70 mm je Flügel zur Anwendung. Bei dieser Spulenform konzentriert sich das Maximum der magnetischen Energie auf etwa 2–4 cm² in der Mitte der Spule. Studien, die eine Überlegenheit dieser Spulenform über andere, weniger fokale Spulen nachweisen würden, liegen nicht vor. Angesichts der Unschärfe bezüglich der optimalen Stimulationslokalisation insbesondere im Bereich des präfrontalen Kortex, könnte auch eine großflächigere Stimulation erfolgreich sein. Diese ist jedoch meist unangenehmer für den Patienten.

Die Behandlung erfolgt durch einen in dieser Methode erfahrenen Arzt, zumeist über einen Zeitraum von einer bis zu mehreren Wochen, wobei Behandlungspausen (z. B. am Wochenende) üblich sind. Diese Pause am Wochenende ist durch die üblichen Arbeitszeiten bedingt, ohne dass empirische Daten zu Vor- und Nachteilen der Pause vorliegen. Die Stimulation wird in Form von mehreren Stimulusfolgen (trains) durchgeführt. Die Anzahl der „trains" pro Sitzung wird durch das Studienprotokoll bestimmt. Häufig werden 20 „trains" pro Behandlungstag appliziert. Auf jeden „train" folgt eine Pause, deren Dauer von der Stimulationsfrequenz und -intensität abhängig ist und durch die Sicherheitsrichtlinien mitbestimmt wird. Als praktikabel hat sich eine Trainfrequenz von 1/min erwiesen.

Die Bestimmung der individuellen Stimulationsintensität und -lokalisation erfolgt durch die Ermittlung des optimalen Stimulationsareals und der motorischen Schwelle (MS) eines Daumenmuskels (z. B. APB). Das entsprechende Verfahren ist in Kapitel 18.1 beschrieben. Die antidepressive Stimulation erfolgt üblicherweise 5 cm parasagittal anterior von dem auf diese Weise ermittelten Punkt in einem Winkel von etwa 45° zur Mittellinie. Die Intensität richtet sich nach der individuell ermittelten MS (s. Kap. 18.1), den vorgesehenen Stimulationsparametern und sollte sich innerhalb des beschriebenen Sicherheitsrahmens bewegen. Einige Kliniken verwenden Haltevorrichtungen für die Stimulationsspule. In Anbetracht der unspezifischen Effekte durch persönliche Zuwendung bei manueller Fixierung der Spule erscheint dieses Vorgehen zumindest im Rahmen von Studien sinnvoll. Es wird empfohlen (Wassermann 1998), die EMG-Ableitung über die Behandlungsdauer mit akustischer Kontrolle weiterzuführen, um mögliche Erregungsausbreitungen, die als Vorboten eines Krampfanfalls gelten, frühzeitig erkennen zu können. Darüber hinaus ist selbstverständlich die sorgfältige kontinuierliche Beobachtung des Patienten während der Stimulation erforderlich. Innerhalb von klinischen Studien sind zumeist Placebokontrollen (englisch: sham) erforderlich. Eine angemessene Placebostimulation sollte in so vielen Charakteristika wie möglich mit der Intervention übereinstimmen, jedoch in Bezug auf die zu prüfende Intervention vollkommen inaktiv sein. In den meisten kontrollierten rTMS-Studien wurde eine Form von „Sham-TMS" eingesetzt, d.h. die Spule wurde während der Stimulation um 45° oder 90° gekippt, mit der Absicht, die Kopfhaut, jedoch nicht das Gehirn, zu reizen und den akustischen Eindruck zu simulieren. Eine hinlänglich plausible Scheinstimulation ist jedoch nach den Ergebnissen von Lisanby et al. (2001) nicht frei von kortikalen Effekten und erfüllt damit nicht die Bedingung der Inaktivität. Bei der Anwendung einer der erhältlichen „Sham-Spulen" werden zwar Aussehen und Geräusch der Originalspule nachgebildet. Aufgrund der fehlenden Erregung von Muskeln und Nervenzellen ist diese Art der Stimulation jedoch nicht von Muskelzuckungen oder Missempfindungen begleitet und erfüllt deshalb nicht die Bedingungen für eine ideale Placebostimulation.

Literatur

Boroojerdi B, Bushara KO, Corwell B, Immisch I, Battaglia F, Muellbacher W, Cohen LG (2000) Enhanced excitability of the human visual cortex induced by short-term light deprivation. Cereb Cortex 10:529–534

Boroojerdi B, Battaglia F, Muellbacher W, Cohen LG (2001) Mechanisms influencing stimulus-response properties of the human corticospinal system. Clin Neurophysiol 112:931–937

Brasil-Neto JP, McShane LM, Fuhr P, Hallett M, Cohen LG (1992) Topographic mapping of the human motor cortex with magnetic stimulation: factors affecting accuracy and reproducibility. Electroencephalogr Clin Neurophysiol 85:9–16

Devanne H, Lavoie BA, Capaday C (1997) Input-output properties and gain changes in the human corticospinal pathway. Exp Brain Res 114:329–338

Di Lazzaro V, Rothwell JC, Oliviero A, Profice P, Insola A, Mazzone P, Tonali P (1999) Intracortical origin of the short latency facilitation produced by pairs of threshold magnetic stimuli applied to human motor cortex. Exp Brain Res 129:494–499

Herwig U, Padberg F, Unger J, Spitzer M, Schonfeldt-Lecuona C (2001a) Transcranial magnetic stimulation in therapy studies: examination of the reliability of "standard" coil positioning by neuronavigation. Biol Psychiatry 50:58–61

Herwig U, Schonfeldt-Lecuona C, Wunderlich AP, von Tiesenhausen C, Thielscher A, Walter H, Spitzer M (2001b) The navigation of transcranial magnetic stimulation. Psychiatry Res 108:123–131

Herwig U, Kolbel K, Wunderlich AP, Thielscher A, von Tiesenhausen C, Spitzer M, Schonfeldt-Lecuona C (2002) Spatial congruence of neuronavigated transcranial magnetic stimulation and functional neuroimaging. Clin Neurophysiol 113:462–468

Kozel FA, Nahas Z, DeBrux C, Molloy M, Lorberbaum JP, Bohning D, Risch SC, George MS (2000) How coil-cortex distance relates to age, motor threshold, and antidepressant response to repetitive transcranial magnetic stimulation. J Neuropsychiatry Clin Neurosci 12:376–384

Kujirai T, Caramia MD, Rothwell JC, Day BL, Thompson PD, Ferbert A, Wroe S, Asselman P, Marsden CD (1993) Corticocortical inhibition in human motor cortex. J Physiol 471:501–519

Lisanby SH, Gutman D, Luber B, Schroeder C, Sackeim HA (2001) Sham TMS: intracerebral measurement of the induced electrical field and the induction of motor-evoked potentials. Biol Psychiatry 49:460–463

Maeda F, Gangitano M, Thall M, Pascual-Leone A (2002) Inter- and intra-individual variability of paired-pulse curves with transcranial magnetic stimulation (TMS). Clin Neurophysiol 113:376–382

McConnell KA, Nahas Z, Shastri A, Lorberbaum JP, Kozel FA, Bohning DE, George MS (2001) The transcranial magnetic stimulation motor threshold depends on the distance from coil to underlying cortex: a replication in healthy adults comparing two methods of assessing the distance to cortex. Biol Psychiatry 49:454–459

Pascual-Leone A, Rubio B, Pallardo F, Catala MD (1996) Rapid-rate transcranial magnetic stimulation of left dorsolateral prefrontal cortex in drug-resistant depression. Lancet 348:233–237

Plewnia C, Bartels M, Cohen L, Gerloff C (2001) Noradrenergic modulation of human cortex excitability by the presynaptic alpha(2)-antagonist yohimbine. Neurosci Lett 307:41–44

Ridding MC, Rothwell JC (1997) Stimulus/response curves as a method of measuring motor cortical excitability in man. Electroencephalogr Clin Neurophysiol 105:340–344

Rossini PM, Rossi S (1998) Clinical applications of motor evoked potentials. Electroencephalogr Clin Neurophysiol 106:180–194

van der Kamp W, Zwinderman AH, Ferrari MD, van Dijk JG (1996) Cortical excitability and response variability of transcranial magnetic stimulation. J Clin Neurophysiol 13:164–171

Wassermann EM (1998) Risk and safety of repetitive transcranial magnetic stimulation: report and suggested guidelines from the International Workshop on the Safety of Repetitive Transcranial Magnetic Stimulation, June 5–7, 1996. Electroencephalogr Clin Neurophysiol 108:1–16

Wassermann EM, Samii A, Mercuri B, Ikoma K, Oddo D, Grill SE, Hallett M (1996) Responses to paired transcranial magnetic stimuli in resting, active, and recently activated muscles. Exp Brain Res 109:158–163

Ziemann U, Tergau F, Wassermann EM, Wischer S, Hildebrandt J, Paulus W (1998) Demonstration of facilitatory I wave interaction in the human motor cortex by paired transcranial magnetic stimulation. J Physiol 511:181–190

Ziemann U (2001) Transkranielle Magnetstimulation: Neue Einsatzmöglichkeiten zur Messung kortikaler und kortikospinaler Erregbarkeit. Akt Neurol 28:249–264

19 Transkranielle Magnetstimulation in der neuropsychiatrischen Forschung

C. PLEWNIA

Die Anwendung der transkraniellen Magnetstimulation (TMS) in der neuropsychiatrischen Forschung hat in den letzten Jahren erheblich an Bedeutung gewonnen. Mit der TMS bietet sich Wissenschaftlern erstmals die Möglichkeit, das Gehirn gesunder, wacher Erwachsener nichtinvasiv und gezielt zu stimulieren. Auf diese Weise kann einerseits die Erregbarkeit einzelner Areale bestimmt, andererseits aber auch deren Aktivität moduliert werden. Veränderungen kortikaler Erregbarkeit aufgrund von pharmakologischen Interventionen und physiologischen bzw. pathologischen Prozessen können dementsprechend ebenso untersucht werden wie die Lokalisation bestimmter Funktionen. Die dabei gewonnenen Erkenntnisse können zur Erweiterung des Verständnisses von Topographie und funktioneller Architektur kortikaler Physiologie, adaptiver und maladaptiver plastischer Veränderungen, sowie der Pathophysiologie von strukturellen und funktionellen Störungen des zentralen Nervensystems dienen. Die gezielte und kontrollierte Modulation kortikaler Erregbarkeit (Exzitabilität) durch repetitive TMS bietet darüber hinaus neue therapeutische Ansatzpunkte.

19.1 Kortikale Exzitabilität

Mit Hilfe der TMS können unterschiedliche Aspekte der kortikalen Erregbarkeit geprüft werden. Zur Untersuchung ist dabei das motorische System besonders geeignet. Aufgrund seiner durch das EMG einfach und eindeutig messbaren Parameter wird es häufig als Modell für andere Funktionsbereiche herangezogen. Vor allem der Einfluss verschiedener Pharmaka auf die kortikale Exzitabilität wurde intensiv untersucht (Tabelle 19.1).

Messung

Zur Messung der kortikalen Erregbarkeit werden unterschiedliche Verfahren angewandt (Ziemann 2001), die verschiedene Aspekte der Exzitabilität charakterisieren (eine genauere Erläuterung des methodischen Vorgehens erfolgt in Kapitel 18).

Tabelle 19.1. Einfluss verschiedener Pharmaka auf die kortikale Exzitabilität

	MS	RC	ICI	ICF	Wirkmechanismus	Quelle
Acamprosat	+	n. t.	o	o	NMDA-Ant	Wohlfarth et al. 2000
Amphetamin	o	+	o	+	NE/DA/5-HT	Boroojerdi et al. 2001
Atropin	o	o	–	+	Muscarin-Ant	Liepert et al. 2001
Baclofen	o	n. t.	+	–	$GABA_B$-Ag	Ziemann et al. 1996a
Bromocriptin	o	n. t.	+	o	Dopamin-Ag	Ziemann et al. 1997
Carbamazepin	+	n. t.	o	o	Na^+-Blocker	Ziemann et al. 1996a
Clomipramin	+	o	+	–	trizyklisches Antidepressivum	Manganotti et al. 2001
Dextromethorphan	o	o	+	–	NMDA-Ant	Ziemann et al. 1998b
Ethanol	o	o	+	–	GABA-Ag/NMDA-Ant	Ziemann et al. 1995
Gabapentin	o	n. t.	+	–	GABA-Ag	Rizzo et al. 2001
Haloperidol	o	n. t.	–	+	Dopamin-Ant	Ziemann et al. 1997
Lamotrigin	+	n. t.	+	o	Na^+-Blocker	Ziemann et al. 1996a
Levetiracetam	o	–	o	o	unklar	Sohn et al. 2001
Lorazepam	o	o	+	–	GABA-Ag	Ziemann et al. 1996b
Losigamon	+	n. t.	o	o	Na^+-Blocker	Ziemann et al. 1996a
Memantin	o	n. t.	+	–	NMDA-Ant	Schwenkreis et al. 1999
Pergolid	o	n. t.	+	o	Dopamin-Ag	Ziemann et al. 1996c
Phenytoin	+	n. t.	o	o	Na^+-Blocker	Chen et al. 1997c
Reboxetin	o	+	o	+	Na-Wiederaufnahmehemmer	Plewnia et al. 2002
Riluzol	o	n. t.	o	–	Glutamat-Ant	Liepert et al. 1997
Scopolamin	–	+	o	o	Muscarin-Ant	Di Lazzaro et al. 2000
Sertralin	o	+	o	–	5HT-Wiederaufnahmehemmer	Ilic et al. 2002
Tiagabin	o	n. t.	–	+	GABA-Wiederaufnahmehemmer	Werhahn et al. 1999
Vigabatrin	o	n. t.	o	–	GABA-Ag	Ziemann et al. 1996a
Yohimbin	o	+	o	+	$α_2$-Antagonist	Plewnia et al. 2001
Zolmitriptan	o	n. t.	–	o	$5\text{-}HT_{1B/1D}$-Ag	Werhahn et al. 1998

MT motorische Schwelle; *RC* Recruitmentkurve; *IC* intrakortikale Inhibition; *ICF* intrakortikale Fazilitation; *NA* Noradrenalin; *DA* Dopamin; *5-HT* Serotonin; *Ag* Agonist; *Ant* Antagonist.
Symbole: o keine Änderung; – Reduktion; + Steigerung; n. t. nicht getestet

Als grundlegender Parameter dient dabei die *motorische Schwelle* (MS). Sie ist definiert als die minimale magnetische Reizintensität, die zur Auslösung eines motorisch evozierten Potenzials (MEP) erforderlich ist und repräsentiert wahrscheinlich die axonale, membrangebundene Erregbarkeit der den kortikospinalen Fasern vorgeschalteten kortikokortikalen und thalamokortikalen Bahnen (Ziemann 2001). Sie kann sowohl in Ruhe (resting motor threshold, RMT) als auch unter vordefinierter Anspannung des zu untersuchenden Muskels (active motor threshold, AMT) gemessen werden. AMT ist dabei gewöhnlich 5 bis 20% niedriger als die RMT (Ziemann et al. 1996). Die niedrigsten Schwellen finden sich an den Muskeln der Hand. Weiter proximal gelegene Muskeln der Arme und des Rumpfes sowie der unteren Extremitäten weisen eine höhere motorische Schwelle auf (Chen et al. 1998). Natrium- und Calciumkanalblocker wie die Antiepileptika Carbamazepin, Lamotrigen und Phenytoin steigern die motorische Schwelle (Ziemann et al. 1996; Chen et al. 1997). Dagegen wird die motorische Schwelle von Substanzen, die die Neurotransmitteraktivität modulieren, kaum beeinflusst (s. Tabelle 19.1).

Die Balance zwischen *intrakortikaler Inhibition* bzw. *intrakortikaler Fazilitation* wird mithilfe der Doppelpulsstimulation ermittelt. Am häufigsten wird dabei das von Kujirai et al. (1993) vorgestellte Verfahren angewendet, welches die Modulation des von einem überschwelligen Stimulus ausgelösten MEP durch einen vorausgehenden unterschwelligen, konditionierenden Reiz bestimmt. In Abhängigkeit des Intervalls von konditionierendem und überschwelligem Reiz wird die Amplitude des MEP vergrößert (intrakortikale Fazilitation bei Intervallen zwischen 8 und 20 ms) oder verkleinert (intrakortikale Inhibition bei Intervallen zwischen 1 und 5 ms). Diesem Phänomen liegt vermutlich die Aktivität unterschiedlicher inhibitorischer bzw. exzitatorischer Interneuronenpopulationen zugrunde, die durch verschiedene Neurotransmittersysteme differenziell beeinflusst werden. Hemmende Transmitter wie GABA verstärken z. B. die intrakortikale Inhibition und dämpfen die intrakortikale Fazilitation. Die Substanzen Amphetamin (Boroojerdi et al. 2001), Yohimbin (Plewnia et al. 2001) und Reboxetin (Plewnia et al. 2002) mit noradrenerger Wirksamkeit verstärken die intrakortikale Fazilitation (s. Tabelle 19.1, Abb. 19.1). Neuere Untersuchungen weisen jedoch darauf hin, dass zumindest dem Phänomen der intrakortikalen Inhibition kein einheitlicher Mechanismus zugrunde liegt (Fisher et al. 2002). Über dieses am häufigsten angewandte Verfahren hinaus lassen sich mit der Doppelimpulsstimulationstechnik auch die Phänomene „long latency intracortical inhibition" und „I-Wellen-Fazilitation" beobachten, die weitere Aspekte der Exzitabilität des Motorkortex darstellen (Ziemann 2001; s. Kap. 21).

In Abhängigkeit von der Intensität des TMS-Stimulus verändert sich die Amplitude des motorisch evozierten Potenzials typischerweise in Form einer sigmoiden Funktion (Hess et al. 1988). Diese Beziehung zwischen Reizintensität und Reizantwort wird *Rekruitmentkurve* oder MEP-Intensitätskurve genannt und hängt im Wesentlichen von der Zahl und der Erregbarkeit der Neuronen ab, die durch die TMS erreicht werden. Sie stellt damit einen weiteren, wesentlichen Parameter der kortikalen Erregbarkeit dar. Exzitatorische Pharmaka verstärken die Steigung und erhöhen das Plateau der Kurve (Boroojerdi et al. 2001; Plewnia et al. 2001). Inhibitorische Substanzen vermindern diese Werte (Boroojerdi et al. 2001).

Als *Silent Period (SP)* wird der Zeitraum bezeichnet, in dem willkürmotorische Aktivität durch einen überschwelligen TMS-Stimulus des kontralateralen motorischen Kortex unterbrochen wird. Diese verminderte

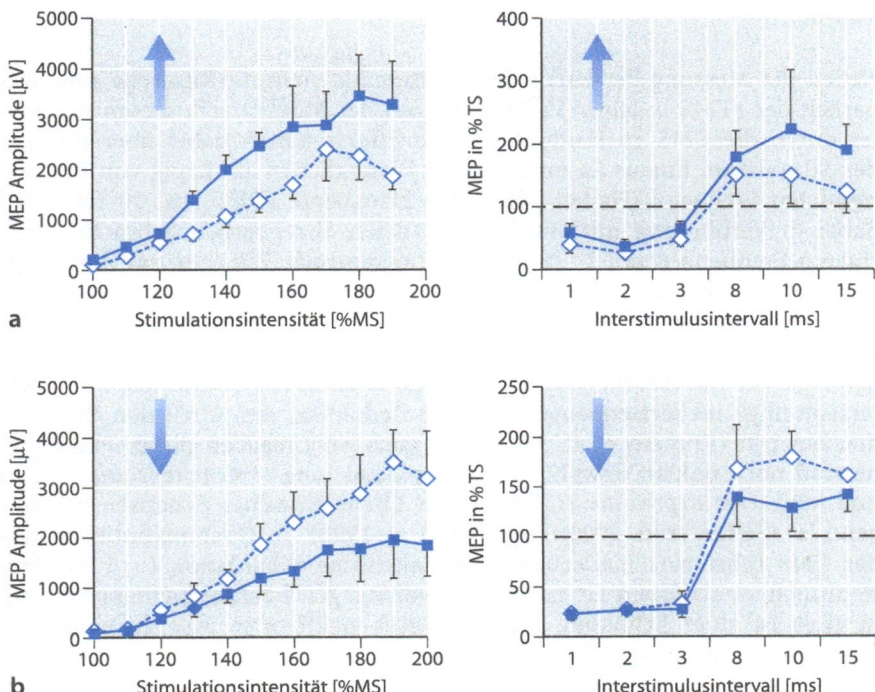

Abb. 19.1. Beispiel für die pharmakologische Steigerung **a** bzw. Senkung **b** kortikaler Erregbarkeit. Links die Amplitude der motorisch evozierten Potenziale in Abhängigkeit von der Stimulationsintensität in % der motorischen Schwelle (Rekruitmentkurve). Rechts die Amplituden der durch einen unterschwelligen konditionierenden Stimulus modulierten MEP (in % der unkonditionierten MEP) in Abhängigkeit vom Interstimulusintervall (Doppelpulsstimulation). Gestrichelte Linie vor, durchgezogene Linie nach Einnahme der Substanz

EMG-Aktivität folgt unmittelbar auf das MEP und kann bis zu 300 ms andauern. Die Inhibition des ersten Teils der SP ist zumindest zum Teil spinalen Ursprungs, während der spätere Teil hauptsächlich auf kortikale Mechanismen zurückzuführen ist (Brasil-Neto et al. 1995). Dieser Teil der SP repräsentiert wahrscheinlich die Aktivität GABAerger inhibitorischer Mechanismen (Chen et al. 1999). Der GABA-Wiederaufnahme-Inhibitor Tiagabin z. B. verlängert die SP dosisabhängig (Werhahn et al. 1999). Eine individuelle diagnostische Anwendung ist jedoch aufgrund der erheblichen interindividuellen Variabilität dieses Parameters derzeit noch selten und allenfalls zur Dokumentation des individuellen Verlaufs sinnvoll. Auch ipsilateral der Stimulation lässt sich regelmäßig eine reduzierte EMG-Aktivität von bis zu 33 ms Dauer beobachten, die *ipsilaterale Silent Period* genannt wird. Diese Phase lässt sich etwa 12–16 ms nach Beginn des kontralateralen MEP beobachten und wird deshalb mit transkallosal vermittelten Inhibitionsprozessen in Verbindung gebracht (Ziemann 2001).

Modulation

Neben der Messung der kortikalen Exzitabilität steht die klinische Anwendbarkeit der rTMS in enger Verbindung mit der Möglichkeit, diesen Parameter durch die TMS zu modulieren. Die Effekte halten dabei über die Zeit der Stimulation hinaus an und sind im Wesentlichen abhängig von der verwendeten Frequenz (Hallett 2000). Hochfrequente rTMS (ca. 10 Hz) wird dabei in Verbindung mit erhöhter kortikaler Erregbarkeit gebracht, niedrigeren Frequenzen um 1 Hz wird eine hemmende Wirkung auf die Erregbarkeit zugeschrieben (Chen et al. 1997; Berardelli et al. 1998; Pascual-Leone et al. 1998; Maeda et al. 2000; Gangitano et al. 2002). Die Schwelle zur Auslösung dieser Effekte ist dabei anscheinend für inhibitorische Effekte niedriger als für exzitatorische (Modugno et al. 2001), sodass auch eine unterschwellige niederfrequente TMS eine Reduktion der kortikalen Exzitabilität bewirkt (Romero et al. 2002). Die genauen Ursachen dieser Phänomene sind noch unklar, obwohl die Analogie zur *long-term potentiation (LTP)* und *long-term depression (LTD)* auf der Ebene einzelner Synapsen naheliegend ist (Stefan et al. 2000; Ziemann et al. 1998). In Übereinstimmung mit der TMS führt eine niederfrequente elektrische Stimulation ($\sim$ 1 Hz) von Neuronenpopulationen zu einer LTD, wohingegen hochfrequentere Reizung in vitro zu einer Erhöhung der synaptischen Effizienz, also zu einer LTP führt (Kirkwood et al. 1993; Malenka et al. 1994).

Bedeutung

Klinisch bedeutsam wird dieser Zusammenhang bei neurologischen oder psychiatrischen Störungen, denen eine fokal erhöhte kortikale Erregbarkeit zugrunde liegt. Am Beispiel der *fokalen Dystonie* konnte gezeigt werden, dass eine niederfrequente, die Exzitabilität supprimierende rTMS (1 Hz) eine die Stimulationszeit überdauernde Besserung der klinischen Symptomatik und eine Normalisierung der reduzierten intrakortikalen Inhibition zur Folge hat (Siebner et al. 1999). Die Bedeutung der inter- und intraindividuellen Schwankungen der kortikalen Erregbarkeit ist bisher noch nicht ausreichend verstanden. Neben Medikamenten haben neurologische und psychiatrische Erkrankungen sowie physiologische Prozesse wie Schlaf (Hess et al. 1987; Stalder et al. 1995), Menstruationszyklus (Smith et al. 1999) und Stimmungsschwankungen (Tormos et al. 1997) unterschiedliche Einflüsse auf das Ausmaß der Erregbarkeit des Kortex. Wassermann et al. (2001) fanden darüber hinaus eine Korrelation zwischen mit Angstsymptomatik in Verbindung stehenden Persönlichkeitszügen und kortikaler Erregbarkeit. Bei depressiv Erkrankten zeigte sich eine interhemisphärische Asymmetrie der kortikalen Erregbarkeit. Sowohl die motorische Schwelle als auch die Balance zwischen intrakortikaler Inhibition und Fazilitation waren auf der linken Seite zugunsten der Inhibition verschoben (Maeda et al. 2000). Bei Zwangserkrankungen hingegen wurde eine reduzierte kortikale Inhibition beobachtet (Greenberg et al. 2000). Auch an Schizophrenie erkrankte Patienten wiesen eine Verminderung kortikaler inhibitorischer Mechanismen auf (Puri et al. 1996; Fitzgerald et al. 2002; Daskalakis et al. 2002). Bei Patienten, die mit Neuroleptika behandelt werden, fehlt diese Auffälligkeit (Deskalakis et al. 2002).

Die Möglichkeit, mit der TMS gezielt und anhaltend auf die kortikale Erregbarkeit Einfluss nehmen zu können, eröffnet über die Unterbrechung physiologischer kortikaler Aktivität hinaus Interventionsmöglichkeiten, die bisher kaum untersucht wurden. Durch niederfrequente rTMS (1 Hz) über dem linken parietotemporalen Kortex konnten Hoffman et al. (1999, 2000) bei Patienten mit chronischen akustischen Halluzinationen das Ausmaß dieser Symptomatik signifikant reduzieren. Die Autoren leiten aus dieser Beobachtung die Feststellung ab, dass dieses Areal deshalb in die Pathophysiologie der akustischen Halluzination eingebunden ist.

Es gibt Hinweise, dass hochfrequente rTMS (5, 10 und 20 Hz) des rechten dorsolateralen präfrontalen Kortex die Stimmungslage gesunder Versuchspersonen hebt, wohingegen die gleichen Stimulationsparameter auf den linken DLPFC angewendet, einen stimmungssenkenden Effekt zeigen (George et al. 1996; Pascual-Leone et al. 1996b). In neueren Untersuchungen konnten diese Befunde jedoch nicht bestätigt werden (Cohrs et al. 1998; Mosimann et al. 2000). Auch eine niederfrequente Stimulation des linken und rechten DLPFC zeigte keine modulatorischen Effekte auf die Stimmung gesunder Probanden (Habel et al. 2001; Jenkins et al. 2002). Uneinheitliche Stimulationsparameter sowie unterschiedliche Zielkriterien und Messzeitpunkte machen neben den jeweils kleinen Probandenzahlen eine abschließende Bewertung des Effekts der rTMS auf die Stimmungslage bei Gesunden schwierig.

19.2 Plastizität

Die Plastizität des ZNS, d.h. die Fähigkeit zur andauernden Veränderung struktureller oder funktioneller kortikaler Eigenschaften, ist eine lebenslang vorhandene, notwendige Voraussetzung für Lernen, Gedächtnis und für die Erholung von Schädigungen. So wie sich diese Eigenschaft in vielerlei Hinsicht adaptiv auswirken kann, kann fehlgerichtete Plastizität auch maladaptive Folgen haben und damit ursächlich zum Krankheitssymptom werden. *Phantomschmerz* (Karl et al. 2001), *Tinnitus* (Rauschecker 1999) und *fokale Dystonie* (Pantev et al. 2001) sind Störungen, die auf derartige maladaptive neuroplastische Vorgänge zurückgeführt werden. Die TMS ist bei der Erforschung dieser Zusammenhänge zu einem wichtigen Werkzeug geworden.

Pascual-Leone et al. (1995) untersuchten die Rolle von plastischen Veränderungen des motorischen Systems beim Erlernen feinmotorischer Fähigkeiten. Mit Hilfe der TMS bestimmten sie die Ausdehnung der primär motorischen Areale, welche die Flexoren und Extensoren des kontralateralen Zeigefingers ansteuern. Nach 5 Tage andauernder Trainingsperiode, in der die Versuchspersonen für täglich 2 Stunden eine einhändige komplexe Fingersequenz am Klavier zu spielen lernten, zeigte sich eine signifikante Vergrößerung des betreffenden motorischen Areals sowie eine Verringerung der motorischen Schwelle dieses Bereiches. Diese Veränderungen waren auf die in das Training involvierten Kortexgebiete beschränkt. Bei einer weiteren Gruppe von Probanden, die ebenso lange, jedoch beliebige Sequenzen trainierten, fanden sich ähnliche, aber weit weniger ausgeprägte Veränderungen.

Den Verlauf kurzfristiger neuroplastischer Veränderungen im Rahmen des physiologischen Gebrauchs motorischer Funktionen haben Classen et al. (1998) am Beispiel der Veränderung kortikaler Repräsentationen der Daumenmuskulatur bei wiederholten Bewegungen darstellen können. Dazu zeichneten sie die Bewegungsrichtung einer durch die TMS induzierten Daumenbewegung auf und ließen die Versuchsperson daraufhin den Daumen über 30 min in die Gegenrichtung bewegen. Nach diesem „Training" wurde erneut an der selben Stelle stimuliert und die Bewegungsrichtung des Daumens registriert. Über mehrere Minuten hinweg induzierte die TMS eine Bewegung in die umgekehrte, d.h. dem vorangegangenen Training entsprechende Richtung. Diese Beobachtung lässt auf eine durch das „Training" bedingte schnelle, vorübergehende Änderung der kortikalen Netzwerke schließen, die die Daumenbewegung steuerten. Mit einem ähnlichen Paradigma konnten Bütefisch et al. (2000) zeigen, dass diese Art von neuroplastischen Anpassungsvorgängen durch NMDA-Antagonisten und GABA-Agonisten beeinträchtigt, durch Amphetamin hingegen beschleunigt wird (Bütefisch et al. 2002), eine Beobachtung, die erhebliche Konsequenzen für die Verwendung derartiger Substanzen bei Patienten in der Rehabilitation nach Hirnläsionen haben könnte.

Ebenso wie schnelle Veränderungen der funktionellen Repräsentationen im Bereich des motorischen Kortex nach kurzfristigen Trainingsaufgaben zu beobachten sind, können auch langfristige Veränderungen mit Hilfe der TMS untersucht werden. Pearce et al. (2000) verglichen die kortikalen Projektionen zur Hand in einer Gruppe von Spielern im professionellen Schlägersport mit Hobby- und Nichtspielern. Vergrößerte MEP-Amplituden und eine Verschiebung der Repräsentationsareale der Spielhand konnten bei allen Spielern im Vergleich zu den beiden anderen Gruppen festgestellt werden. Diese Befunde werden von den Autoren als Hinweise auf einen Prozess adaptiver Reorganisation des kortiko-motoneuronalen Systems gewertet, das mit dem Erwerb und der Konsolidierung komplexer motorischer Aufgaben in Zusammenhang steht. Eine Verkleinerung der kortikalen Repräsentation des M. tibialis anterior nach im Mittel 16-wöchiger Immobilisation fanden Liepert et al. (1995) bei Patienten mit Ruhigstellung nach Sprunggelenksfrakturen. Die Bereitschaft des Gehirns zu neuroplastischen Anpassungsvorgängen ermöglicht jedoch über das Erlernen und Behalten neuer Fähigkeiten hinaus auch die Anpassung an periphere und zentrale Läsionen (Nudo et al. 2001). Bei beinamputierten Patienten beobachteten Chen et al. (1998) mit Hilfe der TMS eine Steigerung der kortikalen Erregbarkeit der amputierten Seite im Vergleich zur gesunden. Transkranielle elektrische Stimulation, die eine direkte axonale Aktivierung der Pyramidenzellen verursacht, zeigte keinen Unterschied zwischen beiden Seiten, eine Beobachtung, die auf eine kortikale Lokalisation der neuroplastischen Veränderungen hinweist. Cohen et al. (1991) verwendeten die TMS, um Patienten mit Amputationen eines Armes oberhalb des Ellenbogens zu untersuchen. Befunden bildgebender Verfahren entsprechend fanden sie eine Vergrößerung des motorischen Feldes, welches die Muskulatur proximal der Amputation repräsentiert. Damit konnte die Theorie unterstützt werden, dass der Motorkortex der Muskulatur proximal der Amputation in das Areal der amputierten Muskeln „hineinwächst". Derartige Veränderung der motorischen Repräsentation können sich jedoch auch maladaptiv auswirken. Sie werden z. B. in Verbindung mit Phantomschmerz gebracht. Eine Annäherung des Repräsentationsareals der Lippe an den Bereich der des fehlenden Armes wurde allein bei Patienten mit Phantomschmerz gefunden (Karl et al. 2001).

Ein Beispiel für transmodale, d. h. systemübergreifende Plastizität stellt die Untersuchung von Cohen et al. (1997) dar, die bei in früher Jugend Erblindeten durch hochfrequente Stimulation des Okzipitalkortex eine vorübergehende Beeinträchtigung des Lesens von Blindenschrift bewirken konnte, ohne dass dabei einfache taktile Aufgaben beeinträchtigt worden wären. Kortexareale, die bei Gesunden visuelle Informationen verarbeiten, spielen demnach bei Erblindeten beim Lesen von Blindenschrift eine entscheidende Rolle.

19.3 Funktionelles Mapping

Durch die funktionelle Bildgebung des zentralen Nervensystems, mit der zeitlich sich ändernde physiologische Funktionen oder pathologische Vorgänge abgebildet werden können, wurde es möglich, die an motorischen, sensorischen oder kognitiven Aufgaben beteiligten Hirnareale zu identifizieren und darzustellen. Durch Anwendung dieser Verfahren lässt sich jedoch keine Aussage über die tatsächliche funktionelle Rolle des jeweils beteiligten Areals machen. Eine etwaige Aktivität könnte dabei auch Ausdruck der weiteren Verarbeitung sein oder die emotionale Bewertung eines kognitiven, sensorischen oder motorischen Prozesses widerspiegeln. Mit der TMS ist es möglich, mittels kurzer fokaler Reize oder Reizfolgen Neurone zu synchroner Aktivität anzuregen und auf diese Weise jedes zur Zeit der Stimulation herrschende Aktivitätsmuster zu unterbrechen und so eine kurzfristige, „virtuelle Läsion" zu verursachen. Ist das zu untersuchende

Areal tatsächlich ein notwendiger Bestandteil des für den fraglichen Prozess zuständigen Netzwerkes, wird die entsprechende Leistung für die Dauer der Stimulation oder kurz danach beeinträchtigt. Einige Studien haben sich demnach, in Ergänzung zu den konventionellen bildgebenden Verfahren, vor allem mit der Topografie mentaler Funktionen beschäftigt. Die TMS kann jedoch auch zur Identifikation des Zeitfensters verwendet werden, welches für den Beitrag eines bestimmten Areals für die fragliche Leistung von Bedeutung ist. Diese Untersuchungen können jedoch sinnvoll nur durch die Anwendung von Einzelpulsstimulationen durchgeführt werden. Dieses Verfahren erlaubt somit, die Bedeutung einzelner kortikaler Areale in hoher Zeitauflösung zu beurteilen und neue Informationen zur Topografie und zum zeitlichen Verlauf normaler und gestörter mentaler Prozesse zu erhalten.

Sprache

Das wahrscheinlich eindrücklichste Beispiel für die Eigenschaft der TMS, mit dem Ablauf von Informationsverarbeitungsprozessen zu interferieren und so eine kurzfristige „virtuelle Läsion" zu verursachen, ist die Störung der Sprachproduktion („speech arrest") durch hochfrequente rTMS der linken inferioren frontalen Region, wie sie von Pascual-Leone et al. (1991) demonstriert werden konnte. Interessanterweise stimmen auf diese Art erhobene Befunde mit den Ergebnissen des zur Sprachlokalisierung üblicherweise eingesetzten Wada-Tests nicht immer überein (Epstein et al. 2000). Außerdem führt diese Art der Intervention nicht bei allen Probanden zum erwünschten Effekt (Michelucci et al. 1994), sodass weiterhin unklar ist, auf welcher Ebene der Sprachproduktion bzw. Sprachverarbeitung dieser Effekt erzielt wird (Epstein et al. 1999). Zwei unterschiedliche Typen des „speech-arrest" postulieren Stewart et al. (2001a): rTMS lateral des primärmotorischen Kortex der Handmuskulatur beidseits führte zur Hemmung von Sprachproduktion unter Einbeziehung der Aktivierung des M. mentalis, wohingegen anteriore Stimulation allein links zum „speech-arrest" ohne Aktivierung des M. mentalis führte. Dieselbe Gruppe konnte darüber hinaus zeigen (Stewart et al. 2001), dass zwar die Sprachproduktion, jedoch nicht das Singen durch rTMS gestört werden kann.

Neben der Unterbrechung der Sprachproduktion kann die TMS auch gezielt zur Untersuchung höherer sprachlicher Verarbeitungsprozesse genutzt werden. So stieg z.B. in zwei Untersuchungen (Mottaghy et al. 1999; Sparing et al. 2001) die Geschwindigkeit der Benennung von Bildern unmittelbar nach Anwendung von hochfrequenter (20 Hz) Stimulation des Wernicke-Areals an (Mottaghy et al. 1999), ein Effekt, der nach Stimulation des homologen Areals rechts und des Broca-Areals nicht erzielt werden konnte. Bei einer vergleichbaren Aufgabe hatte auch die Gabe eines einzelnen TMS-Impulses 500–1000 ms vor der Präsentation eines Stimulus eine ähnliche, die Reaktionszeit verkürzende Wirkung (Topper et al. 1998). Wassermann et al. (1999) hingegen konnten bei Patienten mit Temporallappenepilepsie zeigen, dass eine Stimulation frontaler und temporaler Areale mit 10 Hz die Fehlerrate bei der Benennung von Bildern erhöht. Von Filtmann et al. (1998) wurde anhand eines visuomotorischen Paradigmas nachgewiesen, dass auch unabhängig von der eigentlichen Sprachproduktion das Sprachverständnis durch die TMS mehrerer linksseitiger Areale gestört werden kann. Die Probanden wurden bei diesem Versuch aufgefordert, durch einen Tastendruck anzuzeigen, ob eine Bild-Wort-Kombination korrekt sei oder nicht. Die Reaktionszeit war dabei während linksseitiger Stimulation verlängert. Stimulation des linken Brodmann-Areals 37 führte in einer Untersuchung von Stewart et al. (2002) zu einer Reduktion der Geschwindigkeit der Benennung von Bildern im Vergleich zu anderen kortikalen Regionen. Da die Benennung von Farben sowie das Lesen von Worten und Nichtworten nicht beeinträchtigt wurde, schließen die Autoren auf eine wesentliche Beteiligung dieser Region bei der Objekterkennung. Aufgrund der derzeit noch geringen Zahl an Untersuchungen und der uneinheitlichen Ergebnisse lässt sich zwar feststellen, dass die TMS die Sprache in ihrer Entstehung und Verarbeitung beeinflussen kann, die Lokalisation der entsprechend sensibelsten Regionen und die zur Beeinträchtigung bzw. Besserung sprachlicher Leistungen nötigen Parameter sind jedoch weiter unklar.

Motorik und Lernen

Eine Reihe von Studien verwendet die Technik der virtuellen Läsion durch rTMS zur Untersuchung der funktionellen Rolle unterschiedlicher motorischer Areale beim Erlernen, Erinnern und Durchführen von Bewegungsmustern unterschiedlicher Komplexität.

Pascual-Leone et al. (1996a) untersuchten die Rolle des dorsolateralen präfrontalen Kortex in Bezug auf das implizite prozedurale Erlernen einer visuomotorischen Sequenz. Gesunde Probanden führten mehrere Blocks einer visuomotorischen Aufgabensequenz durch, bei der einzelne visuelle Stimuli dem Druck unterschiedlicher Tasten mit den Fingern einer Hand zugeordnet wurden. Gewöhnlich verkürzen sich bei diesem Experiment die Reaktionszeiten, da die Stimulussequenzen einer Regelmäßigkeit unterliegen, die implizit gelernt wird. Die Stimulation (5 Hz) des kontralateralen Präfrontalkortex führte zu einer erheblichen Beeinträchtigung des impliziten Lernens, erkennbar am Fehlen der normalen Reaktionszeitverkürzung im Verlauf des Experiments. Die Stimulation über kontralaterale Areale (supplementärmotorische Area und ipsilateraler Präfrontalkortex) beeinträchtigten das implizite Lernen nicht.

Gerloff et al. (1997, 1998b) konnten mit Hilfe dieser Technik zeigen, dass hochfrequente Stimulation (15–20 Hz) über dem primären Motorkortex und dem supplementärmotorischen Areal (SMA) beim bzw. kurz vor dem Spielen erlernter Fingersequenzen die korrekte Wiedergabe dieser Sequenzen beeinträchtigt. Gesunde Versuchspersonen trainierten einhändig, eine komplexe Fingersequenz an einem elektrischen Klavier zu spielen. Jede Sequenz bestand dabei aus 16 Tönen, die mit einer Geschwindigkeit von 2 Hz (metronomgetriggert) gespielt wurden. Nach den ersten vier Tönen wurde für etwa 2 s mit hochfrequenter rTMS die Funktion verschiedener Hirnareale gestört. Komplexe Sequenzen konnten dabei durch Stimulation des kontralateralen Motorkortex mit geringerer Intensität gestört werden als einfache Sequenzen (z. B. Tonleiter). Dementsprechend ist also der primär motorische Kortex nicht nur allein an der Ausführung, sondern auch an der Organisation der komplexeren Bewegungen beteiligt (Gerloff et al. 1998b). Mit einem ähnlichen Verfahren konnte gezeigt werden, dass auch die Stimulation des supplementärmotorischen Areals eine Störung der komplexen, jedoch nicht der einfachen Fingerbewegungen verursacht (Gerloff et al. 1997a). Interessanterweise trat dieser Effekt mit etwa einer Sekunde Verzögerung auf, ein Befund der die entscheidende Rolle der SMA bei der Organisation des Ablaufs von aus der Erinnerung abzurufenden komplexen Bewegungsmustern nachweist.

Die Relevanz des ipsilateralen Motorkortex für die Ausführung komplexer Bewegungen konnten Chen et al. (1997) mit Hilfe der rTMS demonstrieren. Es zeigte sich, dass eine Stimulation sowohl des rechten als auch des linken Motorkortex Störungen des zeitlichen Ablaufs komplexer Fingerbewegungen der jeweils ipsilateralen Hand verursacht.

Visuelles System

Schon Barker et al. (1985) konnten durch die TMS des Okzipitalkortex bei gesunden Probanden Phosphene, d. h. vorübergehende, helle Lichtwahrnehmungen, gewöhnlich ohne feste Formen, auslösen (Kammer 1999). Dieses Phänomen findet sich jedoch nicht bei allen Versuchspersonen (Amassian et al. 1989). Es besteht jedoch offensichtlich eine Korrelation zwischen Stimulusintensität und Helligkeit der Phosphene (Meyer et al. 1991). Migränepatienten weisen eine erheblich niedrigere Schwelle für die Wahrnehmung von Phosphenen auf als gesunde Probanden. Im Gegensatz zu den Gesunden nahmen sie in dieser Untersuchung ausnahmslos Phosphene wahr (Aurora et al. 1998). Eine okzipitale Hyperexzitabilität bei Migränepatienten ist daher wahrscheinlich (Aurora et al. 1998). Amassian und Cracco konnten als erste zeigen, dass die visuelle Wahrnehmung durch magnetische Stimulation unterbrochen werden kann (Amassian et al. 1989). Bei dieser Untersuchung wurde damit zum ersten Mal die Möglichkeit der TMS genutzt, eine kurzfristige virtuelle Läsion zu verursachen. Die Versuchspersonen wurden instruiert, drei Buchstaben, die kurz auf einem Bildschirm erschienen, zu identifizieren. Der Bildschirmkontrast wurde dabei so stark reduziert, dass einige der Buchstaben nicht erkannt werden konnten. Ein einzelner magnetischer Impuls zwischen 80 und 100 ms nach dem visuellen Stimulus führte dazu, dass die Buchstaben nicht mehr erkannt wurden. Die dafür notwendige Stimulationsintensität lag dabei deutlich über der motorischen Schwelle. Auch eine grobe topographische Einordnung des Phänomens gelang in dieser Untersuchung. Eine rechtsseitige Stimulation führte zu einer linksbetonten Beeinträchtigung der Wahrnehmung und umgekehrt. Diese Ergebnisse konnten später von Masur et al. (1993) bestätigt werden. Die Unterdrückung visueller Wahrnehmung führt auch zum Phänomen der Demaskierung. Bei dem entsprechenden Versuch folgte 100 ms nach einem schwachen visuellen Zielreiz ein heller, maskierender Reiz. In Kontrollexperimenten konnten die Versuchspersonen den Zielreiz nicht identifizieren. Wurde jedoch 60 bis 150 ms nach Präsentation des maskierenden Reizes magnetisch stimuliert, konnte der Zielreiz von den Probanden wieder erkannt werden (Amassian et al. 1993).

Stimulation des extrastriatären okzipitalen Kortex kann die Wahrnehmung von Bewegung beeinträchtigen. In Forced-choice-Paradigmen zur Bewegungserkennung konnte gezeigt werden, dass Einzelimpulsstimulation über der Region V5, die aufgrund von Tierexperimenten und Untersuchungen mit bildgebenden Verfahren mit dem Bewegungssehen in Zusammenhang gebracht wird, die Leistungen in diesen Tests erheblich reduziert (Beckers et al. 1992; Hotson et al. 1994; Beckers et al. 1995). Kontrollexperimente zur Farbwahrnehmung oder räumlichen Orientierung von Objekten zeigten dabei keine Auffälligkeiten. Darüber hinaus kann eine TMS über V5 wandernde Phosphene auslösen (Stewart et al. 1999), ein Befund, der die Einbindung dieses Areals in das Erkennen von Bewegungen unterstreicht.

Kognition

Die TMS bietet vielfältige Möglichkeiten zur Untersuchung von physiologischen und pathologischen kognitiven Vorgängen.

Inwieweit die TMS des motorischen Kortex Einfluss auf das Gedächtnis haben könnte, wurde von Ferbert et al. (1991) untersucht. Drei Gruppen von je sechs sinnlosen Worten wurden visuell präsentiert, jeweils gefolgt von einem TMS-Stimulus über dem motorischen Kortex. In der ersten Gruppe wurden 60%, in der zweiten 80% und in der dritten 100% der maximalen Stimulatorleistung von ca. 2 Tesla appliziert. Nach jedem dieser Blöcke und nach allen drei Blöcken wurde die spontane Erinnerung dieser Worte überprüft. Am Ende der Untersuchung folgte außerdem ein Multiple-Choice-Test für alle 18 Worte. Als Kontrollgruppe dienten Probanden, die bei gleichen Bedingungen mit 0% der Stimulatorleistung behandelt wurden. Hier zeigte sich eine geringfügige, jedoch signifikante Beeinträchtigung der Gedächtnisleistung nach Stimulation mit 100% der Stimulatorleistung gegenüber der Kontrollbedingung. In einem weiteren Experiment wurde daraufhin diese Behandlung mit einer Stimulation über der Halswirbelsäule verglichen. Der im ersten Experiment sichtbare Effekt konnte nun nicht mehr nachgewiesen werden. Demnach ist der zunächst beobachtete Einfluss der TMS auf die Erinnerung an die präsentierten Worte nicht auf eine spezifische Beeinträchtigung der Gedächtnisleistung zurückzuführen. Ein Zusammenhang mit dem bei 100% Stimulatorleistung erheblichen Geräusch, das bei 0% vollständig fehlt, ist dabei naheliegend. Diese Beobachtungen unterstreichen die Notwendigkeit adäquater Placebostimulationen und Kontrollexperimente bei derartigen Fragestellungen.

Die Rolle des frontalen Kortex für die Erinnerung verbaler Inhalte untersuchten Grafman et al. (1994). Gesunde Probanden wurden aufgefordert, die Worte einer Liste von 12 Elementen jeweils einzeln nachzusprechen und nach Ende der gesamten Präsentation zu erinnern. Mit der Präsentation eines jeden Wortes sowie 250, 500 und 1000 ms später erfolgte eine Stimulationsfolge von 500 ms Dauer mit einer Frequenz von 20 Hz. Die Probanden waren regelmäßig in der Lage, das Wort nachzusprechen. Die Erinnerung war jedoch nach Stimulation linkstemporaler und dorsofrontaler Regionen bei sofortigem und um 250 ms verzögertem Stimulationsbeginn im Vergleich zu den übrigen Bedingungen beeinträchtigt.

Die Bedeutung des dorsolateralen präfrontalen Kortex für das Arbeitsgedächtnis wurde von Pascual-Leone und Hallett (1994) anhand eines „delayed-response"-Experiments überprüft. Den Probanden wurde dazu zunächst für 200 ms auf einem Bildschirm eines von vier Quadraten grün ausgefüllt präsentiert. Jedes dieser Quadrate entsprach einem Antwortknopf auf einer Leiste vor den Probanden. Nach der Präsentation erschien das grün gefüllte Quadrat zufällig verteilt für 5 s an den vier Positionen. Danach wurden alle Quadrate rot ausgefüllt gezeigt. Dieses Signal forderte den Probanden auf, die ursprüngliche Position des grün gefüllten Quadrates durch einen Tastendruck wiederzugeben. Die Stimulation des rechten oder linken dorsolateralen präfrontalen Kortex während der Periode zwischen Instruktion und Ausführung führte zu einer signifikanten Vermehrung der Fehler im Vergleich zur Stimulation des primär motorischen Kortex oder fehlender Stimulation.

Hufnagel et al. (1993) überprüften die Effekte einer rTMS auf die Leistungen des Kurzzeitgedächtnisses. Die Probanden hatten dabei eine Serie von Ziffern bzw. zur Prüfung des räumlichen Gedächtnisses die Position von Quadern, die ihnen auf einem Computermonitor gezeigt wurden, zu erinnern, d.h. frei zu wiederholen. Parallel zur Präsentation der jeweiligen Elemente wurde eine Folge von rTMS (550 ms Dauer, 50 Hz, etwa 1 T) auf den anterolateralen parietalen, den superior temporalen und den posterior temporalen Kortex beidseits abgegeben. Der Vergleich der Gedächtnisleistungen zwischen den Gruppen und einer Kontrollbedingung ohne Stimulation zeigte keine signifikanten Beeinträchtigungen.

Insgesamt erweist sich die TMS damit als nützliches Instrument zur Untersuchung kognitiver Funktionen am Menschen. Differenzierte Paradigmen ermöglichen die Identifikation des Beitrags unterschiedlicher kortikaler Areale zu den verschiedenen Aspekten kognitiver Leistungen wie Speicherung, Konsolidierung und Abruf von Erlerntem.

Literatur

Amassian VE, Cracco RQ, Maccabee PJ, Cracco JB, Rudell AP, Eberle L (1989) Suppression of visual perception by magnetic coil stimulation of human occipital cortex. Electroenceph Clin Neurophys 74:458–462

Amassian VE, Cracco RQ, Maccabee PJ, Cracco JB, Rudell AP, Eberle L (1993) Unmasking human visual perception with the magnetic coil and its relationship to hemispheric asymmetry. Brain Research 605:312–316

Aurora SK, Welch KM (1998) Brain excitability in migraine: evidence from transcranial magnetic stimulation studies. Curr Opin Neurol 11:205–209

Aurora SK, Ahmad BK, Welch KM, Bhardhwaj P, Ramadan NM (1998) Transcranial magnetic stimulation confirms hyperexcitability of occipital cortex in migraine. Neurology 50:1111–1114

Barker A, Freeston I, Jalinous R, Merton P (1985) Magnetic stimulation of the human brain. Journal of Physiology 369:3P

Beckers G, Homberg V (1992) Cerebral visual motion blindness: transitory akinetopsia induced by transcranial magnetic stimulation of human area V5. Proc R Soc Lond B Biol Sci 249:173–178

Beckers G, Zeki S (1995) The consequences of inactivating areas V1 and V5 on visual motion perception. Brain 118:49–60

Berardelli A, Inghilleri M, Rothwell JC, Romeo S, Curra A, Gilio F, Modugno N, Manfredi M (1998) Facilitation of muscle evoked responses after repetitive cortical stimulation in man. Exp Brain Res 122:79–84

Boroojerdi B, Battaglia F, Muellbacher W, Cohen LG (2001) Mechanisms influencing stimulus-response properties of the human corticospinal system. Clin Neurophysiol 112:931–937

Brasil-Neto JP, Cammarota A, Valls-Sole J, Pascual-Leone A, Hallett M, Cohen LG (1995) Role of intracortical mechanisms in the late part of the silent period to transcranial stimulation of the human motor cortex. Acta Neurol Scand 92:383–386

Bütefisch CM, Davis BC, Wise SP, Sawaki L, Kopylev L, Classen J, Cohen LG (2000) Mechanisms of use-dependent plasticity in human motor cortex. PNAS 97:3661–3669

Bütefisch CM, Davis BC, Sawaki L, Waldvogel D, Classen J, Kopylev L, Cohen LG (2002) Modulation of use-dependent plasticity by δ-amphetamine. Ann Neurol 51:59–68

Chen R, Classen J, Gerloff C, Celnik P, Wassermann EM, Hallett M, Cohen LG (1997a) Depression of motor cortex excitability by low-frequency transcranial magnetic stimulation. Neurology 48:1398–1403

Chen R, Gerloff C, Hallett M, Cohen LG (1997b) Involvement of the ipsilateral motor cortex in finger movements of different complexities. Ann Neurol 41:247–254

Chen R, Samii A, Canos M, Wassermann EM, Hallett M (1997c) Effects of phenytoin on cortical excitability in humans. Neurology 49:881–883

Chen R, Tam A, Butefisch C, Corwell B, Ziemann U, Rothwell JC, Cohen LG (1998) Intracortical inhibition and facilitation in different representations of the human motor cortex. J Neurophysiol 80:2870–2881

Chen R, Lozano AM, Ashby P (1999) Mechanism of the silent period following transcranial magnetic stimulation. Evidence from epidural recordings. Exp Brain Res 128:539–542

Classen J, Liepert J, Wise SP, Hallett M, Cohen LG (1998) Rapid plasticity of human cortical movement representation induced by practice. J Neurophysiol 79:1117–1123

Cohen LG, Bandinelli S, Findley TW, Hallett M (1991) Motor reorganization after upper limb amputation in man. A study with focal magnetic stimulation. Brain 114:615–627

Cohen LG, Celnik P, Pascual-Leone A, Corwell B, Falz L, Dambrosia J, Honda M, Sadato N, Gerloff C, Catala MD, Hallett M (1997) Functional relevance of cross-modal plasticity in blind humans. Nature 389:180–183

Cohrs S, Tergau F, Riech S, Kastner S, Paulus W, Ziemann U, Ruther E, Hajak G (1998) High-frequency repetitive transcranial magnetic stimulation delays rapid eye movement sleep. Neuroreport 9:3439–3443

Daskalakis ZJ, Christensen BK, Chen R, Fitzgerald PB, Zipursky RB, Kapur S (2002) Evidence for impaired cortical inhibition in schizophrenia using transcranial magnetic stimulation. Arch Gen Psychiatry 59:347–354

Di Lazzaro V, Oliviero A, Proficie P, Pennisi MA, Di Giovanni S, Zito G, Tonali P, Rothwell JC (2000) Muscarinic receptor blockade has differential effects on the excitability of intracortical circuits in the human motor cortex. Exp Brain Res 135:455–461

Epstein CM, Meador KJ, Loring DW, Wright RJ, Weissman JD, Sheppard S, Lah JJ, Puhalovich F, Gaitan L, Davey KR (1999) Localization and characterization of speech arrest during transcranial magnetic stimulation. Clin Neurophysiol 110:1073–1079

Epstein CM, Woodard JL, Stringer AY, Bakay RA, Henry TR, Pennell PB, Litt B (2000) Repetitive transcranial magnetic stimulation does not replicate the Wada test. Neurology 55:1025–1027

Ferbert A, Mussmann N, Menne A, Buchner H, Hartje W (1991) Short-term memory performance with magnetic stimulation of the motor cortex. Eur Arch Psychiatry Clin Neurosci 241:135–138

Flitman SS, Grafman J, Wassermann EM, Cooper V, O'Grady J, Pascual-Leone A, Hallett M (1998) Linguistic processing during repetitive transcranial magnetic stimulation. Neurology 50:175–181

Fisher RJ, Nakamura Y, Bestmann S, Rothwell JC, Bostock H (2002) Two phases of intracortical inhibition revealed by transcranial magnetic threshold tracking. Exp Brain Res 143:240–248

Fitzgerald PB, Brown TL, Daskalakis ZJ, Kulkarni J (2002) A transcranial magnetic stimulation study of inhibitory deficits in the motor cortex in patients with schizophrenia. Psychiatry Res 114:11–22

Gangitano M, Valero-Cabre A, Tormos JM, Mottaghy FM, Romero JR, Pascual-Leone A (2002) Modulation of input-output curves by low and high frequency repetitive transcranial magnetic stimulation of the motor cortex. Clin Neurophys 113:1249–1257

George MS, Wassermann EM, Williams WA, Steppel J, Pascual-Leone A, Basser P, Hallett M, Post RM (1996) Changes in mood and hormone levels after rapid-rate transcranial magnetic stimulation (rTMS) of the prefrontal cortex. J Neuropsychiatry Clin Neurosci 8:172–180

Gerloff C, Corwell B, Chen R, Hallett M, Cohen LG (1997) Stimulation over the human supplementary motor area interferes with the organization of future elements in complex motor sequences. Brain 120:1587–1602

Gerloff C, Cohen LG, Floeter MK, Chen R, Corwell B, Hallett M (1998a) Inhibitory influence of the ipsilateral motor cortex on responses to stimulation of the human cortex and pyramidal tract. J Physiol 510:249–259

Gerloff C, Corwell B, Chen R, Hallett M, Cohen LG (1998b) The role of the human motor cortex in the control of complex and simple finger movement sequences. Brain 121:1695–1709

Grafman J, Pascual-Leone A, Alway D, Nichelli P, Gomez-Tortosa E, Hallett M (1994) Induction of a recall deficit by rapid-rate transcranial magnetic stimulation. Neuroreport 5:1157–1160

Greenberg BD, Ziemann U, Cora-Locatelli G, Harmon A, Murphy DL, Keel JC, Wassermann EM (2000) Altered cortical excitability in obsessive-compulsive disorder. Neurology 54:142–147

Habel U, Wild B, Topka H, Kircher T, Salloum JB, Schneider F (2001) Transcranial magnetic stimulation: no effect on mood with single pulse during learned helplessness. Prog Neuropsychopharmacol Biol Psychiatry 25:497–506
Hallett M (2000) Transcranial magnetic stimulation and the human brain. Nature 406:147–150
Hess CW, Ludin HP (1988) [Transcranial cortex stimulation with magnetic field pulses: methodologic and physiologic principles]. EEG EMG Z Elektroenzephalogr Elektromyogr Verwandte Geb 19:209–215
Hess CW, Mills KR, Murray NM, Schriefer TN (1987) Excitability of the human motor cortex is enhanced during REM sleep. Neurosci Lett 82:47–52
Hoffman RE, Boutros NN, Berman RM, Roessler E, Belger A, Krystal JH, Charney DS (1999) Transcranial magnetic stimulation of left temporoparietal cortex in three patients reporting hallucinated "voices". Biol Psychiatry 46:130–132
Hoffman RE, Boutros NN, Hu S, Berman RM, Krystal JH, Charney DS (2000) Transcranial magnetic stimulation and auditory hallucinations in schizophrenia. Lancet 355:1073–1075
Hotson J, Braun D, Herzberg W, Boman D (1994) Transcranial magnetic stimulation of extrastriate cortex degrades human motion direction discrimination. Vision Res 34:2115–2123
Hufnagel A, Claus D, Brunhoelzl C, Sudhop T (1993) Short-term memory: no evidence of effect of rapid-repetitive transcranial magnetic stimulation in healthy individuals. J Neurol 240:373–376
Ilic TV, Korchounov A, Ziemann U (2002) Complex modulation of human motor cortex excitability by the specific serotonin re-uptake inhibitor sertraline. Neuroci Lett 319:116–120
Jenkins J, Shajahan PM, Lappin JM, Ebmeier KP (2002) Right and left prefrontal transcranial magnetic stimulation at 1 Hz does not affect mood in healthy volunteers. BMC Psychiatry 2:1
Kammer T (1999) Phosphenes and transient scotomas induced by magnetic stimulation of the occipital lobe: their topographic relationship. Neuropsychologia 37:191–198
Karl A, Birbaumer N, Lutzenberger W, Cohen LG, Flor H (2001) Reorganization of motor and somatosensory cortex in upper extremity amputees with phantom limb pain. J Neurosci 21:3609–3618
Kirkwood A, Dudek SM, Gold JT, Aizenman CD, Bear MF (1993) Common forms of synaptic plasticity in the hippocampus and neocortex in vitro. Science 260:1518–1521
Kujirai T, Caramia MD, Rothwell JC, Day BL, Thompson PD, Ferbert A, Wroe S, Asselman P, Marsden CD (1993) Corticocortical inhibition in human motor cortex. J Physiol 471:501–519
Liepert J, Tegenthoff M, Malin JP (1995) Changes of cortical motor area size during immobilization. Electroencephalogr Clin Neurophysiol 97:382–386
Liepert J, Schwenkreis P, Tegenthoff M, Malin JP (1997) The glutamate antagonist riluzole suppresses intracortical facilitation. J Neural Transm 104:1207–1214
Liepert J, Schardt S, Weiller C (2001) Orally administered atropine enhances motor cortex excitability: a transcranial magnetic stimulation study in human subjects. Neurosci Lett 300:149–152
Maeda F, Keenan JP, Pascual-Leone A (2000) Interhemispheric asymmetry of motor cortical excitability in major depression as measured by transcranial magnetic stimulation. Br J Psychiatry 177:169–173
Maeda F, Keenan JP, Tormos JM, Topka H, Pascual-Leone A (2000) Modulation of corticospinal excitability by repetitive transcranial magnetic stimulation. Clin Neurophysiol 111:800–805

Malenka RC (1994) Synaptic plasticity in the hippocampus: LTP and LTD. Cell 78:535–538

Manganotti P, Bortolomasi M, Zanette G, Pawelzik T, Giacopuzzi M, Fiaschi A (2001) Intravenous clomipramine decreases excitability of human motor cortex. A study with paired magnetic stimulation. Neurol Sci 184:27–32

Masur H, Papke K, Oberwittler C (1993) Suppression of visual perception by transcranial magnetic stimulation – experimental findings in healthy subjects and patients with optic neuritis. Electroencephalogr Clin Neurophysiol 86:259–267

Meyer BU, Diehl R, Steinmetz H, Britton TC, Benecke R (1991) Magnetic stimuli applied over motor and visual cortex: influence of coil position and field polarity on motor responses, phosphenes, and eye movements. Electroencephalogr Clin Neurophysiol Suppl 43:121–134

Michelucci R, Valzania F, Passarelli D, Santangelo M, Rizzi R, Buzzi AM, Tempestini A, Tassinari CA (1994) Rapid-rate transcranial magnetic stimulation and hemispheric language dominance: usefulness and safety in epilepsy. Neurology 44:1697–1700

Modugno N, Nakamura Y, MacKinnon CD, Filipovic SR, Bestmann S, Berardelli A, Rothwell JC (2001) Motor cortex excitability following short trains of repetitive magnetic stimuli. Exp Brain Res 140:453–459

Mosimann UP, Rihs TA, Engeler J, Fisch H, Schlaepfer TE (2000) Mood effects of repetitive transcranial magnetic stimulation of left prefrontal cortex in healthy volunteers. Psychiatry Res 94:251–256

Mottaghy FM, Hungs M, Brugmann M, Sparing R, Boroojerdi B, Foltys H, Huber W, Topper R (1999) Facilitation of picture naming after repetitive transcranial magnetic stimulation. Neurology 53:1806–1812

Pantev C, Engelien A, Candia V, Elbert T (2001) Representational cortex in musicians. Plastic alterations in response to musical practice. Ann N Y Acad Sci 930:300–314

Pascual-Leone A, Gates JR, Dhuna A (1991) Induction of speech arrest and counting errors with rapid-rate transcranial magnetic stimulation. Neurology 41:697–702

Pascual-Leone A, Hallett M (1994) Induction of errors in a delayed response task by repetitive transcranial magnetic stimulation of the dorsolateral prefrontal cortex. Neuroreport 5:2517–2520

Pascual-Leone A, Wassermann EM, Sadato N, Hallett M (1995) The role of reading activity on the modulation of motor cortical outputs to the reading hand in Braille readers. Ann Neurol 38:910–915

Pascual-Leone A, Peris M, Tormos JM, Pascual AP, Catala MD (1996a) Reorganization of human cortical motor output maps following traumatic forearm amputation. Neuroreport 7:2068–2070

Pascual-Leone A, Catala MD, Pascual-Leone PA (1996b) Lateralized effect of rapid-rate transcranial magnetic stimulation of the prefrontal cortex on mood. Neurology 46:499–502

Pascual-Leone A, Tormos JM, Keenan J, Tarazona F, Canete C, Catala MD (1998) Study and modulation of human cortical excitability with transcranial magnetic stimulation. J Clin Neurophysiol 15:333–343

Pearce AJ, Thickbroom GW, Byrnes ML, Mastaglia FL (2000) Functional reorganisation of the corticomotor projection to the hand in skilled racquet players. Exp Brain Res 130:238–243

Plewnia C, Bartels M, Cohen LG, Gerloff C (2001) Noradrenergic modulation of human cortex excitability by the presynaptic alpha(2)-antagonist yohimbine. Neurosci Lett 307:41–44

Plewnia C, Hoppe J, Hiemke C, Bartels M, Cohen LG, Gerloff C (2002) Enhancement of human cortico-motoneuronal excitability by the selective norepinephrine reuptake inhibitor reboxetine. Neurosci Lett 330:231–234

Puri BK, Davey NJ, Ellaway PH, Lewis SW (1996) An investigation of motor function in schizophrenia using transcranial magnetic stimulation of the motor cortex. Br J Psychiatry 169:690-695

Rauschecker JP (1999) Auditory cortical plasticity: a comparison with other sensory systems. Trends Neurosci 22:74-80

Rizzo V, Quartarone A, Bagnato S, Battaglia F, Majorana G, Girlanda P (2001) Modification of cortical excitability induced by gabapentin: a study by transcranial magnetic stimulation. Neurol Sci 22:229-232

Romero JR, Anschel D, Sparing R, Gangitano M, Pascual-Leone A (2002) Subthreshold low frequency repetitive transcranial magnetic stimulation selectively decreases facilitation in the motor cortex. Clin Neurophysiol 113:101-107

Schwenkreis P, Witscher K, Janssen F, Addo A, Dertwinkel R, Zenz M, Malin JP, Tegenthoff M (1999) Influence of the N-methyl-D-aspartate antagonist memantine on human motor cortex excitability. Neurosci Lett 270:137-140

Siebner HR, Tormos JM, Ceballos-Baumann AO, Auer C, Catala MD, Conrad B, Pascual-Leone A (1999) Low-frequency repetitive transcranial magnetic stimulation of the motor cortex in writer's cramp. Neurology 52:529-537

Smith MJ, Keel JC, Greenberg BD, Adams LF, Schmidt PJ, Rubinow DA, Wassermann EM (1999) Menstrual cycle effects on cortical excitability. Neurology 53:2069-2072

Sohn YH, Kaelin-Lang A, Yung HY, Hallett M (2001) Effect of levetiracetam on human corticospinal excitability. Neurology 57:858-863

Sparing R, Mottaghy FM, Hungs M, Brugmann M, Foltys H, Huber W, Topper R (2001) Repetitive transcranial magnetic stimulation effects on language function depend on the stimulation parameters. J Clin Neurophysiol 18:326-330

Stalder S, Rosler KM, Nirkko AC, Hess CW (1995) Magnetic stimulation of the human brain during phasic and tonic REM sleep: recordings from distal and proximal muscles. J Sleep Res 4:65-70

Stefan K, Kunesch E, Cohen LG, Benecke R, Classen J (2000) Induction of plasticity in the human motor cortex by paired associative stimulation. Brain 123 Pt 3:572-584

Stewart LM, Battelli L, Walsh V, Cowey A (1999) Motion perception and perceptual learning: a magnetic stimulation study. J Electroenc Clin Neurophys 51:334-350

Stewart L, Walsh V, Frith U, Rothwell JC (2001a) TMS produces two dissociable types of speech disruption. Neuroimage 13:472-478

Stewart L, Walsh V, Frith U, Rothwell J (2001b) Transcranial magnetic stimulation produces speech arrest but not song arrest. Ann N Y Acad Sci 930:433-435

Stewart L, Meyer B, Frith U, Rothwell J (2002) Left posterior BA37 is involved in object recognition: a TMS study. Neuropsychologia 39:1-6

Topper R, Mottaghy FM, Brugmann M, Noth J, Huber W (1998) Facilitation of picture naming by focal transcranial magnetic stimulation of Wernicke's area. Exp Brain Res 121:371-378

Tormos JM, Canete C, Tarazona F, Catala MD, Pascual-Leone PA, Pascual-Leone A (1997) Lateralized effects of self-induced sadness and happiness on corticospinal excitability. Neurology 49:487-491

Wassermann EM, Blaxton TA, Hoffman EA, Berry CD, Oletsky H, Pascual-Leone A, Theodore WH (1999) Repetitive transcranial magnetic stimulation of the dominant hemisphere can disrupt visual naming in temporal lobe epilepsy patients. Neuropsychologia 37:537-544

Wassermann EM, Greenberg BD, Nguyen MB, Murphy DL (2001) Motor cortex excitability correlates with an anxiety-related personality trait. Biol Psychiatry 50:377-382

Werhahn KJ, Förderreuther S, Straube A (1998) Effects of the serotonin$_{1B/1D}$ receptor agonist zolmitriptan on motor cortical excitability in humans. Neurology 51:896-898

Werhahn KJ, Kunesch E, Noachtar S, Benecke R, Classen J (1999) Differential effects on motorcortical inhibition induced by blockade of GABA uptake in humans. J Physiol 517:591–597

Wohlfarth K, Schneider U, Haacker T, Schubert M, Schulze-Bonhage A, Zedler M, Emrich HM, Dengler R, Rollnik JD (2000) Acamprosate reduces motor cortex excitability determined by transcranial magnetic stimulation. Neuropsychobiology 42:183–185

Ziemann U, Lönnecker S, Paulus W (1995) Inhibition of human motor cortex by ethanol. A transcranial magnetic stimulation study. Brain 118:1437–1446

Ziemann U, Lonnecker S, Steinhoff BJ, Paulus W (1996a) Effects of antiepileptic drugs on motor cortex excitability in humans: a transcranial magnetic stimulation study. Ann Neurol 40:367–378

Ziemann U, Lönnecker S, Steinhoff BJ, Paulus W (1996b) The effect of lorazepam on the motor cortical excitability in man. Exp Brain Res 109:127–135

Ziemann U, Bruns D, Paulus W (1996c) Enhancement of human motor cortex inhibition by the dopamine receptor agonist pergolide: evidence from transcranial magnetic stimulation. Neurosci Lett 208:187–190

Ziemann U, Tergau F, Bruns D, Baudewig J, Paulus W (1997) Changes in human motor cortex excitability induced by dopaminergic and anti-dopaminergic drugs. Electroenc Clin Neurophys 105:430–437

Ziemann U, Hallett M, Cohen LG (1998a) Mechanisms of deafferentation-induced plasticity in human motor cortex. J Neurosci 18:7000–7007

Ziemann U, Chen R, Cohen LG, Hallett M (1998b) Dextromethorphan decreases the excitability of the human motor cortex. Neurology 51:1320–1324

Ziemann U (2001) Transkranielle Magnetstimulation: Neue Einsatzmöglichkeiten zur Messung kortikaler und kortikospinaler Erregbarkeit. Akt Neurol 28:249–264

20 Nebenwirkungen, Kontraindikationen und Sicherheitsrichtlinien der repetitiven transkraniellen Magnetstimulation

C. Plewnia

Die Entwicklung der repetitiven transkraniellen Magnetstimulation (rTMS) durch Verwendung von Stimulatoren, mit denen Reizfolgen mit hoher Frequenz abgegeben werden können, brachte eine entscheidende Erweiterung der Anwendungsmöglichkeiten der TMS. Derzeit sind Stimulatoren mit Reizfrequenzen bis zu 100 Hz kommerziell erhältlich. Schon zu Beginn der Anwendung dieser neuen Methode wurde jedoch klar, dass hier die Gefahr von unerwünschten Nebenwirkungen, insbesondere die Auslösung von Krampfanfällen bei Patienten oder gesunden Probanden, höher ist als bei der herkömmlichen Einzelpulsstimulation.

20.1 Unerwünschte Nebenwirkungen

Obwohl die TMS eine gut verträgliche, sichere und nichtinvasive Methode zur Reizung neuronaler Strukturen darstellt, wurden, insbesondere nach hochfrequenter rTMS, in Einzelfällen unerwünschte Nebenwirkungen beobachtet. Im Wesentlichen handelte es sich dabei um epileptische Krampfanfälle, die durch rTMS mit hoher Intensität und Frequenz verursacht wurden (Homberg et al. 1989; Classen et al. 1995; Pascual-Leone et al. 1992, 1993; Conca et al. 2000).

Darüber hinausgehende andauernde, insbesondere neurologische oder neuropsychologische Beeinträchtigungen durch eine Behandlung mit der rTMS konnten bisher nicht nachgewiesen werden (Bridgers 1991; Pascual-Leone et al. 1993; Jahanshahi et al. 1997; Loo et al. 2001; Koren et al. 2001). Nach derzeitigem Kenntnisstand ist bei Einhaltung der Sicherheitsrichtlinien und der Vermeidung eines Krampfanfalls die kurzzeitige Behandlung mit der rTMS beim Erwachsenen ohne anhaltende gesundheitliche Risiken. Zur Behandlung von Kindern bestehen jedoch nur unzureichende Erfahrungen, so dass eine Behandlung nur nach sorgfältiger Abwägung von Indikation und möglichen Risiken erfolgen sollte (Karak et al. 1999; Moll et al. 2001; Garvey et al. 2001). Die Gefahr struktureller Veränderungen z. B. durch Übererregung von Neuronen (Exitotoxizität) oder Erwärmung durch den magnetisch induzierten Stromfluss wird als äußerst niedrig eingeschätzt (Wassermann 1998). In neuropathologischen Untersuchungen an

Tieren, die mit einem Vielfachen der beim Menschen üblichen Dosis behandelt wurden, konnten diesbezüglich keine reproduzierbaren Schädigungen gefunden werden (Counter 1993).

Kurzfristig kann die TMS, insbesondere die rTMS, aufgrund der Stimulation peripherer Kopfhautnerven und Muskeln zu lokalen Schmerzen führen. Darüber hinaus berichten etwa 10–20% der behandelten Personen über einen TMS-getriggerten Spannungskopfschmerz nach der Stimulation (Hasbroucq et al. 1997), der auf die Gabe von nichtopioiden Analgetika gut anspricht. Insgesamt wird die TMS mit höherer Frequenz, Intensität oder Dauer und die Stimulation in der Nähe der Stirn oder des Gesichts als unangenehmer empfunden. Befunde bezüglich der Auslösung oder Verschlimmerung einer Migräneattacke sind uneinheitlich. Sowohl Verstärkung als auch leichte Besserung der Beschwerden werden beschrieben (Lorberbaum u. Wassermann 2000).

Durch die Entladung der Spule entsteht bei der Stimulation ein intensitätsabhängiges, kräftiges, klickendes Geräusch. Obwohl eine kurzfristige Anhebung der Hörschwelle nach einer rTMS beobachtet werden kann (Pascual-Leone et al. 1992), lässt sich eine andauernde schädigende Wirkung der rTMS auf das Gehör auch nach täglicher Behandlung über bis zu vier Wochen nicht nachweisen (Pascual-Leone et al. 1992; Loo et al. 2001; Collado-Corona et al. 2001). Die Verwendung eines Gehörschutzes ist jedoch zu empfehlen.

Die Beeinflussung der Stimmungslage ist im Rahmen von Studien zur Behandlung affektiver Störungen erwünscht. In einzelnen Fällen wurde auch von gesunden Versuchspersonen berichtet, die nach einer rTMS-Behandlung kurze Episoden mit inadäquatem Lachen (Epstein et al. 1996) oder Weinen erlebten (Pascual-Leone et al. 1991; Michelucci et al. 1994). Länger andauernde, unerwünschte affektive Veränderungen wurden bisher jedoch nicht beobachtet.

Aufgrund der wenigen Jahre, in denen die rTMS in klinischen Studien an Patienten angewendet wird, liegen abschließende Erkenntnisse über Langzeitwirkungen bzw. -nebenwirkungen der rTMS nicht vor. Da es die Absicht der klinischen Intervention mit einer rTMS ist, längerfristige Veränderungen kortikaler Funktionen im Sinne einer adaptiven Reorganisation zu erreichen, können auch anhaltende unerwünschte Veränderungen nicht prinzipiell ausgeschlossen werden. Weitere systematische Langzeitbeobachtungen sind zur Klärung dieser Frage erforderlich.

20.2 Kontraindikationen

Wie sich aus der Beschreibung der unerwünschten Nebenwirkungen ergibt, ist die TMS insbesondere unter Berücksichtigung der prokonvulsiven Wirkung nicht völlig ohne Risiken für den Patienten oder Probanden. Es ist deshalb unerlässlich, vor der Anwendung dieser Technik eine eingehende Anamnese, vor allem im Hinblick auf Faktoren, die zu einer erhöhten Krampfbereitschaft disponieren, zu erheben. Die folgenden Personengruppen sollten nach dem gegenwärtigen Erkenntnisstand nicht einer rTMS-Behandlung unterzogen werden, es sei denn, der erwartete Nutzen (z. B. bei therapeutischer Anwendung) überwiegt klar die Risiken:

- *Personen mit fokalen oder generalisierten Enzephalopathien (z. B. Tumor, Schlaganfall, Meningitis, Enzephalitis) oder schwerem Hirntrauma*. Eine gesteigerte Anfallsbereitschaft ist bei diesen Patienten nicht auszuschließen.
- *Patienten mit unbehandelter Epilepsie*. Patienten, die mit Antikonvulsiva erfolgreich behandelt werden, haben anscheinend nur ein sehr geringes Risiko, einen Anfall unter der rTMS zu erleiden, da derartige Vorfälle bisher nicht berichtet wurden. Der Einfluss von Antikonvulsiva auf die Wirkung der rTMS ist jedoch weitgehend ungeklärt.
- *Personen mit Verwandten ersten Grades, die an idiopathischer Epilepsie leiden*. Bei diesen Patienten könnte ein erhöhtes Anfallsrisiko unter einer TMS-Behandlung bestehen.
- *Patienten, die mit einer krampfschwellensenkenden Medikation behandelt werden*. In mehreren Studien konnte eine problemlose Anwendung der rTMS bei Patienten mit konstanter krampfschwellensenkender psychiatrischer Medikation gezeigt werden. Trotzdem ist in diesem Fall eine strenge Indikationsstellung ratsam. Die Kombination von mehreren krampfschwellensenkenden Substanzen und ein Wechsel der Medikation während eines Behandlungszyklus ist möglichst zu vermeiden.
- *Personen mit einer Substanzabhängigkeit*. Die Gefahr erhöhter Krampfbereitschaft bei Alkoholentzug oder Einnahme von epileptogenen Drogen sollte zu einem Ausschluss dieser Patientengruppe führen.
- *Patienten mit schwerer Herzerkrankung oder erhöhtem Hirndruck*. Die Auslösung eines Krampfanfalls würde diese Patienten besonders stark gefährden.
- *Patientinnen, bei denen eine Schwangerschaft nicht ausgeschlossen ist*. Die Effekte einer rTMS-Behandlung der Mutter auf den Fetus sind unbekannt. Bisher liegen Erfahrungen nur in Form eines Einzelfallberichtes vor, bei dem eine Schwangere erfolgreich mit einer rTMS antidepressiv behandelt wurde (Nahas et al. 1999). Bei Frauen in gebärfähigem Alter sollte deshalb zur Zeit noch eine Schwangerschaft ausgeschlossen werden.

Bei der gezielten Anamneseerhebung kann ein Fragebogen, wie er von Keel et al. (2000) vorgeschlagen wird, als Screeningtest hilfreich sein. Die klinische Entscheidung des Ein- oder Ausschlusses eines Patienten kann er jedoch nicht ersetzen. In Abbildung 20.1 geben wir diesen Fragebogen in einer deutschen Übersetzung wieder. Eine positive Antwort, genauso wie Abnormitäten in der neurologischen Untersuchung sollte dabei zu einer weiteren Abklärung, ggf. auch mit bildgebenden Verfahren (wie CCT oder MRI) führen.

Hatten Sie jemals	
Nebenwirkungen bei TMS?	☐
einen epileptischen Anfall?	☐
einen Schlaganfall?	☐
eine Kopfverletzung (einschließlich Operation)?	☐
eine Hirnerkrankung?	☐
ein EEG?	☐
Haben Sie	
Metall im Kopfbereich (außerhalb des Mundes), z.B. Granatsplitter, Op-Klammern, Splitter aus Metall- oder Schweißarbeiten?	☐
häufiger oder starke Kopfschmerzen?	☐
andere neurologische oder psychiatrische Störungen?	☐
implantierte medizinische Geräte (Herzschrittmacher, Pumpen, o.ä.)?	☐
Nehmen Sie regelmäßig Medikamente ein?	☐
Könnte es sein, dass eine Schwangerschaft besteht?	☐
Benötigen Sie weitere Informationen zur TMS?	☐

Abb. 20.1. Risikoscreening bei transkranieller Magnetstimulation (Keel et al. 2001)

20.3 Sicherheitsrichtlinien

In einer Reihe von Untersuchungen wurden Richtlinien erarbeitet, die eine größtmögliche Sicherheit bei der Anwendung der rTMS an Patienten oder Probanden bieten sollen (Pascual-Leone et al. 1993; Wassermann et al. 1996; Jahanshahi et al. 1997; Chen et al. 1997; Wassermann 1998). Demnach bestimmen Stimulusintensität, Stimulusfrequenz und die Gesamtzahl der in einem bestimmten Zeitraum applizierten Reize die Wahrscheinlichkeit für das Auftreten eines Krampfanfalls (Chen et al. 1997). Der Entstehung des Anfalls liegt höchstwahrscheinlich eine unkontrollierte Erregungsausbreitung auf Muskelgruppen zugrunde, die durch die Stimulation nicht aktiviert werden sollen. Als sicher gelten daher Stimulationsparameter, bei denen eine solche Erregungsausbreitung nicht zu beobachten ist (Pascual-Leone et al. 1993).

Die aktuellen Sicherheitsstandards, die sich auf Berichte von Zwischenfällen und eigenständige Studien zur Sicherheit dieses Verfahrens gründen, werden in Tabelle 20.1 aufgeführt. Untersuchungsbefunde mit darüber hinausgehenden Stimulationsparametern liegen derzeit nicht vor.

Es wird empfohlen (Wassermann 1998), dass die rTMS nur von einem mit der Methode und ihren Risiken vertrauten Arzt an einer medizinischen Einrichtung durchgeführt wird, in der die Erfahrungen und Möglichkeiten

Tabelle 20.1. Maximale Dauer [s] einer einzelnen Stimulationsfolge für eine sichere rTMS (modifiziert nach Wassermann 1998)

Frequenz (Hz)	Intensität (in % der motorischen Schwelle)										
	100	110	120	130	140	150	160	170	180	190	200
1	>1800	>1800	360	>50	>50	>50	>50	27	11	11	8
5	>10	>10	>10	>10	7,6	5,2	3,6	2,6	2,4	1,6	1,4
10	>5	>5	4,2	2,9	1,3	0,8	0,9	0,8	0,5	0,6	0,4
20	2,05	1,6	1,0	0,55	0,35	0,25	0,25	0,15	0,2	0,25	0,2
25	1,28	0,84	0,4	0,24	0,2	0,24	0,2	0,12	0,08	0,12	0,12

zur adäquaten Behandlung eines Krampfanfalles bestehen. In Deutschland gibt es keine Vorschriften, sondern Empfehlungen seitens der Fachgesellschaften (DGKN, DGPPN), nach denen während der Behandlung ein Arzt im Raum anwesend sein muss.

Literatur

Bridgers SL (1991) The safety of transcranial magnetic stimulation reconsidered: evidence regarding cognitive and other cerebral effects. Electroencephalogr Clin Neurophysiol Suppl 43:170–179
Chen R, Gerloff C, Classen J, Wassermann EM, Hallett M, Cohen LG (1997) Safety of different inter-train intervals for repetitive transcranial magnetic stimulation and recommendations for safe ranges of stimulation parameters. Electroencephalogr Clin Neurophysiol 105:415–421
Classen J, Witte OW, Schlaug G, Seitz RJ, Holthausen H, Benecke R (1995) Epileptic seizures triggered directly by focal transcranial magnetic stimulation. Electroencephalogr Clin Neurophysiol 94:19–25
Collado-Corona MA, Mora-Magana I, Cordero GL, Toral-Martinon R, Shkurovich-Zaslavsky M, Ruiz-Garcia M, Gonzalez-Astiazaran A (2001) Transcranial magnetic stimulation and acoustic trauma or hearing loss in children. Neurol Res 23:343–346
Conca A, König P, Hausmann A (2000) Transcranial magnetic stimulation induces 'pseudoabsence seizure'. Acta Psychiatr Scand 101:246–248
Counter SA (1993) Neurobiological effects of extensive transcranial electromagnetic stimulation in an animal model. Electroencephalogr Clin Neurophysiol 89:341–348
Epstein CM, Lah JJ, Meador K, Weissman JD, Gaitan LE, Dihenia B (1996) Optimum stimulus parameters for lateralized suppression of speech with magnetic brain stimulation. Neurology 47:1590–1593
Garvey MA, Kaczynski KJ, Becker DA, Bartko JJ (2001) Subjective reactions of children to single-pulse transcranial magnetic stimulation. J Child Neurol 16:891–894
Hasbroucq T, Kaneko H, Akamatsu M, Possamai CA (1997) Preparatory inhibition of cortico-spinal excitability: a transcranial magnetic stimulation study in man. Brain Res Cogn Brain Res 5:185–192
Homberg V, Netz J (1989) Generalised seizures induced by transcranial magnetic stimulation of motor cortex. Lancet 2(8673):1223

Jahanshahi M, Ridding MC, Limousin P, Profice P, Fogel W, Dressler D, Fuller R, Brown RG, Brown P, Rothwell JC (1997) Rapid rate transcranial magnetic stimulation – a safety study. Electroencephalogr Clin Neurophysiol 105:422–429

Karak B, Misra S, Garg RK, Katiyar GP (1999) A study of transcranial magnetic stimulation in older (>3 years) patients of malnutrition. Neurol India 47:229–233

Keel JC, Smith MJ, Wassermann EM (2001) A safety screening questionnaire for transcranial magnetic stimulation. Clin Neurophysiol

Koren D, Shefer O, Chistyakov A, Kaplan B, Feinsod M, Klein E (2001) Neuropsychological effects of prefrontal slow rTMS in normal volunteers: a double-blind sham-controlled study. J Clin Exp Neuropsychol 23:424–430

Loo C, Sachdev P, Elsayed H, McDarmont B, Mitchell P, Wilkinson M, Parker G, Gandevia S (2001) Effects of a 2- to 4-week course of repetitive transcranial magnetic stimulation (rTMS) on neuropsychologic functioning, electroencephalogram, and auditory threshold in depressed patients. Biol Psychiatry 49:615–623

Lorberbaum JP, Wassermann EM (2000) Safety concerns of TMS. In: George MS, Belmaker RH (eds) Transcranial magnetic stimulation in neuropsychiatry. American Psychiatric Press, Washington, pp 141–161

Michelucci R, Valzania F, Passarelli D, Santangelo M, Rizzi R, Buzzi AM, Tempestini A, Tassinari CA (1994) Rapid-rate transcranial magnetic stimulation and hemispheric language dominance: usefulness and safety in epilepsy. Neurology 44:1697–1700

Moll GH, Heinrich H, Rothenberger A (2001) [Transcranial magnetic stimulation in child and adolescent psychiatry: excitability of the motor system in tic disorders and/or attention deficit hyperactivity disorders]. Z Kinder Jugendpsychiatr Psychother 29:312–323

Nahas Z, Bohning DE, Molloy MA, Oustz JA, Risch SC, George MS (1999) Safety and feasibility of repetitive transcranial magnetic stimulation in the treatment of anxious depression in pregnancy: a case report. J Clin Psychiatry 60:50–52

Pascual-Leone A, Cohen LG, Shotland LI, Dang N, Pikus A, Wassermann EM, Brasil-Neto JP, Valls-Sole J, Hallett M (1992) No evidence of hearing loss in humans due to transcranial magnetic stimulation. Neurology 42:647–651

Pascual-Leone A, Gates JR, Dhuna A (1991) Induction of speech arrest and counting errors with rapid-rate transcranial magnetic stimulation. Neurology 41:697–702

Pascual-Leone A, Houser CM, Reese K, Shotland LI, Grafman J, Sato S, Valls-Sole J, Brasil-Neto JP, Wassermann EM, Cohen LG (1993) Safety of rapid-rate transcranial magnetic stimulation in normal volunteers. Electroencephalogr Clin Neurophysiol 89:120–130

Pascual-Leone A, Valls-Sole J, Brasil-Neto JP, Cohen LG, Hallett M (1992) Seizure induction and transcranial magnetic stimulation. Lancet 339:997

Wassermann EM (1998) Risk and safety of repetitive transcranial magnetic stimulation: report and suggested guidelines from the International Workshop on the Safety of Repetitive Transcranial Magnetic Stimulation, June 5–7, 1996. Electroencephalogr Clin Neurophysiol 108:1–16

Wassermann EM, Grafman J, Berry C, Hollnagel C, Wild K, Clark K, Hallett M (1996) Use and safety of a new repetitive transcranial magnetic stimulator. Electroencephalogr Clin Neurophysiol 101:412–417

21 Transkranielle Magnetstimulation zur Behandlung von depressiven Störungen

G. W. Eschweiler

21.1 Kasuistiken und offene Studien

Bereits Anfang der 90er Jahre des 20. Jahrhunderts wurde aufgrund verschiedener Analogien zur Elektrokrampftherapie darüber nachgedacht, inwieweit die subkonvulsive Stimulation des Frontallappens einen antidepressiven Effekt haben könnte. Es wurden die ersten Kasuistiken im Jahre 1993 und 1995 aus der Universitätsklinik für Psychiatrie in Bonn publiziert (Höflich et al. 1993; Kolbinger et al. 1995). Dr. Höflich stimulierte zwei Patienten mit einem Einzelpulsstimulator und einer Frequenz von weniger als 0,1 Hz. Diese niedrige Stimulationsfrequenz musste gewählt werden, weil damals noch keine repetitiven transkraniellen Magnetstimulatoren mit höheren Frequenzen zur Verfügung standen. Aus verständlichen Gründen wurden in den ersten Studien nur therapieresistente depressive Patienten behandelt. Eine der beiden Patientinnen, die an einer psychotischen und therapieresistenten Depression litten, profitierte nicht von den zehn TMS-Behandlungen über dem Vertex, während bei der zweiten Patientin unter den zehn Behandlungen eine geringe Besserung eintrat. Die anschließend bei beiden durchgeführte Elektrokrampftherapie führte zu einer deutlichen Besserung in der ersten Patientin, sie hatte nur einen mäßigen Erfolg bei der zweiten Patientin (Tabelle 21.1).

Trotzdem ließ sich die Gruppe nicht entmutigen und publizierte zwei Jahre später (Kolbinger et al. 1995) eine Pilotstudie mit 15 Patienten, die eine depressive Episode hatten. Zehn Patienten erhielten eine Verum-TMS mit 250 Stimuli über 5 Tage. Die anderen fünf erhielten eine Placebostimulation. Besonders profitierten die Patienten, die unterhalb der motorischen Schwelle (MS – 0,3 Tesla) stimuliert wurden, mit einer 34%igen Abnahme der Werte in der Hamilton-Depressionsskala (HAM-D) (Hamilton 1960). Patienten, die oberhalb der motorischen Schwelle stimuliert (MS + 0,3 T) wurden, profitierten nur mit einer Reduktion des HAM-D-Scores um 15%. Anschließend wurde eine Placebogruppe rekrutiert, die eine Stimulation mit 0,05 Tesla erhielt, die laut der Punktwerte in der HAM-D nicht davon profitierte.

In einer Pilotstudie des National Institute of Mental Health (NIMH) in Bethesda (George et al. 1995) wurden sechs therapieresistente depressive stationäre Patienten mit einer rTMS über dem linken präfrontalen Kortex behan-

Tabelle 21.1. Synopsis der publizierten Studien zu den antidepressiven Effekten der TMS. Es werden 11 offene und 10 placebokontrollierte Studien dargestellt

Autoren	Anzahl Patienten	Frequenz (Hz)	Ort	Spule	Anzahl Behandlungstage	Intensität Verum in % der MS	Add-on	TRD	Verbesserung in % HAMD	Verbesserung in % Placebo-HAMD	Kommentar
Offene Studien											
Höflich et al. 1993	2	0,3	Vertex	rund	10	105–130%	2	2	?	entfällt	Kein Effekt
George et al. 1995	6	20	LDLPFC	fokal	5	80%	4	6	26	entfällt	2 Nonresponder auch EKT-Nonresponder
Conca et al. 1996	24	0,17	FP, F, T, P, Cz	rund	10	1,9 Tesla	12	0	58	entfällt	Add-on; in der Kontrollgruppe mit nur medikamentöser Behandlung betrug die Verbesserung 32%
Epstein et al. 1998	32	10	LDLPFC	fokal	5	110%	4	100%	52	entfällt	Teil von Figiel 1998
Figiel et al. 1998	56	10	LDLPFC	fokal	5	110%	6	90%	43	entfällt	enthält Epstein 1998
Triggs et al. 1999	10	10	LDLPFC	fokal	10	80%	nein	100%	41	entfällt	Follow-up bis 3 Monate
Grunhaus et al. 2000	40	10	LDLPFC	fokal	20	90%	nein	100%	40	entfällt	Resp. TMS 44%, EKT 66%
Kozel et al. 2000	10	10	LDLPFC	fokal	10	100%	nein	100%	16	entfällt	Ältere < Jüngere
Conca et al. 2000	12	0,2	FP, F, T, P, Cz	rund	20	1,9 Tesla	12	?	39	entfällt	Resp. 67%, Neg. Präd.: längere Episodendauer
Eschweiler et al. 2000a	18	10	LDLPFC	fokal	5	90–100%	10	85%	?	entfällt	Resp. TMS 38%, EKT 75%
Garcia-Toro et al. 2001	40	20	LDLPFC	fokal	10	90%	ja	20	?	entfällt	Resp. 24%, Add-on zu SSRI

Transkranielle Magnetstimulation zur Behandlung von depressiven Störungen

Placebokontrollierte Studien

Studie	n	Hz	Lokalisation	Spule	Anzahl	Intensität	Add-on	mot. Schwelle	HAMD	Resp.	Anmerkungen
Kolbinger et al. 1995	10	0,35	Vertex	rund	5	MS + 0,3 Tesla / MS − 0,3 Tesla	ja	10	15–34	0	Unterschwellige TMS besser
Pascual-Leone et al. 1996	17	10	LDLPFC	fokal	5	90 %	nein	17	45	5	Cross-over, auch RDLPFC, Vertex
George et al. 1997	12	20	LDLPFC	fokal	10	80 %	nein	nein	17	0	Cross-over
Loo et al. 1999	18	10	LDLPFC	fokal	10	110 %	nein	ja	23	20	Kein Unterschied zu Placebo
Klein et al. 1999	70	1	RDLPFC	rund	10	110 %	nein	nein	50	22	Rechtslateral bei nicht therapieresistenten Patienten
Padberg et al. 1999	18	10, 0,3	LDLPFC	fokal	5	90 %	nein	18	19	3	Nur 0,3 Hz TMS signifikant überlegen
Bermann et al. 2000	20	20	LDLPFC	fokal	10	80 %	nein	20	38	0	Ein Remitter unter Verum
Eschweiler et al. 2000	10	10	LDLPFC	fokal	5	90 %	ja	8	23	2	Cross-over
George et al. 2000	30	5, 20	LDLPFC	fokal	10	100 %	nein	ja	48, 28	24	Resp. 45 % bei 5 Hz V., 28 % bei 20 Hz V., 0 % bei Pl.
Manes et al. 2001	20	20	LDLPFC	fokal	5	80 %	nein	20	35	34	Resp. 3 Ver., 0 Placebo, Alter 61 J. Resp. korreliert mit Frontallappenvolumen

LDLPFC linker dorsolateraler präfrontaler Kortex, *FP* frontopolar, *F* frontal, *T* temporal, *P* parietal, *Cz* Vertex, *RDLPFC* rechter dorsolateraler präfrontaler Kortex, *MS* motorische Schwelle, *Add-on* Anzahl der Patienten mit zusätzlicher antidepressiver Medikation, *TRD* therapieresistente Depression, *HAMD* Hamilton Depression Score, *Resp.* Responder (weitere Details und unpublizierte Studien siehe Avery-George-Holtzheimer-Datenbank: www.ists.unibe.ch/TMSAvery.htm)

delt. Dabei handelte es sich um fünf bipolar Erkrankte und einen monopolar Erkrankten, 4 Patienten waren unmediziert. Die hochfrequente rTMS von 20 Hz erfolgte über dem linken dorsolateralen präfrontalen Kortex mit 80% der motorischen Schwelle. Der HAM-D-Score verbesserte sich signifikant im Mittel von 24 auf 17 Punkte, d.h. um 26%. Zwei Patienten profitierten in besonderem Maße von dieser Behandlung (George et al. 1995).

Eine israelische Gruppe (Geller et al. 1997) stimulierte 10 medizierte depressive Patienten mit einer Rundspule und einer niedrigen Frequenz über dem Vertex. Bei vier Patienten besserten sich die Symptome, bei einem verschlechterten sie sich und bei fünf Patienten blieben sie unverändert.

Eine österreichische Gruppe (Conca et al. 1996) untersuchte parallel 12 mit Medikamenten behandelte Patienten mit nichttherapieresistenter Depression unter Verwendung einer Rundspule von Dantec (heute Medtronic). Unter dieser Behandlung zeigte sich eine Abnahme der Werte auf der HAM-D um 58%. Eine entsprechende Kontrollgruppe (12 Patienten) verbesserte sich unter medikamentöser Monotherapie nur um 32%. Zur Kombinationsbehandlung von TMS und Antidepressiva ergab sich damit ein Unterschied von 26%. Es ist erwähnenswert, dass während der transkraniellen Magnetstimulation die Patienten angehalten waren, bestimmte neuropsychologische Aufgaben zu lösen, indem sie Standardfragen beantworteten, um die kortikale Aktivität im präfrontalen Kortex zu erhöhen und somit die TMS-Effekte zu fazilitieren (siehe Kap. 18).

Eine weitere offene Studie (Conca et al. 2000) untersuchte 12 depressive, nichtpsychotische Patienten mit einem mittleren HAM-D-Score von 32 zu Beginn der Behandlung. Sie wurden gleichzeitig mit dem Serotoninwiederaufnahmehemmer Citalopram und dem Serotoninmodulator Trazodon sowie einer langsamen TMS um 0,2 Hz über 9 Regionen (F3, F4, Fz usw.) über beide Hemisphären entsprechend dem 10–20-EEG-System behandelt. Die maximale Ausgangsleistung des Gerätes von 1,9 Tesla wurde verabreicht. Jeder erhielt 500 Stimuli pro Sitzung einmal täglich über 4 Wochen. Acht der Patienten wurden als Responder bezeichnet. Sie zeigten nach 21 Tagen eine Reduktion auf der HAM-D von 34 auf 14 Punkte (–69%), während die vier Nonresponder im Mittel einen Anstieg von 31 auf 33 Punkte zeigten. Ein signifikanter Unterschied zwischen den Gruppen trat ab dem zehnten Behandlungstag auf. In der Gruppe der Nonresponder schieden zwei Patienten aufgrund einer weiteren Verschlechterung ihrer Symptomatik und psychotischer Exazerbation aus. Über eine weitere psychotische Dekompensation wurde im Rahmen einer Kasuistik während einer therapeutischen TMS-Serie berichtet (Zwanzger et al. 2002).

Für die Wirksamkeit der TMS wurde zusätzlich die Hirndurchblutung anhand eines SPECT (single photon emission computer-aided tomography) (Conca et al. 2000), der Hormonstatus anhand des Schilddrüsenstimulierenden Hormons (TSH), die Magnesiumspiegel, die Alpha-Power im EEG sowie die Medikamentenspiegel auf ihre Tauglichkeit als Prädiktor untersucht. Die Nonresponder wiesen eine deutlich längere Dauer der Indexepisode auf (13 gegenüber 4 Monaten bei den Respondern). Die 4 Nonresponder hatten bereits vor Beginn eine etwas langsamere Grundfrequenz im EEG und zwei von diesen Patienten zeigten im SPECT eine bitemporale Hypoaktivität. Sie klagten später über psychotische Symptome und wurden aus der Studie herausgenommen. Im SPECT konnte zusätzlich gezeigt werden, dass Patienten mit isolierter frontaler Dysfunktion positiv auf eine lokale TMS reagierten, während Patienten mit zusätzlichen subkortikalen Läsionen, insbesondere in den Basalganglien, weniger von der Behandlung profitierten.

In einem ähnlichen Add-on-Studiendesign konnte eine spanische Gruppe (Garcia-Toro et al. 2001) keinen additiven Effekt einer hochfrequenten rTMS mit 20 Hz über dem linken dorsolateralen präfrontalen Kortex an 10 Tagen gegenüber einer Monotherapie mit einem SSRI (Sertralin) feststellen. Von den 28 Patienten waren 16 Patienten ohne Medikamente in der Indexepisode. 16 Patienten hatten einen einzigen vergeblichen Behandlungszyklus mit einem Antidepressivums erhalten, sodass man diese Studie als einen fehlenden Add-on-Effekt bei nicht therapieresistenten depressiven Patienten werten kann. Bei einer solchen Population ist aber eine hohe Responderquote auf einen SSRI zu erwarten, sodass die mangelnde Differenz ein Deckeneffekt sein könnte. Die Nonresponder wurden zwei weitere Wochen mit einer TMS behandelt und erhielten entweder 10 Verum-TMS oder Placebo-TMS. Nur die mit einer Verum-TMS Behandelten zeigten eine moderate Besserung ihrer Symptome (Garcia-Toro et al. 2001).

21.2 Placebokontrollierte Studien

Seit 1996 wurden 10 prospektive randomisierte Studien zu den antidepressiven Effekten der TMS publiziert (s. Tabelle 21.1). Leider sind die Möglichkeiten der Behandlungsparameter vielfältig und die Patienten die die DSM-IV- oder ICD-10-Kriterien einer depressiven Episode (major depression) erfüllten, sehr heterogen. Auch bei diesen Studien waren depressive Patienten mit Pharmakotherapieresistenz eingeschlossen. Die Vermischung von monopolaren und bipolaren, nichtpsychotischen und psychotisch depressiven sowie mit Antidepressiva medizierten und unmedizierten Patienten erhöht die Varianz der Population und erschwert so den Nachweis einer Überlegenheit der Verum-TMS gegenüber einer Placebo-TMS. Die Daten sind in der Gesamtschau sehr viel versprechend, wenn keine erhebliche Verzerrung durch die einseitige Publikation positiver Ergebnisse gegeben ist.

■ Negative Studienresultate

Aufsehen erregte eine Studie (Loo et al. 1999) mit 18 Patienten, die keine Überlegenheit der Verum-TMS gegenüber der Placebo-TMS nachweisen konnte. Dabei war jedoch festzustellen, dass die 45-Grad-Kippung der Placebospule wahrscheinlich keine ausreichende Abschwächung des Magnetfeldes im darunter liegenden Kortex bewirkt (Lisanby et al. 1998). Eine gerontopsychiatrische Studie (Manes et al. 2001) mit 20 Hz und 80% der MS über 2 s über dem linken DLPFC bei 20 Patienten ergab ebenfalls keine Überlegenheit der Verum-TMS (Reduktion der Werte auf der HAM-D von 22 auf 15 P.) gegenüber der Placebobedingung (Reduktion HAM-D-Score von 23 auf 16 P.). Es wurden allerdings nur 5 Serien appliziert. Die Responder hatten ein größeres präfrontales Hirnvolumen (Kap. 24).

■ Positive Studienresultate

Die anderen acht publizierten placebokontrollierten Studien beschreiben eine Überlegenheit der Verum-TMS gegenüber einer Placebo-TMS (Tabelle 21.1).

Methodisch schwierig sind Cross-over-Studien zu bewerten, da bisher keine dem Verum vergleichbare und ähnlich unangenehm empfundene Placebostimulation entwickelt wurde. Nach eigener Erfahrung ist es deshalb problematisch, Patienten zunächst mit Placebo und anschließend mit einer Verum-TMS (Eschweiler et al. 2000) zu behandeln, ohne dass diese wegen der fehlenden sensorischen Effekte stutzig werden. Höhere Drop-out-Raten sind in dieser Abfolge zu befürchten. Trotzdem zeigte diese Tübinger Cross-over-Studie mit 10 Hz links gegenüber einer Placebo-TMS mit 90% der MS über 5 Tage eine moderate aber signifikante Überlegenheit (Eschweiler et al. 2000) in der Verumphase mit 23% Verbesserung des HAM-D-Scores gegenüber 2% in der Placebophase. In einem ähnlichen Design mit einer 20-Hz-rTMS, 80% der MS über 14 Tage, wurde eine moderate aber signifikante Überlegenheit von Verum (minus 5 Punkte auf der HAM-D) gegenüber Placebo beschrieben (George et al. 1997). Hier nahm der HAM-D-Score in der Placebogruppe sogar um 3 Punkte zu.

Therapieresistente depressive Patienten weisen praktisch keine oder nur minimale Placeboresponseraten auf. Dieser fehlende Placeboeffekt bei psychotischer und therapieresistenter Depression war wahrscheinlich auch der Grund, warum eine Studie aus Boston großes Aufsehen erlangte. Siebzehn Patienten mit psychotischer Depression wurden über 5 Tage an 5 verschiedenen Lokalisationen behandelt, linker und rechter DLPFC, Vertex und unter entsprechender Placebobedingung (Pascual-Leone et al. 1996). Der Effekt wurde über drei Wochen nachbeobachtet. Nur während der fünftägigen Verumstimulation über dem linken DLPFC respondierten 11 der 17 Patienten mit einer Abnahme des HAM-D-Scores um mehr als 50%. Diese dramatischen Effekte nach nur fünftägiger TMS bei psychotisch Depressiven konnte seither nicht mehr repliziert werden (Padberg et al. 1999; Loo et al. 1999).

Im Vergleich dreier TMS-Bedingungen (0,3 Hz, 10 Hz und Placebo-TMS) über dem linken DLPFC (90% des MS) nahm der HAM-D-Score signifikant stärker in der langsamen Verumgruppe ab (Padberg et al. 1999), was in den anderen psychometrischen Skalen zur Fremdbeurteilung „Montgomery-Asberg depression rating scale" (MADRS) oder zur Selbstbeurteilung nach dem Depressionsinventar nach Beck (BDI) (Beck 1978) nicht signifikant unterschieden werden konnte.

Eine weitere TMS-Studie mit 20 Hz und 80% der MS über dem linken DLPFC bei 20 Patienten mit Therapieresistenz (Berman et al. 2000) erbrachte im Mittel eine klinisch moderate Verbesserung des HAM-D-Scores (25 Item Version) von 38% gegenüber 1% in der Placebogruppe mit gekippter Spule. Einer von zehn verumbehandelten Patienten remittierte von 47 auf 7 Punkte, keiner der mit Placebo behandelten. Der Vergleich von 20 Hz gegenüber einer 5-Hz-TMS über dem linken DLPFC über 10 Tage fiel tendenziell zugunsten der 5-Hz-TMS aus, da in diesem Behandlungsarm 60% der Patienten respondierten gegenüber 30% bei einer 20-Hz-TMS und 0% während einer Placebo-TMS (George et al. 2000).

Es gibt eine größere Studie (Klein et al. 1999), in der immerhin 71 Patienten für 2 Wochen aktiv oder mit Placebo mit 1 Hz rechtspräfrontal behandelt wurden. Man nutzte eine runde, nicht fokale Spule und erzielte in der TMS-Verumgruppe eine beachtliche Responderrate von 41% gegenüber 17% in der Placebogruppe. Wahrscheinlich waren diese Patienten weniger chronisch erkrankt und noch nicht als therapieresistent zu bezeichnen.

Eine Synopsis der bisher publizierten Daten ist in Tabelle 21.1 gegeben. In einer Zusammenschau kann eine Überlegenheit der verschiedenen TMS-Parameter gegenüber einer Placebobehandlung festgestellt werden. Die Studien untereinander sind jedoch kaum vergleichbar, da zu viele Variablen voneinander abweichen. Insbesondere sind wichtige Parameter wie der Einfluss der Therapieresistenz, des Typus bipolar versus monopolar, die Komedikation, das Alter, die Spulenkonfiguration und die Frequenz noch Gegenstand der Forschung (Kap. 24). Auch die optimale Region (rechts- oder linkspräfrontal) und die Behandlungsdauer sind bis heute nicht geklärt.

21.3 EKT versus TMS

Es gibt inzwischen kleinere Studien, die den antidepressiven Effekt der rTMS und den der EKT vergleichen. Eine israelische Studie (Grunhaus et al. 2000) beschrieb in einem prospektiven offenen Design eine Äquivalenz der TMS gegenüber der EKT im Einsatz bei nichtpsychotisch Depressiven nach 14 bzw. 28 Behandlungstagen. Bei Patienten mit psychotischer Depression jedoch war die EKT signifikant überlegen. Eine amerikanische Gruppe (Janicak et al. 2002) untersuchte 25 Patienten mit depressiver Episode, die für eine EKT vorgesehen waren. Sie erhielten entweder 10 oder 20 rTMS-Behandlungen mit 10 Hz (110% der MS über dem linken PFC) oder eine bitemporale EKT-Serie (zwischen 4 und 12 Behandlungen). Der HAM-D-Score betrug zu Beginn 33 Punkte in beiden Gruppen. In der rTMS-Gruppe waren 3 der 15 Patienten (d.h. 20%) psychotisch erkrankt und in der EKT-Gruppe 6 von 11 Patienten (d.h. 55%) psychotisch erkrankt. Das Responsekriterium war als 50%ige Reduktion vom Ausgangswert auf der

HAM-D und als ein Endwert von höchstens 8 Punkten definiert. Die Behandlungsdauer betrug in der TMS-Gruppe 3,2 Wochen gegenüber 2,5 Wochen in der EKT-Gruppe. 45% der Patienten respondierten in der rTMS-Gruppe gegenüber 64% in der EKT-Gruppe, was nicht signifikant verschieden war. Die Geschwindigkeit mit der die antidepressive Wirkung eintrat war jedoch in der EKT-Gruppe, insbesondere in der ersten Woche, schneller. In der TMS-Gruppe zeigte sich eine signifikante Korrelation zwischen der Anzahl der Behandlungen, um das Erfolgskriterium zu erfüllen, und dem Alter, während dies in der EKT-Gruppe nicht der Fall war.

Pridmore (2000) verglich den Effekt einer rechtslateralen EKT, die dreimal pro Woche durchgeführt wurde mit dem Effekt einer EKT einmal pro Woche und anschließender viermaliger TMS pro Woche. Auch hier fand sich kein Unterschied in der Reduktion des HAM-D-Scores und der Remission mit einem Abschluss-HAM-D-Score von weniger als 9 Punkten. Auch diese Patienten erhielten zusätzlich Medikamente.

Die drei Studien zum Vergleich von EKT und TMS (Grunhaus et al. 2000; Pridmore 2000; Janicak et al. 2002) haben keine Placeoarme eingeschlossen. Die Autoren führen insbesondere ethische Argumente an, da diese schwerkranken therapieresistenten Patienten nicht einer Placebobehandlung zugeführt werden konnten.

21.4 TMS in der Gravidität und Stillzeit

Eine rTMS (10 Hz, 100% der MS über dem linken DLPFC) bei einer schwangeren ängstlich depressiven Patientin wurde ohne Nebenwirkungen im zweiten Trimenon (Nahas et al. 1999) gut vertragen und führte zu einer Remission der depressiven Symptomatik. Stillende Mütter im und nach dem Wochenbett sind eine zweite wichtige Gruppe, die aufgrund des Säuglings antidepressive Medikamente meiden oder abstillen sollte. Hier wäre die lokal wirksame TMS ideal geeignet, um den Säugling vor möglichen Nebenwirkungen einer antidepressiven Medikation zu schützen. Zum Einsatz der TMS bei Stillenden sind leider noch keine Kasuistiken oder gar Studien publiziert worden.

21.5 Metaanalysen und Datenbanken

Nach der im Internet publizierten Avery-George-Holzheimer Datenbank unter der Adresse: *www.unib.ch.ists.com* finden sich mit dem Stand vom 5. 4. 2001 41 Studien zum antidepressiven Effekt der TMS. Von diesen Studien sind bis zum Jahr 2000 26 publiziert worden. Es wurden insgesamt

747 Patienten behandelt. Bei einigen ist die genaue Zahl der an den Studien beteiligten Patienten nicht bekannt, sodass inzwischen wahrscheinlich über 1000 Patienten mit einem antidepressiven Ansatz mit einer TMS behandelt worden sind. Die mittlere Zahl der Patienten betrug pro Behandlungsarm nur 12 mit einem Maximum von 36 Patienten in der placebokontrollierten Studie (Klein et al. 1999). Diese Anhäufung kleinerer Studien ohne größere Multicenterstudien mit medikamentenfreien Patienten lässt keine definitive evidenzbasierte Aussage zur antidepressiven Wirksamkeit der TMS zu. Zu diesem Ergebnis kam auch eine Metaanalyse der Cochrane-Gruppe (Martin et al. 2002), die sechzehn Studien bis 2001 berücksichtigte. Weitere Übersichtsarbeiten sind ebenfalls zurückhaltend positiv in der Bewertung der bisherigen Daten zur therapeutischen Wirksamkeit der TMS (Wassermann u. Lisanby 2001; Fitzgerald et al. 2002; Eschweiler et al. 2001b; Hasey 2001; Burt et al. 2002).

Insbesondere die Gruppen in den USA, aber auch in Deutschland, bemühen sich zur Zeit solche Multicenterstudien zu initiieren, sodass ab 2004 mit empirisch besser belegten Daten zu rechnen ist.

Literatur

Beck AT (1978) Depression Inventory. Center for Cognitive Therapy, Philadelphia

Berman RM, Narasimhan M, Sanacora G, Miano AP, Hoffman RE, Hu XS, Charney DS, Boutros NN (2000) A randomized clinical trial of repetitive transcranial magnetic stimulation in the treatment of major depression. Biol Psychiatry 47:332–337

Burt T, Lisanby SH, Sackeim HA (2002) Neuropsychiatric applications of transcranial magnetic stimulation: a meta analysis. Int J Neuropsychopharmacol 5:73–103

Conca A, Koppi S, König P, Swoboda E, Krecke N (1996) Transcranial magnetic stimulation: a novel antidepressive strategy? Neuropsychobiology 34:204–207

Conca A, Swoboda E, König P, Koppi S, Beraus W, Kunz A, Fritzsche H, Weiss P (2000) Clinical impacts of single transcranial magnetic stimulation (sTMS) as an add-on therapy in severely depressed patients under SSRI treatment. Hum Psychopharmacol 15:429–438

Epstein CM, Figiel GS, McDonald WM (1998) Rapid rate transcranial magnetic stimulation in young and middle-aged refractory depressed patients. Psychiatric Annals 28:36–39

Eschweiler GW, Plewnia C, Bartels M (2001b) Welche depressiven Patienten profitieren von präfrontaler repetitiver transkranieller Magnetstimulation (RTMS)? Fortschr Neurol Psychiatr 69:1–8

Eschweiler GW, Wegerer C, Schlotter W, Spandl C, Stevens A, Bartels M, Buchkremer G (2000) Left prefrontal activation predicts therapeutic effects of repetitive transcranial magnetic stimulation (rTMS) in major depression. Psychiatry Res 99:161–172

Eschweiler GW, Plewnia C, Batra A, Bartels M (2000) Does clinical response to repetitive prefrontal transcranial magnetic stimulation (rTMS) predict response to electroconvulsive therapy (ECT) in major depression? Can J Psychiatry 45:58–59

Figiel GS, Epstein C, McDonald WM, Amazon Leece J, Figiel L, Saldivia A, Glover S (1998) The use of rapid-rate transcranial magnetic stimulation (rTMS) in refractory depressed patients. J Neuropsychiatry Clin Neurosci 10:20–25

Fitzgerald PB, Brown TL, Daskalakis ZJ (2002) The application of transcranial magnetic stimulation in psychiatry and neurosciences research. Acta Psychiatr Scand 105:324–340

Garcia-Toro M, Pascual-Leone A, Romera M, Gonzalez A, Mico J, Ibarra O, Arnillas H, Caplonch I, Mayol A, Tormos JM (2001) Prefrontal repetitive transcranial magnetic stimulation as add on treatment in depression. J Neurol Neurosurg Psychiatry 71:546–548

Geller V, Grisaru N, Abarbanel JM, Lemberg T, Belmaker RH (1997) Slow magnetic stimulation of prefrontal cortex in depression and schizophrenia. Prog Neuropsychopharmacol Biol Psychiatry 21:105–110

George MS, Nahas Z, Molloy M, Speer AM, Oliver NC, Li XB, Arana GW, Risch SC, Ballenger JC (2000) A controlled trial of daily left prefrontal cortex TMS for treating depression. Biol Psychiatry 48:962–970

George MS, Wassermann EM, Kimbrell TA, Little JT, Williams WE, Danielson AL, Greenberg BD, Hallett M, Post RM (1997) Mood improvement following daily left prefrontal repetitive transcranial magnetic stimulation in patients with depression: a placebo-controlled crossover trial. Am J Psychiatry 154:1752–1756

George MS, Wassermann EM, Williams WA, Callahan A, Ketter TA, Basser P, Hallett M, Post RM (1995) Daily repetitive transcranial magnetic stimulation (rTMS) improves mood in depression. Neuroreport 6:1853–1856

Grunhaus L, Dannon PN, Schreiber S, Dolberg OH, Amiaz R, Ziv R, Lefkifker E (2000) Repetitive transcranial magnetic stimulation is as effective as electroconvulsive therapy in the treatment of nondelusional major depressive disorder: an open study. Biol Psychiatry 47:314–324

Hamilton M (1960) A rating scale for depression. J Neurol Neurosurg Psychiatry 23:56–62

Hasey G (2001) Transcranial magnetic stimulation in the treatment of mood disorder: a review and comparison with electroconvulsive therapy. Can J Psychiatry 46:720–727

Höflich G, Kasper S, Hufnagel A, Ruhrmann S, Möller HJ (1993) Application of transcranial magnetic stimulation in treatment of drug-resistant major depression: a report of two cases. Hum Psychopharm 8:361–365

Janicak PG, Dowd SM, Martis B, Alam D, Beedle D, Krasuski J, Strong MJ, Sharma R, Rosen C, Viana M (2002) Repetitive transcranial magnetic stimulation versus electroconvulsive therapy for major depression: preliminary results of a randomized trial. Biol Psychiatry 51:659–667

Klein E, Kreinin I, Chistyakov A, Koren D, Mecz L, Marmur S, Ben Shachar D, Feinsod M (1999) Therapeutic efficacy of right prefrontal slow repetitive transcranial magnetic stimulation in major depression: a double-blind controlled study. Arch Gen Psychiatry 56:315–320

Kolbinger HM, Höflich G, Hufnagel A, Möller HJ, Kasper S (1995) Transcranial magnetic stimulation (TMS) in the treatment of major depression: a pilot study. Hum Psychopharmacol 10:305–310

Kozel FA, Nahas Z, deBrux C, Molloy M, Lorberbaum JP, Bohning D, Risch SC, George MS (2000) How coil-cortex distance relates to age, motor threshold, and antidepressant response to repetitive transcranical magnetic stimulation. J Neuropsychiatry Clin Neurosci 12:376–384

Lisanby SH, Luber B, Schroeder CM, Osman M, Finck D, Amassian VE, Arezzo J, Sackeim HA (1998) RTMS in Primates: Intracerebral Measurement of rTMS and ECS induced voltage in vivo. Electroencephalogr Clin Neurophysiol 107:79P

Loo C, Mitchell P, Sachdev P, McDarmont B, Parker G, Gandevia S (1999) Double-blind controlled investigation of transcranial magnetic stimulation for the treatment of resistant major depression. Am J Psychiatry 156:946–948

Manes F, Jorge R, Morcuende M, Yamada T, Paradiso S, Robinson RG (2001) A controlled study of repetitive transcranial magnetic stimulation as a treatment of depression in the elderly. Int Psychogeriatr 13:225–231

Martin JL, Barbanoj MJ, Schlaepfer TE, Clos S, Perez V, Kulisevsky J, Gironell A (2002) Transcranial magnetic stimulation for treating depression. Cochrane Database Syst Rev CD003493

Nahas Z, Bohning DE, Molloy MA, Oustz JA, Risch SC, George MS (1999) Safety and feasibility of repetitive transcranial magnetic stimulation in the treatment of anxious depression in pregnancy: a case report. J Clin Psychiatry 60:50–52

Padberg F, Zwanzger P, Thoma H, Kathmann N, Haag C, Greenberg BD, Hampel H, Möller HJ (1999) Repetitive transcranial magnetic stimulation (rTMS) in pharmacotherapy-refractory major depression: comparative study of fast, slow and sham rTMS. Psychiatry Res 88:163–171

Pascual-Leone A, Rubio B, Pallardo F, Catala MD (1996) Rapid-rate transcranial magnetic stimulation of left dorsolateral prefrontal cortex in drug-resistant depression. Lancet 348:233–237

Pridmore S (2000) Substitution of rapid transcranial magnetic stimulation treatments for electroconvulsive therapy treatments in a course of electroconvulsive therapy. Depress Anxiety 12:118–123

Triggs WJ, McCoy KJ, Greer R, Rossi F, Bowers D, Kortenkamp S, Nadeau SE, Heilman KM, Goodman WK (1999) Effects of left frontal transcranial magnetic stimulation on depressed mood, cognition, and corticomotor threshold. Biol Psychiatry 45:1440–1446

Wassermann EM, Lisanby SH (2001) Therapeutic application of repetitive transcranial magnetic stimulation: a review. Clin Neurophysiol 112:1367–1377

Zwanzger P, Ella R, Keck ME, Rupprecht R, Padberg F (2002) Occurrence of delusions during repetitive transcranial magnetic stimulation (rTMS) in major depression. Biol Psychiatry 51:602–603

22 Transkranielle Magnetstimulation zur Therapie weiterer psychischer Erkrankungen

G. W. Eschweiler

Im Vergleich zur Anzahl der Studien zur antidepressiven Wirksamkeit sind deutlich weniger Studien zur therapeutischen Wirksamkeit der TMS bei anderen psychischen Störungen erfolgt. Die bisher publizierten Pilotstudien werden im Folgenden vorgestellt und nach Krankheitsgruppen Manie, Schizophrenie, Angsterkrankungen, Sucht usw. unterteilt. Besondere Patientengruppen wie Kinder und Jugendliche werden erwähnt.

22.1 Transkranielle Magnetstimulation in der Behandlung von Manien

Eine israelische Studie (Grisaru et al. 1998b) untersuchte die antimanischen Effekte einer 20-Hz-rTMS über dem linken und rechten präfrontalen Kortex als Add-on-Behandlung zur Standardpharmakotherapie mit Neuroleptika (n=12) und Stimmungsstabilisierern wie Carbamazepin (n=3), Valproat (n=1) oder Lithium (n=11) bei Patienten mit einer nichtpsychotischen (n=12) oder psychotischen (n=4) Manie (nach DSM-IV-Kriterien). Während der zweiwöchigen Beobachtungsphase zeigten die rechtsseitig stimulierten Patienten eine signifikant deutlichere Besserung der manischen Symptome, entsprechend dem Rückgang von 23 auf 7 Punkte auf einer Manie-Bewertungsskala (Young et al. 1978), gegenüber den linksseitig Stimulierten (Reduktion von 29 auf 20 Punkte). Eine Kovarianzanalyse zeigte keinen Effekt der initialen Schwere der Manie. Die Behandlung erfolgte über zehn Tage präfrontal mit einer runden Spule mit 20 Hz, einer Dauer von 2 s und 20 Serien mit 80% der motorischen Schwelle. Weitere Studien zur TMS-Behandlung der Manie, insbesondere placebokontrollierte Studien, sind trotz Vorankündigung (Grisaru et al. 1998b) bisher nicht erschienen, was wahrscheinlich mit der problematischen Klientel zusammenhängen könnte.

Einzelne bipolar-depressive Patienten gerieten nach einer linksseitigen TMS mit 10 Hz über dem DLPFC über vier Wochen in eine manische Phase (Doberg et al. 2001). Da bisher nur kasuistisch über diesen „switch" berichtet wurde, ist keine über das übliche Risiko hinausgehende Gefahr der Manieinduktion durch die antidepressiv wirkende TMS bei bipolaren Patienten zu postulieren.

Lateralisierung emotionaler Prozesse

Erwähnenswert ist die Überlegenheit der linksseitigen Platzierung gegenüber der rechtspräfrontalen Platzierung bei der hochfrequenten TMS zur Depressionsbehandlung (Pascual-Leone et al. 1996). Die Wahl der rechten frontalen Hemisphäre zur Maniebehandlung basiert auf der klinischen Beobachtung, dass insbesondere nach rechtsfrontalen Läsionen Enthemmungen bzw. Anosognosien auftreten, während nach linksfrontalen Läsionen zumindest in einigen Studien gehäuft depressive Episoden auftraten. In einer Läsionsstudie zu Hirnverletzungen zeigten 9 der 11 manischen Patienten rechtshemisphärische Läsionen und acht Patienten Läsionen im limbischen System (Starkstein et al. 1987). Auch die berichteten TMS-Effekte bei Depression und Manie deuten auf mögliche hemisphärenspezifische Funktionen des präfrontalen Kortex. Diese umgekehrte Lateralität einer hochfrequenten antidepressiven und einer antimanischen Therapie stützt die Valenztheorie der Emotion (Davidson et al. 1999), die die Appetenz an eine Aktivierung des linken präfrontalen Kortex und aversives Verhalten an rechtsseitige präfrontale Strukturen knüpft. Eine andere Theorie zu Unterschieden in den Hemisphären stammt von Gainotti. In seinem Modell der komplementären Regulation rechnet er die kognitive Bewertung emotionaler Inhalte sowie intentionales Handeln dem linken PFC zu, während der

Tabelle 22.1. Modell zur emotionalen Hemisphärenasymmetrie des präfrontalen Kortex einschließlich der darunter gelegenen Areale und Kerne mit Bezug zu den antidepressiven Effekten der linksseitigen 10-Hz-TMS und der rechtsseitigen 1-Hz-TMS sowie den antimanischen Effekten der rechtsseitigen 10-Hz-rTMS und den postulierten, aber noch nicht untersuchten antimanischen Effekten der linksseitigen 1-Hz-rTMS

Präfrontale Hemisphärenasymmetrie Valenzhypothese (nach Davidson 1993–1998)	
Links Kontrolle positiver Emotionen Appetenzverhalten	**Rechts** Kontrolle negativer Emotionen Aversionsverhalten
Funktionsminderung	
– Verstärkerverlust	– Indifferenz
– Anhedonie (→ Depression)	– Reduzierte emotionale Wahrnehmung
– 10-Hz-rTMS antidepressiv (Pascual-Leone et al. 1996)	– 10-Hz-rTMS antimanisch (Grisaru et al. 1998a)
Funktionssteigerung	
– Euphorie	– Grübeln, Angst, Agitation
	– 1-Hz-rTMS anxiolytisch (Zwanzger et al. 2002)
– Logorrhoe (→ Manie?)	– Depression?
– 1-Hz-rTMS antimanisch? (bisher nicht untersucht)	– 1-Hz-rTMS antidepressiv (Klein et al. 1999)
	– 10-Hz-rTMS nicht antidepressiv (Pascual-Leone et al. 1996)

rechte PFC das emotionale und autonome Erregungsniveau kontrolliert (Gainotti 2001) (Tabelle 22.1).

■ TMS-Effekt im Amphetaminmodell der Manie

Im Maniemodell werden Ratten nach Amphetamingabe hyperaktiv. Hier zeigten sich differenzielle Effekte in Abhängigkeit von der Behandlungshäufigkeit mit der TMS. Eine tägliche TMS über zwei oder sieben Tage reduzierte die Amphetamin-induzierte Hyperaktivität, während eine zweimalige TMS pro Tag über 7 Tage die Hyperaktivität der Ratten verstärkte (Shaldivin et al. 2001).

In einer Studie zeigten gesunde Probanden, die Amphetamin (0,15 mg/kg) erhielten, keine zusätzlichen Effekte nach rechtslateraler TMS. Die subjektiven Amphetamin-induzierten Veränderungen, gemessen anhand von visuellen Analogskalen, am Blutdruckanstieg und an Aufmerksamkeitsleistungen nach einer rTMS über dem rechten präfrontalen Kortex oder rechten parietalen Kortex, unterschieden sich nicht von denen unter Placebobedingungen (Clark et al. 2000).

Es gibt zumindest Hinweise darauf (Grisaru et al. 1998b), dass eine rechtsseitige präfrontale Stimulation mit 20 Hz, 2 s Dauer und 20 Behandlungen pro Tag über 10 Tage einen unterstützenden Effekt auf eine antimanische medikamentöse Therapie hat.

22.2 Transkranielle Magnetstimulation bei Zwangserkrankungen

Bereits 1997 wurde eine Pilotstudie zur therapeutischen TMS bei Zwangserkrankungen publiziert (Greenberg et al. 1997). Man stimulierte 12 Patienten links- und rechtspräfrontal mit 20 Hz und 80 % der MS, und zwar 2 cm lateral des dorsolateralen präfrontalen Kortex (DLPFC, F4 nach dem 10–20-System) und definierte eine midokzipitale Stimulation als Placebobedingung. Nach einer einzelnen TMS-Behandlung über dem rechten präfrontalen Kortex traten Zwangshandlungen ca. 8 Stunden lang weniger häufig auf. Es gab ebenfalls eine leichte Verbesserung der Stimmung, aber es trat kein Effekt ein auf Angst oder Zwangsgedanken. Therapeutische Studien wurden seither nicht mehr publiziert.

■ Pathophysiologische Aspekte

Um Aussagen zur postulierten Disinhibition des Kortex bei Zwangspatienten zu treffen, wurde die Erregbarkeit des motorischen Kortex von 16 Zwangspatienten (einschließlich sieben unmedizierter Patienten) mit Kontrollpatienten unter parallelen Studienbedingungen verglichen (Greenberg et al. 2000). Die Patienten zeigten eine geringere motorische Schwelle in der Einzelpulsuntersuchung und eine verminderte intrakortikale Inhibition (ICI) im Doppelpulsparadigma (Kap. 19), unabhängig von Medikamenteneffekten. Diese verminderte Inhibition war besonders bei Zwangspatienten mit motorischen Tics zu finden, was auf eine stärkere Dysfunktion kortikobasaler Netzwerke hinweist.

22.3 Transkranielle Magnetstimulation bei Angststörungen einschließlich posttraumatischer Belastungsstörung (PTSD)

Im Doppelpulsparadigma (Kap. 19.1) wiesen ängstliche Probanden eine geringere motorische Schwelle und eine verminderte intrakortikale Inhibition auf (Wassermann u. Lisanby, 2001). Die verminderte ICI korrelierte mit der Bewertung für Neurotizismus bzw. Ängstlichkeit, die sich die Patienten im Sinne eines Traitmarkers selbst zuschrieben. Die verminderte ICI könnte deshalb auch bei Zwangspatienten Ausdruck der erhöhten Ängstlichkeit sein (Wassermann et al. 2001). Die Gabe von Lorazepam erhöhte die ICI in einem signifikanten Ausmaß und verminderte die indirekten transsynaptischen (I-Wave-)Potenziale (Di Lazzaro et al. 2000), was gut zum anxiolytischen Effekt der Substanz passt. Die direkte D-Wave und die intrakortikale Fazilitation wurde jedoch nicht verändert.

Aufgrund der verminderten intrakortikalen Inhibition bieten sich Behandlungsparameter für die TMS an, die im niederfrequenten Bereich (bis 1 Hz) liegen und so LTD (long term depression) und ICI fördern sollten. In einer Kasuistik (McCann et al. 1998) wird berichtet, dass zwei Patienten mit einer posttraumatischen Belastungsstörung von einer offenen Behandlung mit einer 1-Hz-TMS (80% des MS) über dem rechten frontalen Kortex profitierten. Der positive Effekt dieser vier- bis sechswöchigen Therapie hielt weniger als einen Monat nach Ende der Stimulation an. Eine israelische Gruppe untersuchte zehn PTSD-Patienten, ehemalige Kriegsveteranen (Grisaru et al. 1998). Es zeigte sich ein zumindest passagerer Effekt einer langsamen TMS von 0,3 Hz mit 30 Impulsen. Dabei wurden 15 Impulse jeweils links und rechts über dem motorischen Kortex und nicht über dem frontalen Kortex platziert. In dieser offenen Pilotstudie wurde eine Reduktion des Verhaltens zur Vermeidung von Angst und der Somatisierung für einen gewissen Zeitraum nachgewiesen. Kontrollierte Studien liegen nicht vor, sodass der TMS-Effekt auch ein Placeboeffekt sein könnte.

Nachdem zunächst von einer Reduktion der Ängstlichkeit bei gesunden Probanden nach rechtsfrontaler 1-Hz-TMS berichtet wurde (Schutter et al. 2001), wurde die erfolgreiche Behandlung einer Patientin mit Panikstörung gemeldet, die mit einer 1-Hz-TMS über dem rechten DLPFC behandelt wurde (Zwanzger et al. 2002).

22.4 Dystoniebehandlung

Patienten mit Schreibkrampf profitierten von einer 20-minütigen unterschwelligen 1-Hz-Stimulation (Siebner et al. 1999). Eine Normalisierung der zuvor defizienten intrakortikalen Inhibition (ICI), eine Verlängerung der „silent period" und des Schreibdruckes trat ein. Es blieb jedoch ungeklärt, ob die Veränderung der motorischen Exzitabilität und die klinische Besserung kausal zusammenhängen. Patienten mit Schreibkrampf ohne Dystonie profitierten jedoch nicht ausreichend. Gerschlager et al. (2001) konnten zeigen, dass auch die unterschwellige 1-Hz-Stimulation des prämotorischen Kortex (90% der MS) einen passageren supprimierenden Effekt auf die Exzitabilität des ipsilateralen motorischen Kortex bei Normalprobanden hat.

22.5 Transkranielle Magnetstimulation in der Schizophreniebehandlung

Auf die Veränderungen der kortikalen Exzitabilität und der interhemisphärischen Inhibition mit Hilfe einer Doppelreiz-TMS wurde bereits kurz in Kapitel 19 eingegangen. Es wird schon lange postuliert, dass bei Schizophreniekranken eine abnorm verminderte kortikale Inhibition, z.B. eine gestörte „prepulse inhibition", auf psychophysiologischer Ebene vorliegt. Deshalb wurde bei 22 Patienten mit einer Schizophrenie (nach DSM-IV-Kriterien) und bei 22 Kontrollpersonen mit einer TMS das motorische System untersucht (Fitzgerald et al. 2002). Die schizophrenen Patienten zeigten eine kürzere „silent period" und eine Reduktion der kortikalen Inhibition mit Doppelpulsstimuli. Andere Parameter wie die motorische Schwelle, die motorisch evozierten Potenziale oder die kortikale Fazilitation waren unverändert. Diese Daten deuten auf eine verminderte kortikale Inhibition bei Schizophreniepatienten hin. Es gab jedoch Unterschiede hinsichtlich der motorischen Schwelle und der intrakortikalen Inhibition zwischen den Patienten, die mit Risperidon oder Olanzapin behandelt wurden (Fitzgerald et al. 2002a). Mit Olanzapin behandelte Patienten haben eine niedrigere motorische magnetische Schwelle. Dieses Phänomen könnte der klinischen Erfahrung zugrunde liegen, dass mit Olanzapin behandelte Patienten leichter mit der EKT zu stimulieren sind.

■ Stimmenhören

Zusätzlich wurden Untersuchungen zur Lokalisation des „Stimmenhörens" bei Schizophreniepatienten vorgenommen. Bei zwei von drei Patienten mit chronischen akustischen Halluzinationen reduzierte eine niederfrequente

Stimulation mit 1 Hz über dem linken temporoparietalen Kortex die akustischen Halluzinationen im Vergleich zu einer Placebostimulation in einem Doppelblind-cross-over-Design (Hoffman et al. 1999). Diese Pilotstudie wurde auf zwölf Patienten ausgedehnt und auch in dieser erweiterten Stichprobe ließ sich eine Überlegenheit der niederfrequenten Verum-TMS nachweisen (Hoffman et al. 2000). Nach eigener Erfahrung mit dem Reizparadigma (Plewnia und Eschweiler, nicht veröffentlicht) ist es sehr schwer, bei diesen Schizophreniepatienten valide Aussagen über das Vorhandensein oder Fehlen von chronischem Stimmenhören zu erhalten.

■ Negativ- und Positivsymptomatik

Bisher sind nur wenige offene Studien zu Effekten der TMS auf die Negativ- oder Positivsymptomatik bei schizophrenen Patienten publiziert worden. Eine israelische Gruppe (Feinsod et al. 1998) untersuchte klinische Effekte der langsamen TMS über dem frontalen Kortex bei vierzehn depressiven und zehn schizophrenen Patienten. Während sieben der depressiven Patienten klinisch signifikant von der TMS profitierten, zeigten sieben der schizophrenen Patienten eine moderate Besserung der Angst- und Unruhesymptome. Ein Jahr später wurden die vorgestellten Daten auf insgesamt 35 Patienten erweitert (Klein et al. 1999). Nach rechtsseitiger präfrontaler TMS oder Placebobehandlung klagte niemand über ernsthafte Nebenwirkungen. Nach zwei Wochen zeigte jedoch die Verumgruppe der schizophrenen Patienten keine Überlegenheit in der Behandlung gegenüber der Gruppe mit einer Überlegenheit der Verumgruppe bei den schizophrenen Patienten im Vergleich zur Placebostimulation.

In einem placebokontrollierten Cross-over-Design untersuchten Rollnik et al. (2000) die klinischen Effekte nach einer zweiwöchigen linksseitigen 20-Hz-Stimulation mit 80% der motorischen Schwelle und 20 Minuten über dem DLPFC an zwölf schizophrenen Patienten. Im Vergleich zu einer zweiwöchigen Placebostimulation profitierten diese Patienten mehr von einer Verumstimulation, gemessen anhand der BPRS-Skala (brief psychiatric rating scale). In nichtsignifikantem Ausmaß änderten sich die depressiven Symptome und die Angstsymptome. Alle Patienten wurden jedoch gleichzeitig mit Neuroleptika behandelt.

Die Minussymptomatik von sieben schizophrenen Patienten besserte sich unter einer therapeutischen 20-Hz-Stimulation über dem rechten DLPFC (100% MS, 40 Pulse in 2 s über 20 Minuten, zusammen 1600 Stimuli) zumindest passager (George u. Belmaker 2000). Die endgültigen Ergebnisse sind noch nicht publiziert.

22.6 Transkranielle Magnetstimulation und Craving

Im Doppelreizparadigma zeigte sich, dass Acamprosat, das als Anticravingsubstanz in der Alkoholentwöhnung zugelassen ist, die Erregbarkeit des motorischen Kortex reduziert, während die intrakortikale Fazilitation und Inhibition sich nicht veränderte (Wohlfarth et al. 2000). In Regensburg sind Pilotstudien zum „anti-craving"-Effekt einer 10-Hz-TMS über dem DLPFC zur Nikotinentwöhnung begonnen worden. Aufgrund der TMS-induzierten Freisetzung von Dopamin im Caudatumkopf bei Normalprobanden (Strafella et al. 2000) und der Dopaminfreisetzung im Nucleus accumbens der Ratte (Keck et al. 2000) wird postuliert, dass die präfrontale TMS das dopaminerge Defizit im Belohnungssystem des limbischen Systems (ventrales Striatum) während der Entwöhnungsphase mildern kann. Es liegen jedoch noch keine publizierten Ergebnisse vor (P. Eichhammer, Regensburg, pers. Mitteilung).

22.7 Transkranielle Magnetstimulation und Essstörungen

Es gibt keine publizierten Daten über den Einsatz von TMS im Zusammenhang mit Essstörungen, obwohl eine befriedigende pharmakologische Therapie dieser biologisch determinierten Krankheitsbilder, insbesondere Anorexia nervosa und Bulimia nervosa, fehlt, und die wechselnde Krankheitseinsicht und die Körperwahrnehmungsstörungen auf eine kortikale Dysfunktion hinweisen. Die spärliche Literatur zu funktionellen kortikalen Läsionen bei Essstörungen zeigte im Desoxyglukose-PET bei bulimischen (Delvenne et al. 1997) und anorektischen Patientinnen (Delvenne et al. 1999) einen Hypometabolismus, rechtsparietal betont. SPECT-Untersuchungen belegen bei Bulimikerinnen in der Hungerphase eine rechtsseitige Minderdurchblutung in temporalen, parietalen und okzipitalen Bezirken, die sich während der Phasen mit Heisshunger normalisierten (Hirano et al. 1999). Während der Imagination von Essen nahm bei anorektischen Patientinnen mit „binge-purge"-Verhalten (Essanfälle und Erbrechen/Laxanzienabusus) die rechtspräfrontale und -parietale Durchblutung deutlicher zu, als bei restriktiv-anorektischen Patientinnen (Naruo et al. 2000).

Eine rechtsparietale dämpfende TMS mit niedrigen Frequenzen (z.B. 0,5 Hz) könnte bei Patienten mit diesem purge-Subtyp während einer Exposition mit essspezifischen Hinweisreizen eine kausale Verknüpfung dieses Hirnareals mit dem gesteigerten Hungergefühl aufdecken. Im positiven Falle könnte diese TMS eventuell, wiederholt angewendet, einen therapeutischen Nutzen haben. Für restriktiv anorektische Patientinnen könnte z.B. eine aktivierende 10-Hz-TMS über dem rechtsseitigen parietalen Kortex hilfreich sein.

22.8 Transkranielle Magnetstimulation bei Konversionsstörungen

Es liegt nahe, die TMS bei Patienten mit dissoziativen Bewegungsstörungen oder auch „hysterischen" Paresen einzusetzen. Man kann zunächst mit der Einzelpuls-TMS über dem primären motorischen Kortex die Funktion der Pyramidenbahn beim Patienten überprüfen und eine organische Genese der interpretierbaren Lähmung ausschließen. Wenn der Patient dies toleriert, kann anschließend wiederholte Einzelpuls-TMS (z. B. alle 10 s) den „gelähmten" Arm oder das „gelähmte" Bein aktivieren und trainieren und somit die aktive und verständnisvolle Krankengymnastik unterstützen. Die TMS sollte nicht eingesetzt werden, um den Patienten in konfrontativer Weise auf die Psychogenese seiner Störung hinzuweisen. Dies ist nicht hilfreich und untergräbt die therapeutische Beziehung. Die TMS zeigt dem Patienten seine muskulären und neuronalen Reserven und dient der ressourcenorientierten Physiotherapie zur Wiedererlangung der motorischen Fähigkeiten. Es gibt keine publizierten Studiendaten, nur kasuistische Beschreibungen (C. Schönfeld-Lecuano, Ulm).

22.9 Transkranielle Magnetstimulation beim Parkinson-Syndrom

Bei einer prospektiven, doppelblinden, placebokontrollierten Untersuchung konnte an 17 Parkinsonpatienten nach werktäglicher TMS über zwei bis drei Monate eine klinische Überlegenheit der Verumbehandlung anhand der Hoehn-und-Yahr-Skala und eine Verbesserung anhand der „Schwab- und-England-Aktivitäten des täglichen Lebens" (ADL) und der „unified Parkinson's disease rating scale" (UPDRS) gezeigt werden (Shimamoto et al. 2001). In der Kontroll-Liquoruntersuchung war die Konzentration der Homovanillinsäure (HVA), dem Hauptmetabolit des Dopamins, nach einer Verum-TMS vermindert, was auf eine Hemmung des dopaminergen Systems zurückgeführt wurde. Dieser vordergründige Widerspruch zur TMS-induzierten Dopaminausschüttung im Tiermodell (Keck et al. 2002) und im Caudatumkopf beim Menschen (Strafella et al. 2001) könnte auch im krankheitsspezifischen neurodegenerativen Abbau dopaminerger Neurone mit relativ erhöhten HVA-Spiegeln unter der Therapie mit MAO-Inhibitoren begründet sein. Die therapeutische elektrische Stimulation des Nucleus ventralis intermedius des Thalamus bei Parkinsonpatienten führte nämlich zu einer Reduzierung der HVA bei simultaner Vermehrung des Met-Enkephalins im Liquor (Bourgoin et al. 1999).

22.10 Transkranielle Magnetstimulation bei Kindern und Jugendlichen

Berichtet wurde von diagnostischen Einzel- und Doppelreiz-TMS-Untersuchungen zur gestörten zentralen motorischen Leitungszeit (ZML größer als 12 ms) bei Kindern und Jugendlichen mit Aufmerksamkeitsdefizit-Hyperaktivitätsstörung (ADHD) (Ucles et al. 2000) und zur gestörten intrakortikalen Inhibition beim Tourette-Syndrom (Ziemann et al. 1997). Therapeutisch wurde die TMS laut Walter et al. (2001) erst bei sieben Jugendlichen zwischen 16 und 17 Jahren eingesetzt. Drei Patienten hatten eine unipolare Depression, einer eine bipolare Depression und drei eine Schizophrenie. Fünf von sieben Patienten profitierten von der TMS bis zum Ende der Behandlung. Nebenwirkungen traten bei einem der Patienten auf.

22.11 Zusammenfassung

Die Evidenz für den therapeutischen Einsatz der TMS für Indikationen außerhalb der Depression liegt bisher noch auf der Stufe von Fallberichten, offenen Studien und Pilotstudien mit weniger als zwanzig Patienten in den einzelnen Behandlungsarmen. Es ist jedoch zu hoffen, dass der Einsatz der TMS für diese Indikationen bald besser belegt wird, da mit geeigneter Frequenzwahl sowohl dämpfende Effekte bei kortikaler Übererregbarkeit (Hoffman u. Cavus 2002) als auch aktivierende Effekte bei höherfrequenter TMS erzielt werden können.

Es ist nicht zu erwarten, dass eine derart komplexe Therapieform mit so zahlreichen Variations- und Kombinationsmöglichkeiten wie die TMS nur für eine Erkrankung oder Störung geeignet ist, sondern breitgefächert eingesetzt werden kann. So könnte ein weiteres Indikationsgebiet die Kartierung von Hirnarealen sein, die bei Patienten mit Tinnitus hyperaktiv sind. Leider liegt der primäre akustische Kortex, der Heschl-Gyrus, in der Tiefe der Sylviischen Furche und ist somit der TMS nicht direkt zugänglich. Es sind aber auch oberflächlich gelegene Areale auf dem parietalen und temporalen Kortex beschrieben, die hyperaktiv sind (Kap. 19).

Ein sehr wichtiges Feld ist die neuronavigierte TMS mit rahmenloser Stereotaxie (Paus et al. 2001; Herwig et al. 2001). Sie nutzt Aktivierungsdaten aus bildgebenden Verfahren mit störungsspezifischen Stimuli, um anschließend gezielt hyperaktive Areale zu dämpfen bzw. hypoaktive Areale zu aktivieren. Entsprechende Systeme wurden inzwischen von verschiedenen Firmen entwickelt, wie an anderer Stelle ausgeführt wird.

Literatur

Bourgoin S, Rostaing-Rigattieri S, Nguyen JP, Berberich E, Duvaldestin P, Fattaccini CM, Hamon M, Cesselin F (1999) Opposite changes in dopamine metabolites and met-enkephalin levels in the ventricular CSF of patients subjected to thalamic electrical stimulation. Clin Neuropharmacol 22:231–238

Clark L, McTavish SF, Harmer CJ, Mills KR, Cowen PJ, Goodwin GM (2000) Repetitive transcranial magnetic stimulation to right prefrontal cortex does not modulate the psychostimulant effects of amphetamine. Int J Neuropsychopharmacol 3:297–302

Davidson RJ, Abercrombie H, Nitschke JB, Putnam K (1999) Regional brain function, emotion and disorders of emotion. Curr Opin Neurobiol 9:228–234

Delvenne V, Goldman S, De Maertelaer V, Wikler D, Damhaut P, Lotstra F (1997) Brain glucose metabolism in anorexia nervosa and affective disorders: influence of weight loss or depressive symptomatology. Psychiatry Res 74:83–92

Delvenne V, Goldman S, De Maertelaer V, Lotstra F (1999) Brain glucose metabolism in eating disorders assessed by positron emission tomography. Int J Eat Disord 25:29–37

Di Lazzaro V, Oliviero A, Meglio M, Cioni B, Tamburrini G, Tonali P, Rothwell JC (2000) Direct demonstration of the effect of lorazepam on the excitability of the human motor cortex. Clin Neurophysiol 111:794–799

Dolberg OT, Schreiber S, Grunhaus L (2001) Transcranial magnetic stimulation-induced switch into mania: a report of two cases. Biol Psychiatry 49:468–470

Feinsod M, Kreinin B, Chistyakov A, Klein E (1998) Preliminary evidence for a beneficial effect of low-frequency, repetitive transcranial magnetic stimulation in patients with major depression and schizophrenia. Depress Anxiety 7:65–68

Fitzgerald PB, Brown TL, Daskalakis ZJ, Kulkarni J (2002a) A transcranial magnetic stimulation study of the effects of olanzapine and risperidone on motor cortical excitability in patients with schizophrenia. Psychopharmacology (Berl) 162:74–81

Fitzgerald PB, Brown TL, Daskalakis ZJ, Kulkarni J (2002) A transcranial magnetic stimulation study of inhibitory deficits in the motor cortex in patients with schizophrenia. Psychiatry Res 114:11–22

Gainotti G (2001) Disorders of emotional behaviour. J Neurol 248:743–749

George MS, Belmaker RH (2000) Transcranial Magnetic Stimulation in Neuropsychiatry. American Psychiatric Press, Washington

Gerschlager W, Siebner HR, Rothwell JC (2001) Decreased corticospinal excitability after subthreshold 1 Hz rTMS over lateral premotor cortex. Neurology 57:449–455

Greenberg BD, George MS, Martin JD, Benjamin J, Schlaepfer TE, Altemus M, Wassermann EM, Post RM, Murphy DL (1997) Effect of prefrontal repetitive transcranial magnetic stimulation in obsessive-compulsive disorder: a preliminary study. Am J Psychiatry 154:867–869

Greenberg BD, Ziemann U, Cora-Locatelli G, Harmon A, Murphy DL, Keel JC, Wassermann EM (2000) Altered cortical excitability in obsessive-compulsive disorder. Neurology 54:142–147

Grisaru N, Amir M, Cohen H, Kaplan Z (1998) Effect of transcranial magnetic stimulation in posttraumatic stress disorder: a preliminary study. Biol Psychiatry 44:52–55

Grisaru N, Chudakov B, Yaroslavsky Y, Belmaker RH (1998a) Catatonia treated with transcranial magnetic stimulation [letter]. Am J Psychiatry 155:1630

Grisaru N, Chudakov B, Yaroslavsky Y, Belmaker RH (1998b) Transcranial magnetic stimulation in mania: a controlled study. Am J Psychiatry 155:1608–1610

Herwig U, Schonfeldt-Lecuona C, Wunderlich AP, von Tiesenhausen C, Thielscher A, Walter H, Spitzer M (2001) The navigation of transcranial magnetic stimulation. Psychiatry Res 108:123–131

Hirano H, Tomura N, Okane K, Watarai J, Tashiro T (1999) Changes in cerebral blood flow in bulimia nervosa. J Comput Assist Tomogr 23:280–282

Hoffman RE, Boutros NN, Berman RM, Roessler E, Belger A, Krystal JH, Charney DS (1999) Transcranial magnetic stimulation of left temporoparietal cortex in three patients reporting hallucinated "voices". Biol Psychiatry 46:130–132

Hoffman RE, Boutros NN, Hu S, Berman RM, Krystal JH, Charney DS (2000) Transcranial magnetic stimulation and auditory hallucinations in schizophrenia. Lancet 355:1073–1075

Hoffman RE, Cavus I (2002) Slow transcranial magnetic stimulation, long-term depotentiation, and brain hyperexcitability disorders. Am J Psychiatry 159:1093–1102

Keck ME, Sillaber I, Ebner K, Welt T, Toschi N, Kaehler ST, Singewald N, Philippu A, Elbel GK, Wotjak CT, Holsboer F, Landgraf R, Engelmann M (2000) Acute transcranial magnetic stimulation of frontal brain regions selectively modulates the release of vasopressin, biogenic amines and amino acids in the rat brain. Eur J Neurosci 12:3713–3720

Keck M, Welt T, Muller M, Erhardt A, Ohl F, Toschi N, Holsboer F, Sillaber I (2002) Repetitive transcranial magnetic stimulation increases the release of dopamine in the mesolimbic and mesostriatal system. Neuropharmacology 43:101

Klein E, Kolsky Y, Puyerovsky M, Koren D, Chistyakov A, Feinsod M (1999) Right prefrontal slow repetitive transcranial magnetic stimulation in schizophrenia: a double-blind sham-controlled pilot study. Biol Psychiatry 46:1451–1454

Klein E, Kreinin I, Chistyakov A, Koren D, Mecz L, Marmur S, Ben Shachar D, Feinsod M (1999) Therapeutic efficacy of right prefrontal slow repetitive transcranial magnetic stimulation in major depression: a double-blind controlled study [see comments]. Arch Gen Psychiatry 56:315–320

McCann UD, Kimbrell TA, Morgan CM, Anderson T, Geraci M, Benson BE, Wassermann EM, Willis MW, Post RM (1998) Repetitive transcranial magnetic stimulation for posttraumatic stress disorder [letter]. Arch Gen Psychiatry 55:276–279

Naruo T, Nakabeppu Y, Sagiyama K, Munemoto T, Homan N, Deguchi D, Nakajo M, Nozoe S (2000) Characteristic regional cerebral blood flow patterns in anorexia nervosa patients with binge/purge behavior. Am J Psychiatry 157:1520–1522

Pascual-Leone A, Rubio B, Pallardo F, Catala MD (1996) Rapid-rate transcranial magnetic stimulation of left dorsolateral prefrontal cortex in drug-resistant depression. Lancet 348:233–237

Paus T, Castro-Alamancos MA, Petrides M (2001) Cortico-cortical connectivity of the human mid-dorsolateral frontal cortex and its modulation by repetitive transcranial magnetic stimulation. Eur J Neurosci 14:1405–1411

Rollnik JD, Huber TJ, Mogk H, Siggelkow S, Kropp S, Dengler R, Emrich HM, Schneider U (2000) High frequency repetitive transcranial magnetic stimulation (rTMS) of the dorsolateral prefrontal cortex in schizophrenic patients. Neuroreport 11:4013–4015

Schutter DJ, van Honk J, d'Alfonso AA, Postma A, de Haan EH (2001) Effects of slow rTMS at the right dorsolateral prefrontal cortex on EEG asymmetry and mood. Neuroreport 12:445–447

Shaldivin A, Kaptsan A, Belmaker RH, Einat H, Grisaru N (2001) Transcranial magnetic stimulation in an amphetamine hyperactivity model of mania. Bipolar Disord 3:30–34

Shimamoto H, Takasaki K, Shigemori M, Imaizumi T, Ayabe M, Shoji H (2001) Therapeutic effect and mechanism of repetitive transcranial magnetic stimulation in Parkinson's disease. J Neurol 248, Suppl 3:III48–III52

Siebner HR, Tormos JM, Ceballos-Baumann AO, Auer C, Catala MD, Conrad B, Pascual-Leone A (1999) Low-frequency repetitive transcranial magnetic stimulation of the motor cortex in writer's cramp. Neurology 52:529–537

Starkstein SE, Pearlson GD, Boston J, Robinson RG (1987) Mania after brain injury. A controlled study of causative factors. Arch Neurol 44:1069–1073

Strafella AP, Valzania F, Nassetti SA, Tropeani A, Bisulli A, Santangelo M, Tassinari CA (2000) Effects of chronic levodopa and pergolide treatment on cortical excitability in patients with Parkinson's disease: a transcranial magnetic stimulation study. Clin Neurophysiol 111:1198–1202

Strafella AP, Paus T, Barrett J, Dagher A (2001) Repetitive transcranial magnetic stimulation of the human prefrontal cortex induces dopamine release in the caudate nucleus. J Neurosci 21:RC157

Ucles P, Serrano JL, Rosa F (2000) Central conduction time of magnetic brain stimulation in attention-deficit hyperactivity disorder. J Child Neurol 15:723–728

Walter G, Tormos JM, Israel JA, Pascual-Leone A (2001) Transcranial magnetic stimulation in young persons: a review of known cases. J Child Adolesc Psychopharmacol 11:69–75

Wassermann EM, Greenberg BD, Nguyen MB, Murphy DL (2001) Motor cortex excitability correlates with an anxiety-related personality trait. Biol Psychiatry 50:377–382

Wassermann EM, Lisanby SH (2001) Therapeutic application of repetitive transcranial magnetic stimulation: a review. Clin Neurophysiol 112:1367–1377

Wohlfarth K, Schneider U, Haacker T, Schubert M, Schulze-Bonhage A, Zedler M, Emrich HM, Dengler R, Rollnik JD (2000) Acamprosate reduces motor cortex excitability determined by transcranial magnetic stimulation. Neuropsychobiology 42:183–186

Young RC, Biggs JT, Ziegler VE, Meyer DA (1978) A rating scale for mania: reliability, validity and sensitivity. Br J Psychiatry 133:429–435

Ziemann U, Paulus W, Rothenberger A (1997) Decreased motor inhibition in Tourette's disorder: evidence from transcranial magnetic stimulation. Am J Psychiatry 154:1277–1284

Zwanzger P, Minov C, Ella R, Schule C, Baghai T, Moller HJ, Rupprecht R, Padberg F (2002) Transcranial magnetic stimulation for panic. Am J Psychiatry 159:315–316

23 Modelle zum Wirkmechanismus der transkraniellen Magnetstimulation

G. W. Eschweiler

Analog zu den Ausführungen zum Wirkmechanismus der Elektroschockstimulation und der Elektrokrampftherapie bedarf es auch für den Wirkmechanismus der TMS und rTMS weiterer Forschung. Der bisherige therapeutische Einsatz am Menschen gründet sich also überwiegend auf den fehlenden Nachweis schwerwiegender Nebenwirkungen oder das Fehlen wirksamer Behandlungsverfahren. Bisher wurden verschiedene physiologische und biochemische Aspekte der TMS an Patienten (George u. Belmaker 2000), an gesunden Probanden (Nahas et al. 2001) und im Tiermodell untersucht (Lisanby u. Belmaker 2000). Beim Menschen sind TMS-induzierte Veränderungen der kortikalen Durchblutung mit der PET (Strafella u. Paus 2001), der SPECT (Conca et al. 2000) und der fMRI (Nahas et al. 2001) beschrieben worden sowie EEG-Veränderungen (Paus et al. 2001b) und insbesondere Änderungen der motorisch evozierten Potenziale (MEP) im motorischen System (Maeda et al. 2000). Untersuchungen zu TMS-induzierten Veränderungen im Liquor wurden bisher nur zu Patienten mit Morbus Parkinson publiziert (Shimamoto et al. 2001).

23.1 TMS-Effekte im Depressionsmodell

Analog dem „electroconvulsive shock"(ECS)-Modell zur EKT wurden bereits Mitte der neunziger Jahre physiologische Effekte der subkonvulsiven TMS an der Ratte untersucht. Insbesondere wurde das Depressionsmodell der Apomorphin-induzierten Stereotypie und der forcierte (oder Porsolt-) Schwimmtest genutzt (s. Kap. 10). Am Max-Planck-Institut für Psychiatrie in München züchtete man für ein weiteres Tiermodell zu affektiven Störungen genetisch modifizierte Ratten mit hoher und niedriger Ängstlichkeit (*HAB* high anxiety behavior, *LAB* low anxiety behavior). Diese HAB- und LAB-Stämme unterscheiden sich vor allem in ihren Bewältigungsstrategien und in der Empfindlichkeit der Hypothalamus-Hypophysen-Nebennieren (HPA)-Achse bei Stressexposition.

■ Effekte der TMS auf das Verhalten

Wie bei der ECS induziert auch die wiederholte rTMS mit 20 Hz, 2 s Dauer und 100% der MS über dem präfrontalen Kortex Änderungen im aktiven und passiven Verhalten während des forcierten Schwimmtests (Keck et al. 2000). Diese Verhaltensänderungen waren nur bei HAB-Ratten und nicht bei LAB-Ratten zu beobachten (Keck et al. 2001). Die sehr ängstlichen Tiere (HAB), die gegenüber der Kontrollgruppe mehr als dreimal so lange im Schwimmtest kämpften, verhielten sich nach mehrfacher rTMS-Applikation wie die wenig ängstlichen Ratten (LAB). Die LAB-Ratten veränderten ihr Verhalten nach der rTMS nicht. Ängstliche Tiere scheinen also sehr empfänglich für die rTMS-Effekte zu sein. Dies ergänzt eigene klinische Beobachtungen zu positiven antidepressiven TMS-Effekten bei ängstlich depressiven Patienten (Eschweiler et al. 2001).

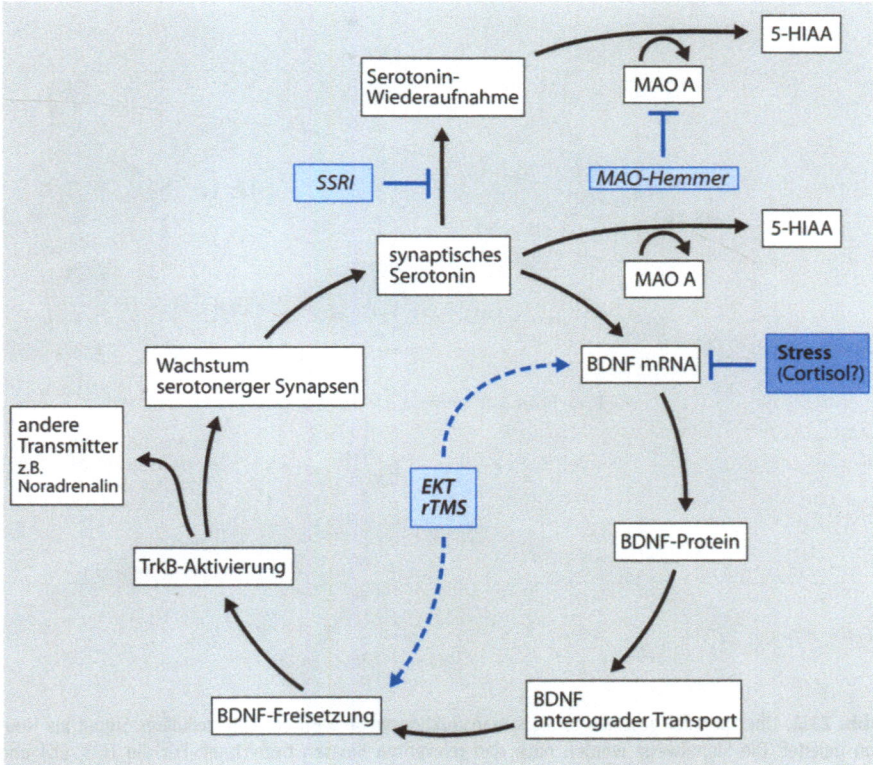

Abb. 23.1. Regelkreis zwischen Serotonin, BDNF-Ausschüttung und Auswachsen von serotoninhaltigen Terminalen im Hirn. Psychischer und physischer Stress (via Cortisol?) blockiert die BDNF-Expression in der Depression. Der antidepressive Effekt von SSRIs, MAO-Inhibitoren, EKT und rTMS könnte durch die Neurotrophin gesteuerte Ausschüttung von noradrenergen und serotonergen Nerventerminalen bedingt sein. *5-HIAA* 5-Hydroxy-indol-essigsäure, *MAO A* Monoaminoxidase A. (Modifiziert nach Altar 1999)

▪ TMS-induzierte Monoaminausschüttung

Das wichtigste extrazelluläre Wirkprinzip der TMS ist wahrscheinlich die vermehrte Ausschüttung von Monoaminen, d.h. Dopamin, Noradrenalin und Serotonin (siehe Kapitel 9 und Abb. 23.1 und 23.2). So erhöhen verschiedene antidepressive Medikamente, wie z.B. die SSRIs, die Verfügbarkeit des synaptischen Serotonins oder bremsen den Abbau der Monoamine, wie z.B. MAO-Inhibitoren. Untersuchungen am Tiermodell zeigen, dass durch TMS im Hippokampus, im Striatum und im Nucleus accumbens Dopamin freigesetzt wird (Keck et al. 2000). Im Hirnhomogenat konnte eine zumindest moderate Zunahme des Dopamingehaltes im Striatum und Hippokampus nachgewiesen werden (Ben Shachar et al. 1997). Zur TMS-induzierten Serotoninausschüttung im Hippokampus gibt es insofern unterschiedliche Befunde, als sowohl eine erhöhte Serotoninausschüttung im Hippokampus (Ben Shachar et al. 1997) als auch keine Veränderungen in der Serotoninausschüttung beschrieben wurden (Keck et al. 2000).

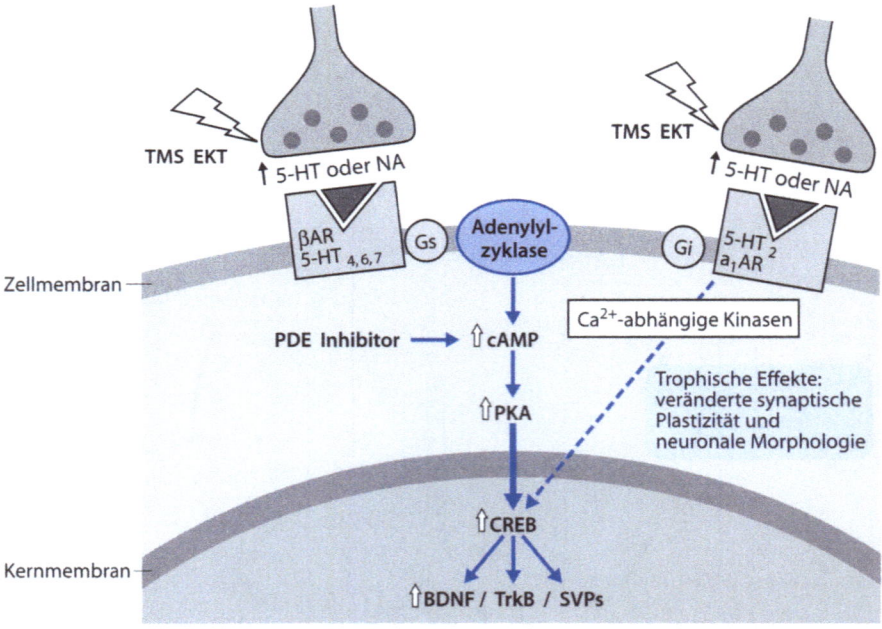

Abb. 23.2. Über parallel geschaltete Signaltransduktionswege wird ein extrazelluläres Signal ins Neuron geleitet. Die Signalwege werden nach den relevanten Kinasen bezeichnet. Für die TMS, EKT und Antidepressiva ist die Proteinkinase A (PKA) die wichtigste. Sie wird durch cAMP aktiviert und wandert in den Kern. Intranukleär erfolgt dadurch eine Phosphorylisierung des Transkriptionsfaktors CREP (cAMP-response element binding protein). Das aktivierte Phospho-CREP induziert die Expression verschiedener Zielgene für Neurotrophine, z.B. „brain derived trophic factor" (BDNF), aber auch dessen Rezeptor, z.B. Trk B, und die synaptischen Vesikelproteine (SVP) wie Synapsin 1–3, Synaptophysin und andere. (Modifiziert und erweitert nach Thome et al. 2002)

23.2 Neurotoxische, neuroprotektive und plastizitätsfördernde Effekte der TMS

■ Neurotoxizität

Bisher gibt es keinen eindeutigen Nachweis für neurotoxische Effekte der TMS (Post et al. 1999). Die mikrovakuolären Veränderungen in den Kortexschichten II bis IV bei Ratten nach extrem hohen elektromagnetischen Dosen (2,8 Tesla, mehr als 100 Stimuli) könnten evtl. durch die mechanische Irritation des Kopfes während des Stimulus der im Vergleich zur Spule kleinen Lebewesen bedingt sein (Matsumiya et al. 1992). Die Effekte traten nur oberhalb der dreifachen Intensität der motorischen Schwellendosis (MS) auf, die bei 0,8 Tesla lag, und von erheblichen motorischen Bewegungen des Kopfes begleitet sein müssten. Andere Gruppen stellten keine feingeweblichen Veränderungen fest nach wiederholten nieder- (Counter 1993) und hochfrequenten deutlich überschwelligen rTMS-Serien (Sgro et al. 1991). Das gliale fibrilläre saure Protein (GFAP), das als sensitiver Marker einer astrozytären Reaktion auf neuronale Schäden gilt (Post et al. 1999), trat nach einer 20-Hz-rTMS im Rattenkortex nicht vermehrt auf.

Im menschlichen Temporallappen, der epilepsiechirurgisch entfernt wurde, ließen sich nach 2000 zuvor applizierten TMS-Reizen keine neuropathologischen Veränderungen feststellen (Gates et al. 1992).

■ Neuroprotektion

Das neuroprotektive Amyloid-precursor-Protein (sAPP) wurde *in vitro* von Nervenzellkulturen (HT22-Zellen) (Post et al. 1999) nach TMS vermehrt sezerniert. Diese HT22-Zellen, die mit dem Liquor von Ratten nach einer Langzeit-TMS inkubiert wurden, ließen sich so gegen potente Stressoren schützen. Der Transkriptionsfaktor NF-KappaB wurde durch elektromagnetische Stimulation jedoch nicht verändert. Zusätzlich konnte eine vermehrte Expression von BDNF im Kortex und Hippokampus nach der TMS beobachtet werden (Müller et al. 2000). Die Mineralo- und Glukokortikoide, die erheblichen Einfluss auf das Lernverhalten zeigen, beeinflussen die Neurotrophinexpression, indem sie via Glukokortikoid- und Mineralokortikoidrezeptoren die Genexpression von neurotrophen Faktoren (Abb. 23.1) kontrollieren (Hansson et al. 2000). Die TMS-Effekte waren vergleichbar mit den EKT-induzierten BDNF-Ausschüttungen (Nibuya et al. 1999). Auch hier gilt als mögliches Zielmolekül das „cAMP response element binding protein" (CREB) (Abb. 23.2).

■ Förderungen der Synaptogenese durch Neurotrophine

Wie bereits in Kapitel 10.2 zur ECS dargestellt, postuliert ein neues Modell von Duman et al. (2000) eine Verarmung an Neurotrophinen, insbesondere des „brain derived neurotrophic factor" (BDNF), im Hippokampus und Kortex als Kernprozess der Depression. Für die Funktion und das Überleben hippokampaler und kortikaler Neurone (s. Abb. 23.1) (Altar 1999) ist die BDNF-Ausschüttung essenziell. Wie in verschiedenen Übersichten dargestellt (Altar 1999; Duman et al. 2000; Thome et al. 2002; Post u. Keck 2001), lässt sich ein Regelkreis von Neurotrophinexpression, Serotonin, Noradrenalin und Synaptogenese beschreiben, der durch physischen und psychischen Stress evtl. auch via Stimulation der Glukokortikoid- und Mineralokortikoidrezeptoren blockiert wird (Hansson et al. 2000). Passend zu diesem Neurotrophinmodell der Depression waren die BDNF-Serumspiegel von Patienten mit einer Depression im Vergleich zu denen in einer Kontrollgruppe erniedrigt (Karege et al. 2002). Darüber hinaus korrelierten die BDNF-Spiegel negativ mit dem Schweregrad der Depression. Zumindest Männer zeigen allerdings bereits bei einer Indexepisode einer Depression (Frodl et al. 2002) kleinere Hippokampi, insbesondere linksseitig. Die Befunde deuten eher auf eine Hippokampushypotrophie als primäres Ereignis mit folgender sekundärer Depression hin als auf eine depressionsinduzierte sekundäre Degeneration des Hippokampus.

TMS induziert eine vermehrte BDNF-messenger-RNA-Expression (s. Abb. 23.2) und somit eine erhöhte BDNF-Proteinausschüttung. BDNF wird wiederum anterograd im Axon transportiert und an den Synapsenterminalen freigesetzt. In Folge der Aktivierung des TrkB-Rezeptors wachsen serotonerge Synapsen aus und setzen wieder vermehrt Serotonin frei, welches wiederum die BDNF-Expression fördert. Dieser Mechanismus der TMS-Wirkung ist analog für die EKT und ECS postuliert (Duman et al. 2000) (s. Kap. 10). Neuere Untersuchungen am Tier unterstützen dieses Modell, so stimulierten pulsierende Magnetfelder z.B. das Auswachsen von Dorsalganglienneuronen bei Rattenembryonen (Macias et al. 2000).

■ Aktivierung der Signaltransduktionskaskaden.

Dank moderner molekularbiologischer Methoden werden immer mehr solche Prozesse „down stream" der Monoaminausschüttung an der Synapse aufgeklärt. Über mehrere parallel geschaltete Signaltransduktionswege wird ein extrazelluläres Signal ins Neuron weitergeleitet. Die Signalwege werden nach den relevanten Kinasen bezeichnet. Für die TMS und EKT ist die Proteinkinase A (PKA) die wichtigste Kinase (s. Abb. 23.2). Letztlich ist der durch die Adenylatzyklase induzierte Anstieg des cAMP und die Aktivierung des cAMP-response element binding (CREB) entscheidend, um die Proteinsynthese der Wachstumsfaktoren (wie BDNF) und ihrer Rezeptoren (wie TrkB) in Gang zu bringen bzw. zu halten. Es können jedoch nicht nur antidepressive Psychopharmaka, sondern auch die TMS oder die Psychotherapie solche intrazellulären Signale freisetzen.

Selbst schwache elektromagnetische Felder von 7–8 mTesla inhibierten im Frequenzbereich um 20 Hz die Proliferation und beschleunigten *in vitro* die terminale Differenzierung von Hautfibroblasten (Thumm et al. 1999). Nach einer einstündigen Exposition unter diesen schwachen elektromagnetischen Feldern verdoppelte sich die Konzentration der cAMP-abhängigen Proteinkinase (PKA) in menschlichen Fibroblasten. Diese Stimulation der PKA-Aktivität war jedoch nur transient während der beiden ersten Expositionen (Feld eine Stunde an, eine Stunde aus) nachweisbar und fiel anschließend auf das Niveau placebobehandelter Kontrollgruppen wieder ab (Thumm et al. 1999). In den Fibroblasten depressiver Patienten wurde eine verminderte cAMP-Aktivierung und eine geringere Betarezeptorenaktivierung als bei gesunden Kontrollgruppen festgestellt (Shelton et al. 1996). Es wäre sehr wichtig, die entsprechenden optimalen Frequenz- und Intensitätsfenster einer TMS für die cAMP-Anhebung in Nervenzellgewebe *in vitro* und *in vivo* zu suchen, da diese Frequenzabhängigkeit bisher nur für andere, nichtneuronale Zellen nachgewiesen wurde (Schimmelpfeng et al. 1995).

Die Aktivität der Adenylatzyklase wird jedoch nicht nur durch ihre Konzentration, sondern auch durch ihre molekulare Struktur bestimmt. Nach wiederholter ECS veränderte sich das Muster der verschiedenen Isoformen der Adenylatzyklase im Hippokampus und im Zerebellum der Ratte hirnregionspezifisch (Jang et al. 2001), was bisher nicht im TMS-Modell untersucht wurde. Auch über solche Isoformen-spezifischen Merkmale könnte die vermehrte cAMP-Freisetzung reguliert werden (Jang et al. 2001).

Neben dem Proteinkinase-A-Weg wurde eine Induktion für den C-Jun-NH2-terminale-Kinase(JNK)-Pfad mit der TMS bei der Ratte nachgewiesen und nach der Stimulation ein erhöhtes c-Fos-Signal, ein weiterer Transkriptionsfaktor (Hausmann et al. 2000). Letztlich bewirkt diese vermehrte Expression der Transkriptionsfaktoren nach der TMS eine vermehrte Ausschüttung von Steuerproteinen „down stream" der monoaminergen Rezeptoren, die im optimalen Fall die spezifisch gestörte neuronale Kommunikation normalisiert. Hier sind viele weitere spannende Details zu den intrazellulären Veränderungen bei einer Depression in den nächsten Jahren zu erwarten.

23.3 Effekte auf Hormone und Neuromodulatoren

Da die Funktion und Kommunikation des ZNS nicht nur im Gehirn selbst reguliert wird, sind auch TMS-Effekte auf das Hormonsystem und auf verschiedene Neuromodulatoren zu beachten. Die Effekte der TMS auf die Hormon- und Transmitterausschüttung sind im Tiermodell mit den Effekten der ECS (Tabelle 23.1 und Tabelle 23.2) vergleichbar (Szuba et al. 2000), im Menschen sind sie klinisch jedoch deutlich geringer ausgeprägt (Kap. 21). Das subkonvulsive Wirkprinzip der TMS und die fehlende Aus-

Tabelle 23.1. Akute und chronische TMS-Effekte auf der Verhaltensebene, auf die Neurotransmitter, die Rezeptoren, die Neuropeptide, Neurotrophine und Hirnplastizität. Zum Vergleich sind auch die akuten und chronischen EKT-Effekte (Kap. 10) gegenübergestellt. (Erweitert nach Lisanby u. Belmaker 2000)

	TMS		ECS und EKT	
	Akut	Chronisch	Akut	Chronisch
Verhaltensebene				
■ Porsolt-Schwimmtest	Immobilität vermindert	Immobilität vermindert	Immobilität vermindert	Immobilität vermindert
■ Apomorphin-induzierte Stereotypie	Unverändert	Stereotypie vermehrt	Unverändert	Stereotypie vermehrt
■ antikonvulsive Wirkung	Ja	Ja	Ja	Ja
Neurotransmitterfreisetzung				
■ Dopamin	Im frontalen Kortex vermindert, in Hippokampus und Striatum vermehrt	Unverändert	Zunahme	Zunahme im Striatum
■ Serotonin	Zunahme im Hippokampus	Unverändert	Zunahme	Unverändert
■ Noradrenalin	Unverändert	Unverändert	Zunahme	Zunahme
Rezeptoren von Neurotransmittern				
■ Beta-Rezeptoren	?	Uneinheitlich*	Unverändert	Herunterreguliert im Kortex
■ 5HT2-Rezeptor		Herunterreguliert im Kortex	Unverändert	Zunahme
■ 5HT1A-Rezeptor	Zunahme im frontalen und zingulären Kortex			Zunahme
■ NMDA-Rezeptor	Zunahme im Hypothalamus, in der Amygdala und im parietalen Kortex			Zunahme
Neurotrophe Faktoren				
■ BDNF		Ausschüttung vermehrt im Gyrus dentatus, im parietalen und piriformen Kortex	Zunahme	Zunahme
■ Nerve-growth-Faktor (NGF)			Zunahme	Zunahme

Tabelle 23.1 (Fortsetzung)

	TMS		ECS und EKT	
	Akut	Chronisch	Akut	Chronisch
Gene/Transkriptionsfaktoren				
■ c-Fos/c-jun	Zunahme im Thalamus, im frontalen und zingulären Kortex		Zunahme	Zunahme
■ GFAP	Inkonsistent		Zunahme	Zunahme
Neuroplastizität im Hippokampus				
■ Moosfaser-Sprossung		Zunahme		Zunahme
■ Neurogenese			Zunahme	Zunahme

* Vermindert in 1 Studie, vermehrt in einer 2. Studie

Tabelle 23.2. Akute und chronische TMS-Effekte auf die verschiedenen Hormone und Neuromodulatoren. Zum Vergleich: die akuten und chronischen Effekte auf ECS bzw. EKT (Kap. 10)

	TMS		ECS und EKT	
	Akut	Chronisch	Akut	Chronisch
Effektorhormone				
■ Oxytocin			Zunahme	
■ Vasopressin	Abnahme		Zunahme	
Liberine = Steuerhormone				
■ TRH	Inkonsistent		Zunahme	
■ CRH	Zunahme		Zunahme	
Glandotrope Hormone				
■ TSH	Inkonsistent		Zunahme	Geringere Zunahme
■ ACTH	Unverändert		Unverändert	
■ FSH			Zunahme	
■ LH			Unverändert	
Nichtglandotrope Hormone				
■ GH			Zunahme	
■ Prolaktin	Unverändert	Unverändert	Zunahme	Geringere Zunahme
Periphere Hormone				
■ T3			Abnahme	Abnahme
■ T4				Abnahme
■ Cortisol	Zunahme	Abnahme	Zunahme	Abnahme
■ Testosteron	Unverändert		Unverändert	

bildung eines generalisierten epileptischen Anfalls könnte dies bedingen, da die tiefer gelegenen Strukturen, wie der Hypothalamus, von der TMS zumindest beim Menschen nur transsynaptisch und in geringerem Ausmaß als bei der EKT beeinflusst werden. Beim Vergleich der TMS-Effekte bei Mensch und Tier ist das unterschiedliche Größenverhältnis von Spule zu Schädel zu beachten. Aufgrund der thermischen Effekte ist es nicht möglich, Spulen von wenigen Millimetern Durchmesser zu entwickeln, um proportional zum Menschen Spulen für Mäuse und Ratten zur Verfügung zu haben. Die TMS mit den kommerziell erhältlichen Spulen erzeugt in einer Computersimulation ähnliche Verteilungsmuster für die sekundär induzierten elektrischen Feldstärken im Gehirn von Ratte und Mensch (Keck et al. 2000). Im paraventrikulären Kern des Hypothalamus hemmte die 20-Hz-TMS die Vasopressinausschüttung in der Ratte um ca. 50%, während die dortige Ausschüttung von Taurin, Aspartat und Serin gesteigert wurde. Diese unterschiedlichen Auswirkungen der Stimulation weisen auf ortsspezifische Effekte hin, die dem Modell einer unspezifischen „Transmitter- und Modulator-Dusche" widersprechen (Post u. Keck 2001).

■ Hypothalamus-Hypophysen-Nebennieren-Achse (HPA)

Bei gesunden Menschen wurden nur geringfügige rTMS-induzierte Änderungen des Kortisolgehalts im Serum beschrieben. Eine zur motorischen Schwelle (MS) unterschwellige oder überschwellige rTMS mit 10 Hz oder 20 Hz reduzierte nur bei der unterschwelligen 10-Hz-Bedingung das Serumkortisol. Ansonsten traten keine signifikanten Änderungen des Kortisolspiegels auf (Evers et al. 2001; Zyss u. Witkowska 1996). Unter einem ähnlichen Design wurde nach einer TMS mit unterschwelliger 10-Hz-Dosierung eine geringfügige Erhöhung des Kortisols beschrieben (George et al. 1996).

Ein zuvor pathologischer Befund im Dexamethasontest normalisierte sich nach erfolgreicher antidepressiver rTMS (Pridmore 1999). Im Porsolt-Schwimmtest war nach einer 20-Hz-rTMS ein verbessertes Coping und ein geringerer stressinduzierter ACTH-Anstieg zu verzeichnen (Keck et al. 2000). Die Effekte der rTMS auf das Liberin CRH wurden noch nicht untersucht. Einzelpuls-TMS (Bridgers 1991) und rTMS (Pascual-Leone et al. 1993) bewirkten keine Veränderungen des ACTH im Serum.

■ Hypothalamus-Hypophysen-Schilddrüsen-Achse (HPT)

Einer rTMS über dem linken und rechten DLPFC folgte bei gesunden Probanden ein leichter Anstieg des TSH. Eine Stimulation anderer Kortexregionen induziert keine TSH-Veränderungen im Serum (George et al. 1996). Ähnliche Effekte ergaben sich bei depressiven Patienten, deren Serum unmittelbar nach aktiver rTMS über dem DLPFC erhöhte TSH-Werte im Vergleich zum Ausgangswert aufwiesen (Cohrs et al. 2001; Szuba et al. 2001).

Hypophysenhinterlappenhormone

Die Ausschüttung des nicht glandotropen Hormons Prolaktin des Hypophysenhinterlappens wurde ebenfalls bei der EKT und der TMS untersucht. Im Gegensatz zur EKT und ECS wird nach einer TMS und rTMS nicht vermehrt Prolaktin freigesetzt, weder bei gesunden Probanden (George et al. 1996; Evers et al. 2001) noch bei depressiven Patienten (Szuba et al. 2001) und auch nicht in der Ratte (Hedges et al. 2002). TMS-Effekte auf die Oxytocinausschüttung sind bisher nicht publiziert worden.

Andere Neuropeptide

Im Tiermodell untersuchten Müller et al. (2000) auch die TMS-Effekte auf das Neuropeptid Y und auf Cholecystokinin (CCK). Diesen Neuropeptiden werden komplexe Modulationen der affektiven und der kortikalen Erregbarkeit zugeordnet. Im Hippokampus der Ratte blieb die mRNA-Konzentration von NPY nach einer TMS-Serie unverändert, während die Expression von CCK deutlich zunahm. Die Effekte auf andere affektmodulierende Neuropeptide wie Substanz P sind noch nicht untersucht worden.

23.4 Effekte auf das vegetative Nervensystem

Während die EKT und die ECS erhebliche Effekte auf das vegetative Nervensystem haben, konnten bisher bei Menschen unter der TMS keine ausgeprägten sympathischen oder parasympathischen Reaktionen beobachtet werden. 1,5 Sekunden nach einer TMS-Reizserie folgte unabhängig vom Stimulationsort (frontal, zentral und parietal) eine Pupillendilatation von ca. 10% (Niehaus et al. 2001). Ebenfalls konnte eine unspezifische Erhöhung der Hautleitfähigkeit beobachtet werden (Niehaus et al. 1998), die jedoch bei peripherer Stimulation über dem Plexus stärker als bei kortikaler Aktivierung zunahm. Eine solche sympathische Aktivierung konnte auch am Herzen nachgewiesen werden. Die niederfrequenten Anteile (low frequency, *LF*) der sympathisch und parasympathisch regulierten Herzfrequenzvariabilität wurden nach langsamer TMS mit einer Reizfrequenz von 0,2 Hz registriert (Yoshida et al. 2001). Diese langsamen Anteile nahmen nur bei der Verum-TMS und nicht nach einer Placeboanwendung der TMS zu. Die parasympathisch gesteuerten schnelleren Anteile des Signals (HF) waren in der Placeboanwendung und unter Verumbedingungen ähnlich gering erhöht.

Der exakte neuroanatomische Pfad dieses „Arousals" ist noch unklar. Die TMS wird meist von einer ängstlichen Erwartungshaltung der Probanden begleitet und induziert – je nach Nähe zur Schädelbasis, Intensität und Frequenz – Schmerzreize über trigeminale Afferenzen. Leider sind diese aversiven und kognitiven Komponenten der TMS, die hinsichtlich der subjektiven Wahrnehmung unter Placebo- und Verumbedingungen von immenser Wichtigkeit für Therapiestudien sind, noch nicht systematisch untersucht.

23.5 Frequenzabhängigkeit der TMS-induzierten Effekte

■ Langsame transkranielle Magnetstimulation und „long term depression" (LTD)

Die Effekte der langsamen (slow) transkraniellen Magnetstimulation (sTMS) werden von der transkraniellen Magnetstimulation mit hohen (rapid-rate) Frequenzen (rrTMS) unterschieden (zur Übersicht: Hoffman u. Cavus 2002). Laut Konvention dient 1 Hz als Grenzfrequenz der rTMS zwischen langsamer sTMS und schneller oder hochfrequenter rrTMS.

Nach elektrischer Stimulation im auditorischen Kortex von Ratten führten Wang et al. (1996) eine TMS mit verschiedenen Frequenzen von 1 bis 10 Hz durch. Die elektrisch evozierten Potenziale nahmen im Vergleich zum Ausgangswert frequenzabhängig zu („long term potentiation" (LTP)) oder ab („long term depression" (LTD)) (siehe Abb. 10.2). Auch in menschlichen Organkulturen aus dem temporalen Kortex konnte eine elektrische Stimulation je nach Frequenz entweder eine LTP oder eine LTD induzieren. Eine 15-minütige 1-Hz-Stimulation der Afferenzen der Kortexschicht IV induzierte eine Langzeitdepression, während eine Stimulation mit 40–100 Hz eine Langzeitpotenzierung induzierte. Die Stimulation mit niedriger Frequenz war sogar in der Lage, die Hochfrequenz-induzierte Potenzierung zu neutralisieren, was auch „long term depotentiation" oder „quenching" genannt wird (Chen et al. 1997). Dieses „quenching" einer LTP mit niedrigfrequenter elektrischer Stimulation ist nur innerhalb eines kurzen Zeitfensters möglich (Staubli u. Scafidi 1999).

Die 1-Hz-TMS im motorischen Kortex (Maeda et al. 2000) inhibierte die motorisch evozierten Potenziale der Einzelreiz-TMS, während eine 20-Hz-TMS die zuvor gemessenen motorisch evozierten Potenziale fazilitierte. Eine TMS über 15 Minuten war nötig, um eine solche LTD nach einer Stimulation mit 1 Hz zu erzielen. Die LTD- und LTP-Effekte hielten für mindestens zwei Tage an. Eine TMS mit 10 Hz hatte keine Effekte auf die Amplituden der motorisch evozierten Potenziale, weder eine Fazilitation noch eine Inhibition. Dieser fehlende Effekt der 10-Hz-Stimulation im motorischen Kortex beim Menschen ist kritisch, da diese Frequenz häufig zur therapeutischen Stimulation, z. B. bei der Depressionsbehandlung, verwendet wird. Allerdings unterscheiden sich motorischer und präfrontaler Kortex in ihrer Feinstruktur. Der agranuläre motorische Kortex weist nur eine schmale Eingangsschicht IV auf, während der präfrontale Kortex als assoziativer Kortex eine ausgeprägte Eingangsschicht IV besitzt (Kritzer u. Goldman-Rakic 1995). Zusätzlich gibt es klinische Hinweise (Hoffman u. Cavus 2002), dass die Ausdehnung der Behandlung von einem Tag auf mehr als fünf Tage ebenfalls einen anhaltenderen Effekt der Langzeitdepression induziert.

Von der unphysiologischen schnellen Hochfrequenz-LTP-Stimulation (HFS) mit 50 bis 100 Hz wird die physiologische Theta-burst-Stimulation unterschieden (Staubli et al. 1999), bei der Pulsserien mit Stimuli von 4 bis 10 Hz eingesetzt werden. Im Tiermodell (Brown et al. 2000) konnte eine alleinige Theta-burst-Stimulation (TBS) (150 Stimuli à 10 Hz) keine Langzeitpotenzierung induzieren, jedoch in Verbindung mit einem cAMP-Analog wie 8-bromo-cAMP schon. Dieser Befund deutet auf die Freisetzung von cAMP (Abb. 23.1 und 23.2) als wichtigen Wirkmechanismus der TMS hin. Passend hierzu wurde die BDNF-Sekretion durch die LTP in Hippokampusneuronen der Ratte *in vitro* induziert (Patterson et al. 1992). Bei Knockout-Mäusen mit einem Defekt des BDNF-Gens kann die LTP nur in geringerem Umfang induziert werden. Die BDNF-Expression ist also nicht nur Folge der LTP, sondern sie hat auch einen positiven Einfluss auf die Expression von LTP (s. Abb. 23.1). Diese Tatsache könnte die klinischen Symptome während einer Depression mit Denkverarmung, Interessenverlust, subjektiven Gedächtnisstörungen, Hippokampusatrophie und verminderten BDNF-Spiegeln auf zellulärer Ebene widerspiegeln.

■ **Unterschiede zwischen elektrischer und magnetischer Stimulation.** Es bleibt zu bedenken, dass eine elektrische Stimulation eine sehr lokale Stimulation meist selektiver Faserverbindungen (siehe Abb. 10.1) darstellt, während bei der TMS über der Kortexoberfläche eine diffuse Stimulation aller darunter befindlichen Fasern erfolgt in Abhängigkeit von der Entfernung zur Spule und der räumlichen Orientierung. Deshalb sind die magnetisch induzierten Effekte wahrscheinlich wesentlich geringer bzw. diffuser als nach einer gezielten elektrischen Stimulation. Diese mangelnde Fokussierung könnte jedoch auch bewirken, dass die langsame TMS normale Verbindungen nicht verändert, sondern lediglich pathologisch erhöhte synaptische Gewichte depotenziert (Siebner et al. 1999; Hoffman u. Cavus 2002).

■ **Hochfrequente rTMS und „long term potentiation" (LTP)**

Wie bereits ausgeführt, wird mit einer hochfrequenten rrTMS (oberhalb von 1 Hz) wahrscheinlich die kortikale neuronale Aktivität erhöht. Im motorischen System gesunder Probanden wuchsen die motorisch evozierten Potenziale in den peripheren Muskeln frequenz- und intensitätsabhängig über einen Bereich von Sekunden und wenigen Minuten an, was „spread of excitation" genannt wird (Pascual-Leone et al. 1994).

Auf physiologischer Ebene können im Doppelpulsparadigma die Disinhibition und eine Fazilitation im motorischen System des Menschen unterschieden werden. Ein Minuten anhaltender disinhibitorischer Effekt

(s. Kap. 19) einer 5-Hz-TMS (90% der MS) konnte im motorischen System des Menschen nachgewiesen werden (Peinemann et al. 2000; Sommer et al. 2001). Ein fazilitierender Effekt trat in diesen beiden Doppelreiz-TMS-Studien mit 5 Hz nicht auf. Eine rTMS mit 15 Hz (120% der MS für 2 s) führte, im Gegensatz zur 5-Hz-TMS, zu einer Erhöhung der intrakortikalen Fazilitation, die ca. 90 Sekunden anhielt (Wu et al. 2000). Im motorischen Kortex sind disinhibierende Effekte ab 5 Hz und fazilitierende Effekte ab 15 Hz nachweisbar. Die Übertragbarkeit solcher Effekte auf nicht motorische Areale ist fraglich, da die intrakortikale Mikroarchitektur (agranulärer versus granulärer Kortex) und die Physiologie von Inhibition und Exzitation anders gewichtet sind.

23.6 Kortikale Fernwirkungen der TMS am Menschen

Zwei Patienten mit posttraumatischer Belastungsstörung (PTSD) zeigten in einer PET-Untersuchung 90 Minuten und 24 Stunden nach Beendigung einer langsamen sTMS (1 Hz) eine reduzierte metabolische Aktivierung (McCann et al. 1998) (s. Kap. 22.3). Kurzfristig erhöhte sich die Kortexdurchblutung nach einer TMS im motorischen, sensorischen und prämotorischen Kortex (Fox et al. 1997; Bohning et al. 1998). Die psychiatrisch besonders relevante Stimulation des präfrontalen Kortex mit 5 Hz oder 20 Hz (Nahas et al. 2001) bei nicht medizierten depressiven Patienten führte zu einer frequenzabhängigen Zunahme der Durchblutung lokal und zu einer Abnahme im vorderen Zingulum und im vorderen Temporalpol. Weiterhin sind ipsilaterale und kontralaterale Effekte einer TMS zu beachten, da Speer et al. (2000) nach einer TMS über eine verstärkte Inhibition im motorischen Kortex kontralateral berichten. Diese transkallosale Inhibition der Gegenseite könnte auch die unterschiedlichen Effekte von linksseitiger und rechtsseitiger 10-Hz-TMS bei depressiven (Pascual-Leone et al. 1996) und manischen Patienten (Grisaru et al. 1998) begründen.

■ **Fernverbindungen des DLPFC.** Aufgrund der anatomischen Verbindungen werden nach Stimulation des DLPFC Effekte auf das vordere Zingulum, aber auch auf das Striatum erwartet (Goldman-Rakic 1996; Rajkowska u. Goldman-Rakic 1995). Da kein einfach zu messendes motorisches Ausgangssignal die Aktivierung der limbischen Strukturen abbildet, wurden aufwendige Untersuchungen zum Metabolismus (Paus et al. 2001a) und zu Transmittereffekten notwendig (Strafella et al. 2001). Die kanadische Gruppe um T. Paus konnte durch kombinierte 10-Hz-rTMS und Doppelreiz-TMS im PET-Scanner (^{15}O-markiertes H_2O) Daten zur Konnektivität des DLPFC mit anderen zerebralen Strukturen untersuchen. Bei gesunden Probanden zeigte sich, dass nach einer rTMS mit 10 Hz und 15 Serien à 1 s mit 10 s Interstimulusintervall (ISI), d.h. 150 Stimuli, und mit 100% der magnetischen motorischen Schwelle die Doppelpuls-induzierte Durchblutung an der Stimulationsstelle über dem mittleren DLPFC zunahm (Talairach-Koordinaten x=–21, y=38, z=38). Zusätzlich wurden das vordere Zingulum vermehrt und der linke inferiore parietale Kortex (sekundäres sensorisches Areal SII) vermindert durchblutet. Insbesondere das vordere Zingulum hat eine wichtige Funktion für die Aufmerksamkeit und den positiven Affekt (Mayberg et al. 1999). Mit der Raclorprid-PET konnte zusätzlich eine Dopaminfreisetzung im Caudatumkopf ipsilateral zum Ort der rTMS belegt werden, jedoch nicht kontralateral, im Gegensatz zur TMS (Strafella et al. 2001). Für die klinische Anwendung wäre es wichtig, die postulierten Fernwirkungen der präfrontalen rTMS mit einfacheren Mitteln zu messen, wie z. B. durch Veränderungen im EEG oder der motorisch evozierten Potenziale.

TMS-Stimulationen des DLPFC, der keine direkte Projektion zum motorischen Kortex aufweist, hatten keine modulierende Fernwirkung auf die Erregbarkeit des motorischen Kortex (Gerschlager et al. 2001). Insofern sind auch keine Veränderungen in der Konfiguration der MEP nach therapeutischer rTMS des präfrontalen Kortex zu erwarten. Damit ist dieses einfach zu erhebende Maß als Prädiktor für eine mögliche Therapieresponse auszuschließen.

23.7 Nichtlineare Effekte der TMS

In den letzten Jahren häufen sich die physiologischen Belege dafür, dass die Funktionsähigkeitabläufe und Verhaltensmuster komplexer Systeme nichtlineare dynamische Prozesse darstellen. Diese Nichtlinearitäten oder Instabilitäten konnten kürzlich auch in TMS-Experimenten über den prämotorischen, supplementär-motorischen und motorischen Kortex dargestellt werden (Meyer-Lindenberg et al. 2002), welche Übergänge zwischen zwei Fingerbewegungssequenzen untersuchten. Die Probanden waren instruiert, beide Zeigefinger entweder parallel zu bewegen oder spiegelsymmetrisch gegeneinander (Abb. 23.3). Beide Bewegungen waren im unteren Frequenzbereich gut möglich. Wenn die Probanden die Finger schneller bewegten, blieb die Spiegelbewegung erhalten, die Parallelbewegung „sprang" in die Spiegelbewegung über, die wesentlich stabiler gegenüber Geschwindigkeitseffekten war. Zusätzlich wurden Doppelpulse mit der TMS über den motorischen Arealen appliziert. Mit Stimulusintensitäten von 100% der motorischen Schwellen (MS) konnten in einem Drittel der Fälle Sprünge von der parallelen Bewegung in die Spiegelbewegung induziert werden. Es war im Einzelnen nicht vorherzusagen, ob ein Sprung ausgelöst werden würde. Dies zeigt im Umkehrschluss auch, wie wichtig die aktuelle Aktivierung des stimulierten Kortexareals und die zeitliche Beziehung zwischen der kortikalen Aktivität und den TMS-Pulsen sind. Insofern sind insbesondere

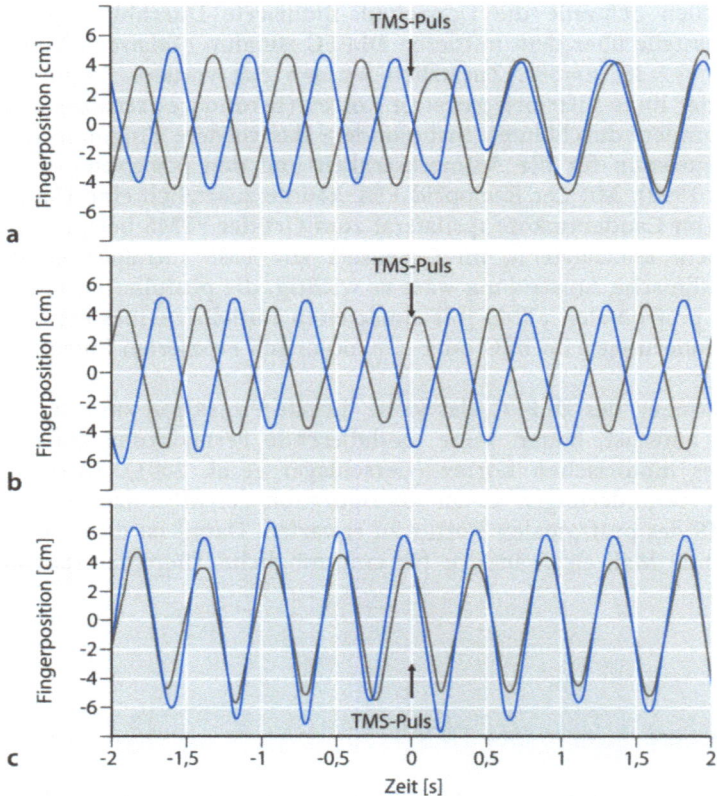

Abb. 23.3 a, b, c. Fingerbewegungen des rechten (blau) und des linken (grau) Zeigefingers parallel in Phase oder antiparallel als Spiegelbewegung. Durch eine Doppelpuls-TMS (Pfeil) über dem rechten prämotorischen Areal **a** wird ca. 200 ms später ein Sprung der parallelen Bewegung in die Spiegelbewegung induziert, während die Spiegelbewegung **b** nicht gestört wird bzw. die parallele Bewegung **c** meist erhalten bleibt. (Aus Meyer-Lindenberg et al. 2002)

experimentelle Designs notwendig, die nicht nur die Stimulusparameter der TMS-Spule, sondern auch die kortikale Aktivität unterhalb der Spule berücksichtigen und manipulieren. So ließ man während einer TMS zur Depressionsbehandlung bestimmte Kopfrechenaufgaben durchführen (Conca et al. 1996), um den präfrontalen Kortex zu aktivieren und ihn aufnahmebereiter zu machen. In der Depression wurde oft über eine metabolische Hypoaktivität im DLPFC berichtet (Bench et al. 1993; Mayberg et al. 1999). Dies waren jedoch meistens Untersuchungen zur Ruhedurchblutung, die nicht sicher vorhersagen lassen, ob und wie diese kortikalen Areale durch physiologische Prozesse oder gar per TMS aktiviert werden können.

23.8 Kortikale Hyperaktivitäten bei psychiatrischen Störungen

Eine umfassende Theorie über positive Symptome bei neuropsychiatrischen Erkrankungen wie Tinnitus, Parkinson-Krankheit oder Depression wurde von R.R. Llinas entwickelt (Llinas et al. 1999). Er führt die psychopathologischen und neuropsychologischen Symptome auf Störungen der thalamokortikalen Rückkopplungsschleifen zurück. Wie in Abbildung 23.4 gezeigt, werden zwei thalamokortikale Systeme unterschieden. Eine spezifielle Projektion von spezifischen thalamischen Neuronen aus dem lateralen Thalamus (wie z.B. der Nucleus Geniculatum laterale im visuellen System) endet in der spezifischen Inputschicht IV des Kortex. Dort werden inhibitorische Interneurone aktiviert, die zum einen die Ausgangsneurone der Schicht VI, aber auch die Nachbarneurone hemmen im Sinne einer lateralen kortikalen Hemmung. Im pathologischen Zustand der thalamokortikalen Dysrhythmie ist diese intrakortikale Hemmung gestört. Es entstehen positive Symptome wie Tics beim Aufmerksamkeitsdefizit-Hyperaktivitätssyndrom (ADHD), Ohrgeräusche beim Tinnitus, Halluzinationen bei Schizophrenie und psychotischer Depression sowie der Grübelzwang bei der Depression. Durch die langsame TMS könnten insbesondere diese inhibitorischen Neurone, die eine etwas geringere Schwelle haben, überschwellig erregt werden, was zu einer verbesserten lateralen Inhibition im Kortex führen sollte (Hoffman u. Cavus 2002).

Wie gut ist dieses Modell bisher durch elektrophysiologische Daten belegt? Eine gestörte intrakortikale Inhibition wurde mit einer Doppelpuls-TMS z.B. bei Zwangspatienten (Greenberg et al. 2000) (Kap. 22.2) und Kindern mit ADHD nachgewiesen (Moll et al. 2000). Eine pathologisch erhöhte kortikale Hyperaktivität wird mit thalamokortikalen Dysrhythmien in Verbindung gebracht (Llinas et al. 1999). Entsprechende Auffälligkeiten wurden im Magnetenzephalogramm (MEG) bereits bei Tinnitus, neurogenem Schmerz, Parkinson-Syndrom und Depression in verschiedenen störungsrelevanten Kortexarealen nachgewiesen. Diese Patienten zeigen hier mehr synchronisierte langsame Thetaaktivität und mehr kohärente hoch- und niedrigfrequente Oszillationen. Nach Llinas' Theorie sind diese Resonanzen durch niederschwellige „Calcium spike bursts" im Thalamus bedingt. Die positiven klinischen Symptome seien ektope Effekte im Gammaband (25–50 Hz), die vom Betroffenen letztlich als Schmerz, Grübeln oder Geräusche wahrgenommen werden.

Ziel und Wirkprinzip der niederfrequenten TMS könnte sein, diese kortikothalamischen Schleifen zu rekonstituieren, indem die gestörte Asymmetrie zwischen hochfrequenter und niederfrequenter Inhibition wiederhergestellt wird (s. Abb. 23.4). Erste Belege für dieses Modell konnten bei Angstpatienten gewonnen werden. Eine niederfrequente Stimulation des rechten PFC induzierte eine vermehrte Thetaaktivität im EEG nach 30 Minuten auf der kontralateralen linken Hemisphäre, die von einer Abnahme der Ängstlichkeit begleitet wurde (Schutter et al. 2001).

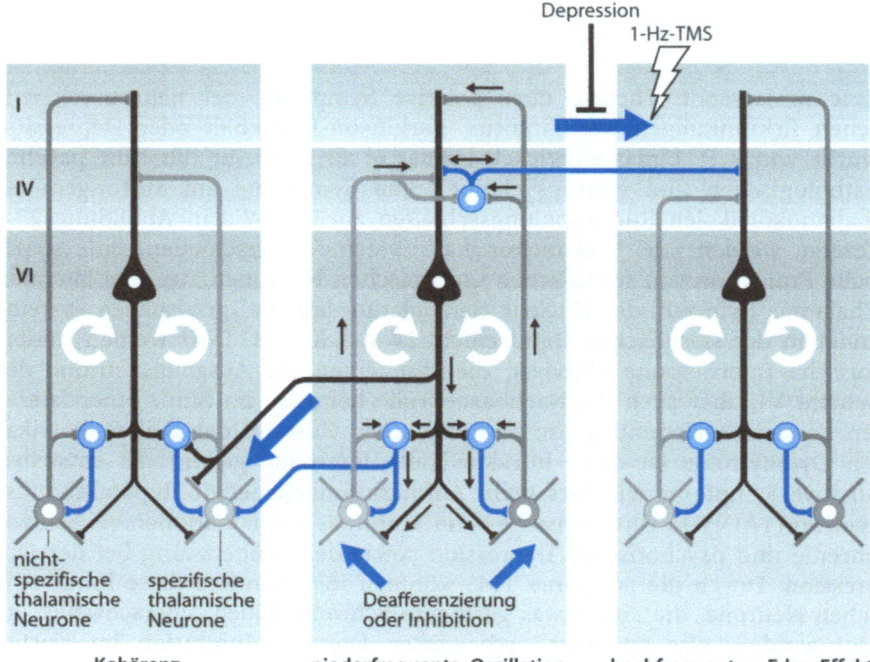

Abb. 23.4. Modell der thalamokortikalen Dysrhythmie (modifiziert nach Llinas et al. 1999). Es werden zwei thalamokortikale Systeme dargestellt: eine spezifische Projektion von thalamischen Neuronen (hellgrau) in die Kortexschicht IV. Die Erregung des apikalen Dendriten aktiviert wiederum Schicht-VI-Neurone und hemmt über kortikale Interneurone der Schicht IV (blau) die Ausgangsneurone in VI sowie laterale Nachbarneurone. Zusätzlich projizieren nichtspezifische medial gelegene thalamische Neurone (dunkelgrau) erregend in die kortikale Schicht I und geben Kollaterale an retikuläre thalamische Interneurone, die diese wiederum rekurrent hemmen. Bei Deafferenzierung (z. B. Tinnitus oder neuropathischem Schmerz) werden die inhibitorischen thalamischen Interneurone disfazilitiert, sodass eine vermehrte Kohärenz und langsame Thetaoszillationen auftreten. Im pathologischen Zustand der thalamokortikalen Dysrhythmie ist diese intrakortikale und kortikothalamische Vorwärtshemmung gestört, z. B. bei ADHD, Tinnitus, Schizophrenie oder Depression. Es entstehen „edge effects" im Gammaband, die klinisch als positive Symptome wie Tics, Ohrgeräusche, Halluzinationen und Grübelzwang imponieren (Pfeil in das rechte Feld). Durch 1-Hz-TMS (Blitz) wird versucht, die gestörte Inhibition in Schicht IV zu verbessern

Eine solche Verbesserung der lateralen Inhibition im Kortex ist durch Applikation von Benzodiazepinen möglich (Di Lazzaro et al. 2000), was auch die zumindest kurzfristige gute klinische Wirksamkeit bei den oben genannten Störungen erklären könnte. Die Benzodiazepine wirken jedoch nicht spezifisch, sondern in allen Kortexarealen, und induzieren somit entsprechende Nebenwirkungen. Der Vorteil einer langsamen TMS gegenüber dem pharmakologischen Ansatz wird also in der örtlichen Spezifität und der zeitlich präzisen Steuerbarkeit begründet. Entsprechende MEG-Untersuchungen zur TMS fehlen, sodass dieses Modell zur Wirksamkeit einer

TMS spekulativ ist. Bei der EKT wurde jedoch eine Erhöhung der langsamen Aktivität (0-7 Hz) und eine Verminderung der schnellen Aktivität (15-30 Hz) nach mehrmaliger erfolgreicher EKT bei depressiven Patienten beschrieben (Sperling et al. 2000).

In Abbildung 23.5 wird versucht, die komplexen Effekte, die durch die Intensität einer langsamen TMS hervorgerufen werden, auf die laterale Ausbreitung und den Inhibitionssaum zu verdeutlichen. Die intensitätsabhängige Ausbreitung einer inhibitorischen Frontwelle mit zentraler Erregungszone könnte erklären, warum eine weitere Erhöhung der Intensität nicht unbedingt zu einer stärkeren Inhibition führt, da zusätzlich exzitatorische Synapsen erregt werden und sich lokal eine Verschiebung von Inhibition zu Exzitation ergibt. Andererseits ist es aufgrund der starken Abschwächung des sekundär induzierten elektrischen Feldes im Kortex möglich,

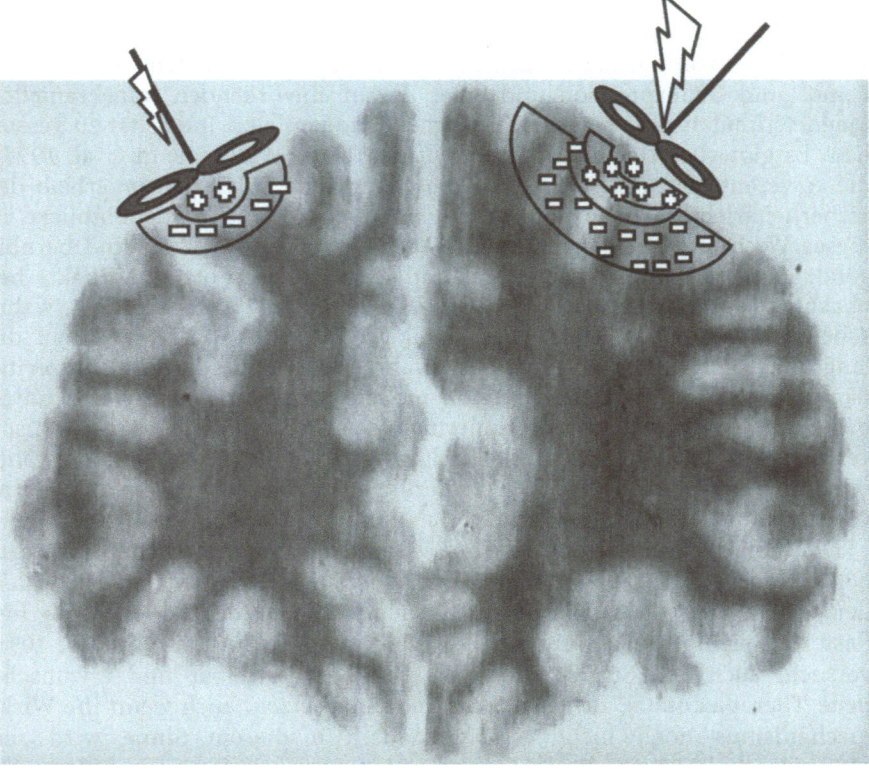

Abb. 23.5. Inhibitorische und exzitatorische Effekte einer TMS. Da die inhibitorischen Neurone (siehe Abb. 23.4) eine niedrigere Schwelle aufweisen, werden diese in einem weiteren Radius vom sich radial ausbreitenden sekundären elektrischen Feld erfasst, sodass eine zentrale Erregung und laterale Hemmung induziert wird. Die Neurone in den Sulci werden nicht ausreichend erregt, da sie in der Tiefe nicht erreicht bzw. überwiegend gehemmt werden

dass die TMS mit höherer Intensität ein breiteres Kortexareal (durch Inhibition und Exzitation) in seiner Aktivität moduliert, was zumindest theoretisch auf stärkere transsynaptische Wirkungen in der Hirntiefe hoffen lässt. Leider wurden noch keine EEG- oder MEG-Studien während und nach der Stimulation mit verschiedenen TMS-Intensitäten durchgeführt. Die Technik zur Vermeidung der Übersteuerung der Verstärker schreitet jedoch voran (Komssi et al. 2002), sodass bereits die Erregungsausbreitung auf die Gegenseite innerhalb von 22 ms im motorischen System nachgewiesen wurde. Längerfristige EEG-Veränderungen im Minutenbereich waren beim Menschen nach einer TMS mit 20 Hz nicht zu beobachten (Graf et al. 2001).

23.9 Zusammenfassung

Zum jetzigen Zeitpunkt sind wir noch weit davon entfernt, das komplexe Wechselspiel von kortikaler Aktivität, Rückkopplungsschleifen, von Metabolismus und Genexpression und einer darauf einwirkenden transkraniellen Magnetstimulation mit unterschiedlicher Frequenz und Intensität zu verstehen. Es gibt aber Daten zur Sicherheit der TMS (Wassermann et al. 1998), die es verantworten lassen, beim Menschen kurze Pulsserien innerhalb der Sicherheitsrichtlinien zu applizieren, um mehr faszinierende Einblicke in dieses Wechselspiel zu erlangen. Die Daten zur Neurotoxizität sind beruhigend. Es werden sogar neuroregenerative und neuroprotektive Effekte beobachtet (Post u. Keck 2001). Die hochfrequente rTMS induziert wahrscheinlich eine Fazilitierung der kortikalen Aktivität (LTP), während die langsame sTMS unterhalb von 1 Hz wahrscheinlich die kortikale Aktivität dämpft und eine Langzeitdepression induziert. Insofern sind TMS-Studien bei gesunden Probanden nur innerhalb der Sicherheitsrichtlinien ethisch vertretbar, da zumindest subtile Änderungen der Kortexphysiologie wahrscheinlich sind. Solche subtilen Änderungen sind jedoch Basis aller Lernvorgänge und Adaptationen an ein sich änderndes Umfeld des Menschen.

Die therapeutischen Ansätze der TMS müssen unter klinischen Aspekten betrachtet werden. Menschen mit einer therapieresistenten Depression leiden enorm unter ihrer Krankheit. Mehr als die Hälfte ist so hoffnungslos, dass sie Suizidgedanken entwickeln, und ein großer Anteil (von ca. 10%) versucht auch den Suizid. Hier ist es ethisch vertretbar und erwünscht, neue Therapieansätze zu entwickeln und einzusetzen, auch wenn ihr Wirkmechanismus noch nicht verstanden ist. In diesem Sinne wird seit fünfundsechzig Jahren die EKT eingesetzt, auch wenn diese zumindest passagere kognitive Störungen verursacht (APA u. Weiner 2001). Auch andere weit verbreitete psychische Störungen wie Zwangsgedanken, Grübelneigung, Tinnitus oder Stimmenhören sind oft pharmakogen nicht ausreichend beeinflussbar und machen Therapieansätze notwendig, die diesen postulierten kortikalen Hyperaktivitäten entgegenwirken. Hier bietet vor allem die langsame TMS die Chance, diese Hyperaktivitäten zu dämpfen, sofern die Areale erreichbar sind (Hoffman u. Cavus 2002).

Literatur

Altar CA (1999) Neurotrophins and depression. Trends Pharmacol Sci 20:59–61

APA, Weiner RD (2001) The Practice of Electroconvulsive Therapy: Recommendations for Treatment, Training and Privileging: a Task Force Report of the American Psychiatric Association, 2nd edn. American Psychiatric Association, Washington, DC

Ben Shachar D, Belmaker RH, Grisaru N, Klein E (1997) Transcranial magnetic stimulation induces alterations in brain monoamines. J Neural Transm 104:191–197

Bench CJ, Friston KJ, Brown RG, Frackowiak RS, Dolan RJ (1993) Regional cerebral blood flow in depression measured by positron emission tomography: the relationship with clinical dimensions. Psychol Med 23:579–590

Bohning DE, Shastri A, Nahas Z, Lorberbaum JP, Andersen SW, Dannels WR, Haxthausen EU, Vincent DJ, George MS (1998) Echoplanar BOLD fMRI of brain activation induced by concurrent transcranial magnetic stimulation. Invest Radiol 33:336–340

Bridgers SL (1991) The safety of transcranial magnetic stimulation reconsidered: evidence regarding cognitive and other cerebral effects. Electroencephalogr Clin Neurophysiol Suppl 43:170–179

Brown GP, Blitzer RD, Connor JH, Wong T, Shenolikar S, Iyengar R, Landau EM (2000) Long-term potentiation induced by theta frequency stimulation is regulated by a protein phosphatase-1-operated gate. J Neurosci 20:7880–7887

Chen R, Classen J, Gerloff C, Celnik P, Wassermann EM, Hallett M, Cohen LG (1997) Depression of motor cortex excitability by low-frequency transcranial magnetic stimulation. Neurology 1398–1403

Cohrs S, Tergau F, Korn J, Becker W, Hajak G (2001) Suprathreshold repetitive transcranial magnetic stimulation elevates thyroid-stimulating hormone in healthy male subjects. J Nerv Ment Dis 189:393–397

Conca A, Fritzsche H, Peschina W, König P, Swoboda E, Wiederin H, Haas C (2000) Preliminary findings of simultaneous 18F-FDG and 99mTc-HMPAO SPECT in patients with depressive disorders at rest: differential correlates with ratings of anxiety. Psychiatry Res 98:43–54

Conca A, Koppi S, König P, Swoboda E, Krecke N (1996) Transcranial magnetic stimulation: a novel antidepressive strategy? Neuropsychobiology 34:204–207

Counter SA (1993) Neurobiological effects of extensive transcranial electromagnetic stimulation in an animal model. Electroencephalogr Clin Neurophysiol 89:341–348

Di Lazzaro V, Oliviero A, Meglio M, Cioni B, Tamburrini G, Tonali P, Rothwell JC (2000) Direct demonstration of the effect of lorazepam on the excitability of the human motor cortex. Clin Neurophysiol 111:794–799

Duman RS, Malberg J, Nakagawa S, D'Sa C (2000) Neuronal plasticity and survival in mood disorders. Biol Psychiatry 48:732–739

Eschweiler GW, Plewnia C, Bartels M (2001) Welche depressiven Patienten profitieren von präfrontaler repetitiver transkranieller Magnetstimulation (RTMS)? Fortschr Neurol Psychiatr 69:1–8

Evers S, Hengst K, Pecuch PW (2001) The impact of repetitive transcranial magnetic stimulation on pituitary hormone levels and cortisol in healthy subjects. J Affect Disord 66:83–88

Fox P, Ingham R, George MS, Mayberg H, Ingham J, Roby J, Martin C, Jerabek P (1997) Imaging human intra-cerebral connectivity by PET during TMS. Neuroreport 8:2787–2791

Frodl T, Meisenzahl EM, Zetzsche T, Born C, Groll C, Jager M, Leinsinger G, Bottlender R, Hahn K, Moller HJ (2002) Hippocampal changes in patients with a first episode of major depression. Am J Psychiatry 159:1112–1118

Gates JR, Dhuna A, Pascual-Leone A (1992) Lack of pathologic changes in human temporal lobes after transcranial magnetic stimulation. Epilepsia 33:504–508

George MS, Belmaker R-H (2000) Transcranial Magnetic Stimulation in Neuropsychiatry. American Psychiatric Press, Washington

George MS, Wassermann EM, Post RM (1996) Transcranial magnetic stimulation: a neuropsychiatric tool for the 21st century. J Neuropsychiatry Clin Neurosci 8:373–382

Gerschlager W, Siebner HR, Rothwell JC (2001) Decreased corticospinal excitability after subthreshold 1 Hz rTMS over lateral premotor cortex. Neurology 57:449–455

Goldman-Rakic PS (1996) The prefrontal landscape: implications of functional architecture for understanding human mentation and the central executive. Philos Trans R Soc Lond B Biol Sci 351:1445–1453

Graf T, Engeler J, Achermann P, Mosimann UP, Noss R, Fisch HU, Schlaepfer TE (2001) High frequency repetitive transcranial magnetic stimulation (rTMS) of the left dorsolateral cortex: EEG topography during waking and subsequent sleep. Psychiatry Res 107:1–9

Greenberg BD, Ziemann U, Cora-Locatelli G, Harmon A, Murphy DL, Keel JC, Wassermann EM (2000) Altered cortical excitability in obsessive-compulsive disorder. Neurology 54:142–147

Grisaru N, Chudakov B, Yaroslavsky Y, Belmaker RH (1998) Transcranial magnetic stimulation in mania: a controlled study. Am J Psychiatry 155:1608–1610

Hansson AC, Cintra A, Belluardo N, Sommer W, Bhatnagar M, Bader M, Ganten D, Fuxe K (2000) Gluco- and mineralocorticoid receptor-mediated regulation of neurotrophic factor gene expression in the dorsal hippocampus and the neocortex of the rat. Eur J Neurosci 12:2918–2934

Hausmann A, Weis C, Marksteiner J, Hinterhuber H, Humpel C (2000) Chronic repetitive transcranial magnetic stimulation enhances c-fos in the parietal cortex and hippocampus. Brain Res Mol Brain Res 76:355–362

Hedges DW, Salyer DL, Higginbotham BJ, Lund TD, Hellewell JL, Ferguson D, Lephart ED (2002) Transcranial magnetic stimulation (TMS) effects on testosterone, prolactin, and corticosterone in adult male rats. Biol Psychiatry 51:417–421

Hoffman RE, Cavus I (2002) Slow transcranial magnetic stimulation, long-term depotentiation, and brain hyperexcitability disorders. Am J Psychiatry 159:1093–1102

Jang IS, Kang UG, Kim YS, Ahn YM, Park JB, Juhnn YS (2001) Isoform-specific changes of adenylate cyclase mRNA expression in rat brains following chronic electroconvulsive shock. Prog Neuropsychopharmacol Biol Psychiatry 25:1571–1581

Karege F, Perret G, Bondolfi G, Schwald M, Bertschy G, Aubry JM (2002) Decreased serum brain-derived neurotrophic factor levels in major depressed patients. Psychiatry Res 109:143–148

Keck ME, Engelmann M, Müller MB, Henniger MSH, Hermann B, Rupprecht R, Neumann ID, Toschi N, Landgraf R, Post A (2000) Repetitive transcranial magnetic stimulation induces active coping strategies and attenuates the neuroendocrine stress response in rats. J Psychiatr Res 34:265–276

Keck ME, Sillaber I, Ebner K, Welt T, Toschi N, Kaehler ST, Singewald N, Philippu A, Elbel GK, Wotjak CT, Holsboer F, Landgraf R, Engelmann M (2000) Acute transcranial magnetic stimulation of frontal brain regions selectively modulates the release of vasopressin, biogenic amines and amino acids in the rat brain. Eur J Neurosci 12:3713–3720

Keck ME, Welt T, Post A, Muller MB, Toschi N, Wigger A, Landgraf R, Holsboer F, Engelmann M (2001) Neuroendocrine and behavioral effects of repetitive transcranial magnetic stimulation in a psychopathological animal model are suggestive of antidepressant-like effects. Neuropsychopharmacology 24:337–349

Komssi S, Aronen HJ, Huttunen J, Kesaniemi M, Soinne L, Nikouline VV, Ollikainen M, Roine RO, Karhu J, Savolainen S, Ilmoniemi RJ (2002) Ipsi- and contralateral EEG reactions to transcranial magnetic stimulation. Clin Neurophysiol 113:175–184

Kritzer MF, Goldman-Rakic PS (1995) Intrinsic circuit organization of the major layers and sublayers of the dorsolateral prefrontal cortex in the rhesus monkey. J Comp Neurol 359:131–143

Lisanby SH, Belmaker RH (2000) Animal models of the mechanisms of action of repetitive transcranial magnetic stimulation (RTMS): comparisons with electroconvulsive shock (ECS). Depress Anxiety 12:178–187

Llinas RR, Ribary U, Jeanmonod D, Kronberg E, Mitra PP (1999) Thalamocortical dysrhythmia: A neurological and neuropsychiatric syndrome characterized by magnetoencephalography. Proc Natl Acad Sci USA 96:15222–15227

Macias MY, Battocletti JH, Sutton CH, Pintar FA, Maiman DJ (2000) Directed and enhanced neurite growth with pulsed magnetic field stimulation. Bioelectromagnetics 21:272–286

Maeda F, Keenan JP, Tormos JM, Topka H, Pascual-Leone A (2000) Modulation of corticospinal excitability by repetitive transcranial magnetic stimulation. Clin Neurophysiol 111:800–805

Matsumiya Y, Yamamoto T, Yarita M, Miyauchi S, Kling JW (1992) Physical and physiological specification of magnetic pulse stimuli that produce cortical damage in rats. J Clin Neurophysiol 9:278–287

Mayberg HS, Liotti M, Brannan SK, McGinnis S, Mahurin RK, Jerabek PA, Silva JA, Tekell JL, Martin CC, Lancaster JL, Fox PT (1999) Reciprocal limbic-cortical function and negative mood: converging PET findings in depression and normal sadness. Am J Psychiatry 156:675–682

McCann UD, Kimbrell TA, Morgan CM, Anderson T, Geraci M, Benson BE, Wassermann EM, Willis MW, Post RM (1998) Repetitive transcranial magnetic stimulation for posttraumatic stress disorder [letter]. Arch Gen Psychiatry 55:276–279

Meyer-Lindenberg A, Ziemann U, Hajak G, Cohen L, Berman KF (2002) Transitions between dynamical states of differing stability in the human brain. Proc Natl Acad Sci USA 99:10948–10953

Moll GH, Heinrich H, Trott G, Wirth S, Rothenberger A (2000) Deficient intracortical inhibition in drug-naive children with attention-deficit hyperactivity disorder is enhanced by methylphenidate. Neurosci Lett 284:121–125

Müller MB, Toschi N, Kresse AE, Post A, Keck ME (2000) Long-term repetitive transcranial magnetic stimulation increases the expression of brain-derived neurotrophic factor and cholecystokinin mRNA, but not neuropeptide tyrosine mRNA in specific areas of rat brain. Neuropsychopharmacology 23:205–215

Nahas Z, Lomarev M, Roberts DR, Shastri A, Lorberbaum JP, Teneback C, McConnell K, Vincent DJ, Li X, George MS, Bohning DE (2001) Unilateral left prefrontal transcranial magnetic stimulation (TMS) produces intensity-dependent bilateral effects as measured by interleaved BOLD fMRI. Biol Psychiatry 50:712–720

Nahas Z, Teneback CC, Kozel A, Speer AM, deBrux C, Molloy M, Stallings L, Spicer KM, Arana G, Bohning DE, Risch SC, George MS (2001) Brain effects of TMS delivered over prefrontal cortex in depressed adults: Role of stimulation frequency and coil-cortex distance. J Neuropsychiatry Clin Neurosci 13:459–470

Nibuya M, Takahashi M, Russell DS, Duman RS (1999) Repeated stress increases catalytic TrkB mRNA in rat hippocampus. Neurosci Lett 267:81–84

Niehaus L, Guldin B, Meyer B (2001) Influence of transcranial magnetic stimulation on pupil size. J Neurol Sci 182:123–128

Niehaus L, Meyer BU, Roricht S (1998) Magnetic stimulation over different brain regions: no differential effects on the elicited sympathetic skin responses. Electroencephalogr Clin Neurophysiol 109:94–99

Pascual-Leone A, Houser CM, Reese K, Shotland LI, Grafman J, Sato S, Valls Sole J, Brasil Neto JP, Wassermann EM, Cohen LG (1993) Safety of rapid-rate transcranial magnetic stimulation in normal volunteers. Electroencephalogr Clin Neurophysiol 89:120–130

Pascual-Leone A, Rubio B, Pallardo F, Catala MD (1996) Rapid-rate transcranial magnetic stimulation of left dorsolateral prefrontal cortex in drug-resistant depression. Lancet 348:233–237

Pascual-Leone A, Valls Sole J, Wassermann EM, Hallett M (1994) Responses to rapid-rate transcranial magnetic stimulation of the human motor cortex. Brain 117:847–858

Patterson SL, Grover LM, Schwartzkroin PA, Bothwell M (1992) Neurotrophin expression in rat hippocampal slices: a stimulus paradigm inducing LTP in CA1 evokes increases in BDNF and NT-3 mRNAs. Neuron 9:1081–1088

Paus T, Castro-Alamancos MA, Petrides M (2001a) Cortico-cortical connectivity of the human mid-dorsolateral frontal cortex and its modulation by repetitive transcranial magnetic stimulation. Eur J Neurosci 14:1405–1411

Paus T, Sipila PK, Strafella AP (2001b) Synchronization of neuronal activity in the human primary motor cortex by transcranial magnetic stimulation: an EEG study. J Neurophysiol 86:1983–1990

Peinemann A, Lehner C, Mentschel C, Munchau A, Conrad B, Siebner HR (2000) Subthreshold 5-Hz repetitive transcranial magnetic stimulation of the human primary motor cortex reduces intracortical paired-pulse inhibition. Neurosci Lett 296:21–24

Post A, Keck ME (2001) Transcranial magnetic stimulation as a therapeutic tool in psychiatry: what do we know about the neurobiological mechanisms? J Psychiatr Res 35:193–215

Post A, Müller MB, Engelmann M, Keck ME (1999) Repetitive transcranial magnetic stimulation in rats: evidence for a neuroprotective effect in vitro and in vivo. Eur J Neurosci 11:3247–3254

Pridmore SA (1999) Rapid transcranial magnetic stimulation and normalization of the dexamethasone suppression test. Psychiatry Clin Neurosci 53:33–37

Rajkowska G, Goldman-Rakic PS (1995) Cytoarchitectonic definition of prefrontal areas in the normal human cortex: II. Variability in locations of areas 9 and 46 and relationship to the Talairach Coordinate System. Cereb Cortex 5:323–337

Schimmelpfeng J, Stein JC, Dertinger H (1995) Action of 50 Hz magnetic fields on cyclic AMP and intercellular communication in monolayers and spheroids of mammalian cells. Bioelectromagnetics 16:381–386

Schutter DJ, van Honk J, d'Alfonso AA, Postma A, de Haan EH (2001) Effects of slow rTMS at the right dorsolateral prefrontal cortex on EEG asymmetry and mood. Neuroreport 12:445–447

Sgro JA, Ghatak NR, Stanton PC, Emerson RG, Blair R (1991) Repetitive high magnetic field stimulation: the effect upon rat brain. Electroencephalogr Clin Neurophysiol Suppl 43:180–185

Shelton RC, Mainer DH, Sulser F (1996) cAMP-dependent protein kinase activity in major depression. Am J Psychiatry 153:1037–1042

Shimamoto H, Takasaki K, Shigemori M, Imaizumi T, Ayabe M, Shoji H (2001) Therapeutic effect and mechanism of repetitive transcranial magnetic stimulation in Parkinson's disease. J Neurol 248 Suppl 3:III48–III52

Siebner HR, Peller M, Willoch F, Auer C, Bartenstein P, Drzezga A, Schwaiger M, Conrad B (1999) Imaging functional activation of the auditory cortex during focal repetitive transcranial magnetic stimulation of the primary motor cortex in normal subjects. Neurosci Lett 270:37-40

Sommer M, Tergau F, Wischer S, Paulus W (2001) Paired-pulse repetitive transcranial magnetic stimulation of the human motor cortex. Exp Brain Res 139:465-472

Speer AM, Kimbrell TA, Wassermann EM, Repella J, Willis MW, Herscovitch P, Post RM (2000) Opposite effects of high and low frequency rTMS on regional brain activity in depressed patients. Biol Psychiatry 48:1133-1141

Sperling W, Martus P, Alschbach M (2000) Evaluation of neuronal effects of electroconvulsive therapy by magnetoencephalography (MEG). Prog Neuropsychopharmacol Biol Psychiatry 24:1339-1354

Staubli U, Scafidi J (1999) Time-dependent reversal of long-term potentiation in area CA1 of the freely moving rat induced by theta pulse stimulation. J Neurosci 19:8712-8719

Staubli U, Scafidi J, Chun D (1999) GABAB receptor antagonism: facilitatory effects on memory parallel those on LTP induced by TBS but not HFS. J Neurosci 19:4609-4615

Strafella AP, Paus T (2001) Cerebral blood-flow changes induced by paired-pulse transcranial magnetic stimulation of the primary motor cortex. J Neurophysiol 85:2624-2629

Strafella AP, Paus T, Barrett J, Dagher A (2001) Repetitive transcranial magnetic stimulation of the human prefrontal cortex induces dopamine release in the caudate nucleus. J Neurosci 21:RC157

Szuba MP, O'Reardon JP, Evans DL (2000) Physiological effects of electroconvulsive therapy and transcranial magnetic stimulation in major depression. Depress Anxiety 12:170-177

Szuba MP, O'Reardon JP, Rai AS, Snyder-Kastenberg J, Amsterdam JD, Gettes DR, Wassermann EM, Evans DL (2001) Acute mood and thyroid stimulating hormone effects of transcranial magnetic stimulation in major depression. Biol Psychiatry 50:22-27

Thome J, Duman RS, Henn FA (2002) Molekulare Aspekte antidepressiver Therapie. Transsynaptische Effekte auf Signaltransduktion, Genexpression und neuronale Plastizität. Nervenarzt 73:595-599

Thumm S, Loschinger M, Glock S, Hammerle H, Rodemann HP (1999) Induction of cAMP-dependent protein kinase A activity in human skin fibroblasts and rat osteoblasts by extremely low-frequency electromagnetic fields. Radiat Environ Biophys 38:195-199

Wang H, Wang X, Scheich H (1996) LTD and LTP induced by transcranial magnetic stimulation in auditory cortex. Neuroreport 7:521-525

Wassermann EM, Wedegaertner FR, Ziemann U, George MS, Chen R (1998) Crossed reduction of human motor cortex excitability by 1-Hz transcranial magnetic stimulation. Neurosci Lett 250:141-144

Wu T, Sommer M, Tergau F, Paulus W (2000) Lasting influence of repetitive transcranial magnetic stimulation on intracortical excitability in human subjects. Neurosci Lett 287:37-40

Yoshida T, Yoshino A, Kobayashi Y, Inoue M, Kamakura K, Nomura S (2001) Effects of slow repetitive transcranial magnetic stimulation on heart rate variability according to power spectrum analysis. J Neurol Sci 184:77-80

Zyss T, Witkowska B (1996) [Transcranial magnetic stimulation neurophysiological and biochemical response in man] Ocena neurofizjologiczna i biochemiczna mozgowia poddawanego przezczaszkowej stymulacji magnetycznej. Neurol Neurochir Pol 30:399-408

24 Prädiktoren für die Wirksamkeit der repetitiven transkraniellen Magnetstimulation

G. W. ESCHWEILER

Aufgrund der vielen kleineren Studien, die bisher zur antidepressiven Wirksamkeit der rTMS durchgeführt worden sind, können inzwischen einzelne positive und negative Prädiktoren für den Erfolg einer solchen TMS herausgearbeitet werden. Patientenspezifische Prädiktoren sollten von stimulusabhängigen Prädiktoren unterschieden werden.

24.1 Patientenabhängige Faktoren

■ Alter der Patienten

Inzwischen konnte in mehreren Studien nachgewiesen werden, dass ältere Patienten weniger von einer präfrontalen rTMS profitieren als jüngere Patienten (Figiel et al. 1998; Kozel et al. 1998; Manes et al. 2001; Mosimann et al. 2002). In einer Studiengruppe (Figiel et al. 1998) von 50 Patienten mit therapieresistenter Depression respondierten 56% der jüngeren Patienten auf eine 10-Hz-TMS des dorsolateralen präfrontalen Kortex (DLPFC), während nur 23% der Älteren von der TMS profitierten. Durch den Vergleich der Abstände zwischen präfrontalem Kortex und Magnetspule konnte gezeigt werden, dass das bessere Ansprechen von jüngeren Patienten mit einer geringeren präfrontalen Atrophie und einem geringeren Abstand zwischen DLPFC und Spule zusammenhing (Kozel et al. 2000). Das Ausmaß der präfrontalen Atrophie korrelierte nicht mit der Atrophie im motorischen Kortex, sodass keine gute Abschätzung über den Abstand des präfrontalen Kortex auf der Grundlage einer magnetischen Schwellenbestimmung im motorischen Kortex durchgeführt werden konnte.

Eine Folgeuntersuchung (McConnell et al. 2001) beschäftigte sich mit dem Zusammenhang zwischen Kortexabstand und motorischer Schwelle bei 17 gesunden Erwachsenen. Es zeigte sich, dass die motorische Schwelle mit dem Abstand vom motorischen Kortex zur Spule zunimmt und dass keine signifikante Korrelation zwischen der motorischen Schwelle und dem präfrontalen Kortexabstand bestand. Deshalb wird die berechtigte Frage aufgeworfen, ob die motorische Schwelle (MS) ein sinnvolles Maß für eine therapeutische Stimulation außerhalb des motorischen Kortex darstellt.

Alternativ böte sich an, im MRI, sofern verfügbar, den Abstand zwischen präfrontalem Kortex und Spule zu bestimmen. Inzwischen konnte sogar eine inverse Korrelation zwischen einem Index des Spulen-Kortex-Abstandes und dem klinischen Profit einer rTMS bei älteren Patienten gezeigt werden (Mosimann et al. 2002). Die Ergebnisse einer Studie aus South Carolina um M.S. George zu antidepressiven Effekten der TMS, bei der der Kortex-Spulen-Abstand als Faktor in die Stimulusintensität einfließt, ist noch nicht publiziert.

Ein signifikanter Einfluss des Geschlechts fand sich in den bisherigen Studien nicht.

Dauer der Indexepisode

Die Dauer einer Depression ist ein negativer Prädiktor für das weitere Fortbestehen der Depression. Insofern ist auch die Dauer der depressiven Episode ein negativer Prädiktor für den Erfolg der TMS (Conca et al. 2000).

Komedikation

Es wird ein negativer prädiktiver Wert der Lorazepamdosis für die Add-on-TMS beschrieben (Conca et al. 2000). Der Einfluss der Komedikation auf die TMS-Response ist noch nicht ausreichend belegt. Nach eigener Erfahrung jedoch könnten klassische Neuroleptika unter Umständen einen negativen Effekt auf den Erfolg der TMS haben, da sie die Dopaminausschüttung im frontalen Kortex mindern, während atypische Neuroleptika, wie z.B. Olanzapin, die Dopaminausschüttung dort fördern (Li et al. 1998).

Psychopathologische Variablen

Eigene Untersuchungen belegen, dass bei 29 depressiven Patienten (Eschweiler et al. 2001b) insbesondere die ängstlich-depressiven Patienten mit einer ausgeprägten Ängstlichkeit in der Selbst- und Fremdbeurteilung mehr von einer 10-Hz-linksseitigen TMS (90 bis 100% MS) profitierten als von einer Placebostimulation über fünf Tage. Psychotische Symptome innerhalb der aktuellen depressiven Phase werden als negative Prädiktoren gewertet, seit über eine signifikante Unterlegenheit der TMS gegenüber der EKT bei dieser Patientengruppe berichtet wurde (Grunhaus et al. 2000). Zuvor galten psychotisch depressive Patienten als bevorzugte Patientengruppe, nachdem bei diesen eine exzellente antidepressive Wirksamkeit der linksseitigen 10-Hz-TMS über 5 Tage (Pascual-Leone et al. 1996) beschrieben worden war. Inzwischen liegt eine Kasuistik eines nichtpsychotisch depressiven Patienten vor, der am dreizehnten Tag einer 10-Hz-TMS-Behandlung psychotisch dekompensierte (Zwanzger et al. 2002).

■ Weitere anamnestische Faktoren

Die Resistenz gegen eine Elektrokrampftherapie ist wahrscheinlich ebenfalls ein negativer Prädiktor für die TMS (Eschweiler et al. 2000). Diese Feststellung gilt nicht spezifisch für die TMS, sondern auch für die Vagusnervstimulation (VNS) (Sackeim et al. 2001) und wahrscheinlich auch für andere Therapieverfahren. Zumindest eine Ausnahme wurde als Kasuistik berichtet: Ein chronisch wahnhaft depressiver Patient musste eine EK-Behandlung nach fünf Serien mit 61 Behandlungen wegen kognitiver Nebenwirkungen absetzen (Smesny et al. 2001). Eine sich anschließende tägliche TMS über dem linken DLPFC erzielte in Kombination mit Pharmakotherapie und Psychotherapie innerhalb von vier Wochen eine Remission.

Ein positives Ansprechen auf einen partiellen Schlafentzug war negativ korreliert mit dem Ansprechen auf eine sich anschließende rTMS des linken DLPFC mit 10 Hz über 14 Tage (Padberg et al. 2002). Der prädiktive Wert des Schlafentzuges war jedoch nicht ausreichend, um klinisch empfohlen werden zu können.

■ Neuropsychologische Merkmale

Die meisten Studien zeigten keine signifikanten Unterschiede in den neuropsychologischen Leistungen von depressiven Patienten, die später auf eine präfrontale TMS respondierten bzw. nicht respondierten. In einer eigenen Pilotuntersuchung profitierten besonders die Patienten mit erhaltenen exekutiven Funktionen, die dem präfrontalen Kortex zugeordnet werden – d. h. mit gutem Ergebnis im Kopfrechnen und im Spiegelzeichen – von einer sich anschließenden 10-Hz-TMS über dem linken dorsolateralen präfrontalen Kortex (Eschweiler et al. 2001 a).

Auch in einer anderen Studiengruppe mit insgesamt 30 depressiven Patienten profitierten insbesondere die Patienten mit kurzen Antwortlatenzen im einfachen Stroop-Paradigma und einem Stroop-Paradigma mit negativen emotionalen Selbstbeschreibungen aus dem Von-Zerssen-Inventar (Eschweiler et al. 2001). Es ergaben sich jedoch keine Unterschiede hinsichtlich des Farb-Wort-Interferenz-Stroop, der Aussagen über die Hemmung sich widersprechender semantischer und visueller Signale wiedergibt. Die Rolle des dorsolateralen präfrontalen Kortex (DLPFC) in der Suppression von habituellem Verhalten konnte auch in verschiedenen anderen Paradigmen zu exekutiven Leistungen belegt werden, insbesondere bei der so genannten „random number generation" – dem mentalen Würfeln (Jahanshahi et al. 1998; Jahanshahi u. Dirnberger 1999; Jahanshahi et al. 2000).

■ Metabolische und hämodynamische Parameter

PET-Untersuchungen können Aussagen zur Durchblutung (H_2O-PET) und zum Metabolismus (Deoxyglucose-PET) in Ruhe und während einer Aktivierungsaufgabe leisten. Daten aus Aktivierungsstudien sind dabei denen aus Ruheuntersuchungen vorzuziehen, da die Ruhebedingungen am schlechtesten definiert sind (Roland 1993). Ein Hypermetabolismus in Ruhe kann z. B. Zeichen einer aktiven Grübelleistung sein, da insbesondere die Durchblutung des dorsolateralen präfrontalen Kortex erhöht ist, während Aufgaben mit hoher Arbeitsgedächtnislast gemacht werden (Rypma et al. 1999; Mull u. Seyal 2001). Insofern stehen auch die Untersuchungen zur verminderten Durchblutung im linken dorsolateralen präfrontalen Kortex (Bench et al. 1993) nur scheinbar im Widerspruch zu Berichten über einen Hypermetabolismus des rechten DLPFC (Drevets et al. 1992).

Zur Aufklärung dieses vordergründigen Widerspruchs könnten Untersuchungen beitragen (Mayberg et al. 1999), die während einer Trauerinduktion ein ähnliches Muster bei trauernden Gesunden wie bei Depressiven zeigen. Es zeichnete sich durch eine Hyperaktivität im rechten dorsolateralen präfrontalen Kortex, eine Hypoaktivität im vorderen Zingulum und eine Überaktivität im hinteren Zingulum aus. Dieses Muster drehte sich nach Remission der Depression, aber auch nach Aufhebung der Trauerinduktion wieder um. Es bestand jetzt eine relative Hypoaktivierung rechts dorsolateral präfrontal, eine Hyperaktivierung im vorderen Zingulum und eine Hypoaktivierung im hinteren Zingulum.

Diese hämodynamischen Befunde deuten in Richtung der Valenztheorie nach Davidson (Davidson et al. 1999), die eine relative Hyperaktivität des rechten präfrontalen Kortex insbesondere bei negativen Emotionen wie Angst und Panik postuliert. EEG-Studien von Wiedemann et al. (1999) belegen dies (s. Tabelle 22.1).

In rostraler Richtung wird der dorsolaterale präfrontale Kortex gegenüber dem ventrolateralen Kortex abgegrenzt. Dieser soll insbesondere bei „subkapazitären" Aufgaben aktiviert werden (D'Esposito et al. 1999), während in suprakapazitären Aufgaben, die eine hohe Leistung des Arbeitsgedächtnisses erfordern oder Informationen manipulieren, insbesondere der dorsolaterale präfrontale Kortex aktiviert wird. Dies passt zu eigenen Untersuchungen, nach denen eine gute mentale Leistung im Spiegelzeichnen und die geringe hämodynamische Aktivierung im dorsolateralen präfrontalen Kortex mit einer guten therapeutischen Wirksamkeit der sich anschließenden rTMS korrelierte (Eschweiler et al. 2000a). Depressive Patienten mit hypometabolem präfrontalen Kortex im Ruhe-PET (Kimbrell et al. 1999) profitieren besonders von einer hochfrequenten 20-Hz-Stimulation, während Patienten mit lokalem Hypermetabolismus von der langsamen 1-Hz-Stimulation profitierten. Somit wird der Bogen von diesen wichtigen patientenabhängigen zu den stimulusabhängigen Parametern geschlagen, die in komplexer Weise interagieren und die Wirksamkeit der sich anschließenden TMS wesentlich bestimmen (Kap. 23.7).

24.2 Stimulusabhängige Parameter

■ Stimulusintensität

Die Synopsis der bisher publizierten Daten (ISTS-Datenbank) gibt Hinweise darauf, dass die TMS mit höheren Intensitäten stärker antidepressiv wirksam sein könnte (Klein et al. 1999; Kozel et al. 2000; Mosimann et al. 2002). Man muss betonen, dass es noch keine größeren Dosiswirkungsstudien zum antidepressiven Effekt der präfrontalen rTMS gibt, da die Stimulationsfrequenz und der Ort sowie die Anzahl der Stimuli und die Häufigkeit sich von Studie zu Studie unterscheiden.

Tierexperimentelle und physiologische Befunde im motorischen Kortex legen höhere Intensitäten auch für therapeutische Studien nahe, da dies die kortikale Eindringtiefe erhöht und so mehr neuronale Verbände moduliert werden (Kap. 23.5, Abb. 23.5).

■ Spulenkonfiguration

Die Rundspule hat ein größeres kreisförmiges Maximum des induzierten elektrischen Stromes aufzuweisen, das hinsichtlich der größeren aktivierten Kortexareale vorteilhaft sein könnte. Die Nachteile sind jedoch die schlechte räumliche Abgrenzung des aktivierten Areals und die induzierten Schmerzen aufgrund der diffusen Stimulation der Hirnnerven an der Schädelbasis. Erwähnenswert ist insbesondere die israelische Studie (Klein et al. 1999), in der sehr gute Ergebnisse mit einer langsamen 1-Hz-Stimulation mit einer Rundspule über dem rechten präfrontalen Kortex erzielt wurden (s. Tabelle 21.1). Die depressiven Patienten waren jedoch im Vergleich zu denen in anderen TMS-Studien positiv selektioniert und nicht therapieresistent.

■ Reizfrequenz

Eine niederfrequente Stimulation von 0,1–1 Hz wirkt wahrscheinlich überwiegend inhibitorisch (Paus et al. 1998; Hoffman u. Cavus 2002), eine höherfrequente Stimulation mit 5–20 Hz überwiegend exzitatorisch (Paus u. Wolforth 1998) (Kap. 23.5). Das Überwiegen von Inhibition oder Exzitation ist abhängig vom Abstand zur Spule, da eine exzitatorische „Front" einer inhibitorischen „Vorwelle" folgt und inhibitorische Neurone eine geringere Schwelle aufweisen (Ziemann et al. 1998) (s. Abb. 23.4).

■ Reizort und Hemisphäre

Wie in Tabelle 22.1 gezeigt, ist nach der Valenztheorie (Davidson 1998) die linke präfrontale Hemisphäre überwiegend aktiv während eines Appetenzverhaltens und die rechte während eines aversiven Verhaltens. Die gute antidepressive Wirksamkeit der linksseitigen hochfrequenten Stimulation (Pascual-Leone et al. 1996) und der rechtsseitigen niederfrequenten Stimulation (Klein et al. 1999) werden so begründet. Auch die antimanische Wirksamkeit der rechtsseitigen hochfrequenten TMS (Grunhaus et al. 2000) deutet auf eine Bedeutung der Lateralität des präfrontalen Kortex hinsichtlich affektiver Zustände hin (Kap. 22.1).

24.3 Zusammenfassung

Es ergeben sich einige wichtige Parameter und Prädiktoren, die jedoch aufgrund der verschiedenen Designs in den kleinen vorliegenden Studien bisher noch sehr vorsichtig zu bewerten sind.

Positive Prädiktoren wären:
- niedriges Alter
- Ängstlichkeit
- fehlende Hyperaktivierung unter der mit 10 Hz gepulsten Spule
- Hypermetabolismus unter einer mit 1 Hz gepulsten Spule

Negative Prädiktoren wären:
- hohes Alter
- präfrontale Hirnatrophie
- kognitive Störung im Bereich frontaler Leistung (Spiegelzeichnen, Kopfrechnen, Stroop)
- psychotische Merkmale
- Hyperaktivierung unter der mit 10 Hz gepulsten Spule
- fehlende Wirksamkeit einer früheren EKT
- lange Indexepisode
- Komedikation mit Benzodiazepinen oder klassischen Neuroleptika?

Bei den oben genannten Einschränkungen ist die TMS mit den jetzigen Behandlungsparametern, d.h. mit einer Frequenz von 10 Hz über dem dorsolateralen präfrontalen Kortex mit 100% der motorischen Schwelle als „Standardbehandlung" zu bezeichnen. Sie ist vor allem für ängstliche, jüngere, neurotisch depressive Patienten geeignet und weniger für die älteren psychotisch Depressiven mit kognitiven Störungen, die weiterhin bei einer Therapieresistenz von einer Elektrokrampftherapie profitieren sollten. Es bleibt jedoch offen, inwieweit eine „Hochdosis"-TMS mit Adaptation der Intensität an die erhöhten Kortexspulenabstände im Alter eine zusätzliche Effizienzsteigerung der TMS bei älteren Probanden bewirkt.

Falls die neuropsychologischen Prädiktoren hinsichtlich ihres prädiktiven Wertes bestätigt werden, sollte vor einer TMS-Behandlung ein neuropsychologisches „Assessment" erfolgen, ähnlich der Batterie, die wir für die EKT vorschlagen (s. Anhang). Insbesondere die Tests zu den präfrontalen Leistungen (Arbeitsgedächtnis usw.) sollten Abschätzungen über die Wirksamkeit einer sich anschließenden TMS dieser Areale erlauben.

Literatur

Bench CJ, Friston KJ, Brown RG, Frackowiak RS, Dolan RJ (1993) Regional cerebral blood flow in depression measured by positron emission tomography: the relationship with clinical dimensions. Psychol Med 23:579–590

Conca A, Swoboda E, König P, Koppi S, Beraus W, Kunz A, Fritzsche H, Weiss P (2000) Clinical impacts of single transcranial magnetic stimulation (sTMS) as an add-on therapy in severely depressed patients under SSRI treatment. Hum Psychopharmacol 15:429–438

D'Esposito M, Zarahn E, Aguirre GK, Rypma B (1999) The effect of normal aging on the coupling of neural activity to the bold hemodynamic response. Neuroimage 10:6–14

Davidson RJ (1998) Anterior electrophysiological asymmetries, emotion, and depression: conceptual and methodological conundrums. Psychophysiology 35:607–614

Davidson RJ, Abercrombie H, Nitschke JB, Putnam K (1999) Regional brain function, emotion and disorders of emotion. Curr Opin Neurobiol 9:228–234

Drevets WC, Videen TO, Price JL, Preskorn SH, Carmichael ST, Raichle ME (1992) A functional anatomical study of unipolar depression. J Neurosci 12:3628–3641

Eschweiler GW, Plewnia C, Bartels M (2001b) Welche depressiven Patienten profitieren von präfrontaler repetitiver transkranieller Magnetstimulation (RTMS)? [Which patients with major depression benefit from prefrontal magnetic stimulation (RTMS)? Fortschr Neurol Psychiatr 69:1–8

Eschweiler GW, Plewnia C, Batra A, Bartels M (2000) Does clinical response to repetitive prefrontal transcranial magnetic stimulation (rTMS) predict response to electroconvulsive therapy (ECT) in major depression? Can J Psychiatry 45:58–59

Eschweiler GW, Plewnia C, Schlotter W, Najib A, Junker A, Ludescher B, Bartels M (2001) Ist die antidepressive Wirksamkeit von präfrontaler repetitiver transkranieller Magnetstimulation (rTMS) bei Patienten mit kognitiven Defiziten vermindert? Nervenheilkunde 20 (Suppl 3):S91–S92

Eschweiler GW, Plewnia C, Schlotter W, Pfeffer U, Junker A, Najib A, Bartels M (2001) Antidepressive response from prefrontal repetitive transcranial magnetic stimulation (RTMS) and mental work induced cortical oxygenation changes: Combined RTMS and near-infrared spectroscopy (NIRS) studies. Pharmacopsychiatry 34:171–172

Eschweiler GW, Wegerer C, Schlotter W, Spandl C, Stevens A, Bartels M, Buchkremer G (2000a) Left prefrontal activation predicts therapeutic effects of repetitive transcranial magnetic stimulation (rTMS) in major depression. Psychiatry Res 99:161–172

Figiel GS, Epstein C, McDonald WM, Amazon Leece J, Figiel L, Saldivia A, Glover S (1998) The use of rapid-rate transcranial magnetic stimulation (rTMS) in refractory depressed patients. J Neuropsychiatry Clin Neurosci 10:20–25

Grunhaus L, Dannon PN, Schreiber S, Dolberg OH, Amiaz R, Ziv R, Lefkifker E (2000) Repetitive transcranial magnetic stimulation is as effective as electroconvulsive therapy in the treatment of nondelusional major depressive disorder: an open study. Biol Psychiatry 47:314–324

Hoffman RE, Cavus I (2002) Slow transcranial magnetic stimulation, long-term depotentiation, and brain hyperexcitability disorders. Am J Psychiatry 159:1093–1102

Jahanshahi M, Dirnberger G (1999) The left dorsolateral prefrontal cortex and random generation of responses: studies with transcranial magnetic stimulation. Neuropsychologia 37:181–190

Jahanshahi M, Profice P, Brown RG, Ridding MC, Dirnberger G, Rothwell JC (1998) The effects of transcranial magnetic stimulation over the dorsolateral prefrontal cortex on suppression of habitual counting during random number generation. Brain 121 Part 8:1533–1544

Jahanshahi M, Dirnberger G, Fuller R, Frith CD (2000) The role of the dorsolateral prefrontal cortex in random number generation: a study with positron emission tomography. Neuroimage 12:713–725

Kimbrell TA, Little JT, Dunn RT, Frye MA, Greenberg BD, Wassermann EM, Repella JD, Danielson AL, Willis MW, Benson BE, Speer AM, Osuch E, George MS, Post RM (1999) Frequency dependence of antidepressant response to left prefrontal repetitive transcranial magnetic stimulation (rTMS) as a function of baseline cerebral glucose metabolism. Biol Psychiatry 46:1603–1613

Klein E, Kreinin I, Chistyakov A, Koren D, Mecz L, Marmur S, Ben Shachar D, Feinsod M (1999) Therapeutic efficacy of right prefrontal slow repetitive transcranial magnetic stimulation in major depression: a double-blind controlled study [see comments]. Arch Gen Psychiatry 56:315–320

Kozel FA, Nahas Z, deBrux C, Molloy M, Lorberbaum JP, Bohning D, Risch SC, George MS (2000) How coil-cortex distance relates to age, motor threshold, and antidepressant response to repetitive transcranial magnetic stimulation. J Neuropsychiatry Clin Neurosci 12:376–384

Li XM, Perry KW, Wong DT, Bymaster FP (1998) Olanzapine increases in vivo dopamine and norepinephrine release in rat prefrontal cortex, nucleus accumbens and striatum. Psychopharmacology Berl 136:153–161

Manes F, Jorge R, Morcuende M, Yamada T, Paradiso S, Robinson RG (2001) A controlled study of repetitive transcranial magnetic stimulation as a treatment of depression in the elderly. Int Psychogeriatr 13:225–231

Mayberg HS, Liotti M, Brannan SK, McGinnis S, Mahurin RK, Jerabek PA, Silva JA, Tekell JL, Martin CC, Lancaster JL, Fox PT (1999) Reciprocal limbic-cortical function and negative mood: converging PET findings in depression and normal sadness. Am J Psychiatry 156:675–682

McConnell KA, Nahas Z, Shastri A, Lorberbaum JP, Kozel FA, Bohning DE, George MS (2001) The transcranial magnetic stimulation motor threshold depends on the distance from coil to underlying cortex: a replication in healthy adults comparing two methods of assessing the distance to cortex. Biol Psychiatry 49:454–459

Mosimann UP, Marre SC, Werlen S, Schmitt W, Hess CW, Fisch HU, Schlaepfer TE (2002) Antidepressant effects of repetitive transcranial magnetic stimulation in the elderly: correlation between effect size and coil-cortex distance. Arch Gen Psychiatry 59:560–561

Mull BR, Seyal M (2001) Transcranial magnetic stimulation of left prefrontal cortex impairs working memory. Clin Neurophysiol 112:1672–1675

Padberg F, Schule C, Zwanzger P, Baghai T, Ella R, Mikhaiel P, Hampel H, Moller HJ, Rupprecht R (2002) Relation between responses to repetitive transcranial magnetic stimulation and partial sleep deprivation in major depression. J Psychiatr Res 36:131–135

Pascual-Leone A, Rubio B, Pallardo F, Catala MD (1996) Rapid-rate transcranial magnetic stimulation of left dorsolateral prefrontal cortex in drug-resistant depression. Lancet 348:233–237

Paus T, Wolforth M (1998) Transcranial magnetic stimulation during PET: reaching and verifying the target site. Hum Brain Mapp 6:399–402

Paus T, Jech R, Thompson CJ, Comeau R, Peters T, Evans AC (1998) Dose-dependent reduction of cerebral blood flow during rapid-rate transcranial magnetic stimulation of the human sensorimotor cortex. J Neurophysiol 79:1102–1107

Roland PE (1993) Brain Activation 1st edn. Wiley-Liss, New York

Rypma B, Prabhakaran V, Desmond JE, Glover GH, Gabrieli JD (1999) Load-dependent roles of frontal brain regions in the maintenance of working memory. Neuroimage 9:216–226

Sackeim HA, Keilp JG, Rush AJ, George MS, Marangell LB, Dormer JS, Burt T, Lisanby SH, Husain M, Cullum CM, Oliver N, Zboyan H (2001) The effects of vagus nerve stimulation on cognitive performance in patients with treatment-resistant depression. Neuropsychiatry Neuropsychol Behav Neurol 14:53–62

Smesny S, Volz HP, Liepert J, Tauber R, Hochstetter A, Sauer H (2001) Repetitive transkranielle Magnetstimulation (rTMS) in der Akut- und Langzeittherapie bei therapieresistenter Depression – eine Falldarstellung. Nervenarzt 72:734–738

Wiedemann G, Pauli P, Dengler W, Lutzenberger W, Birbaumer N, Buchkremer G (1999) Frontal brain asymmetry as a biological substrate of emotions in patients with panic disorders. Arch Gen Psychiatry 56:78–84

Ziemann U, Steinhoff BJ, Tergau F, Paulus W (1998) Transcranial magnetic stimulation: its current role in epilepsy research. Epilepsy Res 30:11–30

Zwanzger P, Ella R, Keck ME, Rupprecht R, Padberg F (2002) Occurrence of delusions during repetitive transcranial magnetic stimulation (rTMS) in major depression. Biol Psychiatry 51:602–603

Andere Verfahren

25 Magnetic seizure therapy (MST) als Weiterentwicklung der Elektrokrampftherapie

G. W. Eschweiler

Die elektrische Induktion eines therapeutischen Krampfanfalles (EKT) war nicht das erste konvulsive Verfahren (Kap. 1). Zunächst hat man mit Analeptika wie Kampfer und später Cardiazol generalisierte epileptische Krämpfe ausgelöst. Sie waren in den frühen Jahren ohne Narkose und Relaxation sowie ohne adäquate Überwachung sehr gefährlich. Nachdem einzelne Patienten während der chemischen Konvulsionstherapie gestorben waren, wurde von Cerletti ab 1938 die wesentlich besser steuerbare elektrische Induktion mit 50 Hz Wechselstrom eingesetzt (zur Übersicht: Kalinowsky u. Hippius 1972). Die große Insulinkur mit Hypoglykämie bis zum Koma (insulin coma therapy) und Krampfanfall, 1934 begründet, wurde bis in die achtziger Jahre des 20. Jahrhunderts ausgeführt. Mehrere Zwischenfälle und die schlechte Steuerbarkeit drängten sie jedoch in den Hintergrund (Cramond 1987; Holden 1999). Aufgrund der moderaten Wirksamkeit der bisherigen subkonvulsiven rTMS bei melancholisch depressiven Patienten (Eschweiler et al. 2001; Loo et al. 1999), insbesondere bei psychotisch depressiven (Grunhaus et al. 2000) und älteren depressiven Patienten (Figiel et al. 1998), wird weiterhin nach schonenderen Applikationsformen der konvulsiven Therapie gesucht.

Der Einsatz eines magnetisch induzierten Krampfanfalls bietet sich an, da ein in der Spule erzeugtes Magnetfeld impedanzlos Kopfschwarte und Schädel passiert und ein fokales sekundäres magnetisches Feld im Kortex des Probanden erzeugt (Kap. 20). Aufgrund der hohen Impedanz des Schädels wird dagegen während einer EKT der größte Teil der elektrischen Stimuli in die Kopfschwarte und den Liquorraum geleitet. Deshalb kann bei der EKT die räumliche Verteilung und die intrazerebrale Stromdichte nicht genau vorhergesagt werden.

Konvulsive rTMS am Affen

2001 wurde erstmals über die Induktion eines generalisierten Krampfanfalls mit Hilfe der rTMS am Makaken, einem Primaten, berichtet (Lisanby et al. 2001). Mit dem käuflich zu erwerbenden Magnetstimulator (Super magstim Rapid® (MagstimCompany)) mit vier Boostern war jedoch nur eine maximale Reizung mit 100% Ausgangsleistung, 25 Hz und 10 s Reizdauer möglich. Es wurde eine Rundspule mit 4 cm Außendurchmesser über dem

Vertex platziert. Mit diesen Reizparametern und einem bipolaren Stimulus von 300 μs Dauer war eine Krampfinduktion unter Narkose mit 1 mg/kg KG Methohexital beim Affen *nicht* möglich.

Erst die Aufrüstung des Magnetstimulators auf acht Booster und eine Erhöhung der Ausgangsleistung um 40%, indem die Stimulusdauer von 300 μs auf 390 μs verlängert wurde, ermöglichte eine rTMS mit 90% Ausgangsleistung, 40 Hz und 6,3 Sekunden. Mit diesen Parametern gelang es, bei beiden untersuchten Affen wiederholt tonisch-klonische Krampfanfälle von jeweils 10 bis 15 Sekunden Dauer zu induzieren. Die Wahl des Anästhetikums Methohexital mit 1 mg/kg KG oder Ketamin mit 15 mg/kg KG (ein NMDA-Antagonist) hatte auf die erzielte Krampfdauer keinen Einfluss.

Anschließend wurde eine Titration der Krampfdauer durchgeführt, indem die Stimulation sukzessive verlängert wurde. Erst ab einer Stimulationsdauer von 4 bis 5 Sekunden, 90% der maximalen Intensität und 40 Hz konnte ein tonisch-klonischer Krampf ausgelöst werden, was 400% der motorischen Schwelle (400% MS) bei einer Einzelimpuls-TMS entsprach.

Mit Hilfe einer intrazerebralen Elektrode konnte gezeigt werden, dass die maximal induzierte Spannung im präfrontalen Kortex auftrat und ungefähr der Hälfte der Spannung entsprach, die während eines elektrisch induzierten Anfalls (ECS) in früheren Studien induziert worden war (Lisanby et al. 2001 a).

■ Magnetic seizure therapy (MST) am Menschen

Kurz darauf berichteten Lisanby et al. (2001 b) über den ersten erfolgreichen Einsatz der „magnetic seizure therapy" (MST) bei einem depressiven Menschen. Der New Yorker Gruppe um H. Sackeim und dem Schweizer T. Schlaepfer aus der Psychiatrischen Klinik Bern gelang es, bei einer depressiven Patientin mit dem oben beschriebenen modifizierten Gerät von Magstim einen generalisierten tonisch-klonischen Anfall von mehr als 20 Sekunden Dauer auszulösen.

Die erst zwanzig Jahre alte Patientin litt seit drei Jahren unter einer depressiven Episode. Sie war bereits erfolglos mit einem SSRI, zwei TCA, zwei MAOI und anderen neueren Psychopharmaka behandelt worden. Eine Augmentation mit Lithium, Trijodthyronin (T3) und Methylphenidat hatte ebenfalls keine wesentliche Besserung erzielt. Nur der erste bis vierte Anfall während des Heilversuches wurde mit einer MST ausgelöst. Bereits die erste MST mit 6,3 s Dauer, 40 Hz und 100% Ausgangsleistung, das heißt 240% der motorischen Schwelle, unter Etomidate- und Atropin-Narkose und mit einer vorgekühlten doppelkonischen Spule über dem Vertex führte zu einem generalisierten Krampf von 112 s Dauer. Bei der zweiten Sitzung wurde „magnetisch" titriert. Die erste Stimulation von zwei Sekunden Dauer erzeugte keinen generalisierten Anfall. 28 Sekunden später folgte auf eine Stimulation von vier Sekunden ein suffizienter Anfall von 80 s Dauer. Der 3. MST-Versuch mit einer rechtslateral lokalisierten Figur-8-Spule und einer Stimulation von 6,3 s Dauer erfolgte aufgrund einer Funktionsstörung nur mit 20 Hz und erzielte keinen Anfall. Ein weiterer Versuch nach

138 Sekunden mit einer doppelkonischen Spule über dem Vertex ergab einen suffizienten Anfall von 44 s Dauer. Bei der 4. MST wurde mit verlängerter Impulsdauer auf 0,5 ms ein weiterer suffizienter Anfall mit der Doppelkonusspule über dem Vertex erzielt. Das iktale EEG-Muster entsprach dem Muster bei einer Elektrokrampftherapie.

Der Mini-Mental-Status (MMS) nach Folstein blieb nach viermaliger MST beim Maximum von 30 Punkten, der Score der HAMD sank von 20 auf 13 Punkte. Der MMS (Folstein et al. 1975) ist allerdings nur wenig sensitiv für leichtere kognitive Beeinträchtigungen (Kap. 10). Anschließend wurden acht weitere suffiziente Anfälle mit der konventionellen rechtslateralen EKT (200% oberhalb der elektrisch titrierten Schwelle) erzielt, die letztlich eine Remission der Depression bewirkten (HAM-D-Score: 6 Punkte).

Ausblick

Zur Zeit können noch keine Aussagen über die klinische Bedeutung einer MST gemacht werden. Wichtige Fragen sind offen: Die angekündigte Studie zu den kognitiven Nebenwirkungen der MST ist noch nicht publiziert. Im Jahr 2000 bestanden technische Schwierigkeiten mit dem modifizierten Magnetstimulator, da das Gerät und die Booster unter den starken Strömen und der Hitzeentwicklung so sehr litten, dass die Booster (Preis ca. 6000 €) nur wenigen Stimulationen standhielten. Nur die Vertexstimulation über dem motorischen Kortex war erfolgreich, nicht jedoch die theoretisch wünschenswerte fokale Stimulation rechtspräfrontal.

Um generalisierte Krämpfe leichter auszulösen, bieten sich Kombinationen der MST mit anderen fazilitierenden Techniken an. Patienten, die Lorazepam oder andere Benzodiazepine einnehmen, sollten diese absetzen oder vor einer MST krampfschwellensenkende Pharmaka wie den GABA-Antagonisten Flumazenil einnehmen (Krystal et al. 1998).

Lorazepam hat zwar keinen direkten Effekt auf die motorische Schwelle (MS) bei einzelnen TMS-Impulsen (Ziemann et al. 1996), die zentrale „silent period" wurde jedoch verlängert. Die intrakortikale Fazilitation (im Bereich von 8 bis 40 ms, entsprechend 25 bis 100 Hz) bei der Doppelreizung fehlte völlig. Dieser fazilitierende Effekt zweier kurz aufeinander folgender Impulse bei der MST (und EKT) gilt jedoch als essenziell für die Induktion eines generalisierten Krampfanfalls.

Diese ersten MST-Studien (Lisanby et al. 2001) zeigen einerseits, wie schwer es ist, mit den verfügbaren Magnetstimulatoren einen Anfall auszulösen, was hinsichtlich der Sicherheit bei der subkonvulsiven rTMS beruhigt. Andererseits sind Weiterentwicklungen der elektromagnetischen Techniken wichtig, um die effiziente EKT schonender zu machen im Hinblick auf die kognitiven Nebenwirkungen.

Der Nachweis von geringeren kognitiven Nebenwirkungen der MST gegenüber der rechtslateralen EKT bei gleicher antidepressiver Effizienz ließe eine hohe Akzeptanz bei den Patienten erwarten, da die bekannten, überwiegend historisch bedingten negativen Stigmata der EKT (Kap. 2) wegfielen. Die psychiatrischen Kliniken müssten sich jedoch auf deutlich höhere Investitionskosten bei den Magnetstimulatoren einrichten, die bei der MST besonders stark strapaziert werden.

Literatur

Cramond WA (1987) Lessons from the insulin story in psychiatry. Aust N Z J Psychiatry 21:320–326

Eschweiler GW, Plewnia C, Bartels M (2001) Welche depressiven Patienten profitieren von präfrontaler repetitiver transkranieller Magnetstimulation (RTMS)? Fortschr Neurol Psychiatr 69:402–409

Figiel GS, Epstein C, McDonald WM, Amazon Leece J, Figiel L, Saldivia A, Glover S (1998) The use of rapid-rate transcranial magnetic stimulation (rTMS) in refractory depressed patients. J Neuropsychiatry Clin Neurosci 10:20–25

Folstein MF, Folstein SE, McHugh PR (1975) "Mini-mental state". A practical method for grading the cognitive state of patients for the clinician. J Psychiatr Res 12:189–198

Grunhaus L, Dannon PN, Schreiber S, Dolberg OH, Amiaz R, Ziv R, Lefkifker E (2000) Repetitive transcranial magnetic stimulation is as effective as electroconvulsive therapy in the treatment of nondelusional major depressive disorder: an open study. Biol Psychiatry 47:314–324

Holden RJ (1999) The role of brain insulin in the neurophysiology of serious mental disorders: review. Med Hypotheses 52:193–200

Kalinowsky L, Hippius H (1972) III. The Convulsive Therapies. In: Pharmacological, Convulsive and Other Treatments in Psychiatry. Grune and Stratton, New York, pp 160–249

Krystal AD, Watts BV, Weiner RD, Moore S, Steffens DC, Lindahl V (1998) The use of flumazenil in the anxious and benzodiazepine-dependent ECT patient. J ECT 14:5–14

Lisanby SH, Gutman D, Luber B, Schroeder C, Sackeim HA (2001a) Sham TMS: intracerebral measurement of the induced electrical field and the induction of motor-evoked potentials. Biol Psychiatry 49:460–463

Lisanby SH, Luber B, Sackeim HA, Finck AD, Schroeder C (2001) Deliberate seizure induction with repetitive transcranial magnetic stimulation in nonhuman primates. Arch Gen Psychiatry 58:199–200

Lisanby SH, Schlaepfer TE, Fisch HU, Sackeim HA (2001b) Magnetic seizure therapy of major depression. Arch Gen Psychiatry 58:303–305

Loo C, Mitchell P, Sachdev P, McDarmont B, Parker G, Gandevia S (1999) Double-blind controlled investigation of transcranial magnetic stimulation for the treatment of resistant major depression. Am J Psychiatry 156:946–948

Ziemann U, Lonnecker S, Steinhoff BJ, Paulus W (1996) The effect of lorazepam on the motor cortical excitability in man. Exp Brain Res 109:127–135

26 Transkranielle Gleichstromstimulation zur Steigerung der kortikalen Erregbarkeit

G. W. Eschweiler

Die transkranielle Stimulation mit schwachem Gleichstrom (transcranial direct current stimulation: tDCS) ist ein Verfahren, das bereits in den 60er Jahren des 20. Jahrhunderts im Tier- und Humanexperiment untersucht wurde. In der damaligen Sowjetunion wurde es am Menschen unter dem Namen „Elektroschlaftherapie" therapeutisch als Antidepressivum eingesetzt. Die Gruppen um Lippold und Redfearn (Lippold u. Redfearn 1964; Redfearn et al. 1964) beschrieben einen antidepressiven Effekt, der in den 70er Jahren auch in den USA untersucht wurde (Dymond et al. 1975). Diese Gruppe wiederum konnte keinen positiven Effekt der transkraniellen Depolarisation auf den Menschen feststellen, sodass diese Therapieform zumindest in der westlichen Psychiatrie keine Verbreitung fand. In den letzten Jahren hat insbesondere die Göttinger Arbeitsgruppe von W. Paulus in der klinischen Neurophysiologie sich dieser Stimulationsform erneut gewidmet und einige interessante Befunde publiziert (Nitsche et al. 2002).

Tierphysiologische Grundlagen

Der Göttinger Hirnforscher Otto D. Creutzfeld hatte bereits 1962 den Einfluss transkortikaler Gleichströme auf die kortikale neuronale Aktivität der Katze mit Hilfe unterschwelliger Depolarisierung untersucht. Man stellte fest, dass eine anodale Polarisierung an den Somata von Pyramidenbahnneuronen und an nichtpyramidalen kortikalen Neuronen diese Zellen unterschwellig depolarisierten. Eine kathodale Polarisierung jedoch führte zu einer Hyperpolarisierung der Neurone. Diese Potenzialverschiebungen waren abhängig vom Ort und der Richtung der Elektroden sowie von der Stromstärke und der räumlichen Orientierung der kortikalen Schicht.

Wie zu erwarten war, erhöhte eine vermehrte Depolarisation die neuronale Feuerrate, während eine kathodale Polarisierung die evozierten Potenziale und die Feuerraten verminderte (Bindman et al. 1964). Diese Erregung war bei kurzer Stimulationsdauer nur während der Stimulation modifiziert. Bei länger anhaltender Stimulationsdauer konnten auch anhaltende persistierende Effekte nachgewiesen werden. Eine bahnbrechende Arbeit (Gartside 1968) wies nach, dass diese anhaltende Veränderung der neuronalen Exzitabilität nicht durch die Erregung selbst bedingt war, sondern durch Proteinsynthese vermittelt wurde, die durch Proteinsyntheseinhibitoren verhindert werden konnte.

Untersuchungen am Menschen

Am Menschen konnte mit einer Kombination von anodaler transkranieller Gleichstromapplikation (tDCS) und TMS gezeigt werden (Nitsche u. Paulus 2000), dass bei anodaler Stimulation mit 1 mA über dem motorischen Kortex eine Erhöhung der motorisch evozierten Potenziale um ca. 30% erfolgte, die innerhalb von 4 Minuten nach Beendigung der Stimulation abklang. Umgekehrt konnte durch eine kathodale Stimulation mit 1 mA über dem motorischen Kortex (die Anode war in diesem Fall auf dem kontralateralen orbitofrontalen Kortex angebracht) eine Verminderung der motorisch evozierten Potenziale auf ca. 65% der Ausgangsgröße erzielt werden. Auch diese Effekte waren nach 3 Minuten nicht mehr nachweisbar (Nitsche u. Paulus 2000).

Diese neuen Befunde sind bedeutsam, da bei Verlängerung der anodalen tDCS über 7 Minuten hinaus auf bis zu 13 Minuten Effekte im Sinne vergrößerter Amplituden bis zu 90 Minuten nach Beendigung der Stimulation nachweisbar waren (Nitsche u. Paulus 2001). In einer fMRI-Studie war diese anodale Gleichstromapplikation von einer vermehrten Durchblutung des primär motorischen Kortex begleitet (Baudewig et al. 2001). Umgekehrt konnte bei einer kathodalen tDCS eine Aktivierungsverminderung im fMRI nachgewiesen werden. Mit einer kathodalen und einer anodalen tDCS im motorischen Kortex bei gesunden Probanden konnte die kurzfristige Plastizität nach einer motorischen Übungsaufgabe vermindert werden (Rosenkranz et al. 2000). Plastizitätsfördernde Reizparameter müssen folglich beim Menschen noch herausgearbeitet werden. Dies könnte vielleicht sogar im pathologisch gestörten Kortex leichter zu erreichen sein.

Während der Stromapplikation spürt der Proband ein intensitätsabhängiges Prickeln, das im Bereich unterhalb von 5 mA gut tolerabel ist. Als Nebenwirkung sind Hautrötungen beschrieben, jedoch keine Verbrennungen oder Verätzungen aufgrund möglicher pH-Verschiebungen. Epileptische Anfälle sind bisher nicht bekannt. Eine anodale Stimulation über einem epileptischen Fokus könnte zumindest aufgrund der physiologischen Zusammenhänge einen Anfall begünstigen, sodass Epileptiker nicht stimuliert werden sollten.

Ausblick auf mögliche therapeutische Anwendungen

Die modulatorischen Effekte der transkraniellen Gleichstromapplikation (tDCS) auf die Exzitabilität des Kortex könnten vielfach genützt werden.
- Untersuchungen zu antidepressiven und anderen positiven therapeutischen Effekten über dem präfrontalen Kortex analog den fazilitierenden Effekten der hochfrequenten rTMS (Kap. 21) sind wichtig.

■ Zum anderen ist die Kombination von transkranieller Gleichstromapplikation (tDCS) und rTMS möglich, um mögliche synergistische Effekte aufzuspüren. Eine mit der tDCS erzielte Depolarisierung und vermehrte Exzitabilität könnte insbesondere bei Patienten mit hoher motorischer Schwelle und Empfindsamkeit gegenüber der rTMS nützlich sein.
■ Die kathodale tDCS könnte bei psychischen Störungen, z. B Zwang oder ADHD, mit kortikaler Hyperexzitabilität (Kap. 23) analog der langsamen sTMS auf ihre klinische Wirksamkeit untersucht werden (Hoffman u. Cavus 2002). Es könnten aufgrund der fehlenden Schmerzhaftigkeit auch Kortexareale, z. B. der orbitofrontale Kortex, direkt oberhalb der Schädelbasis mit der tDCS stimuliert werden, was mit Hilfe der rTMS am wachen Menschen wegen der Hirnnervenirritationen nicht möglich ist.
■ Eine weitere Option der kathodalen tDCS wäre die Hyperpolarisierung des linken temporalen Kortex während einer EKT, um so möglicherweise die EKT-induzierten kognitiven Nebenwirkungen, insbesondere auf das verbale Gedächtnis, zu verringern (Kap. 10).

Literatur

Baudewig J, Nitsche MA, Paulus W, Frahm J (2001) Regional modulation of BOLD MRI responses to human sensorimotor activation by transcranial direct current stimulation. Magn Reson Med 45:196–201

Bindman LJ, Lippold OCJ, Redfearn JWT (1964) The action of brief polarizing currents on the cerebral cortex of the rat (1) and (2) in the production of long-lasting after-effects. J Physiol Lond 172:369–382

Dymond AM, Coger RW, Serafinetinidis EA (1975) Intracerebral current levels in man during electrosleep therapy. Biol Psychiatry 10:101–104

Gartside IB (1968) Mechanisms of sustained increases of firing rate in the rat cerebral cortex after polarization: Reverberating circuits or modification of synaptic conductance? Nature 220:382–383

Hoffman RE, Cavus I (2002) Slow transcranial magnetic stimulation, long-term depotentiation, and brain hyperexcitability disorders. Am J Psychiatry 159:1093–1102

Lippold OCJ, Redfearn JWT (1964) Mental changes from the passage of small direct currents through the human brain. Br J Psychiatry 110:768–772

Nitsche MA, Paulus W (2000) Excitability changes induced in the human motor cortex by weak transcranial direct current stimulation. J Physiol 527 Pt 3:633–639

Nitsche MA, Paulus W (2001) Sustained excitability elevations induced by transcranial DC motor cortex stimulation in humans. Neurology 57:1899–1901

Nitsche MA, Liebetanz D, Tergau F, Paulus W (2002) Modulation kortikaler Erregbarkeit beim Menschen durch transkranielle Gleichstromstimulation. Nervenarzt 73:332–335

Redfearn JWT, Lippold OCJ, Costain R (1964) A preliminary account of the clinical effects of polarizing the brain in certain psychiatric disorders. Br J Psychiatry 110:773–785

Rosenkranz K, Nitsche MA, Tergau F, Paulus W (2000) Diminution of training-induced transient motor cortex plasticity by weak transcranial direct current stimulation in the human. Neurosci Lett 296:61–63

 Die Vagusnervstimulation (VNS) bei therapieresistenter Depression und anderen psychischen Störungen

G. W. ESCHWEILER

Die Idee zur Nutzung der Vagusnervstimulation (VNS) in der Behandlung der therapieresistenten Epilepsie stammt aus tierexperimentellen Untersuchungen, in denen die Vagusnervstimulation (VNS) die neuronale Aktivität in limbischen Strukturen veränderte (Bachman et al. 1977) und epileptische Anfälle unterdrückte (Woodbury u. Woodbury 1990). Antiepileptisch wirkende Substanzen (Valproat, Carbamazepin, Lamotrigin) werden bekanntlich auch als Stimmungsstabilisierer und als Add-on-Pharmaka, insbesondere bei der therapieresistenten Depression und bei bipolaren Störungen, eingesetzt. Auf diese Parallelen von antiepileptischer Potenz und Stimmungsstabilisierung wurde schon in den Kapiteln 9 und 21 hingewiesen, sodass der Einsatz der VNS bei depressiven Erkrankungen erwogen wurde. Auch PET-Untersuchungen zeigten, dass die VNS stimmungsregulierende Regionen beeinflusste (Henry et al. 1998). Entscheidend für den Entschluss, VNS-Effekte bei depressiven Patienten zu untersuchen, war die Tatsache, dass Patienten mit therapieresistenter Epilepsie, die aus therapeutischen Gründen eine VNS erhielten, anschließend eine deutlich bessere Stimmung aufwiesen (Elger et al. 2000).

27.1 Anatomische und physiologische Grundlagen

Der Nervus vagus, der zehnte Hirnnerv, ist ein gemischter Nerv. Er enthält motorische, sensorische und viszerale Anteile, aber keine Schmerzfasern, sodass eine Stimulation am wachen Menschen möglich ist. 80% der viszeralen Fasern sind afferente und nur 20% efferente Fasern. Der Vagusnerv leitet viszerale Informationen aus dem Thorax, dem Abdomen und dem Magen-Darm-Trakt an das Gehirn weiter. Der wichtigste Kern für diese afferenten Informationen ist der Nucleus tractus solitarius (NTS). Er projiziert zu verschiedenen anderen Kerngebieten des Hirnstamms, insbesondere zum Locus coeruleus (LC). Dieser Kern wiederum ist der Ursprung des noradrenergen aktivierenden Systems, das in das limbische System und zwar in die Amygdala, den Hypothalamus, den orbitofrontalen Kortex, den Thalamus und das Cingulum projiziert. Die afferenten Informationen aus dem N. vagus haben also einen direkten Einfluss auf den noradrenergen Tonus, der wiederum ursächlich mit Stimmung, Antrieb und affektiven Erkrankungen in Zusammenhang gebracht wird (Abb. 27.1) (George et al. 2000).

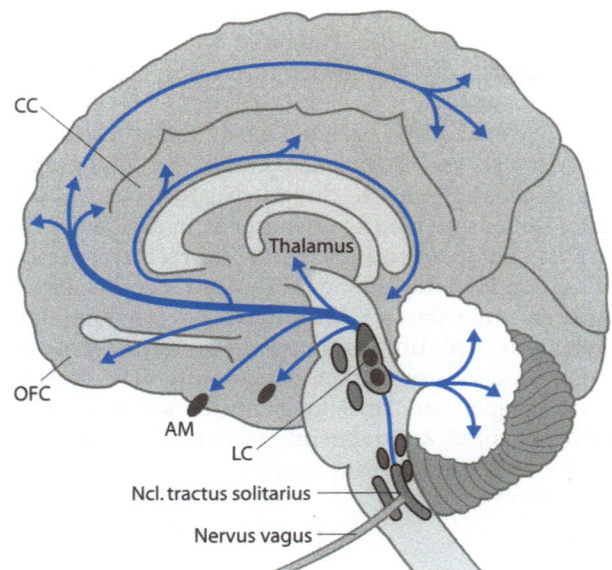

Abb. 27.1 Projektion des afferenten Schenkels des N. vagus vom Hirnstamm (Locus coeruleus) über das noradrenerge System in den Thalamus und das limbische System (*Am* Amygdala, *OFC* orbitofrontaler Kortex, *HT* Hypothalamus und *CC* zingulärer Kortex). (Nach George et al. 2000)

Tierexperimentelle Untersuchungen zu zentralen Effekten des N. vagus

Mit der elektrischen Stimulation des Nervus vagus hatte man bereits in der ersten Hälfte des zwanzigsten Jahrhunderts synchrone Aktivität im orbitalen Kortex der Katze und später im lateralen frontalen Kortex des Affen erzeugen können (George et al. 2000). Im Riechhirn und in der Amygdala von Katzen induzierte die VNS langsame Potenziale. Im Affen beeinflusste die VNS auch die Aktivität einzelner Neurone in zingulären, thalamischen und basalen limbischen Strukturen. Beim Hund und beim Kaninchen bewirkte die Vagusnervstimulation (VNS) EEG-Veränderungen und beendete zuvor induzierte epileptische Krämpfe (Zabara 1992). Zabara hatte deshalb eine Firma (Cyberonics Inc., Houston, Texas) gegründet mit dem Ziel, subkutan implantierte Vagusnervstimulatoren an Patienten mit therapieresistenter Epilepsie einzusetzen (Terry et al. 1990).

27.2 VNS-Effekte bei Epileptikern

1988 wurde beim ersten Patienten mit therapieresistenter Epilepsie (Penry u. Dean 1990) eine Vagusnervstimulation (VNS) durchgeführt. Inzwischen wurden mehr als 15 000 Stimulatoren, so genannte „neurokybernetische Prothesen", zur Stimulation des linken N. vagus über dem linken Musculus pectoralis des Menschen subkutan implantiert. Die Anzahl der Patienten, die unter VNS anfallsfrei wurden, war jedoch gering. Die Stimmung und die Befindlichkeit der Patienten wurde allerdings deutlich besser, sodass die Patienten die Nebenwirkungen der VNS (Kap. 27.5) gut tolerierten (Elger et al. 2000).

Henry et al. (1999) zeigten bei 11 Patienten mit komplexer Epilepsie in einer Abfolge von Positronen-Emissions-Tomographien (PET) den Einfluss von so genannter hoch- und niedrigdosierter VNS. In beiden Gruppen nahm unter hoher und niedrig dosierter Stimulation der Blutfluss signifikant im rostralen und dorsalen Hirnstamm, im rechten postzentralen Gyrus und bilateral in den Hypothalami, den Thalami, den insulären Kortizes und in den inferioren zerebellären Hemisphären zu. Der Blutfluss nahm beidseits im Hippokampus, der Amygdala und im hinteren Gyrus cingulum ab.

Die Hochdosisstimulation aktivierte bzw. deaktivierte größere Hirnvolumina im gleichen Verteilungsmuster wie bei einer Niedrigdosis. Die VNS aktiviert somit kontralaterale somatosensorische Areale und bilaterale limbische Areale und bietet sich deshalb für die Therapie depressiver Erkrankungen an.

27.3 Vagusnervstimulation bei depressiven Patienten

Seit 1998 werden in den USA, zunächst in den Zentren Dallas, Houston, Charleston und New York, VNS-Studien zur Behandlung der therapieresistenten Depression durchgeführt. Die erste offene Studie umfasste 30 nichtpsychotische, depressive therapieresistente Patienten (mindestens 2 suffiziente Behandlungsversuche während der Index-Episode). Nach 2 Wochen ohne Stimulation wurde die VNS für 10 Wochen eingeschaltet (Rush et al. 2000). Die Patienten waren zu 67% weiblich. 70% hatten eine unipolare Depression und 50% hatten rezidivierende depressive Episoden mit jeweils mehr als vier depressiven Episoden einschließlich der Index-Episode. Vier Patienten hatten eine bipolare Störung vom Typ I (nach DSM-IV) und 5 Patienten vom Typ II. 83% der Patienten zeigten einen chronischen Verlauf mit einer depressiven Episode von mehr als 2 Jahren. Die mediane Dauer betrug 4,7 Jahre.

63% der Patienten wurden zuvor mit der EKT behandelt, davon 57% innerhalb der Index-Episode. Während der VNS-Behandlung nahmen 25 der 30 Patienten bis zu vier Antidepressiva ein, im Mittel 3,5 + 1,7 Pharmaka, der Median lag bei 4. Als Hauptkriterium diente die Abnahme des HAM-D-Scores, in der 28-Item-Version, mit einem Ausgangswert von 38 ± 5,5 Punkten. Die Responserate (definiert als 50% Abnahme des HAM-D-Scores) nach 12 Wochen betrug 40%.

Die ursprünglichen 30 Teilnehmer der 3-Monatsstudie (Rush et al. 2000) wurden erneut nach weiteren 3, 6 und 9 Monaten mit einer VNS untersucht (Marangell et al. 2002). Es stellte sich die Frage, ob weitere klinische Bes-

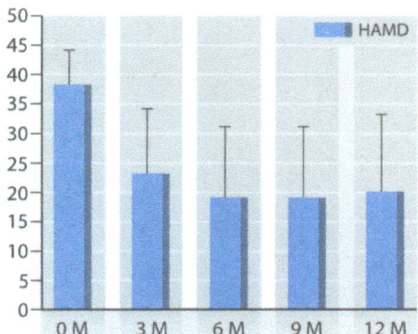

Abb. 27.2 HAM-D-Verlauf unter VNS (*M* Monate)

serungen oder Rückfälle und ob Nebenwirkungen bei der längerfristigen VNS-Behandlung aufgetreten waren. Ein Patient hatte 11 Monate nach der Implantation den VNS-Stimulator aufgrund fehlender Effizienz explantieren lassen. Ein weiterer Patient, der nach drei Monaten als Responder eingestuft worden war, fehlte bei der weiteren Analyse.

Unmittelbar nach Beendigung der 3-Monatsstudie (Rush et al. 2000) betrug der mittlere HAM-D-Score 23 und nach 12 Monaten 20 Punkte (Abb. 27.2). Der GAF-Score (global assessment of function) stieg vom Ausgangswert mit 41 Punkten nach drei Monaten auf 62 Punkte und blieb auf diesem Niveau bis zum Ende der Beobachtungsphase von 12 Monaten. Die Responserate betrug drei Monate nach Start der VNS 40% und nach einem Jahr 46%. Die Remissionsrate steigt von 17% nach drei Monaten auf 29% (N=28) nach 12 Monaten anhaltender VNS.

In einer Post-hoc-Responderanalyse, die 12 der 30 Patienten umfasste, nahm der HAM-D-Score in den Quartalen der VNS-Behandlung von 39 auf 12, 14, 10 und 9 Punkte ab, wobei der Anteil der so genannten Remitter (HAM-D-Score niedriger als 8 Punkte) nach drei Monaten bei 42% lag. Nach sechs Monaten waren weiterhin 42% Remitter, nach 9 Monaten und nach 12 Monaten sogar 64% der initialen Responder.

Immerhin blieben 91% der 12 Responder nach dreimonatiger VNS weiterhin Responder, drei weitere kamen hinzu. Eine Zunahme der Response- und Remissionsraten im ersten Jahr ist bei der EKT nicht zu verzeichnen (Kap. 10). Hier ist zwar die initiale Ansprechrate hoch, die Rückfallrate im ersten Jahr lag jedoch nach erfolgreicher Index-EKT zwischen 38 und 70%.

Von den neun bipolaren Patienten respondierten zwei Patienten vom Typ II, keiner von ihnen remittierte. Die vier Patienten vom Typ I profitierten nur sehr gering (im Mittel 10% Abnahme des HAM-D-Scores) mit einer maximalen Abnahme des HAM-D-Scores von 22%. Die Anzahl der nicht erfolgreichen antidepressiven Behandlungsversuche in der aktuellen depressiven Episode war auch ein prädiktiver Wert für die Response und die Remission. Es konnten 28 der ursprünglich 30 Patienten in diese Analyse eingeschlossen werden. Nur Patienten mit weniger als sechs vergeblichen Therapieversuchen in der Episode profitierten in klinisch bedeutsamer Weise von der VNS

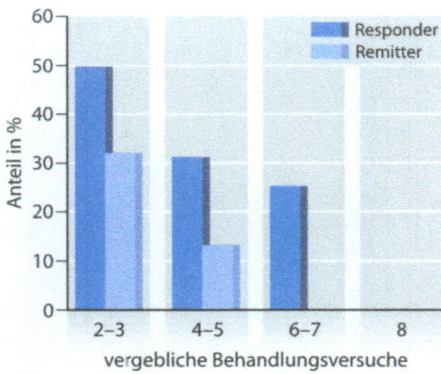

Abb. 27.3 Anteile der Responder und der Remitter in Abhängigkeit von der Anzahl vergeblicher Behandlungsversuche

(Abb. 27.3). Nur einer der elf extrem therapieresistenten Patienten respondierte und niemand aus dieser Gruppe remittierte.

Entsprechend war die fehlende EKT-Remission auch ein negativer Prädiktor für die VNS (Sackeim et al. 2001). Die Chance von der VNS zu profitieren war 3,9-mal höher, wenn der Patient noch nie mit einer EKT behandelt worden war.

Diese Erkenntnisse hatten zur Folge, dass die zur Zeit in Europa angelaufene Multicenterstudie nur depressive Patienten einschließt, die maximal fünf nicht erfolgreiche antidepressive Behandlungsversuche in der aktuellen Index-Episode aufweisen. In Deutschland werden als VNS-Zentren die Psychiatrischen Universitätskliniken München, Berlin und Bonn genannt. In der Erweiterung (Sackeim et al. 2001) der initialen 3-Monatsstudie (Rush et al. 2000) von 30 auf 59 Patienten ergab sich eine geringere Responderquote von 31% und eine Remitterquote von 15%, ohne dass sich die Responseprädiktion aus der Anzahl der vergeblichen Vorbehandlungen änderte.

Praktisches Vorgehen

Die Patienten, die zur VNS-Implantation vorgesehen sind, erhielten bisher ihre psychotropen Medikamente weiter, da man negative Folgen der Absetzversuche befürchtete (Rush et al. 2000). Das Taschenuhr große Neuro-Cybernetic-Prosthesis(NCP)-System mit einem Durchmesser von 55 mm, einer Dicke von 13 mm und einem Gewicht von 55 g wird unter die Haut über dem linken Thorax implantiert. Es enthält einen programmierbaren Stimulator und eine langlebige Batterie (Lebenszeit 3 bis 5 Jahre). Diese Steuereinheit kann von einem Laptop aus ferngesteuert werden. Der Patient hat einen Magneten, mit dem er den Stimulator durch die Kleidung ein- bzw. ausschalten kann.

Der Stimulator sendet in regelmäßigen Abständen bipolare Impulse an die spiralförmige Elektrode, die ein Chirurg nach einem separaten Hautschnitt an den linken Nervus vagus in Höhe der Arteria carotis anbringt.

Die Operation in Lokalnarkose kann ein Neurochirurg, ein Allgemeinchirurg, ein HNO-Arzt oder auch ein Gefäßchirurg durchführen, da diese Ärzte mit der Schonung der Halsgefäße und des N. recurrens, der den M. vocalis der Stimmbänder versorgt, vertraut sind. Es wird immer der linke N. vagus stimuliert, da dieser nicht wie der rechte Nervus vagus zum AV-Knoten des Herzens projiziert und somit keine Überleitungsstörungen am Herzen verursachen sollte. Die Elektrode wird subkutan mittels eines Tunnels an den Stimulator angeschlossen. Die Funktionsfähigkeit der Einheit und die kardiale Verträglichkeit wird bereits im Operationsraum mit elektrischen bipolaren Impulsen von 15 s Länge, einer Amplitude mit 1,0 mA und 500 µs Breite und einer 20-Hz-Frequenz getestet. Unter dieser Teststimulation wurde bei sechs der mehr als 10 000 Epilepsiepatienten, die sich der VNS-Operation unterzogen, von einer Asystolie von 10 bis 20 Sekunden berichtet. Bei drei Patienten wurde der Stimulator entfernt. Die anderen drei Patienten wurden später mit dem NCP-System ohne weitere kardiale Komplikationen behandelt. Noch nie wurden kardiale Nebenwirkungen außerhalb dieser Erststimulation im OP-Saal beobachtet (Asconape et al. 1999; Tatum et al. 1999).

Erst zwei Wochen nach der OP und dem Abklingen der akuten Nebenwirkungen, insbesondere Heiserkeit (Tabelle 27.1), wird der Stimulator eingeschaltet: Die Stimulationsparameter sind initial mit einer Stromstärke von 0,25 mA, einer Impulsbreite von 500 µs und einer Frequenz von 20 bis 30 Hz für 30 Sekunden gewählt. Nach einer Pause von fünf Minuten folgt eine weitere Impulsserie. In der sich anschließenden Einstellungsperiode wird die Stromstärke in 0,25-mA-Schritten erhöht, wenn dies der Patient toleriert. Diese Parameter entsprechen im Wesentlichen den Parametern der Epilepsiebehandlung (Rush et al. 2000). Die Patienten tolerieren das NCP-System gut.

27.4 Nebenwirkungen der Vagusnervstimulation

Die akute chirurgisch bedingte Nebenwirkungsrate der VNS ist mit 53% Sprachveränderungen, Husten, Dyspnoe und Pharyngitiden hoch. Sie zeigt aber auch, wie wichtig eine gute chirurgische Darstellung des N. vagus ist, da diese Raten nach der Operation mit ausgeschaltetem Stimulator gewonnen wurden.

Die ein Jahr nach Implantation am häufigsten aufgetretenen Nebenwirkungen waren Stimmveränderungen mit 21%, Dyspnoe mit 7% und Halsschmerzen mit 7% (Marangell et al. 2002). Diese Effekte waren im Allgemeinen mild und traten nur während der Stimulationsphasen auf. Alle anderen Nebenwirkungen traten bei weniger als 5% der Patienten beim 12-Monate-Follow-up auf (siehe auch Tabelle 27.1). Insbesondere gab es keine kardialen Nebenwirkungen. Einer der 29 Patienten (3%) klagte über

Tabelle 27.1. Kumulierte Nebenwirkungen der Vagusnervstimulation. 314 Patienten mit Epilepsie und 591 Jahren der Vagusnervstimulation, bei 152 Patienten ausschließlich Hochdosisstimulation

Nebenwirkung (AE)	Anzahl der Patienten	Anteil der Patienten in %	Anzahl der Ereignisse
Schwerwiegende NW			
Chirurgisch bedingt*	13	4,1	13
Stimulationsbedingt	4	1,2	4
Nicht schwerwiegende NW			
Stimmveränderungen	156	50	720
vermehrtes Husten	129	41	456
Pharyngitis	84	27	182
Parästhesien	87	28	377
Dyspnoe	55	18	55
Dyspepsie	36	12	98
Übelkeit	59	19	154
Laryngismus	10	3,2	30

* Einschließlich Infektion, Nervenlähmung, Hypästhesie, Fazialisparese, linksseitige Stimmbandparese, linksseitige Facialisparese, linksseitige Diaphragmaparalyse, linksseitige Recurrensparese, Harnverhalt und subfebrile Temperaturen; nach Angabe von Cyberonics Inc., Houston, Texas 2002

Übelkeit, Zahnprobleme und über Dysphagie. Im Vergleich zur Untersuchung nach 3-monatiger VNS zeigte sich eine signifikante Reduktion in der Anzahl der Stimmveränderungen von initial 53% auf 21%, bei Halsentzündungen von 20% auf 0%, bei Kopfschmerzen von 23% auf 3% und allgemeinen Schmerzen von 20% auf 0%. Kein Patient brach aufgrund der Nebenwirkungen die Behandlung ab.

Sechs schwer wiegende Ereignisse traten innerhalb der 12-monatigen Nachbeobachtungsphase auf (Marangell et al. 2002): zwei Fälle von Hypomanie, ein Fall von tiefer Venenthrombose, einer von Rückenschmerzen und eine Appendizitis, bei einem Patient wurde ein Lungenkrebs entdeckt. Von diesen sechs Ereignissen wurde die tiefe Beinvenenthrombose mit der Implantation des Stimulators in einen möglichen Zusammenhang gebracht und eine Episode der Hypomanie. Es ist bemerkenswert, dass ein Patient eine komplikationslose Elektrokrampftherapie mit dem implantierten Neotonussystem erhielt, während dieses ausgeschaltet war.

Die **Nebenwirkungen** der Vagusnervstimulation beziehen sich auch nach einem Jahr insbesondere auf Störungen der Kehlkopffunktion. Die Störungen der Stimme sind mit 21% weiterhin nicht zu vernachlässigen, auch nicht die während der 30-Sekunden-Stimulationen zu beobachtende Dyspnoe. Manche Patienten schalten deshalb vor einem wichtigen Gespräch den Stimulator mit ihrem Magneten vorübergehend aus. Zur weiteren Information aus erster Hand sei auf das News-Forum (http://www.

cyberonics.com) hingewiesen. Dort kann man die Diskussionen der Patienten, die mit Vagusnervstimulatoren versorgt werden, verfolgen.

Vierzehn Wochen nach Beginn der VNS traten keine kognitiven Nebenwirkungen auf (Sackeim et al. 2001). In den meisten der dreizehn neuropsychologischen Tests verbesserten sich die Leistungen, die in einzelnen Tests mit der Besserung der depressiven Symptomatik korrelierten. Es gab keine unterschiedlichen Effekte zwischen hoch und niedrig dosierter VNS auf die kognitive Leistung.

■ Effekte der VNS auf den Kortexmetabolismus bei depressiven Patienten

Eine fMRI-Studie an depressiven Patienten untersuchte VNS-induzierte Änderungen des zerebralen Blutflusses (Nahas et al. 2002). Es wurde eine besondere MR-Technik benutzt, da eine VNS-Implantation normalerweise aufgrund der Stimulationselektronik im Brustbereich eine Kontraindikation für ein MRI darstellt. Die neun Patienten waren im Durchschnitt 45 Jahre alt und seit 10 Monaten mit dem Stimulator versorgt. Vier von ihnen waren Responder, da ihr HAM-D-Score um 50% seit Beginn der VNS gefallen war. Der durchschnittliche HAM-D-Score war von initial 33 auf 15 Punkte gesunken. Die Stimulation erfolgte im Scanner für sieben Sekunden.

Nach einer VNS nahm die Durchblutung des Hypothalamus, des insulären Kortex und anderer kortikaler Areale im Vergleich zum Ausgangswert deutlich zu, während ein Ton als Kontrollbedingung insbesondere auditorische Areale aktivierte (Nahas et al. 2002). Die kortikalen Aktivierungen waren gering, aber signifikant und in den Hirnarealen zu verzeichnen, die eine entscheidende Bedeutung für das viszeral-emotionale Erleben haben.

27.5 Zukunft der Vagusnervstimulation

Die Responseraten nach einer VNS nach einem Jahr stimmen zumindest für monopolar depressive Patienten ohne massive Therapieresistenz hoffnungsfroh, da bei einer erfolgreichen Index-EKT mehr als die Hälfte der Patienten innerhalb des ersten Jahres trotz Pharmakoerhaltungstherapie einen Rückfall erlitten (Sackeim et al. 2001). Nur eine Gruppe von Patienten, die eine kombinierte Behandlung von Lithium und Nortriptylin erhielten, zeigte Rückfallraten von ca. 39% (Sackeim et al. 2001). Dabei ist festzustellen, dass die Lithiumbehandlung erst nach Abschluss der Elektrokrampftherapie einsetzte (s. Kap. 8) und fast alle Rückfälle innerhalb der ersten Behandlungswoche auftraten. Weitere Argumente für die Vagusnervstimulation sind die fehlenden neurokognitiven Einschränkungen bzw. die Verbesserungen der kognitiven Funktion (Sackeim et al. 2001).

Aus den Studien zur Epilepsiebehandlung mit einer VNS ist zu erwarten, dass noch bis Ablauf des zweiten Jahres zusätzlich positive Effekte auftreten. Vielleicht sind auch bildgebende Verfahren wegweisend. So profitierten Epilepsiepatienten insbesondere von der VNS, wenn während der ersten Stimulation eine Zunahme des Blutflusses in beiden Thalami stattfand (Henry et al. 1998).

27.6 Weitere potenzielle Indikationen für die VNS

Im Sommer 2000 wurde der erste Patient mit Adipositas permagna mit einem bilateralen System versorgt. Inwieweit hier vermehrt kardiale Nebenwirkungen zu befürchten sind, wurde nicht genannt. Die tierexperimentellen Untersuchungen und die positiven Auswirkungen auf die verbalen Lernleistungen beim Menschen stimmten hoffnungsfroh (Clarke et al. 1997), sodass auch Patienten mit Alzheimer-Demenz für eine schwedische Pilotstudie rekrutiert wurden. M. Sjögren aus Göteborg berichtete, dass nach dreimonatiger VNS acht der zehn Alzheimerpatienten im Krankheitsverlauf stabil blieben oder im kognitiven Teil der Alzheimer Disease Assessment Scale (ADAS-Cog) eine Besserung ihrer Symptome zeigten. Nach sechs Monaten hatten sich die Symptome der mit einer VNS behandelten Patienten um drei Punkte gebessert, während sich die Symptomatik der unbehandelten Alzheimerpatienten in diesem Zeitraum im Durchschnitt um neun Punkte verschlechterte.

27.7 Ausblick für die VNS und verwandte Verfahren

Die VNS-Daten von weniger als 100 depressiven Patienten lassen hoffen, zumindest für eine bestimmte Subgruppe von chronisch depressiven Patienten mit der VNS eine weitere Therapieoption zu erhalten. Leider war die VNS bei extrem therapieresistenten Patienten (mehr als fünf vergebliche Behandlungsversuche in der Index-Episode) nicht erfolgreich. Insofern bietet sich die VNS für die depressiven Patienten an, die nach einer erfolgreichen Index-EKT trotz Lithiumgabe oder bei Lithiumunverträglichkeit erneut einen Rückfall erlitten haben. Hier könnte aufgrund der guten kognitiven Verträglichkeit die VNS einer Erhaltungs-EKT (Abschnitt 8.2) mit monatlichen Behandlungen überlegen sein, zumal bei der Erhaltungs-EKT längerfristig kognitive Nebenwirkungen zu befürchten sind (Sackeim 2001).

Weitere Forschung ist notwendig: Besonders die Stimulusparameter der VNS wurden bisher aus der Epilepsiebehandlung übernommen, ohne andere Parameter zu untersuchen (höhere Frequenzen, unregelmäßige Abstände der Impulse, schmalere Impulsbreiten (z.B. 250 µs), tageszeitliche Variationen usw.). Zur Stimulusoptimierung wären nichtinvasive Prädiktoren des langfristigen Profits wie EEG-Veränderungen oder kortikale Durchblutungsänderungen (z. B. im transkraniellen Doppler oder fMRI) nach einmaliger Vagusnervstimulation wünschenswert (Henry et al. 1998). Es ist bisher nicht gelungen, den linken N. vagus transkutan mit Hilfe der Magnetstimulation am Hals passager am Menschen zu stimulieren, um die Effekte einer späteren Implantation eines Vagusnervstimulators zu prädizieren.

■ **Stimulation des Nervus trigeminus**

Inzwischen wurde im Tierexperiment nachgewiesen, dass man anstelle des Nervus vagus auch den Nervus trigeminus reizen kann, um einen antikonvulsiven Effekt zu erzielen. Chemisch induzierte Krämpfe (Pentylentetrazol) bei Ratten haben gezeigt, dass die unilaterale und besonders die bilaterale Stimulation des zweiten Trigeminusastes eine signifikante Reduktion des induzierten Anfalls erbrachte, wenn die Stimulationsfrequenz zwischen 100 und 333 Hz lag und ein Strom von 7 bis 11 mA floss. Eine Trigeminusstimulation mit 10 Hz dagegen verlängerte die Anfallsdauer um mehr als 100% (Fanselow et al. 2000). Eine Stimulation mit solchen Parametern wäre für einen Menschen zu schmerzhaft.

■ **Deep brain stimulation (DBS)**

Eine medikamentöse und elektromagnetische Kombinationsbehandlung bei Patienten mit therapieresistenter Depression ähnlich der Behandlung therapieresistenter Parkinsonpatienten mit einer tiefen Hirnstimulation (deep brain stimulation, DBS) ist ebenfalls prüfenswert. Nach stereotaktischer Implantation der Elektroden meist bilateral im Nucleus subthalamicus wird neben der Verbesserung der Motorik der Parkinsonpatienten auch eine signifikante Besserung der Stimmung beschrieben (Ardouin et al. 1999).

■ **Synopsis verschiedener elektromagnetischer Therapieoptionen bei therapieresistenter Depression**

In Zukunft dürfen wir auf erweiterte Behandlungsoptionen für therapieresistente depressive Patienten aufgrund der alten und neuen elektromagnetischen Therapien hoffen. Wenn die therapieresistenten depressiven Patienten jung und nicht melancholisch sind und keine kognitiven Defizite aufweisen, könnte man zunächst eine dreiwöchige transkranielle Magnetstimulation (TMS) beginnen. Bei persistierender Behandlungsresistenz ist anschließend eine rechtslaterale Elektrokrampftherapie (EKT) zu erwägen. Bei melancholischen Patienten mit präfrontalen Defiziten sollte die Indikation zur Elektrokrampftherapie relativ frühzeitig gestellt werden, insbesondere wenn Kontraindikationen oder andere Gründe gegen eine Medikation mit Lithium bzw. Tranylcypromin sprechen. Nach sechs erfolglosen rechtslateralen EKT sollte die Umsetzung auf eine bitemporale EKT geprüft werden. Bei einer EKT-Non-Response könnte eine VNS hilfreich sein. Bei erfolgreicher Elektrokrampftherapie ist eine Pharmakoerhaltungstherapie mit Nortriptylin und Lithium anzustreben (Sackeim et al. 2001). Falls auch unter einer Kombination Antidepressivum-Lithium innerhalb eines Jahres ein Rückfall auftritt, ist die Elektrokrampftherapie zu wiederholen und es ist ernsthaft zu prüfen, inwieweit eine VNS rückfallverhütend sein könnte. Leider stehen für die sukzessive Kombination von Index-Elektrokrampftherapie mit anschließender VNS zur Verhütung eines Rückfalls (noch) keine Daten zur Verfügung.

Hinsichtlich des klinischen Einsatzes der „magnetic seizure therapy" (MST) (Lisanby et al. 2001) sind zunächst die Studien aus Bern und New York (Schläpfer und Lisanby) abzuwarten. Außerdem erscheint hier neben der Verträglichkeit und der Effizienz auch die Entwicklung leistungsstärkerer Booster für die Magnetstimulatoren erforderlich, da nach Andeutungen der Autoren die bisherigen Geräte durch die hohen Intensitäten sehr belastet werden.

Die Kombination der elektromagnetischen Verfahren (EKT, TMS und VNS) mit Medikamenten ist durchaus üblich. Die Kombination von EKT und rTMS ist ansatzweise untersucht. Zumindest bei manchen depressiven Patienten könnte ein Teil der Elektrokrampfbehandlungen eingespart werden (Pridmore 2000), wenn stattdessen die Anzahl der applizierten TMS verdoppelt werden kann. Diese Kombination von rTMS und EKT wäre insbesondere bei älteren Patienten sehr hilfreich, da hier die Risiken einer Elektrokrampftherapie am höchsten sind. Die Datenlage zur Empfehlung einer solchen rTMS-EKT-Kombination ist jedoch noch nicht ausreichend. Der Vorteil der TMS ist vor allem die fehlende Invasivität sowie der deutlich geringere Aufwand, da auf eine Anästhesie (EKT und VNS) bzw. einen chirurgischen Eingriff (VNS) verzichtet werden kann.

Öffentlichkeit und Kostenträger sind gefragt, wie zukünftig solch kostenintensive Therapien finanziert werden können. Depressive Patienten haben keine starke Lobby. Umgekehrt ist die Beschränkung auf die bisherigen psychotherapeutischen und pharmakologischen Möglichkeiten bei tausenden therapieresistenten depressiven Patienten in Deutschland verbunden mit jahrelanger Arbeitsunfähigkeit und monatelangen Hospitalisierungen.

Literatur

Ardouin C, Pillon B, Peiffer E, Bejjani P, Limousin P, Damier P, Arnulf I, Benabid AL, Agid Y, Pollak P (1999) Bilateral subthalamic or pallidal stimulation for Parkinson's disease affects neither memory nor executive functions: a consecutive series of 62 patients. Ann Neurol 46:217–223

Asconape JJ, Moore DD, Zipes DP, Hartman LM, Duffell W-HJ (1999) Bradycardia and asystole with the use of vagus nerve stimulation for the treatment of epilepsy: a rare complication of intraoperative device testing. Epilepsia 40:1452–1454

Bachman DS, Hallowitz RA, MacLean PD (1977) Effects of vagal volleys and serotonin on units of cingulate cortex in monkeys. Brain Res 130:253–269

Clarke BM, Upton AR, Griffin H, Fitzpatrick D, DeNardis M (1997) Chronic stimulation of the left vagus nerve in epilepsy: balance effects. Can J Neurol Sci 24:230–234

Eichhammer P, Kharraz A, Wiegand R, Langguth B, Frick U, Aigner JM, Hajak G (2002) Sleep deprivation in depression stabilizing antidepressant effects by repetitive transcranial magnetic stimulation. Life Sci 70:1741–1749

Elger G, Hoppe C, Falkai P, Rush AJ, Elger CE (2000) Vagus nerve stimulation is associated with mood improvements in epilepsy patients. Epilepsy Res 42:203–210

Fanselow EE, Reid AP, Nicolelis MA (2000) Reduction of pentylenetetrazole-induced seizure activity in awake rats by seizure-triggered trigeminal nerve stimulation. J Neurosci 20:8160–8168

George MS, Sackeim HA, Marangell LB, Husain MM, Nahas Z, Lisanby SH, Ballenger JC, Rush AJ (2000) Vagus nerve stimulation. A potential therapy for resistant depression? Psychiatr Clin North Am 23:757–783

Henry TR, Bakay RAE, Votaw JR, Pennell PB, Epstein CM, Faber TL, Grafton ST, Hoffman JM (1998) Brain blood flow alterations induced by therapeutic vagus nerve stimulation in partial epilepsy: I. Acute effects at high and low levels of stimulation. Epilepsia 39:983–990

Henry TR, Votaw JR, Pennell PB, Epstein CM, Bakay RA, Faber TL, Grafton ST, Hoffman JM (1999) Acute blood flow changes and efficacy of vagus nerve stimulation in partial epilepsy. Neurology 52:1166–1173

Lisanby SH, Schlaepfer TE, Fisch HU, Sackeim HA (2001) Magnetic seizure therapy of major depression. Arch Gen Psychiatry 58:303–305

Marangell LB, Rush AJ, George MS, Sackeim HA, Johnson CR, Husain MM, Nahas Z, Lisanby SH (2002) Vagus nerve stimulation (VNS) for major depressive episodes: one year outcomes. Biol Psychiatry 51:280–287

Nahas Z, Chae JH, Lomarev M, Denslow S, Anderson B, Kapp R, Bohning D, George MS(2002) Vagus nerve stimulation and fMRI in treatment-resistant depression. Eur Psychiatry 17, Suppl 1:111

Penry JK, Dean JC (1990) Prevention of intractable partial seizures by intermittent vagal stimulation in humans: preliminary results. Epilepsia 31, Suppl 2:S40–S43

Pridmore SA (2000) Substitution of rapid transcranial magnetic stimulation treatments for electroconvulsive therapy treatments in a course of electroconvulsive therapy. Depress Anxiety 12:118–123

Rush AJ, George MS, Sackeim HA, Marangell LB, Husain MM, Giller C, Nahas Z, Haines S, Simpson RK, Goodman R (2000) Vagus nerve stimulation (VNS) for treatment-resistant depressions: a multicenter study. Biol Psychiatry 47:276–286

Sackeim HA (2001) Functional brain circuits in major depression and remission. Arch Gen Psychiatry 58:649–650

Sackeim HA, Haskett RF, Mulsant BH, Thase ME, Mann JJ, Pettinati HM, Greenberg RM, Crowe RR, Cooper TB, Prudic J (2001) Continuation pharmacotherapy in the prevention of relapse following electroconvulsive therapy: a randomized controlled trial. JAMA 285:1299–1307

Sackeim HA, Keilp JG, Rush AJ, George MS, Marangell LB, Dormer JS, Burt T, Lisanby SH, Husain M, Cullum CM, Oliver N, Zboyan H (2001) The effects of vagus nerve stimulation on cognitive performance in patients with treatment-resistant depression. Neuropsychiatry Neuropsychol Behav Neurol 14:53–62

Sackeim HA, Rush AJ, George MS, Marangell LB, Husain MM, Nahas Z, Johnson CR, Seidman S, Giller C, Haines S, Simpson R-KJ, Goodman RR (2001) Vagus nerve stimulation (VNS) for treatment-resistant depression: efficacy, side effects, and predictors of outcome. Neuropsychopharmacology 25:713–728

Tatum WO, Moore DB, Stecker MM, Baltuch GH, French JA, Ferreira JA, Carney PM, Labar DR, Vale FL (1999) Ventricular asystole during vagus nerve stimulation for epilepsy in humans. Neurology 52:1267–1269

Terry R, Tarver WB, Zabara J (1990) An implantable neurocybernetic prosthesis system. Epilepsia 31, Suppl 2:S33–S37

Woodbury DM, Woodbury JW (1990) Effects of vagal stimulation on experimentally induced seizures in rats. Epilepsia 31, Suppl 2:S7–S19

Zabara J (1992) Inhibition of experimental seizures in canines by repetitive vagal stimulation. Epilepsia 33:1005–1012

Anhang

EKT-Stimulatoren und Pulsformen

G. W. Eschweiler

In Deutschland sind die Elektrokrampfstimulatoren der Firma Thymatron Somatics (www.thymatron.com, Vertretung Fred Berninger, Taufkirchen) und die MECTA-Geräte der Firma Oxford (Vertretung Preissler Medizintechnik Kaufbeuren www.preissler-medtech.de) erhältlich. Die Geräte unterscheiden sich sowohl im Preis als auch in den applizierbaren Stimulusparametern. Auf diese Unterschiede wird im Folgenden eingegangen, nachdem zunächst die physikalischen und physiologischen Grundlagen der Stimulation zusammengefasst werden.

Impulsbreite, Reizfrequenz und Gesamtstimulationszeit

Es sollte möglichst wenig Ladung pro Zeiteinheit fließen, um wenig kognitive Nebenwirkungen zu erzeugen. Ziel ist es also, die Reizdichte niedrig zu halten (Abrams 1997).

Aus diesem Grund wurden in den letzten Jahren die früher üblichen Sinuswellen- oder Partialsinuswellenstimulatoren durch Kurzimpulsstimulatoren mit bidirektionalen Stimuli und konstantem Stromfluss von 0,8 bis 0,9 A ersetzt (Abb. 1). Geräte mit konstantem Stromfluss sind im Gegensatz zu spannungskonstanten Geräten in Bezug auf die geflossene Energie unabhängig von der Impedanz laut Ohmschem Gesetz:

$$U = R \cdot I$$

Spannung U, Widerstand (Impedanz) R, Strom I

Spannungskonstante Geräte sind heutzutage obsolet. Die Ladung C (gemessen in Coulomb) ist das Integral des Stromes I (A) über die Zeit t (s).

$$C = I \cdot t$$

Eine Ladung C von 504 mC entspricht einer Energie W von 99,4 Joule bei einer Impedanz I von 220 Ohm und einem Strom von 0,9 A. Die Energie W wird nach der Formel berechnet

$$W = I^2 \cdot R \cdot t \quad \text{oder} \quad W = C \cdot R \cdot I$$

Da die Energie von der Impedanz abhängt, würde sie sich auch erhöhen, wenn die Impedanz der Haut des Patienten, z.B. aufgrund mangelnder Rei-

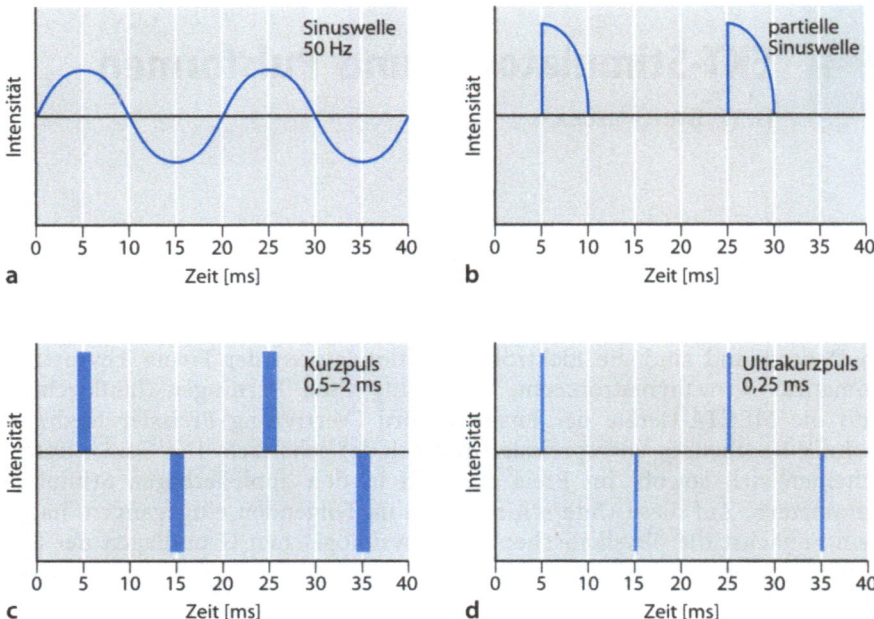

Abb. 1a–d. Stimulusformen der EKT (nach Folkerts 1997): **a** Sinuswellen (meist mit 50 Hz entsprechend 20 ms Phasenlänge), **b** Partielle Sinuswellen, **c** Kurzpulse mit 0,5 bis 2 ms Stimulusbreite und **d** Ultrakurzpulse mit 0,1 bis 0,4 ms Stimulusbreite. Die Intensität beträgt in den modernen stromkonstanten Geräten 0,8–0,9 A. Die applizierte Energie entspricht dem Integral unter der Kurve und reduziert sich entsprechend bei Verkürzung der Pulsbreite

nigung, steigen würde. Deshalb wird die Ladung in mC und nicht die Energie in Joule angegeben, um die EKT-Dosis zu beschreiben (Abrams 1997).

Nervenzellen werden durch eine steile Transiente optimal erregt und nicht durch einen langsam ansteigenden Impuls, wie er in einer Sinuswelle enthalten ist. Die applizierte Energie entspricht jedoch der Fläche unter der Kurve, sodass möglichst kurze und steile Impulse wünschenswert sind. Eine Elektrokrampftherapie mit Stimuli von 0,5 ms induziert eine größere Herzfrequenzzunahme als eine EKT gleicher Energie mit 1 ms Stimulusbreite (Swartz u. Manly 2000), was eine höhere Effizienz im Sinne einer Hirnstammaktivierung nahelegt. Aus physiologischen Daten wird eine Refraktärzeit der zerebralen Neurone von ca. 13 ms angenommen. Dies impliziert eine maximale Reizfrequenz von 70 Hz (1000 ms/(13 ms + 0,5 ms) = 73 Hz). Die Chronaxie ist die minimale Reizzeit im ZNS und beträgt 0,10 bis 0,20 ms (Sackeim et al. 1994).

Zu kurze Stimulationsdauern unterhalb einer Sekunde oder längere Stimulationsdauern von mehr als 8 Sekunden haben sich ebenfalls nicht bewährt (APA u. Weiner 2001). Die Steigerung der applizierten Ladung erfolgt letztlich über eine Vermehrung der Impulse und somit über eine Verlängerung der Stimulationsdauer bzw. Erhöhung der Stimulationsfrequenz bis zu 70–80 Hz.

Stromstärken unterhalb von 0,8 bis 0,9 Ampere sind nicht empfehlenswert (Abrams 1997), da die elektromotive Kraft nicht ausreicht, die hohe Impedanz des Schädels von 18 000 Ohm/cm, verglichen mit 200 Ohm/cm des Hirngewebes oder der Haut, zu überwinden, und da sonst zuviel Strom, durch die Haut „kurzgeschlossen", zwischen den Elektroden flösse.

Vergleich der EKT-Parameter

Es ist darauf zu achten, dass ein EKT-Gerät Stimulusbreiten unterhalb von 1 ms ermöglicht. Am Thymatron-DGx-Gerät können mit einem externen Steuergerät individuelle Werte für Stimulusdauer (0,5 bis 2 ms), Stimulusfrequenz (30–70 Hz) und Stimulationsdauer (bis 8 s) eingestellt werden. MECTA-Geräte können zwischen 0,5 ms und 2 ms breite Stimuli applizieren. Ein direkter Vergleich zeigte einen Vorteil für das Thymatron-Gerät, das 0,5-ms-Pulse über maximal acht Sekunden setzte, während das MECTA SR-1 Stimulationen mit 1–2 ms Pulsweite und zwei Sekunden Länge erlaubte. 80% der Patienten krampften bei einer Schwelle von 50 mC beim Thymatron, während beim MECTA SR-1 37% krampften. 79% der Patienten, die mit dem Thymatron DGx behandelt wurden, hatten eine geringere Krampfschwelle als bei Titration mit dem MECTA SR-1 (Chanpattana 2001). Inzwischen erlauben die neuen MECTA-SpECTrum-Geräte Stimulationen bis zu sechs Sekunden Dauer und Stimulusbreiten von 0,5 bis 2 ms. Die maximale Energie beträgt seit 2002 1152 mC beim SpECTrum und 1008 mC beim Thymatron-Gerät.

Die neuen Geräte von Somatics (Thymatron DG IV) sind auch mit 0,25 ms Impulsbreite ausgestattet. Diese Ultrakurzimpulse sind besonders effizient, um Krampfanfälle mit möglichst niedrigen elektrischen Ladungen auszulösen (APA u. Weiner 2001). Die Ultrakurzimpulse können allerdings zur Zeit nur bis zu einer Energieabgabe von 151 mC genutzt werden, da sonst die Stimulusdauer über acht Sekunden anwachsen würde. Ab 35% Ausgangsleistung (d. h. 177 mC) wird automatisch mit 0,5 ms Breite weiter behandelt, sodass nur wenige Patienten mit einer elektrischen Titrationsschwelle von weniger als 15% rechtslateral mit diesen Ultrakurzimpulsen behandelt werden. Das MECTA SpECTrum besitzt auch eine 0,5-ms-Option.

Es ist noch offen, ob die EEG-gesteuerte Dosierung (Krystal et al. 1996) in den klinischen Alltag Einzug hält, auch wenn beide Geräte (MECTA SpECTrum 5000 und Thymatron DG IV) entsprechende computergestützte Analysesysteme enthalten. Von einer zumindest zufriedenstellenden Korrelation von visueller und automatisierter EEG-Analyse wird berichtet (Krystal u. Weiner 1995; Rosenquist et al. 1998).

Literatur

Abrams R (1997) Electroconvulsive therapy, 3rd edn. Oxford University Press, New York

Abrams R (1997) The mortality rate with ECT. Convuls Ther 13:125–127

APA, Weiner RD (2001) The Practice of Electroconvulsive Therapy: Recommendations for Treatment, Training and Privileging: a task force report of the American Psychiatric Association, 2nd edn. American Psychiatric Association, Washington, DC

Chanpattana W (2001) Seizure threshold in electroconvulsive therapy: effect of instrument titration schedule. German J of Psychiatry 1:51–56

Folkerts H (1997) Elektrokrampftherapie – Ein praktischer Leitfaden für die Klinik. Enke Verlag, Stuttgart

Krystal AD, Weiner RD (1995) ECT seizure duration: reliability of manual and computer-automated determinations. Convuls Ther 11:158–169

Krystal AD, Weiner RD, Gassert D, McCall WV, Coffey CE, Sibert T, Holsinger T (1996) The relative ability of three ictal EEG frequency bands to differentiate ECT seizures on the basis of electrode placement, stimulus intensity, and therapeutic response. Convuls Ther 12:13–24

Rosenquist PB, McCall WV, Colenda CC, Melton BA (1998) A comparison of visual and computer-generated measures of "seizure quality". J ECT 14:76–82

Sackeim HA, Long J, Luber B, Moeller JR, Prohovnik I, Devanand DP, Nobler MS (1994) Physical properties and quantification of the ECT stimulus: I. Basic principles. Convuls Ther 10:93–123

Swartz CM, Manly DT (2000) Efficiency of the stimulus characteristics of ECT. Am J Psychiatry 157:1504–1506

Elektrokrampftherapie – Merkblatt der UKPP Tübingen, Stand Januar 2003

Einleitung

Die Elektrokrampftherapie (EKT) ist ein (in Deutschland) restriktiv eingesetztes, aber bei bestimmten Krankheitsbildern (z. B. akute perniziöse Katatonie, akute schizophrene Psychose oder Depression) wirksames Therapieverfahren (ca. 60–80% Ansprechrate). Die Indikationsstellung zur EKT erfolgt durch den zuständigen Oberarzt bzw. Klinikleiter nach Besprechung mit dem EKT-Beauftragten. Das Merkblatt soll eine Stütze in der Vorbereitung der EKT durch den Stationsarzt und das Pflegeteam sein.

Literaturempfehlung

„Elektrokrampftherapie – Ein praktischer Leitfaden für die Klinik" Folkerts, Enke V. 1997,
N. N.
Die Literatur kann beim EKT-Beauftragten eingesehen werden.

Vorbereitung durch den Stationsarzt

Nach **Indikationsstellung** zur EKT ist der Patient vom Arzt über Art und Umfang der Behandlung einschließlich möglicher Nebenwirkungen (z. B. vorübergehende Verwirrung, Amnesie, Kopfschmerzen, delirante Symptome, inkl. Verletzungsrisiko an Gliedmaßen und im Mundbereich) **aufzuklären** und das schriftliche **Einverständnis** für die EKT mit dem vorbereiteten Formular einzuholen und im Krankenblatt zu vermerken. Transportfähige Patienten sollten zur **Narkoseaufklärung** in der Anästhesie-Ambulanz Raum N.N dem Anästhesisten (Tel. XXXXX) zwischen X und Y Uhr mit Laborbefund und Unterlagen vorgestellt werden. Ansonsten wird der diensthabende **Anästhesist** (OA-Funk XX oder Tel. XXX) vom Stationsarzt zur Aufklärung auf die Station geholt. Die aktuelle Medikation sowie die Risiken bzgl. der EKT und der Narkose sind dem Anästhesisten rechtzeitig mitzuteilen.

Bei einer *Notfallindikation* bei einem geschäftsunfähigen Patienten sollte die Indikation im Krankenblatt ausführlich dokumentiert und nach Möglichkeit die Einwilligung der Angehörigen eingeholt werden. Ohne Notfallindikation kann die EKT bei einem geschäftsunfähigen Patienten erst nach Einrichtung einer Betreuung begonnen werden. Die bifrontotemporale EKT erfordert bei Betreuten wegen der Gefahr eines Gedächtnisverlustes von autobiographischen Inhalten einen vormundschaftsgerichtlichen Beschluss (unter Sinuswellenstimulation beobachtet!). Nach Einwilligung des Patienten ist mit dem **EKT-Beauftragten** der Klinik (N.N. oder M.M., Tel. XXX) ein Behandlungstermin abzusprechen.

Folgende Untersuchungen sind vor der 1. EKT und der Narkoseaufklärung notwendig:
- Abklärung möglicher Kontraindikationen (Herzrhythmusstörungen, Insult, Hirntumor)
- Orientierende internistische Untersuchung mit Herz-Kreislauf-Funktion
- Ruhe-EKG mit Ableitungen nach Einthoven und Wilson
- Labor (nicht älter als 48 Stunden): Elektrolyte, Gerinnungswerte (Quick, PTT), Blutbild, SGOT, SGPT, Gamma-GT, Kreatinin, zumindest einmalig auch ein BZ-Tagesprofil
- Röntgenaufnahmen des Thorax in zwei Ebenen (ab 60 Jahre)
- EEG
- Hamilton-Depressions-Skala (bei Depression) bzw. PANSS (bei Schizophrenie) und GAF
- *Neuropsychologische Untersuchung* (Dipl.-Psych. N.N., Tel. XXX)

Im Verlauf der EKT-Serie: weitere Blutentnahmen 14- bis 21-tägig bzw. nach Absprache mit den Anästhesisten (z.B. bei Elektrolytverschiebungen, Furosemidgabe, Exsikkose, Erbrechen). Nach der 6. EKT und am Ende der Serie Kontroll-EEG, psychopathologischer Befund (HAM-D bzw. PANSS), GAF und CGI. Nach der 6. EKT wird anhand der klinischen Besserung und der kognitiven Nebenwirkungen überprüft, ob ein Wechsel der Elektrodenplatzierung oder eine Reduktion der Behandlungsfrequenz erfolgt.

Zur **Narkoseanmeldung** schickt der betreuende Arzt oder Psychologe nur am Vortag der 1. EKT bis XX Uhr ein Fax (Vordruck) an die Abteilung für Anästhesiologie (**FAX XXX**).

Psychopharmaka können in der Regel (cave: Lithium, aktueller Spiegel max. 0,4 mmol/l, und Clozapin) belassen werden. Bei letztgenannten Medikamenten ist eine strenge Indikationsstellung zu beachten. **Von einer Medikation mit Benzodiazepinen oder Lithium ist am Vorabend der EKT wegen der Erhöhung der Krampfschwelle bzw. verstärkter kognitiver Nebenwirkungen abzusehen.** Im Bedarfsfall sollte eine Medikation nur nach Rücksprache mit dem zuständigen Stationsarzt oder AvD erfolgen.

Vorbereitungen durch die Station

Die Krankenakte mit EKG, Röntgenbild und Einverständniserklärung sowie die Fieberkurve mit dem Laborausdruck sind bei der EKT durch die Station bzw. den Stationsarzt für den Anästhesisten bereitzuhalten. Von der Station sind des Weiteren zur EKT eine 500-ml-Sterofundininfusion mit Besteck und eine Blutdruckmanschette sowie X Adressenaufkleber mitzubringen.

■ Vorbereitung des Patienten

Nach Aufklärung und Einverständnis des Patienten ist dieser während der Dauer der EKT ärztlich-psychotherapeutisch und vom Pflegeteam zu begleiten. Der Patient darf ab Mitternacht vor der EKT *weder essen, trinken noch rauchen*. Vor der EKT sind Zahnprothesen zu entfernen, Miktion und Stuhlgang sollten durchgeführt sein. Der Patient trifft zur EKT im Bett *mit Bettgitter liegend* mit einem leichten *Nachthemd von der Station* ein.

■ Durchführung/Technik der EKT

1. Die EKT findet *montags und donnerstags ab 08.00 h morgens im Raum XX* statt. Der Patient wird telefonisch abgerufen und trifft nach den Vorbereitungen (s. o.) im Bett mit Bettgitter ein.
2. Bei der EKT sind neben dem Patienten der Stationsarzt, der EKT-Beauftragte, der Anästhesist mit Anästhesieschwester und eine examinierte Pflegekraft von der Station anwesend.
3. *Elektrodenplatzierung:* Die EKT-Elektroden werden unilateral rechts oder bilateral angebracht. Die Wahl der Behandlungsmethode erfolgt in Abstimmung mit dem behandelnden Stationsarzt durch den EKT-Beauftragten. Die Elektroden werden vor Einleitung der Narkose befestigt. Die EEG-Elektroden werden beidseits frontal und mastoidal platziert.
4. Die *Blutdruckmanschette* von der Station wird kontralateral zur Infusion am rechten Arm befestigt.
5. *Prämedikation:* Die Prämedikation (z. B. 0,5 mg Atropin i.v., Präcurarisierung) erfolgt gegebenenfalls durch den Anästhesisten.
6. *Die Narkose* wird vom Anästhesisten mit Etomidat eingeleitet. Die Blutdruckmanschette ist dann auf >200 mmHg (>27 kPa) aufzupumpen, um zu vermeiden, dass die Armmuskulatur durch das Muskelrelaxans blockiert wird. Die Beatmung erfolgt mit reinem Sauerstoff (Absenken der Krampfschwelle und Prävention einer Ischämie unter dem Krampf). Die Muskelrelaxation wird mit Succinylbischolin herbeigeführt.
7. *Durchflutung.* Nach ausreichender Narkose und Muskelrelaxation gibt der Anästhesist die Meldung: *EKT kann durchgeführt werden.* Der EKT-Beauftragte gibt die Meldung: *alle vom Bett zurücktreten* und löst den Stromimpuls aus. Während des Stromdurchflusses kommt es zu initialen Zuckungen der Extremitäten, die nicht mit dem eigentlichen Anfall verwechselt werden dürfen. Dieser tritt erst nach wenigen Sekunden auf. Die Dauer des Anfalls, der mit schwachen, aber vor allem am nichtrelaxierten Arm mit eindeutigen klonisch-tonischen Krampferscheinungen einhergehen soll (möglichst 25–60 s), wird aufgezeichnet. Bei zu kurzem Krampf sind maximal zwei **Restimulationen** jeweils nach 60 s möglich.
8. **Nach der Behandlung** bleiben Anästhesist und behandelnder Arzt beim Patienten, bis dieser ansprechbar ist und ausreichend atmet. Der Rücktransport auf die Station erfolgt liegend in Begleitung des behandelnden Arztes und der examinierten Pflegekraft. Der Beatmungsbeutel

der Station ist mitzuführen. Die Infusion mit venösem Zugang bleibt bis zum Ende der 2- bis 3-stündigen Überwachung (mit Sitzwache, 15-minütige RR- und Pulskontrolle sowie *Orientierungscheck*) auf der Station liegen. Wenn keine weiteren Infusionen erforderlich sind, sollen danach Infusion und venöser Zugang entfernt werden. Der Patient darf **nach Angabe des Anästhesisten** nach ca. 2–3 Stunden wieder essen und trinken.

9. Die EKT wird inkl. EEG-Streifen im EKT-Buch **dokumentiert**.

Oberarzt　　　　　　　　　　　　　　　　　　　　　　　　　　　Assistent

EKT-Leitlinien für Patienten der UKPP Tübingen (Stand: 1/2003)

Diese Leitlinien sind eine vorläufige Empfehlung, um die Elektrokrampfbehandlung in der Klinik zu standardisieren und den Ärzten eine Richtschnur zu geben. Die Behandlungserfolge und mögliche Nebenwirkungen werden dadurch besser erfasst und auch objektiv auswertbar. Hauptaugenmerk wird dabei auf die Verträglichkeit und Akzeptanz der Elektrokrampfbehandlung gelegt. Das praktische Vorgehen ist im Merkblatt EKT (Stand 1/2003) dargestellt:

1. Indikation: Major Depression (insbesondere Therapieresistenz) und Schizophrenie (insbesondere Katatonie)

2. Behandlungsfrequenz zweimal pro Woche (bei Katatonie öfter)

3. Zu Beginn Platzierung rechtsunilateral (250% der elektrischen Schwelle)

4. Wechsel auf rechtsunilateral (500% der Schwelle) oder bifrontotemporal bei Nonresponse nach der 6. EKT:
   - Abfall des HAM-D-Scores um weniger als 30% oder
   - Abfall auf der PANSS um weniger als 14 Punkte in Subskala A und P

5. Reduktion der Behandlungsfrequenz auf einmal pro Woche bei kognitiven Nebenwirkungen:
   - zweimalige Reorientierungsphase länger als 90 Minuten oder
   - Abnahme des modifizierten MMS-Tests um mehr als 20% (Dipl.-Psych. Schlotter)
   - klinisch bedeutsame anhaltende Verwirrung oder Amnesie

6. Ende der EKT bei:
   a) Behandlungserfolg (zu jeder Zeit)
      - HAM-D-Score-Reduktion um 50% oder unter 10 Punkte über 3–5 Tage
      - PANSS-Reduktion um mehr als 30 Punkte oder PANSS unter 80 Punkte (min. 30 max. 210 Punkte)
   b) Stagnation über 3 Behandlungen (mindestens 10 Behandlungen)
      - keine weitere klinische Besserung
      - kein weiterer Abfall auf der HAM-D-Skala >4 Punkte oder PANSS >5 Punkte

c) persistierende Nebenwirkungen (somatisch oder kognitiv):
   - trotz Reduktion persistierende Desorientierung nach der EKT >90 min
   - trotz Reduktion bleibt das Ergebnis des modifizierten MMS-Tests unterhalb von 80% des Ausgangswertes

7. Fortsetzungs-EKT (frühestens nach 2 Wochen, sonst Fortsetzung der Indexserie)
   - Frequenz: ausschleichend 14-tägig, monatlich bis zu 6 Monaten
   - wenn nach Abschluss der EKT-Serie trotz Medikation innerhalb von 3 Wochen:
     - eine Persistenz des HAM-D-Scores über 14 Punkten (nur Teilremission) vorliegt
     - ein Anstieg des HAM-D-Scores um mehr als 7 Punkte oder
     - ein Anstieg im BDI um mehr als 10 Punkte erfolgt
     - ein Anstieg auf der PANSS um mehr als 20 Punkte oder
     - eine Medikamentenunverträglichkeit vorliegt

Oberarzt   EKT-Assistent

Aufklärungsbogen der UKPP Tübingen Stand 1/2003

■ **Informationen für Patienten zur Elektrokrampftherapie (EKT)**

Sehr geehrte Dame, sehr geehrter Herr,

Ihnen ist die Elektrokrampfbehandlung (EKT) zur Besserung Ihrer Depression vorgeschlagen worden. Diese Behandlungsmethode ist seit 1938 bei vielen Tausenden Patienten mit Erfolg angewendet worden. Durch technische Verbesserungen sind die Behandlungserfolge verbessert und die Nebenwirkungen verringert worden.

Die EKT wurde aufgrund von Beobachtungen eingeführt, dass sich Patienten mit affektiven aber auch psychotischen Erkrankungen nach einem Krampfanfall besser fühlten. Das Wirkprinzip ist noch nicht ganz verstanden. Ein mögliches Wirkprinzip ist die krampfbedingte starke Ausschüttung von Botenstoffen und Hormon-freisetzenden Substanzen im Gehirn, die während der Erkrankung vermindert sind.

Die Elektroden werden bislang entweder einseitig über der rechten Schläfe und dem Scheitel oder beidseitig über den Schläfen angebracht (Standardtherapie). Die einseitige EKT ist weniger wirksam als die beidseitige. Die beidseitige hat jedoch mehr Nebenwirkungen (vor allem vorübergehende Gedächtnisstörungen). Deshalb wird üblicherweise zunächst sechsmal die rechtsseitige EKT durchgeführt und erst bei unzureichendem Erfolg auf die beidseitige EKT umgesetzt.

■ **Ablauf der Elektrokrampfbehandlungsserie**

Nach Zustimmung zur EKT wird eine ausführliche Diagnostik der klinischen Befindlichkeit, des Gedächtnisses, der Orientierung und der Merkfähigkeit (ca. 1 Stunde) durchgeführt. Geplant ist meist zunächst eine Serie von 6 bis 12 Behandlungen mit der EKT.

■ **Risiken durch die Elektrokrampfbehandlung**

Mögliche Nebenwirkungen beider Behandlungsformen der EKT auf höhere Hirnfunktionen sind zum Beispiel kurzfristige Verwirrung und Orientierungsstörungen, aber auch Beeinträchtigungen des Gedächtnisses und der

Merkfähigkeit. Diese Nebenwirkungen sind unter anderem abhängig von der Platzierung der Elektroden über dem Gehirn.

Da die Elektrokrampfbehandlung eine Narkose erfordert, werden die Behandlungen nur in einem Raum durchgeführt, in dem eine besondere Ausrüstung für eine evtl. notwendige längere Beatmung vorhanden ist. Wenn der Patient erwacht, kommt es oft vor, dass er verwirrt ist und nicht weiß, wo er sich befindet. Dies kann anfangs beunruhigend sein, aber die Verwirrtheit verschwindet im Allgemeinen innerhalb einer halben bis einer Stunde. Das Gedächtnis für kurz zurückliegende Ereignisse kann gestört sein, sodass Namen, Daten, Tagesereignisse, Telefonnummern und Adressen im Augenblick nicht erinnert werden. Bei den meisten Patienten verschwinden diese Gedächtnisstörungen innerhalb von vier Wochen nach der letzten Behandlung. Bei einem von 200 Patienten können diese Gedächtnisstörungen für Monate oder sogar Jahre bestehen bleiben. Um dieses Risiko zu verkleinern, wird man vor der ersten und im Verlauf der Behandlung Ihr Gedächtnis überprüfen, sodass die Behandlung ggf. angepasst werden kann.

Häufig klagen Patienten über leichte *Kopfschmerzen* nach der EKT, die manchmal die Gabe eines Kopfschmerzmittels erforderlich machen. Eine *Migräne* kann *ausgelöst* werden. Selten sind *Übelkeit oder Erbrechen*. Da Unterkiefer und Oberkiefer aufeinandergepresst werden, können selten *Verletzungen der Mundhöhle* oder der *Zähne* auftreten. Unter der modernen Narkose kommen die früher befürchteten *Knochenbrüche* oder später unabhängig selbstständig auftretende *epileptische Anfälle* ebenfalls nur noch extrem selten vor. *Todesfälle* kommen *sehr selten* vor, etwa einmal bei 50 000 Behandlungen. Diese wurden meist durch nicht beherrschbare Herzrhythmusstörungen oder Blutdruckkrisen ausgelöst.

Die Aufklärung über das Narkoserisiko erfolgt durch einen Narkosearzt. Damit kein Magensaft oder Mageninhalt in die Lunge gelangt, dürfen Sie nach Mitternacht nicht mehr rauchen, essen oder trinken.

■ Ablauf der Elektrokrampfbehandlungen

Behandlungen werden (Wochentage und Tageszeit der Behandlung) in einem speziell ausgerüsteten Behandlungsraum durchgeführt. Sie müssen nüchtern sein und werden von einem Narkosearzt, einem Narkosepfleger, einem Krankenpfleger und einem Psychiater betreut.

Eine Injektionskanüle wird in eine Vene eingelegt (ähnlich wie bei einer Blutentnahme) und ein Narkosemittel eingespritzt. Mit einigen Worten der Unterhaltung wird Ihr Wachzustand geprüft, bis Sie müde werden und einschlafen. Weitere Medikamente für die Muskelentspannung werden danach gespritzt. Der Narkosearzt sorgt für eine ausreichende Beatmung mit reinem Sauerstoff über eine Maske.

Die EKT wird in Narkose angewandt. Ein kurzzeitiger elektrischer Strom wird durch Elektroden auf die Kopfhaut gegeben, um das Gehirn anzuregen. Wenn das Gehirn erregt ist, treten für etwa eine Minute Muskelzuckungen auf, die durch die muskelentspannenden Medikamente kaum sichtbar sind. Beim ersten Mal wird Ihre individuelle Krampfschwelle bestimmt, indem während der Narkose die elektrische Energie bis zu dreimal erhöht wird, bis ein ausreichend langer Krampfanfall erfolgt.

Die gesamte Behandlung dauert nur wenige Minuten. Anschließend wachen Sie allmählich wieder auf wie nach einem sehr tiefen Schlaf. Es kann sein, dass Sie sich erschöpft fühlen, leichte Schmerzen, wie nach einem Muskelkater haben, Übelkeit und Kopfschmerzen auftreten. Eine Sitzwache wird Sie überwachen und Ihre zeitliche und örtliche Orientierung überprüfen. Ungefähr zwei bis drei Stunden nach Ende der Behandlung können Sie aufstehen und essen. Elekrokrampfbehandlungen werden normalerweise zweimal in der Woche (Wochentage der Behandlung) angewandt.

■ Erhaltungs-EKT

Manche depressive Patienten erhalten über die EKT-Serie hinaus ausschleichend weitere Elektrokrampfbehandlungen. Diese erfolgen üblicherweise zunächst im wöchentlichen, dann 14-tägigen und schließlich monatlichem Abstand, um das Risiko eines Rückfall in die Depression zu verringern. Ob dies bei Ihnen sinnvoll ist, wird am Ende der Behandlungsserie mit Ihnen besprochen. Eine weitere wichtige Rückfallverhütung bei depressiven Erkrankungen ist die Einnahme von Lithium.

■ Einwilligungserklärung zur Elektrokrampftherapie (EKT)

Mit dieser Unterschrift bestätige ich, über die möglichen Risiken und Nutzen der Elektrokrampftherapie aufgeklärt worden zu sein. Mir ist bekannt, dass bei mangelndem Erfolg die Umsetzung auf eine beidseitige EKT nach Rücksprache erfolgen kann.

_____

(Name des Patienten/der Patientin)

_____   _____   _____

(Ort)   (Datum)   (Unterschrift)

_____

Aufklärender Arzt

Überwachungsbogen der UKPP Tübingen

■ **Überwachung nach der ___. EKT am:**

Patient:

Pflegeperson: Station:

Uhrzeit bei Ende der Krampfaktivität (bitte eigene Uhrzeit eintragen):

Besonderheiten bei der EKT:

5 Fragen zur Orientierung (1 Punkt pro richtige Antwort: maximal 5 Punkte). Wenn der Pat. zweimal 4 von 5 Punkten erhält, wird der Orientierungscheck beendet.
  Bitte teilen Sie dem Patienten die richtige Antwort nicht mit.
Fragen:
1. Name: **Wie heißen Sie?** Korrekt: Vor- und Nachname: 1 Punkt
2. Ort: **Wo befinden wir uns?** Korrekt: Psychiatrische Klinik N.N., Nervenklinik N.N., Stationsname ist nicht erforderlich: 1 Punkt, ansonsten 0 Punkte
3. Geburtstag: **Wann sind Sie geboren?** Korrekt: genaues Datum 1 Punkt
4. Alter: **Wie alt sind Sie?** Korrekt: Alter ± 1 Jahr 1 Punkt
5. Zeit: **Welcher Wochentag ist heute?** Korrekt: nur genauer Tag 1 Punkt, sonst 0 Punkte

	Uhrzeit	Puls	RR	Orientierung (1–5 P.)	Besonderheiten
Nach 15 min					
Nach 30 min					
Nach 45 min					
Nach 60 min					
Nach 75 min					
Nach 90 min					
Nach 105 min					
Ende ___ min					

Unterschrift der betreuenden Pflegeperson:

Der Modifizierte Mini-Mental-Status-Test (3MS)[1]

Patientenname: _____ Datum: _____ Untersucher: _____

Gesamtpunktzahl: 3MS: _____ MMS: _____

■ **Geburtsdatum und Geburtsort:**   3MS: ____
                                              5
Datum: Tag: _____ Monat: _____ Jahr: _____

Ort: Stadt/Dorf: _____ Land/Bundesland: _____

■ **Unmittelbare Wiedergabe:**
          Anzahl der Darbietungen: ____ 3MS: ____ MMS: ____
                                           3   3
(Hemd, grün, Ehrlichkeit)
(Pullover, schwarz, Bescheidenheit)
(Socke, blau, Wohltätigkeit)

■ **Mentale Umkehr:**   3MS: ____ MMS: ____
                                             7   5
Von 5 bis 1 rückwärts zählen
Korrekt   2
1 oder 2 Fehler/Auslassungen   0 1

„Radio" rückwärts buchstabieren
OIDAR (Radio)   0 1 2 3 4 5

■ **Erste Wiedergabe:**   3MS: ____ MMS: ____
                                             9   3
Spontane Wiedergabe   3
Nach „Etwas zum Anziehen"   2
„Pullover, Hemd, Socke"   0 1

Spontane Wiedergabe   3
Nach „eine Farbe"   2
„blau, schwarz, grün"   0 1

Spontane Wiedergabe   3
Nach „eine positive persönliche Eigenschaft"   2
„Ehrlichkeit, Wohltätigkeit, Bescheidenheit"   0 1

---

[1] Teng EL, Chui HC (1987) A Modified Mini-Mental State (3MS) Examination. Journal of Clinical Psychiatry 48:314–318. Copyright 1987 Physicians Postgraduate Press. Reprinted by permission. Übersetzt v. W. Schlotter (Genaue Anweisungen finden Sie im Original)

■ **Zeitliche Orientierung:** 3MS: ____ MMS: ____
                                  15   5

Jahr
korrekt   8
Fehler von 1 Jahr   4
Fehler von 2–5 Jahren   0 2

Jahreszeit
korrekt oder mit einem Monat Abweichung   0 1

Monat
korrekt oder mit 5 Tage Abweichung   2
Fehler von 1 Monat   0 1

Tag des Monats
korrekt   3
Fehler von 1 oder 2 Tagen   2
Fehler von 3–5 Tagen   0 1

Wochentag
korrekt   0 1

■ **Räumliche Orientierung:** 3MS: ____ MMS: ____
                                   5   5

Land   0 2
Bundesland   0 1
Stadt   0 1
Klinik/offizielles Gebäude/zu Hause 0 1

■ **Benennen:**   3MS: ____ MMS: ____
                                   5   2

Hand: ___ Kinn: ___ Schulter: ___ Ellenbogen: ___ Knöchel: ___

■ **Wortflüssigkeit:**   3MS: ____
                                  10

vierbeinige Tiere (30 Sekunden): ___

■ **Gemeinsamkeiten:**   3MS: ____
                                   6

Arm – Fuß
Körper, Glied etc.   2
weniger korrekte Antwort   0 1

Lachen – Weinen
Gefühle, Emotion etc.   2
weniger korrekte Antwort   0 1

Essen – Schlafen
essentiell zum Leben etc.   2
weniger korrekte Antwort   0 1

Wiederholung: 3MS: ____ 5   MMS: ____ 1

Ich möchte nach Hause gehen
(Ich möchte wieder ausgehen)   2
1 oder 2 fehlende/falsche Wörter   0 1

Kein „wenn___ und___ oder aber"___   0 1 2 3

Lesen und befolgen: 3MS: ____ 3   MMS: ____ 1

Bitte schließen Sie die Augen!

Befolgen ohne Hilfe   3
Befolgen mit Hilfe   2
nur laut lesen   0 1

Schreiben: (1 Minute)   3MS: ____ 5   MMS: ____ 1

Ich möchte nach Hause gehen   0 1 2 3 4 5
(Ich möchte wieder ausgehen)

Nachzeichnen von zwei sich überlappenden Fünfecken: (1 Minute)   3MS: ____ 10   MMS: ____ 1

5 gleiche Seiten   4   4
5 ungleiche Seiten   3   3
andere eingeschlossene Figur   2   2
2 oder mehr Linien   0 1   0 1
4 Ecken   2
nicht 4 Ecken eingeschlossen   0 1

Kommandos befolgen: 3MS: ____ 3   MMS: ____ 3

Blatt in die linke (rechte) Hand   0 1
in der Mitte falten   0 1
mir zurückgeben   0 1

Zweite Wiedergabe: 3MS: ____ 9

Spontane Wiedergabe   3
Nach „Etwas zum Anziehen"   2
„Pullover, Hemd, Socke"   0 1

Spontane Wiedergabe   3
Nach „eine Farbe"   2
„blau, schwarz, grün"   0 1

Spontane Wiedergabe   3
Nach „eine positive persönliche Eigenschaft"   2
„Ehrlichkeit, Wohltätigkeit, Bescheidenheit"   0 1

Major Depression Inventory[1] (MDI) nach Bech et al. 2001

Initialen: __.__   Alter: ___ J.   Ausfülldatum: ___.___.200_

Die folgenden Fragen zielen auf Ihre Gefühle und Ihr Erleben innerhalb der letzten 14 Tage. Markieren Sie bitte das Feld, das Ihrem Gefühl am nächsten kommt.

Wie lange in diesem Zeitraum ...	Immer	Fast immer	Etwas mehr als die Hälfte	Etwas weniger als die Hälfte	Manchmal	Niemals
1. ... waren Sie traurig oder niedergeschlagen?	○	○	○	○	○	○
2. ... hatten Sie kein Interesse am Alltagsleben?	○	○	○	○	○	○
3. ... waren Sie ohne Energie oder Kraft?	○	○	○	○	○	○
4. ... hatten Sie wenig Selbstvertrauen?	○	○	○	○	○	○
5. ... hatten Sie ein schlechtes Gewissen oder Schuldgefühle?	○	○	○	○	○	○
6. ... hatten Sie das Gefühl, dass das Leben nicht lebenswert sei?	○	○	○	○	○	○
7. ... hatten Sie Konzentrationsschwierigkeiten, z. B. beim Zeitunglesen oder Fernsehen?	○	○	○	○	○	○

---

[1] Übersetzt von G. Eschweiler, UKPP Tübingen

Wie lange in diesem Zeitraum ...	Immer	Fast immer	Etwas mehr als die Hälfte	Etwas weniger als die Hälfte	Manchmal	Niemals
8a. ... waren Sie unruhig?	○	○	○	○	○	○
8b. ... waren Sie verlangsamt?	○	○	○	○	○	○
9. ... litten Sie unter Schlafstörungen?	○	○	○	○	○	○
10a. ... litten Sie unter Appetitlosigkeit?	○	○	○	○	○	○
10b. ... litten Sie unter vermehrtem Appetit?	○	○	○	○	○	○

Summe: _____

Erläuterung zum MDI nach Bech et al. 2001

Dieses Beurteilungsinstrument zielt auf die 10 Symptome einer Major Depression nach ICD-10 (und DSM-IV) ab. Es sind 10 Symptome, die je nach Zeitspanne zwischen 0 (nie) und 5 Punkten (immer) kodieren. Bei Frage 8a, b und 10a, b zählt jeweils die höchste Ausprägung. Es können also 0 bis 50 Punkte erreicht werden.

Für DSM-IV werden nur 9 Fragen berücksichtigt, höhere Ausprägung in Frage 4 oder 5 (Maximum 45 Punkte).

Der Cut-off für eine mittelschwere bis schwere Depression (ICD-10 und DSM-IV) liegt bei mehr als 26 Punkten (Sensitivität 1,0; Spezifität 0,82; N = 43; Bech et al. 2001). Andere Diagnosen wie Schizophrenie, organische Störungen oder Angststörungen müssen weiterhin ausgeschlossen werden. Psychotisch Depressive wurden in der Evaluation des Instrumentes nicht eingeschlossen.

Es kann auch direkt die Anzahl der positiven Merkmale gezählt werden.

Grenzwert mindestens 3 Punkte (mehr als die Hälfte der Zeit):

- Leichte depressive Episode ICD-10:
  Zwei der Fragen 1–3 und zwei der Fragen 4–10.
- Mittelschwere depressive Episode ICD-10:
  Zwei der Fragen 1–3 und drei der Fragen 4–10.

- Schwere depressive Episode ICD-10: Drei der Fragen 1–3 und vier der Fragen 4–10.

ICD-10 leichte depressive Episode erfüllt? F32.0 oder F33.0 (rezidivierend)
ICD-10 mittelschwere Episode: F32.1 oder F33.1 (rezidivierend)

ggf. zusätzlich ICD-10:
Somatisches Syndrom (4 von 8 Merkmalen) wird an der Stelle xx.x1 kodiert.

○ Anhedonie, Freudlosigkeit an früher angenehmen Aktivitäten

○ Fehlende emotionale Reagibilität

○ Frühmorgendliches Erwachen

○ Morgentief

○ objektivierbare motorische Hemmung oder Agitiertheit

○ Deutlicher Appetitverlust

○ Deutlicher Gewichtsverlust von mehr als 5% in einem Monat

○ Deutlicher Libidoverlust

Major Depression laut DSM-IV: zwei der Fragen 1–2 und drei der sieben Fragen 1–10 (höherer Wert der Fragen 4 und 5)

Reprinted from J Affect Disord 66, Bech P, Rasmussen NA, Olsen LR, Noerholm V, Abildgaard W, The sensitivity and specificity of the Major Depression Inventory, using the Present State Examination as the index of diagnostic validity, pp 159–164, © 2001, with permission from Elsevier Science.

Patienteninformationsbroschüre[1] zur Elektrokrampftherapie

■ Was ist eine Elektrokrampftherapie?

Die Elektrokrampftherapie (*EKT, auch elektrokonvulsive Therapie oder Heilkrampfbehandlung genannt*) ist eine extrem sichere und wirksame medizinische Behandlung für bestimmte psychiatrische Erkrankungen. Während der Behandlung wird eine kleine Elektrizitätsmenge in den Kopf gegeben, was einen Anfall im Gehirn auslöst. Dieses Vorgehen ist schmerzlos, weil der Patient in Vollnarkose behandelt wird.

■ Wer wird mit EKT behandelt?

Die EKT wird seit mehr als 60 Jahren genutzt. In den Vereinigten Staaten werden ungefähr 100 000 Personen pro Jahr mit einer Elektrokrampftherapie behandelt. *In Deutschland ist die Anzahl der behandelten Patienten deutlich geringer.*

Die Elektrokrampftherapie wird meist angewendet, wenn Patienten unter schweren depressiven Erkrankungen, einer Manie oder bestimmten Formen der Schizophrenie leiden. Meistens wird die EKT dann eingesetzt, wenn Patienten von anderen früheren Behandlungen nicht ausreichend profitiert haben oder wenn andere Behandlungen weniger sicher erscheinen oder wahrscheinlich weniger verträglich sind oder wenn Patienten besonders gut auf eine EKT in der Vergangenheit reagiert haben oder wenn es psychiatrisch oder medizinisch wichtig ist, dass für die Betroffenen eine besonders schnelle und umfassende Besserung eintritt.

Nicht alle Patienten profitieren von Psychopharmaka oder Psychotherapie (Gesprächstherapie). Insbesondere wenn Krankheiten wie Depressionen besonders schwer werden, ist es zweifelhaft, ob eine alleinige Psychotherapie für den Patienten ausreichend wirksam ist. Für einige Patienten ist das Risiko, Psychopharmaka über längeren Zeitraum einzunehmen, größer als das medizinische Risiko einer EKT. Dies sind vor allen Dingen Menschen mit schweren internistischen Erkrankungen, z. B. bestimmten Formen von Herzerkrankungen. Wenn Patienten lebensbedrohliche psychische Probleme ha-

---

[1] Seiten 327–331 des APA-Buches, übersetzt von G. W. Eschweiler, UKPP Tübingen (in kursiv erscheinen Ergänzungen oder Anpassungen an den deutschsprachigen Raum durch den Übersetzer)

ben, wie erhebliche Suizidtendenzen, wird die Elektrokrampftherapie oft empfohlen, da sie meist eine schnellere Besserung mit sich bringt als Medikamente. Im Allgemeinen profitiert die große Mehrheit der depressiven Patienten von einer Elektrokrampfbehandlung in klinisch bedeutsamer Weise. Sogar die Mehrheit derjenigen, die nicht ausreichend auf Medikamente angesprochen haben, profitieren von der Elektrokrampftherapie. Das macht die Elektrokrampftherapie zur wirksamsten aller antidepressiven Behandlungen.

■ Wer führt die EKT durch?

Ein Behandlungsteam führt die Elektrokrampftherapie durch. Das Team besteht aus einem/r Psychiater/in, einem/r Anästhesisten/in (Narkosearzt), einem/r Anästhesiepfleger/-pflegerin und einer/m psychiatrischen Krankenschwester/Krankenpfleger. Die verantwortlichen Ärzte, die die EKT durchführen, sind erfahrene Spezialisten. Die Elektrokrampftherapie wird in einem besonderen Raum der *(Name der Klinik)* durchgeführt. Die EKT-Einheit umfasst ein Wartereal, einen Behandlungsraum und einen Überwachungsraum, *der oft auch das Patientenzimmer ist.*

■ Wie wird die EKT durchgeführt?

Bevor die EKT durchgeführt wird, wird der Patient sehr sorgfältig befragt und untersucht. Dies schließt eine ausführliche Anamnese (Krankengeschichte), eine körperliche Untersuchung und Laboruntersuchung ein. Die Behandlungen werden normalerweise dreimal pro Woche morgens jeweils am Montag, Mittwoch und Freitag durchgeführt *(alternativ zweimal pro Woche, montags und donnerstags oder dienstags und freitags).* Vor jeder Behandlung sollte der Patient für mehrere Stunden nüchtern sein, d. h. weder essen noch trinken. Der Patient sollte am Morgen vor der Behandlung nicht rauchen.

Nachdem der Patient im Behandlungsraum im Bett eingetroffen ist, wird eine intravenöse Plastikkanüle gelegt und eine Infusionslösung angehängt. Klebeelektroden für ein Elektroenzephalogramm (EEG), um die Hirnaktivität zu messen, werden am Kopf platziert. Andere Klebeelektroden werden auf dem Brustkasten aufgeklebt, um das Elektrokardiogramm (EKG) zu überwachen. Eine Blutdruckmanschette wird am Arm angebracht, um den Blutdruck zu überwachen. Wenn alle Signale gut ableitbar sind, injiziert der Anästhesist ein Narkosemittel durch den intravenösen Zugang, damit der Patient für ca. 5–10 Minuten das Bewusstsein verliert und narkotisiert ist. Nachdem die Narkose eingeleitet ist, wird eine muskelrelaxierende Substanz (Succinylcholin) injiziert. Dies verhindert Bewegungen, sodass während des Krampfanfalles nur geringe Muskelzuckungen und -bewegungen auftreten.

Wenn der Patient vollständig narkotisiert ist und die Muskeln gut entspannt sind, wird die eigentliche Behandlung durchgeführt. Kurze elektrische Stimulationen werden durch Elektroden auf dem Schädel gegeben. Dieser Strom stimuliert das Hirn und erzeugt einen epileptischen Krampfanfall, der ungefähr 1 Minute andauert. Während der Behandlung erhält der Patient durch eine Maske Sauerstoff. Dies wird solange durchgeführt, bis der Patient wieder spontan und selbstständig atmet. Wenn die Behandlung beendet ist, wird der Patient weiterhin durch geschultes Personal überwacht. Gewöhnlich kann er innerhalb von 30–60 Minuten den Überwachungsraum verlassen und *kann nach 90–120 Minuten Überwachung wieder aus dem Bett aufstehen, wenn er wieder orientiert und kreislaufstabil ist.*

■ Wie viele Behandlungen sind nötig?

Die Elektrokrampftherapie wird in einer Serie von Behandlungen durchgeführt. Die benötigte Gesamtzahl, um eine erfolgreiche Besserung der psychischen Störung zu erzielen, variiert von Patient zu Patient. Für eine antidepressive Behandlung werden meist 6 bis 12 Behandlungen benötigt. Einige Patienten aber benötigen weniger und einige benötigen mehr Behandlungen.

■ Heilt die EKT die psychische Erkrankung?

Die EKT ist überaus wirksam, psychische Symptome zu mildern und zu bessern. Anhaltende Heilung für die psychischen Erkrankungen ist jedoch selten, unabhängig von der Art der Behandlung. Um einen Rückfall nach einer EKT zu verhindern, müssen die meisten Patienten weiter mit Medikamenten oder mit einer EKT behandelt werden. Wenn eine EKT genutzt wird, um einen Rückfall zu verhindern, wird sie meist wöchentlich bis monatlich (ambulant) durchgeführt.

■ Wie sicher ist die EKT?

Es wird angenommen, dass die Todesrate in Zusammenhang mit der EKT ungefähr 1 von 10 000 Patienten *(oder 1 von 80 000 EKT-Behandlungen)* beträgt. Dieses Risiko könnte bei Patienten mit schweren internistischen Erkrankungen höher sein. Die Elektrokrampftherapie birgt ein geringeres Risiko, zu versterben oder ernsthafte Komplikationen zu entwickeln, als viele Medikamente, die in der psychiatrischen Behandlung eingesetzt werden. Aufgrund der hohen Behandlungssicherheit wird die EKT insbesondere bei psychischen Störungen von Patienten empfohlen, die schwerwiegende internistische Probleme haben. Mit der modernen Anästhesie sind Knochenbrüche und Zahnverletzungen sehr selten geworden.

■ Welche häufigen Nebenwirkungen treten bei der EKT auf?

Die behandelten Patienten sind beim Erwachen nach der EKT zunächst verwirrt. Diese Verwirrung *und Desorientierung* ist zum Teil durch die Narkose und zum Teil durch die Behandlung bedingt. Die Orientierungsstörung und Verwirrung bilden sich normalerweise innerhalb von einer

Stunde zurück. Einige Patienten haben nach der EKT Kopfschmerzen. Diese Kopfschmerzen bessern sich mit Schmerztabletten wie *Paracetamol* oder Acetylsalicylsäure. Andere Nebenwirkungen wie Übelkeit, die für einige Stunden bei den meisten anhält, sind relativ selten. Bei Patienten mit Herzerkrankungen ist das Risiko von Herzrhythmusstörungen und anderen kardialen Komplikationen erhöht. Die Überwachung der Herzfunktion *(EKG)* und andere Vorsichtsmaßnahmen, einschließlich des Einsatzes zusätzlicher Medikamente, falls diese nötig sind, helfen, die Behandlung sicher zu gestalten.

Die Nebenwirkungen der EKT, die die meiste Aufmerksamkeit verdienen, sind Gedächtnisstörungen. Die EKT bewirkt zwei Formen von Gedächtnisstörungen. Die erste bezieht sich auf das rasche Vergessen von neuer Information. Es könnte z. B. kurz nach der Behandlung sein, dass die Patienten Schwierigkeiten haben, sich an Gespräche oder Inhalte zu erinnern, die sie gerade gelesen haben. Diese Art der Gedächtnisstörung ist nur kurzfristig; man konnte zeigen, dass sie nicht länger als ein paar Wochen nach Beendigung der EKT-Serie anhält. Der zweite Typ von Gedächtnisstörungen betrifft Ereignisse aus der Vergangenheit. Manche Patienten erleben Erinnerungslücken für Ereignisse, die Wochen oder Monate, seltener Jahre vor der Behandlung liegen. Diese Gedächtnisprobleme bessern sich ebenfalls nach Beendigung der EKT-Serie. Es sind jedoch permanente Erinnerungslücken für einige Ereignisse beschrieben, insbesondere für solche, die sich relativ zeitnah zur Behandlungsserie ereignet haben. Wie bei jeder Behandlung ist es beim einzelnen Patienten nicht genau vorhersehbar, welche Nebenwirkungen er erleiden wird, zumal von ausgedehnteren Gedächtnisstörungen berichtet wurde. Es ist bekannt, dass die Effekte auf das Gedächtnis nicht notwendigerweise mit der Wirksamkeit der EKT verbunden sind. Viele psychiatrische Erkrankungen verursachen Störungen der Aufmerksamkeit und der Konzentration. Die Aspekte des Denkens bessern sich, wenn sich die psychische Störung durch die EKT bessert. Kurz nach einer EKT zeigen die meisten Patienten verbesserte Leistungen bei Tests zur Intelligenz, der Aufmerksamkeit und des Lernens.

■ Verursacht die Elektrokrampftherapie Hirnschäden?

Die wissenschaftlichen Untersuchungen sprechen stark gegen diese Möglichkeit. Sorgfältige Untersuchungen am Tier haben keine Hirnschäden nach kurzen Krampfanfällen, vergleichbar mit denen der EKT, ergeben. Am Erwachsenen müssten Krämpfe für eine Stunde anhalten, ehe Hirnschäden auftreten; der EKT-bedingte Krampfanfall dauert jedoch nur ungefähr eine Minute. Neuroradiologische Untersuchungen des Gehirns nach einer EKT haben keine Verletzungen am Hirn nachgewiesen. Anhand der EKT ist die Menge an Elektrizität, die das Gehirn erreicht, zu klein, um einen elektrischen Schaden zu verursachen.

■ Wie wirkt die EKT?

Wie viele andere Behandlungen in der Medizin ist der exakte Wirkmechanismus der EKT nicht bekannt. Bekannt ist, dass die Wirksamkeit der EKT von der Auslösung eines Krampfanfalles im Gehirn abhängt und wie der Krampf von einzelnen technischen Faktoren ausgelöst wird. Biologische Veränderungen, die durch den Krampf bewirkt werden, sind wichtig für die Wirksamkeit. Die meisten Forscher glauben, dass spezifische Veränderungen bestimmter Stoffe im Hirn (Eiweiße, Hormone, Botenstoffe) der Schlüssel dazu sind, die normale Hirnfunktion wieder herzustellen. Es wird intensiv daran geforscht, die entscheidenden biochemischen Prozesse zu benennen.

■ Ist die EKT schrecklich?

Die EKT wird oft in Filmen und im Fernsehen als eine schmerzvolle Behandlungsform dargestellt, die dazu dient, Patienten zu kontrollieren oder zu bestrafen. Diese Darstellungen haben nichts mit moderner EKT zu tun. Eine Untersuchung hat herausgefunden, dass die meisten Patienten nach einer EKT berichten, dass es nicht schlimmer war, als zum Zahnarzt zu gehen, und dass viele die EKT als weniger belastend empfunden haben. Aus anderen Untersuchungen wird berichtet, dass die große Mehrheit der Patienten wieder eine EKT durchführen lassen würde, wenn sie sie bräuchten.

■ Wo kann ich Berichte Betroffener über die EKT bekommen?

Die EKT ist eine extrem wirksame Behandlungsform. Sie ist oft sicherer und wirkungsvoller als Medikamente oder überhaupt keine Behandlung. Wenn Sie irgendeine Frage über die EKT haben, sprechen Sie bitte mit Ihrem Arzt. Sie könnten auch nachlesen, z. B. in „Holiday of Darkness" von Norman S. Entler (revised edition, Toronto, Kanada, Wall und Thomson 1990 (in Englisch)) und in „Undercurrents: A Therapist's Reckoning with Depression" von Martha Manning (San Francisco, CA, Harper 1995). Beide Bücher wurden von Psychologen geschrieben, die zunächst gegen eine Elektrokrampftherapie eingestellt waren, bis sie selbst schwer depressiv erkrankten und eine Elektrokrampftherapie erhielten. Die Doktores Endler und Manning beschreiben ihre Erkrankungen, ihre Erfahrungen mit der Behandlung mit Medikamenten, mit der Psychotherapie und schließlich der Elektrokrampftherapie. *Leider existieren keine vergleichbaren deutschsprachigen Bücher.*

 **Entwurf für eine Patienteninformation und Einverständniserklärung zur transkraniellen Magnetstimulation (TMS)**

Klinik: Arzt:

Mehr als eine Million Menschen in Deutschland erleiden zumindest eine depressive Phase in ihrem Leben. Bisher wurden Patienten mit depressiver Verstimmung meistens mit Medikamenten und Psychotherapie behandelt. Manche Patienten reagieren jedoch nur unzureichend auf die oben genannten Therapien. Dies könnte zum Teil darin begründet sein, dass viele Patienten während einer depressiven Phase einen veränderten Stoffwechsel in bestimmten Bereichen ihrer Hirnrinde zeigen.

Inzwischen wurden leistungsfähige Magnetstimulatoren entwickelt, mit deren Hilfe man gezielt (und fast schmerzlos) durch die Haut und den Knochen hindurch die Nervenzellen einzelner Hirngebiete aktivieren kann. Dadurch konnte in wenigen Ländern eine bisher noch begrenzte Zahl von depressiven Patienten erfolgreich behandelt werden, indem gezielt die Hirngebiete stimuliert wurden, die während der Krankheitsphase am häufigsten einen gestörten Stoffwechsel zeigten.

In unserer Klinik steht ein solcher Magnetstimulator zur Verfügung, mit dem wir Serien von magnetischen Impulsen der Hirnrinde des Patienten verabreichen können. Die einzelne Behandlung besteht aus mehreren Reizserien, deren Länge von der Frequenz des Magnetimpulses (1 bis 10 Hz) abhängt, sodass die Reizung insgesamt ca. 20 Minuten andauert. Die Reizung kann zu jedem Zeitpunkt auf Ihren Wunsch abgebrochen werden.

Zu Beginn der Behandlung wird die Magnetspule über das Hirnareal gehalten, das die gegenüberliegende Hand ansteuert. Durch langsame Erhöhung des Magnetfeldes wird die Schwelle bestimmt, bei der der Daumen dieser Hand leicht zuckt. Dann wird die optimale Magnetdosis berechnet und an der Stelle verabreicht, an der die Stoffwechselstörung bei depressiven rechtshändigen Patienten wahrscheinlich vorliegt.

Eine der wichtigsten **Nebenwirkungen** der **Magnetstimulation** ist das Zittern der Kopf- und Stirnmuskulatur auf der Seite der Stimulation während der Entladungen, da auch benachbarte Kopfnerven und -muskeln stimuliert werden. Diese Zuckungen sind unangenehm, aber nach eigener Erfahrung erträglich. Es kann lokal ein dumpfes Gefühl über mehrere Stunden anhalten, das nach Auflegen eines Eisbeutels meist schnell abklingt. Die während der magnetischen Entladung auftretenden „Klack"-Geräusche sind so leise, dass mit Ohrstöpseln keine Änderung der Hörempfindlichkeit auftreten wird.

Bei hohen magnetischen Dosen sind epileptische Anfälle bei einzelnen Patienten ausgelöst worden, die früher bereits einmal einen Krampfanfall erlitten haben. Ein epileptischer Anfall kann in seltenen Fällen Verletzungen, insbesondere einen Zungenbiss, verursachen. Die Atmung kann durch Blut und Speichel behindert werden. Urin und Stuhl können sich entleeren. Wir behandeln deshalb nur Menschen, deren EEG keine Hinweise auf erhöhte Krampftätigkeit aufweist, und die bisher noch nie einen Anfall (einschließlich Fieberkrämpfen in der Kindheit) erlitten haben und die auch keine Blutsverwandten mit einem angeborenen Anfallsleiden haben. Falls wider Erwarten doch ein Anfall auftreten sollte, ist ein erfahrener Arzt im Raum, um die entsprechende Behandlung einzuleiten.

Schwangere und Menschen mit Herzschrittmachern, Gefäßclips nach Kopfoperationen oder Innenohrimplantaten dürfen ebenfalls nicht mit solchen Magnetfeldern behandelt werden. Diese Sicherheitsstandards wurden nach jahrelanger Erfahrung in der diagnostischen Magnetstimulation, insbesondere in der Neurologie, erarbeitet.

Heilversion vom _____ , Dr. _____

Einverständniserklärung zur transkraniellen Magnetstimulation (TMS)

Klinik: Arzt:

Ich habe das Aufklärungsblatt gelesen und weitergehende Fragen stellen können. Ich bin mit den Magnetstimulationen im Rahmen eines Heilversuches einverstanden und kann zu jeder Zeit die Behandlung beenden, ohne dass mir irgendwelche Nachteile, insbesondere im Hinblick auf meine weitere Behandlung im Haus, daraus erwachsen. Ich bin unter Berücksichtigung meines persönlichen Datenschutzes, sodass meine Person für Dritte nicht erkenntlich ist, mit der wissenschaftlichen Auswertung der Daten einverstanden.

_____ , den

Vor- und Zunahme, Geburtsdatum   Unterschrift

Aufklärender Arzt: Unterschrift

Sachverzeichnis

A

Acamprosat 202
Accornero, F. 4
Adenylatzyklase 213
Afferenz, trigeminale 217
Altgedächtnis 32, 37–41, 51, 52, 55
–, autobiografisches 39–41, 46
–, episodisches 37
–, semantisches 37
–, Zeitgradient 38
Amnesie, retrograde 111
Amphetamin 198
Amputationen 167
Amygdala 98
Amyloid-precursor-Protein (APP) 95, 211
Analeptika 243
Anamnese 156, 181
Anästhesie 27
Anästhetika 47
Aneurysma 17, 18
Angina pectoris 23
Angststörungen 199
Anisotropometrie 147
Anorexia nervosa 202
Antidepressin nach M. Fink 101
Antidepressiva, MAO-Hemmer 64
–, Mirtazapin 64
–, Serotonin-Wiederaufnahmehemmer 64
–, trizyklische 64
Antidiabetika 20
Antiepileptika XX
Antihypertensiva 17
Antikoagulation 18
Anwendungshäufigkeit 123
Aortenaneurysma 23
Aphasie 36
Apnoe 28
Apomorphin-induzierte Stereotypie 90
Areale, somatosensorische 252

Arousal 217
Arrhythmien 19
Aspartat 216
Aspiration 26
Asthma 20
Astrozytom 18
Asystolie 19
Atropin 28
Aufklärung 25, 125
Aufmerksamkeits-Belastungs-Test (Test d2) 56
Aufmerksamkeitsleistungen 43
Aufmerksamkeitsstörung mit Hyperaktivität (ADHD) 204
Augenerkrankungen 21
Autobiographisches Gedächtnisinterview 56
AV-Block 19
AV-Knoten 255
Axone 100
Axonhügel 147

B

Barker, A. T. XXI, 141
BDNF (brain derived neurotrophic factor) 92, 97, 101, 211, 212, 219
Bech-Raffaelsen-Skala 88
Beer, Berthold 140
Belastungsstörung, posttraumatische 199
Belohnungssystem 202
Benzodiazepine 63, 65
Berühmte-Personen-Test des Altgedächtnisses für öffentliche Daten 56
Betablocker 17
Beta-Down-Regulation 92
Betarezeptorenaktivierung 213
Betreuungsverfahren 125
Betz-Riesenzellen 147
Bewegungsstörung, dissoziative 203
Bini, L. 4

bipolar-depressive Störung 196
Blutdruckanstieg 25
Blutfluss, regionaler, (rCBF) 113
Blutsperre 66
Blutungsrisiko 18
BPRS (brief psychiatric rating scale) 201
Broca, Pierre Paul 139
Brodmann-Area 4 147
Brodmann-Area 46 147
Brodmann-Area 9 147
8-Bromo-cAMP 219
Bulimia nervosa 202

C
cAMP 219
cAMP-abhängigen Proteinkinase (PKA) 213
cAMP response element binding protein siehe CREB
Calcium spike bursts 223
Carbamazepin 99
Cardiazol 4, 234
Cerletti, Ugo XX, 3, 4, 243
c-fos 84, 101, 213
Cholecystokinin (CCK) 217
Chronaxie 266
Cingulum (Zingulum) 250
Citalopram 188
C-Jun-NH2-terminale-Kinase(JNK)-Pfad 213
Continuation-ECT siehe Fortsetzungs-EKT
Coping 216
Craving 202
CREB (cAMP response element binding protein) 92, 211, 212
Creutzfeld, Otto D. 247
CRH (Kortikotropin-releasing-Hormon) 96, 216
Cross-over-Studie 190
Cuff-Technik 66, 85
Cumarine siehe Phenprocoumon 19

E
D'Arsonwal A. 140
deep brain stimulation (DBS) 259
Defibrillation XX
Dekompensation, psychotische 188
Demenz 9, 11, 16
Depression 6, 164, 233
–, bipolare 9, 189
–, Indexepisode 233
–, melancholischer Subtyp 107
–, monopolare 189
–, nach zerebralem Insult 9
–, postschizophren 9
–, psychotische 107, 189, 233
–, Rückfallprophylaxe 75
–, somatische Symptome 107
–, therapieresistente 185
–, unipolar siehe monopolar
–, wahnhafte siehe psychotische
–, nichtpsychotische 189
Depressives Syndrom 6
Desorientierung 46
Dexamethason(suppressions)test 76, 216
Dexamethason/Corticotropin-Releasing-Hormon-Test (Dex-CRH-Test) 114
Diabetes mellitus 20, 23
Dopamin 91, 220
Doppelpulsstimulation 155, 156, 162
Doppler, transkranieller 259
Dorsalganglienneurone 212
Double-cone(Doppelkegel)-Spule 146
DRG (diagnosis related groups) 136
Dysphasie 36, 87
Dystonie 6, 11, 200
–, fokale 164, 165

D
ECT-Suite 134
Eddy-Ströme siehe Ringströme
EEG 28
–, Allgemeinveränderung 110
–, Deltaaktivität 110
–, Desynchronisationsphase 108
–, Gammaband 223
–, Gesamtpower 110
–, iktal 108
–, interiktal 108
–, Rekrutierungsphase 108
–, Thetaaktivität 111
–, Verlangsamung 110, 112
EEG-Kriterien, iktale 70
Einflussvariablen auf kognitive Nebenwirkungen 47
Einwilligungsfähigkeit 124, 125
EKG 27
EKT (Elektrokrampftherapie) 3, 4, 33–43, 45, 48–54, 200, 234, 252, 256, 260
–, Effektivität 6
–, Abbruchkriterien 53
–, ältere Patienten 9, 15

–, Aufklärung 26
–, Aufwachraum 134
–, Behandlungsalgorithmus 82–85
–, Behandlungsanzahl 48
–, Behandlungsende 86, 87
–, Behandlungsfrequenz 8, 84
–, Behandlungskosten 136
–, Behandlungszentrum 134
–, Behandlungszufriedenheit 119
–, bifrontal 7, 45, 112, 130, 131
–, bifrontotemporal 7, 130, 131
–, bilaterale 7, 34, 35, 36, 37, 39, 40, 41, 42, 44, 45, 46, 47, 51
–, EEG 28
–, EEG-gesteuerte Dosierung 83
–, Elektrodenplatzierung 47, 48
–, Indikation 8
–, Indikation bei älteren Patienten 15
–, Indikationsverschleppung 135
–, Jugendliche 9, 15
–, kardiale Komplikationen 27, 28
–, Kombination mit Medikamenten 129
–, Kontraindikationen 23
–, Kopfschmerzen 28
–, Kurzpulstechnik 39, 44, 47, 51
–, Liquor 29
–, Maniebehandlung 88
–, MEG 28
–, Modifikationen 53
–, Morbidität 25, 26
–, Mortalität 26, 27
–, Nebenwirkungen 25
–, neurologische Erkrankungen 17
–, Pflegepersonal 135
–, Prädiktoren für den Erfolg 107
–, rechts(uni)lateral 34–42, 44–46, 47, 49, 51, 112, 130, 131
–, Reduktion kognitiver Nebenwirkungen 48, 53
–, respiratorische Komplikationen 27, 28
–, Risiken 23, 25
–, Schwangerschaft 16
–, Sinuswellen 37, 39, 44, 47, 48, 51
–, Stillzeit 16
–, Stimulationsdauer 83
–, Stimulusbreite 83
–, Stimulusfrequenz 83
–, Stimulusintensität 44, 45, 48
–, unilaterale siehe rechtslaterale
–, Vergleich mit TMS 226
–, Verträglichkeit 9
–, Wirkmodelle 90–102

–, Wirksamkeit bei depressiven Syndromen 7
–, Wirksamkeit bei Manie 9
–, Wirksamkeit bei Schizophrenie 10
–, Wirksamkeit bei wahnhafter Depression 8
Elektrizität 3
Elektrodenplatzierung 85
–, bifrontal 85
–, bifrontotemporal (= bitemporal) 85–87
–, bilateral 82
–, linksunilateral 87
–, rechtsunilateral 82, 84–87
Elektrokrampfstimulatoren 265
Elektrokrampftherapie siehe EKT
Elektroschock 3, 4
Elektroschockstimulation (electroconvulsive shock, ECS) 90
EMG (Elektromyographie) 153, 157, 160
Energie 265
Enolase, neuronspezifische (NSE) 114
Epilepsie 9, 11, 181, 182
–, Status epilepticus 6
–, therapieresistente 250
Epilepsiebehandlung 255
Episode, depressive, siehe Depression
Erbrechen 30
Erhaltungs-EKT 74, 77–80
Erregbarkeit 153–155, 160, 164
Essstörungen 202
Ethik 122–125
Etomidat 16, 17, 63, 85, 130
Exekutivfunktionen 43
explizites Gedächtnis 42, 43

F

Faktoren, neurotrophe 211
Faraday 140
Fazilitation 218
–, intrakortikale 155, 162, 199, 220
Feld, elektrisches 143
Felici, M. 4
Figur-8-Spule 145, 147
Flooding 100
Flumazenil 85, 245
fMRI (funktionelles MRI) 259
Foerster, Otfried 140
forcierter Schwimmtest siehe Porsolt-Schwimmtest
Fortsetzungs-EKT 74–80
Frakturen 29

Fünf-Punkte Test 56
Funktionen, exekutive 234

G
Gainotti, G. 197
Gall, Franz Joseph 139
Gamma-knife-Behandlung 18
Gedächtnis, anterogrades 32
– für öffentlich bekannte Daten 40, 41
–, implizites 42, 43
–, Materialspezifität 32
–, Priming 42
–, Taxonomie 38
Gedächtniseinschätzung, subjektive 51, 52, 57
Gedächtnisstörung 26
Gedächtnistest 55
Gefäßmalformationen 18
Gerinnungsstörungen 18
Gesamtpower 110
Gesamtstimulationszeit 265
GFAP (gliales fibrilläres saures Protein) 211
Glaukom 21
Glaukomanfall 23
Glukokortikoidrezeptor 114, 211
Glycopyrronium (Robinul) 28
growth cones (Wachstumskegel) 100

H
Habituation 101
HAB(high anxiety behavior)-Ratte 208
Halluzinationen 115
–, akustische 165, 201
Hamburg-Wechsler-Intelligenztest für Erwachsene, revidierte Fassung (HAWIE-R) 33, 56
Hamilton-Depressions(HAMD)-Skala 85, 86
Hämophilie 19
Hautfibroblasten 213
Hautleitfähigkeit 217
Hautnerven 143
heat shock protein 101
Heiserkeit 255
Heparin 19
Herdbefund, frontaler 110
Herzerkrankung 181
Herzfrequenzvariabilität, high frequency (HF) 217
–, low frequency (LF) 217
Herzinsuffizienz 19, 23

Herzklappenveränderungen 23
Herzrhythmusstörungen 19, 23, 25, 26
Herzschrittmacher 20
Heschl-Gyrus 204
Hippokampus 93
–, Gyrus dentatus 94
Hippokampushypotrophie 212
Hirnläsion, ablative 139
–, irritative 139
Hirnstammaktivierung 266
Hirnstimulation 259
Hochdosisbehandlung 7
Hoehn-und-Yahr-Skala beim Parkinson-Syndrom 203
Homovanillinsäure 203
Homunkulus 140
HT22-Zellen 211
Hungerphase 202
Hyperaktivität, Amphetamin-induzierte 198
–, kortikale 227
Hyperexzitabilität, kortikale 249
Hyperpolarisierung 249
Hypertonie 19, 26, 27
Hypothalamus 216, 257
–, paraventrikulärer Kern 216

I
Impedanz 265
Impulsbreite 265
Index-EKT 253
Indexepisode, depressive 188
Indikation, Elektrokrampftherapie 6
Induktion, elektromagnetische 140, 143
Informationsverarbeitung 153
Inhibition 218
–, intrakortikale 155, 162, 199
–, prepulse 200
Insulin 20
Insulinkomabehandlung 4, 243
Insulinkur 243
Insult 23
Intelligenzfunktionen 43, 45
Interneurone, inhibitorische 223
Interstimulusintervall (ISI) 155
intraokularer Druck 21
intrazerebrale Druckerhöhung 23
intrazerebrale Elektrode 18
intrazerebrale Raumforderung 17
intrazerebraler Blutfluss 17
intrazerebraler Druck 17

J

juristische Aspekte, Aufklärung 125
–, Betreuungsverfahren 125
–, Einverständniserklärung 125
–, Einwilligungsfähigkeit 124, 125
– der EKT 124
–, § 1904 126
–, rechtfertigender Notstand 125
–, vormundschaftliche Genehmigungspflicht 126

K

Kampfer 243
kardiorespiratorische Komplikationen 25
kardiovaskuläre Erkrankung 19
Kardioversion 100
Katatonie 6, 29, 82, 83
–, perniziöse 83
Ketamin 63, 96, 244
Kieler Altgedächtnistest 56
Kinder, Behandlung 179
Kindling 99
Kleinhirninsult 18
Kleist, Kurt 140
Knochenbrüche 26
kognitive Leistungen, nicht-gedächtnisbezogene 43, 44
kognitive Nebenwirkungen 77
Kognitives Minimal-Screening (KMS) 55
Kohärenz, interhemisphärische 109
Kombinationsbehandlung, TMS-EKT 260
Kombinationstherapie, EKT-Pharmaka 128
Konsolidierungsdefizite 34, 35, 43
Kontraindikationen 23
Kopfrechenaufgaben 220, 234
Körnerschicht 147
Kortex, agranulärer 147, 218
–, Disinhibition 198
–, dorsolateraler präfrontaler (DLPFC) 147, 156
–, linker inferiorer parietaler 221
–, orbitofrontaler 249, 250
–, prämotorischer 149
–, (primär) motorischer 147, 166, 167
–, pyriformer 99
–, temporaler 249
Kortexatrophie, präfrontale 232
Kortexstimulation, transkranielle elektrische (TES) 143
kortikale Asymmetrie, funktionelle 36
Kortikotropin-releasing-Hormon (CRH) 97, 216
Kortisol 114
Krampfanfall, epileptischer 179, 182, 251
Krampfschwelle 29, 83, 112
Krankengymnastik 203
Krankheitskosten 136
Kubrick, Stanley XX
Kurzzeitgedächtnis 32, 33, 34, 37

L

LAB(low anxiety behavior)-Ratte 208
Ladung, elektrische 265
Langzeitdepression (LTD) 226
Langzeitgedächtnis 32, 34, 35
–, längerfristige EKT-Effekte 35
–, kurzfristige EKT-Effekte 34
–, mittelfristige EKT-Effekte 34, 35
Langzeitwirkung, TMS 180
Läsion, virtuelle 167, 168
Leistungsprüfsystem (LPS) 56
Lernen, implizites 169, 170
Lernverhalten 211
Leukotomie XXI
Linkshänder 87
Lithium 50, 65, 74, 75, 86, 98, 257, 259
Llinas, R. R. 223
Locus coeruleus 250
long-term depotentiation 218
long-term depression (LTD) 164, 218
long-term potentiation (LTP) 95, 164, 218
Lorazepam 85
Luftkühlung 146

M

M. vocalis 255
MADRAS (Montgomery Asperg Depression Rating Scale) 85
Magnetfelder 143, 212
Magnetic seizure therapy (MST) XXII, 243–246, 254, 260
Magnetkur 3
Magnetresonanzspektroskopie (MRS) 113
Magnetstimulation, transkranielle, (TMS) 141, 203
Maintenance-ECT (Fortsetzungs-EKT) 74

Malariakur 4
malignes neuroleptisches Syndrom 6, 11
Manie 6, 9, 196
–, nichtpsychotische 196
–, psychotische 196
manische Symptome 9
Mapping 154
Marcumar siehe Phenprocoumon 19
MCG Complex Figures 55
Medikamente zur Abschwächung EKT-induzierter kognitiver Nebenwirkungen 129
Medikamentenresistenz 74, 75, 80
Medikamentenunverträglichkeit 76
Meduna, L. J. v. 3
MEG 28
Mehrspeichermodell des Gedächtnisses 32
Melancholia 139
Memory Assessment Clinic (MAC) 57
Meningiome 17
Menstruationszyklus 164
Mesmer, Franz Anton 3
Metaanalyse, TMS 193
Met-Enkephalin 203
Methohexital 16, 17, 244
^{11}C-Methyl-Methionin-PET 113
Methylphenidat 86
Migräne 28, 170, 180
Mikrovakuolen 211
Mineralokortikoidrezeptor 211
Mini Mental Status (MMS) 132
Mini-Mental-Status-Test (MMST) 45, 52, 53, 55
–, modifizierter (3MS) 53, 55, 85, 278
MK-801 97
Monitoring, intraoperatives 141
Moniz, E. 4
Monoamindepletion 91, 92
Monoaminooxidase-Inhibitor = MAO-Inhibitor 203
Moosfaser 93
Morbus Parkinson siehe Parkinson-Krankheit
motorisches Lernen 42
Motorkortex 151, 169, 171
–, ipsilateraler 170
MRI, funktionelles, (fMRI) 114
MRS (Magnetresonanzspektroskopie) 113, 114
–, Cholinsignal 113
–, N-Azetyl-Aspartat(NAA)-Signal 114

MST siehe magnetic seizure therapy
Multicenterstudie zur TMS 193
Multicenterstudie zur VNS 254
Multiple Gedächtnissysteme 43
Multisystematrophie 9
Muskelkater 26
Muskelrelaxation 27, 63
Muskelschmerzen 29
Myokardinfarkt 23

N
Naloxon 87
Narkose, Barbituratnarkotika 63
–, bei EKT 63, 64
Navigationssystem, rahmenloses 148
Nebenwirkungen der EKT 7
Nebenwirkungen, kognitive 7, 15, 245
Neglect 36
nerve growth factor (NGF) 92
Nervus recurrens 255
Nervus trigeminus 102, 143, 259
Nervus vagus 250, 251, 254
Neugedächtnis 32, 51, 52, 55
Neuro-Cybernetic-Prosthesis(NCP)-System 254
Neurogenese 94
Neuroleptika 64
–, Clozapin 65
–, klassische 65
Neuronavigation 148
Neuronen, thalamische 223
Neuropeptid 217
Neuropeptid Y 96, 97
Neurotizismus 199
Neurotoxizität 226
Neurotrophine 92, 212
Niereninsuffizienz 23
Nikotinentwöhnung 202
NMDA-Rezeptor 96
nonverbales Gedächtnis 36, 45
Noradrenalin 91, 212
Nortriptylin 129, 257
Nucleus accumbens 98, 202
Nucleus tractus solitarius 250

O
Objekterkennung 169–171
Ohrgeräusche 223
Olanzapin 200
Osteoporose 20
Oxytocin 96, 217

P

paired-pulse(Doppelpuls)-TMS 144
Panikstörung 199
PANSS-Skala 87, 88
Paralyse 4
Parese, "hysterische„ 203
Parkinson-Krankheit = Morbus Parkinson 6, 11, 79, 203, 223, 259
Parkinsonsyndrom 9
Patienten, ältere 107
Patienten, bipolar depressive 107
Peakenergie der TMS 144
Penfield, Wilder 140
perniziöse Katatonie 11, 125
Personal Impersonal Memory Test (PIMT) 41
Persönlichkeitsstörung 9
Phänomene 3
Phantomschmerz 165, 167
Pharyngitis 255
Phasenprophylaxe 66
Phenprocoumon (Marcumar) 19
Phosphene 170
Phrenologie 139
Placeboeffekt der TMS 190
Placebospule 146
Placebostimulation (= Sham-TMS) 157, 172
Polacsek, Adrian 140
Polarisierung, anodale 247
–, kathodale 247
Porsolt-Schwimmtest (PST) 90, 208, 209
post stimulation inhibition (PSI) 109
Potenziale, motorisch evozierte, (MEP) 154–156, 161
Prädiktoren für kognitive Nebenwirkungen 46, 47
Präoxygenierung 64
progressive supranukleäre Parese (PSP) 9
Prolaktin 99, 115, 217
Prolinendopeptidase (PEP) 100
prolongierte epileptische Anfälle 26
Propofol 17, 85, 130
Proteinsynthese 113
Prothese, neurokybernetische 251
Psychochirurgie (präfrontale Lobotomie) 4
Psychopathologie 50, 52
Psychose 4
Psychotherapie 73
pulmonale Erkrankungen 23
Pulsform, bipolare, bei TMS 144

Pupillendilatation 217
Pyramidenbahn XXI
Pyramidenzelle 147

Q

quenching 218

R

random number generation 234
Raumforderung, intrazerebrale 23
Reaktionen, parasympathische 217
–, sympathische 217
Reaktionszeit 168–170
Refluxrisiko 17
Refraktärzeit 266
Regensburger Wortflüssigkeits-Test (RWT) 56
Rehabilitation 166, 167
Reizdichte 265
Reizfrequenz 236, 265
Rekruitmentkurve 154, 162
Remission 73
Reorientierung 57, 85, 111
retrogrades Gedächtnis 32
Rey-Osterrieth-Figur 55
Rezidivhäufigkeit 78
Rezidivprophylaxe 73, 74, 77, 80
Rezidivrisiko 73, 74, 76, 79, 80
Ringströme 148
Risiken 179 ff
Risikofaktoren 77
Risperidon 200
Rivermead Behavioural Memory Test (RBMT) 55
rTMS (repetitive TMS) 156, 157, 158, 218
Rückfallrisiko siehe Rezidivrisiko
Rückfallverhütung siehe Rezidivprophylaxe
Rückkopplungsschleifen, thalamokortikale 223, 226
Rundspule 145, 188, 236

S

S-100-Protein 114
Säftelehre 139
Schädelbasis 146
Schädel-Hirn-Trauma 18
schizooaffektive Psychose 6
Schizophrenie 6, 10, 165, 200
–, Negativsymptomatik 115, 201
–, Positivsymptomatik 201

Schlaf 164
Schlafentzug 234
Schlaganfall 18
Schmerzartefakt 146
Schmerzen 180
Schmerzrezeptoren 143
Schreibkrampf 200
Schwangerschaft 181
Schwelle, motorische, (MS) 153, 154, 157, 161, 166
Schwimmtest, forcierter, (Porsolt) 90, 208, 209
seizure concordance index (SCI) 109
semantisches Altgedächtnisinventar 56
Serin 216
Serotonin 91, 212
Sertralin 189
Sicherheitsrichtlinien, TMS 226
Silent Period (SP) 162, 163
-, ipsilaterale 163
Sinushalbwelle 144
Skalen, psychometrische 85
Somatisierung 199
Somatostatin 96
Somatotherapien 4
Somnifenschlafkur 4
speech arrest 168
Speichelkortisolkonzentration 114
Spiegelzeichnen 234
sprachliche Leistungen 43
Sprachveränderung 255
Sprachzentrum 87
spread of excitation 219
Spule, elektromagnetische 140
-, Erwärmung 146
Spulenkonfiguration 236
Squire Subjective Memory Questionnaire (SSMQ) 51, 57
Status epilepticus 29
Steele-Richardson-Olchewsky-Syndrom 9
Stereotaxie, rahmenlose 148
Stereotypie 108
-, Amorphin-induzierte 208
Steuerhormone = Liberine 96
Stillen und EKT 192
Stimmenhören 200
Stimulation, bilaterale 71
-, biphasische 147
-, direkte (D-wave) 147
-, elektrische 219
-, monophasische 147

-, transkranielle elektrische (TES) 140, 141
-, unilaterale 71
Stimulationsspulen 156, 157
Stimulatoren, TMS 144
Stimulus, konditionierender, (CS) 155
Stimulusenergie 68
-, altersabhängige 69
Stimulusintensität, maximale 128
sTMS, langsame TMS 218
Stoffwechselstörungen 23
Störung, bipolare 252
Stressexposition 208
Stressor 101
Striatum 92, 220
Strom, induzierter 143
Stromfluss, konstanter 265
Strommaximum, kreisförmiges 236
subkortikale Hyperintensitäten 16
Substanz P 96, 217
Substanzabhängigkeit 181
Succinylcholin 17, 27, 28
Suizidalität 82
Suizidrate 25
Sulcus 147
Sulpirid 99
Suppression, postiktale XX, 100, 108, 113
Switch in die Manie 196
Sylviische Furche 204
Synaptogenese 212
Syndrom, ängstlich-depressives 233
Syndrom, katatones 108
System, motorisches 160–162, 165–167, 169, 170

T

Task Force Report der APA zur EKT 82
Taurin 216
Taylor-Figur 55
^{99m}Tc-HMPAO SPECT 113
tDCS (transcranial direct current stimulation) 247
-, Hautrötung 248
-, kathodale 249
-, Nebenwirkungen 248
Temporallappen 36
Test zur Früherkennung von Demenzen mit Depressionsabgrenzung (TFDD) 55
Testosteron 98

Tests, nicht-gedächtnisbezogene kognitive 56
Teststimulus (TS) 155
Thalamus 258
Theophyllin 20
Therapieresistenz 6, 8, 107
Thetaaktivität im EEG 223
Theta-burst-Stimulation (TBS) 219
Thiopental 17
Thrombozytopenie 19
Thyroliberin = Thyreotropin-releasing-Hormon (TRH) 96, 98, 99
Thyreotropin-releasing-Hormon (TRH) siehe Thyroliberin
Thyristor 144
Tics 199, 223
Tinnitus 165, 204, 223
Titrationsschema 70
TMS = transkranielle Magnetstimulation 139–237
–, 5-Hz- 191
–, antidepressive Wirksamkeit 192–193, 232
–, Behandlungsdauer bei depressiven Störungen 191
–, Geschlechtsunterschiede 233
–, „Hochdosis" 237
– bei Jugendlichen 204
– bei Kindern 204
TMS-induzierte psychotische Dekompensation 233
Todesfälle 26
Topografie, mentale Funktionen 168
Tourette-Syndrom 204
Traitmarker 199
transcranial direct current stimulation siehe tDCS 247
transkranielle Gleichstromstimulation siehe tDCS
Transkriptionsfaktor NF-KappaB 211
Tranylcypromin 86, 259
Trazodon 188
TSH (Thyroxin-stimulierendes Hormon) 216

U
Übelkeit 26, 30
Übererregbarkeit, kortikale 204

V
Vagusnervstimulation siehe VNS
Vagusnervstimulator 18, 251
Valenztheorie nach Davidson 197, 236
Valproat (Valproinsäure) 100
Vasopressin 96, 216
vegetatives Nervensystem 217
verbales Gedächtnis 36, 45
Verbrennungen 141
Vertex 185
Verwirrtheit 26
visuell-räumliche Funktion 43
VNS (Vagusnervstimulation) XXII, 250–253
–, Adipositas permagna 258
–, antiepileptische Potenz 250
–, Dyspnoe 255
–, Effekte auf die Stimmung 252
–, Husten 255
–, kognitive Nebenwirkungen 257
–, Nebenwirkungen, kardiale 255
–, Nebenwirkungsrate 255
–, Remissionsraten 253
–, Responseraten 253
Von-Willebrand-Syndrom 19

W
Wagner v. Jauregg, J. 4
Wahn 115
Wahrnehmung 43
Wärmeableitung 144
Wechsler-Gedächtnis Test, revidierte Fassung (WMS-R) 33, 55
Welle, indirekte, (I-wave) 147

Z
Zahn- und Mundverletzungen 26
Zerebellum 213
zerebraler Insult 18
Zingulum, vorderes 220, 250
Zwang 249
Zwangserkrankung 164, 165, 198
Zwangsgedanken 198
Zwangshandlungen 198

MIX
Papier aus verantwortungsvollen Quellen
Paper from responsible sources
FSC® C105338

If you have any concerns about our products,
you can contact us on
ProductSafety@springernature.com

In case Publisher is established outside the EU,
the EU authorized representative is:
**Springer Nature Customer Service Center GmbH
Europaplatz 3, 69115 Heidelberg, Germany**

Printed by Libri Plureos GmbH
in Hamburg, Germany